U0386536

脊柱转移瘤基础与临床

主编 刘耀升

科学出版社

北 京

内 容 简 介

本书介绍了骨转移瘤基础理论及临床研究的最新成果,重点介绍了骨转移瘤特别是脊柱转移瘤的治疗原则及方法。内容包括骨转移机制、病理生理、基因表达、分子靶点、代谢标志物、免疫细胞调节;疼痛性骨转移瘤的概念与治疗、骨转移瘤外科治疗的策略与原则、脊柱转移瘤影像学研究、脊柱转移瘤预后及预测研究;脊柱转移瘤的全脊椎切除手术治疗、脊柱转移瘤的姑息性减压手术治疗、脊柱转移瘤微创外科治疗、脊柱转移瘤椎体增强治疗、脊柱转移瘤硬膜外压迫症的诊断与治疗、脊柱转移瘤硬膜外压迫症的Hybrid治疗、脊柱转移瘤硬膜外压迫症ERAS临床路径、脊柱转移瘤的术前动脉栓塞治疗、脊柱转移瘤术后并发症、脊柱转移瘤多学科团队协作诊疗、恶性肿瘤髓内转移的诊断与治疗、脊柱转移瘤脊柱不稳定和潜在不稳定的诊断与治疗;颈椎、胸腰椎转移瘤的手术入路和诊治;还包括了肱骨转移瘤、股骨近端骨转移瘤、股骨干骨转移瘤等不同部位长骨转移瘤的诊断与治疗。

本书内容翔实,基础与临床相结合,配有大量原创性经典手术病例图片,科学性和实用性强,适合骨科、脊柱外科、骨肿瘤科、肿瘤内科、放射治疗科等相关学科的临床医师及研究生阅读。

图书在版编目(CIP)数据

脊柱转移瘤基础与临床 / 刘耀升主编 . — 北京:科学出版社,2023.3
ISBN 978-7-03-072960-6

Ⅰ.①脊⋯ Ⅱ.①刘⋯ Ⅲ.①骨肿瘤—肿瘤转移—诊疗 Ⅳ.① R738.1

中国版本图书馆 CIP 数据核字(2022)第 156850 号

责任编辑:李 玫 / 责任校对:张 娟
责任印制:赵 博 / 封面设计:龙 岩

版权所有,违者必究,未经本社许可,数字图书馆不得使用

科 学 出 版 社 出版

北京东黄城根北街 16 号
邮政编码:100717
http://www.sciencep.com

北京汇瑞嘉合文化发展有限公司印刷

科学出版社发行 各地新华书店经销

*

2023 年 3 月第 一 版 开本:889×1194 1/16
2023 年 3 月第一次印刷 印张:24 3/4
字数:660 000

定价:238.00 元
(如有印装质量问题,我社负责调换)

编著者名单

主　审　唐佩福　中国人民解放军总医院骨科医学部
　　　　　　　　　　国家骨科与运动康复临床医学研究中心

主　编　刘耀升　中国人民解放军总医院骨科医学部派驻第五医学中心
　　　　　　　　　　国家骨科与运动康复临床医学研究中心

编著者　刘耀升　中国人民解放军总医院骨科医学部派驻第五医学中心
　　　　　　　　　　国家骨科与运动康复临床医学研究中心

　　　　　　雷明星　中国人民解放军医学院
　　　　　　　　　　国家骨科与运动康复临床医学研究中心

　　　　　　蒋伟刚　中国人民解放军总医院骨科医学部派驻第五医学中心
　　　　　　　　　　国家骨科与运动康复临床医学研究中心

　　　　　　曹叙勇　中国人民解放军总医院骨科医学部派驻第五医学中心
　　　　　　　　　　国家骨科与运动康复临床医学研究中心

　　　　　　赵雄伟　中国人民解放军总医院骨科医学部派驻第五医学中心
　　　　　　　　　　国家骨科与运动康复临床医学研究中心

　　　　　　曹云岑　中国人民解放军总医院骨科医学部派驻第五医学中心
　　　　　　　　　　国家骨科与运动康复临床医学研究中心

序

　　脊柱转移瘤是脊柱外科与肿瘤各分支学科需要共同面对的一个重大临床难题。近年来，随着脊柱外科、肿瘤基础理论及相关临床学科日新月异的发展，脊柱转移瘤的治疗策略和治疗模式也正在快速发展和变化。

　　脊柱转移瘤的外科治疗具有挑战性。一方面，脊柱肿瘤手术难度大，技术要求高，脊柱肿瘤外科医生必须精于脊柱外科的前沿理论和手术操作；另一方面，脊柱转移瘤的外科治疗与骨肿瘤科的治疗理念及肿瘤内科的全身治疗密不可分。因此，脊柱肿瘤外科医生必须严谨评估手术效益及手术并发症发生的潜在风险，最终做出使患者最大获利的科学决策。

　　脊柱转移瘤的治疗还应体现人文关爱。脊柱转移瘤患者是一个非常独特的群体，这些患者除原发肿瘤外还多伴有其他严重疾病，在其剩余的生命时间里，如何通过专业的医疗干预，提高患者的生活质量并维护患者的生命尊严，是该领域研究的重要课题。因此，从事脊柱转移瘤治疗的骨科医生必须具有以患者为中心的人道主义价值观，要以最饱满的热情和最大的善意去倾听和关注这些患者及其家属的心声。这不仅是肿瘤综合治疗的需求，而且一定会使医生的付出和努力得到最大限度的升华。

　　作为一名多年在脊柱外科领域工作的骨科医生，我欣喜地看到，中国人民解放军总医院骨科医学部派驻第五医学中心骨科（原军事医学科学院附属307医院）依托医院在肿瘤诊治领域的雄厚基础和丰富的医疗资源，将脊柱转移瘤作为学科主攻方向，强调对脊柱转移瘤的多学科协作综合治疗和以循证医学为原则、以患者为中心的个体化治疗，从而明显提高了对脊柱转移瘤患者的治疗效果。以刘耀升医师为代表的脊柱转移瘤研究团队，在中国人民解放军总医院骨科医学部的统筹引领和大力扶持下，奋发努力，开拓进取，实现了骨科医学部脊柱转移瘤专科的创建与快速发展，得到业界同道的赞许和认可。

　　该书不仅包括了脊柱转移瘤基础理论与药物治疗的最新研究成果，还涵盖了脊柱与肢体转移瘤的各种手术治疗方法，以及并发症的预防和术后康复。该书内容翔实，所附的300余例病例插图，突出了临床实用性。衷心希望该书的出版能为我国脊柱转移瘤基础理论的发展和诊疗技术的普及与规范产生积极的推动作用，为脊柱转移瘤专科的发展做出贡献。

全军骨科研究所所长

2022 年 7 月

前　言

随着恶性肿瘤发病率的不断增高及肿瘤患者带病生存时间的逐渐延长，脊柱转移瘤患病率也大幅度上升，患者骨骼疼痛、病理性骨折和脊髓受压等严重骨相关事件的发生率也相应增高。这些都给骨科医生与肿瘤科医生带来了新的挑战。脊柱转移瘤的治疗必须由脊柱外科、肿瘤内科、肿瘤放射治疗科、肿瘤介入科、病理科、放射科、心理和康复医学科等多学科团队协作，多学科团队协作中担任总协调者的医学专家不仅要熟知本学科相关领域治疗手段的最新研究进展，还应该对相关各学科的治疗方法和动态有着相对深入的了解，唯有如此才能联合多学科专家共同为脊柱转移瘤患者制订出最合理的治疗方案。

近10年来，脊柱转移瘤领域发展已取得明显进步。基础医学方面，原发肿瘤骨转移机制研究不断深入，骨转移瘤骨骼微环境成骨与破骨"恶性循环"特性的阐明，机体免疫、单核苷酸多态性和microRNA等影响骨转移瘤的探究，促使以NF-κB受体激活蛋白配体抑制剂为代表的骨靶向药物逐步进入临床。临床医学方面，系统性全身疗法（分子靶向药物治疗、内分泌治疗、免疫治疗）与精准大剂量适形放射治疗（立体定向放射治疗、质子放射治疗）的成熟与合理运用，各类微创手术（内镜技术、管状扩张器技术、经皮增强技术、消融技术）的兴起和发展，使脊柱转移瘤可选择的治疗模式和手段更加丰富；创伤控制性手术如分离手术及对立体定向放射治疗的推崇和普及性应用，使脊柱转移瘤的手术更为安全，临床治疗效果更佳，患者的生活质量得到更大程度的改善。上述成果均反映在本书各章节中，以便推广应用。

本书内容分为三篇。第一篇为骨转移瘤基础研究，介绍骨转移机制、靶点、标志物、基因多态性研究进展和相关临床运用。第二篇为骨转移瘤的外科治疗，介绍不同部位和不同临床特征的骨转移瘤诊疗策略与原则，包括各部位肢体长骨、骨盆及疼痛性骨转移瘤的诊治。第三篇为脊柱转移瘤的外科治疗，包括脊柱转移瘤影像学研究、预后预测研究，全脊椎切除、姑息性减压、微创外科、椎体增强等外科手术治疗，以及恶性肿瘤髓内转移，脊柱不稳定，颈椎、胸腰椎等特殊部位脊柱转移瘤手术入路和诊治，尤其重点介绍了脊柱转移瘤硬膜外脊髓压迫症的诊断与治疗，包括分离手术、Hybrid治疗等目前最流行的治疗方法，以及术前动脉栓塞、术后并发症研究、围术期加速康复外科（ERAS）临床路径等。书中配有大量经典手术病例图片，图文并茂，既反映了国内外相关研究的最新成就，又达到精炼启迪和即刻临床转化应用的目的。

本书是从事脊柱转移瘤及脊柱外骨转移瘤研究治疗的临床医师的重要参考书，希望本书的内容如我们所期望的那样有价值。

刘耀升

中国人民解放军总医院骨科医学部派驻第五医学中心

国家骨科与运动康复临床医学研究中心

2022年6月

目 录

第一篇　骨转移瘤基础研究

第1章　骨转移瘤发病的细胞生物学机制与细胞分子靶向治疗

约 70% 的乳腺癌或前列腺癌患者发生骨转移，30% ～ 65% 的晚期肺癌患者发生骨转移，晚期甲状腺癌和肾癌患者骨转移的概率分别为 47% 和 30%。骨转移瘤提示疾病预后极其不良，可引起一系列骨相关事件（skeletal related event，SRE），包括骨骼疼痛、病理性骨折、高钙血症、脊髓受压及其他神经受压症状。这不但降低了患者的生活质量，而且极大地加重了患者家庭的经济负担。据美国研究统计，临床上发生 SRE 患者治疗的平均费用为 9480 ～ 13 940 美元，发生显著 SRE 患者治疗的平均医疗总费用为 27 982 ～ 48 173 美元。并且，骨转移瘤也预示着患者生存期短暂，根据不同文献报道患者中位生存期为 6 ～ 12 个月。因此，深入研究恶性肿瘤转移至骨骼的相关机制，以此来改善患者的治疗选择、提高患者的生活质量，以及延长患者的生存期显得必要而迫切。本章重点阐述骨转移瘤发病的细胞生物学机制和相应的细胞分子靶向治疗。

一、正常骨骼生物学

（一）骨微环境

骨骼主要由羟基磷灰石晶体矿化的 I 型胶原构成。矿化的结构内含有大量的生长因子，包括转化生长因子 -β（ transforming growth factor-β，TGF-β ）、胰岛素样生长因子 -1（ insulin-like growth factor 1，IGF-1 ）、血管内皮生长因子（ vascular endothelial growth factor，VEGF ）、成纤维细胞生长因子（ fibroblast growth factor，FGF ）和血小板源性生长因子（ platelet-derived growth factor，PDGF ）。骨质溶解可以释放这些生长因子进入骨微环境。正常骨微环境中的细胞包括骨细胞、成骨细胞、破骨细胞、基质细胞和血管内皮细胞。破骨细胞介导骨质溶解，成骨细胞介导骨质形成。骨骼可以不断地以溶骨和成骨的方式进行动态重塑。骨微环境中有许多激素、细胞因子和其他相关分子，它们与骨微环境中的细胞存在着紧密的联系，并且在调节骨骼动态重塑平衡中起着主导作用。

（二）成骨细胞"双重"调节机制与 OPG-RANKL-RANK 系统

成骨细胞不但可以合成骨基质胶原前体以促进骨骼形成，而且对骨质矿化具有调节作用，即它既可以促进骨质矿化又可以促进溶骨，在骨骼重塑中起到"双重"调节作用。这主要是因为成骨细胞可以表达一些对骨质调节起重要作用的分子，包括核因子 -κB（ NF-κB ）受体激活蛋白配体（ receptor activator of nuclear factor-κB ligand，RANKL ）、骨保护素（ osteoprotegerin，OPG ）、甲状腺旁腺激素（ parathyroid hormone，PTH ）、前列腺素、雌激素和许多细胞因子。目前认识到其中最重要的是 RANKL 和 OPG。RANKL 有 2 种存在形式：跨膜结合蛋白和游离型多肽（跨膜结合型的胞外部分在 140 位或者 145 位氨基酸残基位点断裂而形成）。两种形式均可发挥作用，跨膜结合蛋白生物活性更强。在巨噬细胞集落刺激因子作用下，RANKL 与单核细胞表面的核因子 -κB 受体激活蛋白（RANK）结合并促进多个单核细胞相互融合形成一个多核破骨细胞。RANK（肿瘤坏死因子受体家族成员）是一种跨膜结合蛋白，主要在成熟的破骨细胞及破骨细胞前体细胞表面表达。RANKL 通过结合 RANK 介导破骨细胞形成、活化和生存。成骨细胞分泌产生的 OPG 是一种可溶性糖蛋白。它作为"饵"受体可以阻止 RANKL 与 RANK 的结合，从而抑制 RANKL 介导的破骨细胞生成作用。RANKL、RANK 和 OPG 的相互作用维持着骨骼稳态，使溶骨活动和成骨活动达到动态平衡。骨微环境中，RANKL 与 OPG 的动态平衡是骨骼稳态的基础。成骨细胞除了通过分泌 RANKL 与 OPG 来调节骨骼重塑平衡外，也可以通过分泌 PTH 对 OPG-RANKL-RANK 系统进行调节。成骨细胞分泌的 PTH 以自分泌或旁分泌的方式作用于成骨细胞表面的 PTH 受体（PTH receptor，PTHR），以此来促进成骨细胞表达 RANKL 并抑制其表达 OPG。因此，PTH 的总效应是促溶骨。在机体正常生理状况下，PTH 促溶骨效应与 OPG-RANKL-RANK 系统相互协调共同维持机体骨骼稳态。

（三）成骨细胞成骨作用与 Wnt 通路

最近的研究已经表明 Wnt 通路是成骨细胞功能和骨质形成的关键调控因素。激活 Wnt/β-catenin 信号通路可促进合成骨基质胶原前体以增加骨量。Wnt 通路有多条，其中 Wnt/β-catenin 通路是研究得最广泛的通路。目前已经发现有 19 种 Wnt 蛋白，其中 7 种 Wnt 蛋白可以激活这条通路，它们分别为 Wnt1、Wnt2、Wnt3、Wnt3a、Wnt4、Wnt8 和 Wnt10b。Wnt 配体与细胞表面的 Wnt 受体（Fzs 和 LRP-5/6 共受体）结合，从而激活胞内蛋白 Dvl，激活的 Dvl 蛋白可以抑制 GSK-3β，最终增加 β-catenin 含量。β-catenin 蛋白作为转录因子促进成骨细胞分化及骨基质胶原前体合成。此外，研究发现 Wnt/β-catenin 信号通路在肿瘤细胞中可以激活一些特殊基因，如 *Axin-2*、*c-myc* 和 *cyclinD1*，以此来调节多种生物过程，如促进肿瘤细胞生长、分化、侵袭和转移。

（四）破骨细胞溶骨作用与组织蛋白酶 K

组织蛋白酶是一种溶酶体蛋白酶，属于木瓜样半胱氨酸蛋白酶家族，主要表达于破骨细胞内。破骨细胞释放组织蛋白酶 K，积极地参与骨质流失的过程（图 1-1）。这种半胱氨酸蛋白酶在骨基质

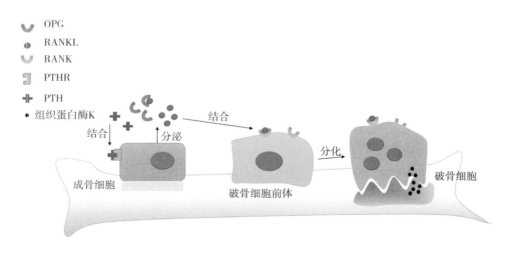

图 1-1　正常骨骼生物学

OPG. 骨保护素；RANKL.NF-κB 受体激活蛋白配体；RANK. NF-κB 受体激活蛋白；PTH. 甲状旁腺激素；PTHR. 甲状旁腺激素受体

降解中起着关键的作用，其所参与反应在破骨细胞骨吸收过程中是一个限制性步骤。组织蛋白酶 K 以剪切胶原螺旋和末端肽域的方式降解骨胶原，这不仅破坏了骨细胞外基质的主要成分，而且使胶原中隐藏的精氨酸（Arg）–甘氨酸（Gly）–天冬氨酸（Asp）序列（RGD 序列）暴露，此序列对破骨细胞黏附于细胞外基质至关重要。这种黏附有利于破骨细胞进一步发挥溶骨作用。

二、骨转移瘤骨骼生物学

（一）骨微环境促肿瘤效应

骨微环境中的多种细胞均有利于骨转移，包括基质细胞、破骨细胞和短暂性细胞。基质细胞来源于骨髓内间充质干细胞，包括脂肪细胞、成纤维细胞和成骨细胞（"三系分化"）。它们通过相关分子，如血管细胞黏附分子 –1、多配体聚糖和基质金属蛋白酶 2，促进肿瘤细胞增殖和分化。破骨细胞溶骨释放出许多潜在性的生长刺激分子，也有利于肿瘤细胞在骨微环境中生长。目前，没有明确的研究将骨溶解增加与肿瘤细胞量增加联系在一起，但是抑制骨质溶解能降低骨内肿瘤负荷。短暂性细胞包括红细胞、T 细胞和血小板，已经证明这些细胞均可通过多种通路和分子促进肿瘤生长和转移。

（二）成骨细胞"双重"调节失衡与"恶性循环"

肿瘤一旦定植到骨骼，成骨细胞的"双重"调节稳态将逐渐被打破，并且导致骨转移瘤细胞、成骨细胞和破骨细胞之间形成"恶性循环"。骨微环境中肿瘤细胞分泌的生长因子，如甲状旁腺激素相关蛋白（PTHrP）、FGF、PDGF、骨形态形成蛋白（bone morphogenetic protein，BMP）和 IGF-1，可以促进成骨细胞产生和释放 RANKL；肿瘤细胞分泌的因子，如 PTHrP、白介素 –1（interleukin-1，IL–1）、前列腺素 E_2（prostaglandin E_2，PGE_2）、Dickkopf–1（DKK–1）或者上皮生长因子，又可降低基质和成骨细胞表达 OPG。所以，肿瘤侵犯骨骼的作用机制是 RANKL 与 OPG 的比值上调，成骨细胞"双重"调节稳态被打破。RANKL 与破骨细胞上的 RANK 结合促进破骨细胞释放组织蛋白酶 K。组织蛋白酶 K 分解骨胶原，使骨质中的多种生长因子释放入骨微环境。这些生长因子促进肿瘤细胞生长、生存、侵袭和局部转移。因此，肿瘤细胞促溶骨效应与溶骨释放生长因子促肿瘤效应构成了溶骨 – 肿瘤生长侵袭的"恶性循环"（图 1-2）。

（三）PTHrP 介导"恶性循环"

已经证实多种恶性肿瘤细胞过度产生 PTHrP。肿瘤源性 PTHrP 是形成破骨细胞的主要诱导因子，并且它的表达对骨转移瘤微环境是特异性的。乳腺癌细胞产生的 PTHrP 与成骨细胞上的 PTHR 结合，诱导其表达 RANKL，同时降低 OPG 的表达。因此，溶骨性活动增强。并且，PTHrP 也可结合于基质细胞的 PTHR，刺激其产生 RANKL。过度激活的成熟破骨细胞溶解骨质，随后释放骨源性 IGF-1 和 TGF-β。IGF-1 通过激活信号分子（包括 PI-3 激酶、Akt 和 NF-κB）产生瀑布效应刺激乳腺癌细胞生长和转移。TGF-β 通过促进 PTHrP 的产生来促进骨转移瘤发生，这也会促进破骨细胞性骨质溶解的"恶性循环"。

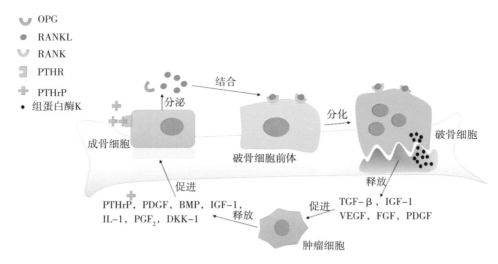

图 1-2　骨转移瘤骨骼生物学与"恶性循环"

OPG. 骨保护素；RANKL. NF-κB 受体激活蛋白配体；RANK. NK-κB 受体激活蛋白；PTHR. 甲状旁腺激素受体；PTHrP. 甲状旁腺激素相关蛋白；TGF-β. 转化生长因子-β；IGF-1. 胰岛素样生长因子-1；VEGF. 血管内皮生长因子；FGF. 成纤维细胞生长因子；PDGF. 血小板源性生长因子；BMP. 骨形态形成蛋白；PGE₂. 前列腺素 E₂；IL-1. 白介素-1

三、分子靶向治疗

（一）双膦酸盐

双膦酸盐（diphosphate，BP）是唯一对骨矿化基质有亲和力的药物，它能抑制骨溶解。这些制剂通过进入破骨细胞和抑制法尼基焦磷酸合酶（生物合成甲羟戊酸途径的关键酶）以降低溶骨和增加骨骼矿化（图 1-3）。含氮双膦酸盐的抗溶骨活性最强。其中，唑来膦酸是唯一在所有转移性骨病灶类型中均有效的静脉内给药 BP，而且目前认为唑来膦酸是临床上最有效的 BP 制剂。BP 也是最常用来预防乳腺癌骨转移患者 SRE 的重要药理学制剂。这些制剂与安慰剂对照的Ⅲ期临床试验 meta 分析提

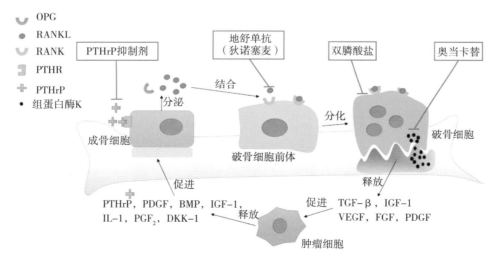

图 1-3　细胞分子靶向治疗药物的作用靶点

OPG. 骨保护素；RANKL.NF-κB 受体激活蛋白配体；RANK. NF-κB 受体激活蛋白；PTHR. 甲状旁腺激素受体；PTHrP. 甲状旁腺激素相关蛋白；TGF-β. 转化生长因子-β；IGF-1. 胰岛素样生长因子-1；VEGF. 血管内皮生长因子；FGF. 成纤维细胞生长因子；PDGF. 血小板源性生长因子；BMP. 骨形态形成蛋白；PGE₂. 前列腺素 E₂；IL-1. 白介素-1

示静脉内注射 BP 预防 SRE 优效于口服 BP。美国食品药品监督管理局（FDA）已经批准了唑来膦酸和帕米膦酸特异地治疗骨转移瘤，使用指南见表 1-1。

表 1-1　FDA 批准治疗骨转移瘤制剂的使用指南

制剂	癌症类型	剂量（mg）	方法	频率	不良反应
唑来膦酸	多发性骨髓瘤和实体肿瘤源性骨转移瘤	4	静脉内给药，至少超过 15 分钟	3～4 周 / 次	肾毒性，颌骨坏死，发热，恶心，便秘，贫血，呼吸困难，低钙血症
帕米膦酸	乳腺癌和多发性骨髓瘤溶骨型骨转移瘤	90	静脉内给药，至少超过 2 小时	4 周 / 次	肾毒性，颌骨坏死，低钙血症
地舒单抗	预防实体肿瘤源性骨转移瘤 SRE	120	上臂、上臀或者腹部皮下注射	4 周 / 次	低钙血症，泌尿系感染，上呼吸道感染，便秘，白内障，关节疼痛，颌骨坏死
伊班膦酸*	主要用于乳腺癌骨转移瘤	4	静脉内给药，至少2 小时	4 周 / 次	上消化道不良反应

* 欧洲联盟批准：低钙血症以地舒单抗治疗组更常见，急性期反应和肾功能障碍以唑来膦酸治疗组更常见。

一项乳腺癌或者多发性骨髓瘤源性骨转移瘤的长期研究揭示：唑来膦酸与帕米膦酸相比，唑来膦酸显著降低了需要放射治疗患者的比例（分别为 19% 和 24%；P=0.037）。乳腺癌患者组中，唑来膦酸与帕米膦酸相比，唑来膦酸治疗组患者的 SRE 发生率下降了 40%（P=0.125），唑来膦酸也使任何 SRE 风险下降了 20%。

使用 BP 治疗后，相关的重要不良反应包括贫血、胃肠道症状（恶心、呕吐、腹泻或者便秘）、疲劳、发热、无力、关节疼痛、肌肉疼痛和低钙血症（不常见）。BP 的肾毒性促使 FDA 推出警示：BP 治疗前需要检测肌酐水平。最近发现 BP 导致颌骨坏死，最常见于氨基 BP。因此，推荐患者进行牙科相关检查。

（二）地舒单抗

地舒单抗（全人源单克隆抗体）特异性结合 RANKL，阻断 RANKL 与 RANK 的结合，从而阻断肿瘤促溶骨效应与溶骨促肿瘤效应的"恶性循环"。因此，其抑制了过度激活的破骨细胞成熟和功能活性，减缓了骨转移瘤的进展和转移。2010 年 11 月 19 日，FDA 批准了地舒单抗运用于有骨质破坏的骨转移瘤患者预防 SRE。其使用指南见表 1-1。地舒单抗在临床上的安全性和有效性是值得肯定的。

一项比较地舒单抗和唑来膦酸的随机、双盲临床研究（地舒单抗组，n=2862；唑来膦酸组，n=2861）证实了地舒单抗的安全性和有效性。结果表明：在乳腺癌或前列腺癌患者中，地舒单抗在延迟 SRE 发生方面优效于唑来膦酸（HR=0.82；95%CI 0.71～0.95），疾病进展、整体生存期和不良反应发生率相近；在晚期多发性骨髓瘤和其他实体瘤中，地舒单抗在延迟 SRE 发生方面非劣效于唑来膦酸（HR=0.84；95%CI 0.71～0.98），疾病进展、整体生存期和不良反应发生率相近。最近，研究者在考虑患者多种基础变量的情况下，以第一次 SRE 和多次 SRE 发生时间为终点继续分析。这些基础变量包括：骨转移瘤位置（脊柱或四肢）、是否有器官转移、尿 I 型胶原交联氨基末端肽（uNTX）水平（平均值≥ 43.5nMBCE/mMCr 或 < 43.5nMBCE/mMCr）、骨转移瘤的数量（< 2 或≥ 2）及美国东部肿瘤协作组（ECOG）评分。结果发现，无论患者的基础变量特性如何，地舒单抗与唑来膦酸相比，地舒单抗均能明显地延迟第一次 SRE 和多次 SRE 的发生时间。

一项肺癌患者（$n=811$）的随机双盲Ⅲ期临床试验表明：地舒单抗组的整体生存期（OS）比唑来膦酸组长 1.2 个月（地舒单抗组平均为 8.9 个月，唑来膦酸组为 7.7 个月；$HR=0.80$；$95\%CI\ 0.67\sim0.95$；$P=0.01$）。此项临床试验表明，地舒单抗与唑来膦酸相比可以改善整体生存期，这与前述临床试验研究地舒单抗和唑来膦酸整体生存期相近相矛盾。原因可能是前述临床试验研究对象不仅针对肺癌患者，还包括其他的实体肿瘤患者。同时，这也提示地舒单抗具有直接抗肺癌效应。肺癌细胞高度表达 RANK 支持了这个观点。

在 2128 例晚期泌尿生殖系统恶性肿瘤骨转移患者中比较了地舒单抗与唑来膦酸的有效性。其中，1052 例患者接受地舒单抗治疗，1076 例患者接受唑来膦酸治疗。临床试验以症状性 SRE 作为终点，SRE 包括病理性骨折、需要手术或者放射治疗及脊髓受压。结果表明：地舒单抗与唑来膦酸相比，地舒单抗使发生第一次 SRE 和多次 SRE 风险降低了 22%（第一次 SRE：$HR=0.78$；$95\%CI\ 0.66\sim0.92$；$P<0.01$。多次 SRE：$HR=0.78$；$95\%CI\ 0.66\sim0.92$；$P<0.01$）。这提示地舒单抗在多种系统骨转移瘤中均有卓越的疗效。

（三）组织蛋白酶 K 抑制剂

一些组织蛋白酶 K 抑制剂，如奥当卡替、巴利卡替及若拉卡替，是目前临床试验中治疗骨质疏松症、骨关节炎和骨转移瘤的药物。临床前体内试验已经证实组织蛋白酶 K 抑制剂能抑制骨转移瘤生长：癌细胞接种 18 天后使用组织蛋白酶 K 抑制剂可使溶骨性病灶大小减小 66%，在癌细胞接种的同时运用抑制剂可使溶骨性病灶大小减小 61%。目前，由于皮肤的不良反应，除了奥当卡替，其他的组织蛋白酶 K 抑制剂的临床研发已停止。值得注意的是奥当卡替不诱导破骨细胞凋亡，因此不扰乱正常成骨细胞和破骨细胞之间的交互作用。

一项Ⅱ期对照临床试验中，乳腺癌骨转移患者随机接受奥当卡替（5mg）或者静脉注射唑来膦酸（4mg）治疗，结果表明治疗 4 周后骨骼重塑标志物（uNTX）均降低（77% 和 73%），并且安全耐受。奥当卡替的Ⅲ期研究评估其在降低乳腺癌患者骨转移风险方面的安全性、耐受性和有效性及探究其在延迟去势抵抗性前列腺癌（CRPC）患者第一次骨转移时间的疗效。可能是出于经济考虑，这个Ⅲ期临床试验尚未完成就取消了，没有进一步的数据分析。

最近，一项临床前试验运用小鼠乳腺癌骨转移模型比较了 VBY-825（组织蛋白酶 K 抑制剂，同时抑制组织蛋白酶 S、B、V、L）与唑来膦酸的有效性。结果表明：VBY-825 与唑来膦酸相比，VBY-825 可明显缓解小鼠的自发性疼痛，提高骨骼的完整性及降低肿瘤负荷。这提示 VBY-825 也许是治疗乳腺癌诱导的骨源性疼痛的有效药物。

（四）PTHrP 抑制剂与 Wnt 抑制剂

抗 PTHrP 抗体和阻滞 PTHrP 的药理学制剂能在实验动物模型中阻止骨溶解，临床研究正在探索。姜黄素是从植物（姜黄）中分离的天然结晶，它可以抑制内源性 β-catenin 转录活性，从而抑制 Wnt 通路。姜黄素也可以有效地抑制肺癌细胞迁移和侵袭。FJ-9 是另一种 Wnt 通路抑制物，它能扰乱 Fz-7 受体与 Dvl 的 PDZ 结构域相互作用。β-catenin 选择性抑制剂 XAV939 和 IWR-1，也能通过抑制 Wnt 通路来抑制肿瘤细胞生长。已经证实其他 β-catenin 抑制剂，如 G007-LK 和 G244-LM，在直肠癌中具有抗肿瘤效应。此外，其他内源性拮抗剂，如 DKK-1 和硬化蛋白也可抑制 Wnt 信号通路。

四、结论与总结

成骨细胞的"双重"调节作用与 OPG-RANKL-RANK 系统是调节骨骼重塑稳态的关键。其中，涉及许多信号通路和分子，各个信号通路和分子之间又存在着交汇，具体过程极其复杂。骨转移瘤分泌多种信号分子，扰乱信号通路，最终打破这种稳态并构成"恶性循环"。虽然已经对骨转移瘤发病的细胞生物学相关信号通路和分子有了一定了解，但是许多问题仍没有解决。因此，研究者需要进一步探索原发肿瘤转移至骨骼的具体信号，深入理解各个信号通路的具体步骤和交互作用。此外，由于实验动物反映人骨骼微环境具有局限性，降低了临床前试验的可信度。因此，发展更好的骨转移瘤动物模型也是有必要的。

临床上的靶向药物治疗机制均是围绕阻断肿瘤生长 - 溶骨的"恶性循环"，抑制溶骨，减缓肿瘤生长、侵袭和转移。BP 为治疗骨转移瘤的经典药物，地舒单抗在临床上有卓越表现，它们的安全性和有效性均得到了证实。但是，目前并没有发现地舒单抗能改善乳腺癌和前列腺癌骨转移瘤患者的整体生存期。因此，研究人员需要进一步探索地舒单抗是否能延长患者的无骨转移瘤生存期和无疾病生存期。若不能，则可以在认识骨转移瘤发病的生物学机制基础上进一步开发其他靶向治疗药物，运用联合靶向药物治疗骨转移瘤以提高患者的整体生存期和生活质量。

第2章 骨转移瘤的溶骨与成骨机制

骨转移瘤主要呈现2种表型：溶骨性和成骨性。大多数骨转移瘤的溶骨性和成骨性往往共同存在，以其中一种占优势。乳腺癌常表现为溶骨性，前列腺癌以成骨性为主。骨转移瘤病灶类型的不同提示溶骨与成骨的机制相异。本章在理解正常骨骼生理与骨骼重塑动态循环的基础上重点阐述骨转移瘤的溶骨和成骨生理。溶骨和成骨的主要机制，本质上是溶骨与成骨的相关因子打破了机体正常的骨骼重塑动态循环：OPG-RANKL-RANK 系统、PTHrP 和 TGF-β 参与溶骨；Wnt、内皮素 -1（endothelin-1，ET-1）、PTHrP 和 BMP 参与成骨。

一、正常骨骼生理

骨骼主要由羟基磷灰石晶体矿化 I 型胶原构成，两个胶原 α（I）1 肽链和一个 α（I）2 肽链缠绕螺旋构成 I 型胶原前体。成骨细胞分泌这种 I 型胶原前体，细胞外基质蛋白水解酶剪切 I 型胶原氨基端前肽和羟基端前肽，保留三螺旋区域并形成胶原纤维。胶原纤维相互连接交织形成骨骼。骨骼分为骨皮质和骨松质。骨皮质密度高、表面积小，在骨骼外周形成骨髓腔；骨松质密度低、表面积大，在骨骼中心形成骨小梁，骨小梁之间的空隙被骨髓填充。骨骼的主要成分是骨皮质，约占全骨骼 80%，Haversian 系统是骨皮质的基本单位，包括血管、骨细胞和胶原。骨皮质与骨松质的分布存在差异，骨皮质主要位于长骨远端、椎体和跟骨；骨松质主要位于长骨干和股骨颈。这些区别与临床相联系，骨松质的表面积相对大，代谢旺盛，因此骨质流失时丢失的骨松质会更多。股骨干和股骨颈是躯体承重的主要部位，一旦受累，患者行走功能将可能严重受限。

矿化的骨质内含有大量的生长因子，如 TGF-β、IGF-1、VEGF、FGF 和 PDGF。其中，TGF-β 尤其重要。骨质溶解可以释放出 TGF-β，TGF-β 刺激成骨。骨微环境中也存在许多激素、细胞因子和其他相关分子，它们与骨微环境中的细胞存在着紧密的联系。骨微环境中的细胞主要包括成骨细胞、骨细胞、破骨细胞、基质细胞和血管细胞。成骨细胞起源于间充质干细胞，具有成骨功能，可以进一步分化为骨细胞。破骨细胞是终末分化的细胞，具有溶骨功能，起源于造血干细胞。基质细胞可以分泌相应细胞因子，对维持骨微环境稳态具有重要意义。正常状态下，成骨细胞成骨与破骨细胞溶骨构成骨骼重塑动态平衡。

二、骨骼重塑动态循环

成人 10% 的骨骼任何时刻都在进行动态重塑，动态重塑促进骨骼更新与修复，对维持机体骨骼稳态具有重要意义。骨骼动态重塑主要由骨质溶解和骨质形成组成（图 2-1）。骨质溶解和骨质形成相关因子和功能见表 2-1。

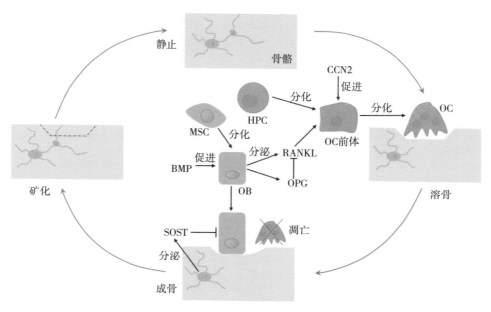

图 2-1　骨骼重塑动态循环

MSC. 间充质干细胞；HPC. 造血祖细胞；OB. 成骨细胞；OC. 破骨细胞；RANKL.NF-κB 受体激活蛋白配体；OPG. 骨保护素；BMP. 骨形态形成蛋白；CCN2. 结缔组织生长因子；SOST. 骨硬化蛋白

表 2-1　骨骼动态重塑相关因子

	因子	属性	功能
骨溶解相关因子	RANKL	TNF 配体家族成员	RANK 的配体，促进破骨细胞前体成熟和成熟破骨细胞骨质溶解
	RANK	TNF 受体家族成员	RANKL 的受体，表达于破骨细胞表面，功能同 RANKL
	OPG	TNF 受体家族成员	RANKL 的"饵"受体，阻止 RANKL 结合 RANK，对 RANKL 的功能起到制约作用
	TRAF-6	信号分子	RANK 下游信号
	SQSTM1	信号分子	TRAF-6 下游信号
	NF-κB	转录因子	SQSTM1 下游信号，结合破骨细胞分化相关基因
	DC-STAMP	跨膜受体	单核破骨细胞前体融合形成多核破骨细胞所必需
	CCN2	细胞因子	调节 OPG-RANKL-RANK 系统，增强 DC-STAMP 表达
	PTHrP	蛋白分子	上调 RANKL，下调 OPG
	CSF-1	细胞因子	促造血干细胞分化为破骨细胞前体和巨噬细胞
	c-Src 蛋白	信号分子	形成破骨细胞褶皱缘
	TCIRG1/CIC7	基因	编码质子泵和氯泵
	组织蛋白酶 K	蛋白水解酶	溶解 I 型胶原
	RGD 序列	多肽分子	介导破骨细胞黏附细胞外基质

	因子	属性	功能
骨质形成相关因子	Cbfa1/Osx	转录因子	结合成骨细胞基因增强子
	BMP	生长因子	促进成骨细胞增殖和分化
	Wnt 家族蛋白	LRP5 配体	Wnt/β-catenin 信号途径促进骨质形成
	LRP5	Wnt 蛋白受体	传递 Wnt 蛋白信号
	ET-1	ETAR 受体	ET-1/β-catenin 信号途径促进骨质形成
	PTHrP	蛋白分子	PTHrP 的 N 端片段可以模拟 ET-1 与成骨细胞 ETAR 结合促进骨质形成
	PSA	肿瘤特异性抗原	调控 OPG-RANKL-RANK 系统，灭活 PTHrP 的溶骨效应
	SOST	LRP5 "饵" 配体	骨细胞产生，拮抗 Wnt 蛋白效应，抑制骨质形成
	DKK-1	LRP5 "饵" 配体	拮抗 Wnt 蛋白效应，抑制骨质形成

注：TNF. 肿瘤坏死因子；DC-STAMP. 树突状细胞特异性跨膜蛋白；CSF-1. 集落刺激因子 -1；TRAF-6. 肿瘤坏死因子受体相关因子 -6；LRP5. 低密度脂蛋白受体相关蛋白 5；ET-1. 内皮素 -1；PSA. 前列腺特异性抗原；ETAR. 内皮素 A 型受体。

（一）骨质溶解

动态循环开始于破骨细胞前体在趋化因子信号的作用下被吸引至骨骼损伤或老化部位。破骨细胞前体分化融合形成多核破骨细胞，多核破骨细胞发挥骨质溶解作用。RANK 与配体 RANKL 结合可以促进破骨细胞前体融合分化成熟。RANK 表达于破骨细胞前体和破骨细胞表面；RANKL 主要由骨细胞、成骨细胞、骨髓基质细胞和活化的 T 细胞产生。RANKL 存在 2 种形式：一种是跨膜结合蛋白（表达于细胞表面），另一种是游离型多肽。OPG 可以阻止 RANKL 与 RANK 的结合。OPG 作为 RANKL 的 "饵" 受体可以与 RANKL 结合从而阻断 RANKL 信号，平衡破骨细胞生成和骨质溶解。OPG-RANKL-RANK 组成一个三位一体的系统调控骨骼动态重塑。最近，研究发现 CCN2/ 结缔组织生长因子（connective tissue growth factor，CTGF）直接结合 RANK 和 OPG，调节 OPG-RANKL-RANK 系统。CCN2 增强 DC-STAMP 表达，DC-STAMP 可以促进单核破骨细胞融合形成多核破骨细胞。但是，Nozawa 等提出 CCN2 通过整合素 αvβ3 诱导破骨细胞生成。CCN2 参与 OPG-RANKL-RANK 组成四位一体系统，调控骨骼动态重塑。最近的研究提示骨形态形成蛋白可以通过下调 CCN2 抑制乳腺癌骨转移瘤。破骨细胞分化成熟后细胞骨架发生变化形成褶皱缘，破骨细胞透过褶皱缘分泌蛋白溶解酶和酸性物质进行骨质溶解。破骨细胞有特化的质子和氯离子泵可以分泌酸性物质。酸性物质溶解羟基磷灰石为蛋白溶解酶开辟进入骨基质的道路。蛋白溶解酶中最重要的是组织蛋白酶 K，组织蛋白酶 K 在骨质降解中发挥关键作用，其可剪切胶原螺旋和末端肽键区域降解骨胶原。这不仅破坏了骨细胞外基质主要成分，而且可以使隐藏于胶原中的 RGD 序列暴露，此序列可以介导破骨细胞黏附细胞外基质。

（二）骨质形成

骨质溶解结束后，破骨细胞离开骨骼表面，开始程序性死亡（凋亡），这预示着骨质形成的开始。成骨细胞前体被吸引至骨质溶解部位。成骨细胞前体的转录因子 Cbfa1 和 osterix（Osx）结合于成骨细胞特异性基因增强子，可以促进形成成骨细胞样表型。BMP 可以促进成骨细胞前体增殖和分化。Wnt 家族蛋白可以活化低密度脂蛋白受体相关蛋白 5（lipoprotein-receptor-related protein 5，LRP5）作用于 Cbfa1 和 Osx 下游促进骨质形成。骨细胞产生的骨硬化蛋白（sclerostin，SOST）通过拮抗 Wnt 蛋白效应抑制骨质形成。成熟成骨细胞分泌非钙化骨质到骨骼表面，随后形成成熟的矿化骨质。骨质形成过程中一些成骨细胞被矿化的骨质围困，进一步分化形成骨细胞。骨细胞可以通过细长的细胞质相连在一起传递信息，如利用一氧化氮和前列腺素信号分子传递机械性承重。骨质形成结束后，骨骼动态重塑即经过一个周期。

多种因素可以影响骨质重塑动态循环，大体可以分为两类，一类是化学性因子或激素，另一类是物理性因素。IL-1、肿瘤坏死因子（tumor necrosis factor，TNF）等炎症因子可以加速重塑循环。调节钙水平的因素，如甲状旁腺激素和 1, 25- 双羟基维生素 D 可以促进骨质重塑，动员骨钙维持血钙平衡。甲状腺激素和生长激素也可以促进骨质重塑，但是雌激素和雄激素抑制骨质重塑。本质上这些因子主要通过影响 OPG-RANKL-RANK 系统调节骨骼重塑。机械性承重增加可以增加骨质形成降低骨质溶解。

三、骨转移瘤的骨骼生理

骨转移瘤病灶可以打破骨骼动态重塑平衡，发生溶骨过度和（或）成骨过剩，形成病理性溶骨和（或）成骨。临床上表现为一系列骨相关事件。骨转移瘤病灶根据影像学的表现可以分为：溶骨性（图 2-2）、成骨性（图 2-3）和混合性（图 2-4）。溶骨性病灶以骨质破坏为主，X 线片上一般表现为骨皮质上出现空洞。成骨性病灶以新骨过度形成为特征，影像上表现为骨密度增加（即比周围骨更白），表面上经常提示为"骨硬化"。乳腺癌、肺癌和甲状腺癌常表现为溶骨性病灶，前列腺癌主要表现为成骨性病灶。骨转移瘤的溶骨和成骨机制既相互区别又存在一定联系。

（一）骨转移瘤的溶骨机制

1. 肿瘤溶骨微环境　骨骼重塑涉及许多生长因子、细胞黏附分子及细胞因子，这使骨骼成为对转移性肿瘤细胞具有吸引力的部位。血供丰富的骨干骺端主要由骨小梁构成，其更是骨转移细胞生存的理想部位。窦状血管内的血流缓慢非常有助于造血干细胞和侵袭性肿瘤细胞定植于骨髓。此外，窦状血管的内皮细胞表达多种黏附分子，包括 P- 选择素、E- 选择素、细胞间黏附分子和血管细胞黏附分子（vascular cell adhesion molecule，VCAM），促进肿瘤细胞归巢骨髓。

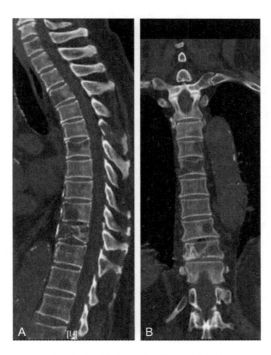

图 2-2　肺癌溶骨性脊柱转移瘤
A. CT 矢状位片；B. CT 冠状位片

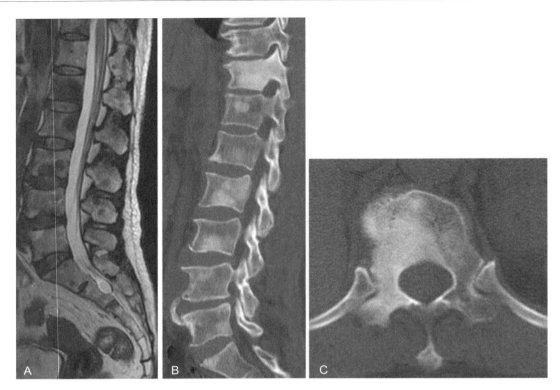

图 2-3　肺癌成骨性脊柱转移瘤
A .MRI T$_2$WI 矢状位片；B. CT 矢状位片；C.CT 横断位片

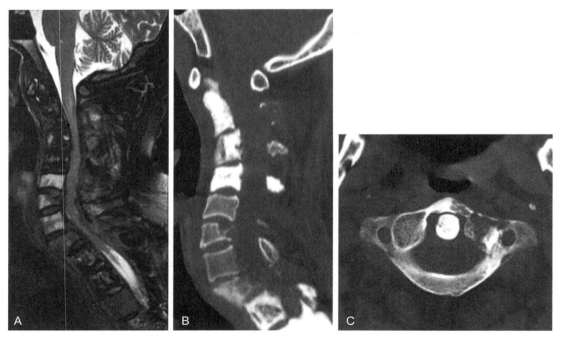

图 2-4　肺癌混合性脊柱转移瘤
A .MRI 抑脂 T$_2$WI 矢状位片；B. CT 矢状位片；C.CT 横断位片

　　肿瘤定植于骨骼后，骨微环境助长肿瘤生长和侵袭。骨微环境中基质细胞、成骨细胞和短暂性细胞均有利于肿瘤生存。基质细胞起源于骨髓内间充质细胞，包括脂肪细胞、成纤维细胞和成骨细胞。它们通过分泌 VCAM、多配体聚糖和基质金属蛋白酶 -2（matrix metalloproteinase 2，MMP-2）促进肿瘤细胞增殖和分化。破骨细胞造成骨质溶解，骨质溶解释放出储存于骨内的大量生长因子，这些生长因子可以促进肿瘤细胞生长和进一步进行骨质溶解。短暂性细胞包括红细胞、T 细胞和血小板，已经表明这些细胞均可以通过多种通路和分子促进肿瘤生长和转移。

2. OPG-RANKL-RANK 系统　与骨转移瘤的关系密切。妊娠相关乳腺癌患者原发肿瘤部位和邻近组织高水平表达 RANKL。临床前证据提示乳腺癌细胞 RANK 表达可以预测骨转移。临床证据提示 OPG 表达提示雌激素受体阳性乳腺癌预后良好。RANKL 促进骨转移细胞骨内增殖、侵袭和迁移，OPG 可以增强肿瘤细胞生存。肿瘤细胞在骨微环境中分泌多种细胞因子影响 OPG-RANKL-RANK 系统。肿瘤源性 PTHrP、FGF、PDGF 和 IGF-1 可以以"自分泌"的形式促进肿瘤细胞自身生长，也可以促进成骨细胞和其他基质细胞产生和释放 RANKL；肿瘤源性 PTHrP、IL-1、BMP、PGE$_2$ 和上皮生长因子，可以降低基质和成骨细胞表达 OPG。因此，肿瘤骨微环境中 RANKL 含量上调，OPG 含量下调，骨质重塑动态平衡被打破。RANKL 结合 RANK 通过丝裂原激活蛋白激酶（MAPK）和 NF-κB 信号可以促进破骨细胞前体融合分化成熟，通过 c-Src 信号可以增强破骨细胞骨质溶解（图 2-5）。最新研究表明喹硫平可以抑制 RANKL 介导的 MAPK 和 NF-κB 通路，其可能是治疗溶骨的有效药物。破骨细胞成熟活化后释放组织蛋白酶 K。组织蛋白酶 K 分解骨胶原，骨质中多种生长因子释放进入骨微环境，这些生长因子也可以促进肿瘤细胞生长、生存、侵袭和转移。综上所述，骨转移瘤通过影响 OPG-RANKL-RNAK 系统促进溶骨，骨质溶解释放生长因子促进骨转移瘤，构成骨质破坏"恶性循环"。

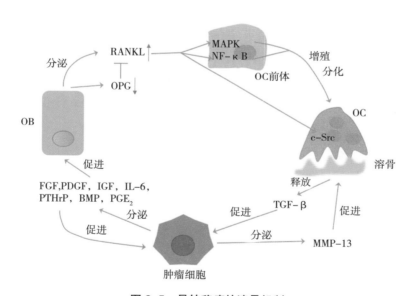

图 2-5　骨转移瘤的溶骨机制

OC. 破骨细胞；OB. 成骨细胞；FGF. 成纤维细胞生长因子；PDGF. 血小板源性生长因子；IGF. 胰岛素样生长因子；PTHrP. 甲状旁腺激素相关蛋白；BMP. 骨形态形成蛋白；PGE$_2$. 前列腺素 E$_2$；MMP-13. 基质金属蛋白酶 -13；RANKL. NF-κB 受体激活蛋白配体；OPG. 骨保护素；MAPK. 丝裂原激活蛋白激酶；IL-6. 白介素 -6；TGF-β. 转化生长因子 -β

3. TGF-β 和 PTHrP 介导"恶性循环"　TGF-β 对肿瘤的作用具有双重性，在癌症发展早期阶段可以抑制肿瘤，在晚期阶段则促进肿瘤发展。骨转移已是肿瘤晚期阶段，TGF-β 介导骨转移瘤"恶性循环"促进肿瘤发展。骨微环境中 TGF-β 主要来源于骨质溶解，可以通过 TGF-β/SMAD 信号介导肿瘤细胞上皮 - 间充质转变（epithelial-mesenchymal transition，EMT）、侵袭、血管生成和免疫抑制。最近体外研究提示肿瘤细胞转导 TGF-β/SMAD 信号、TGF-β 诱导乳腺癌迁移及维持乳腺癌间充质表型需要肿瘤细胞表达整合素 αv，具体机制有待进一步探究。肿瘤细胞进行 EMT 后，细胞骨架重排，细胞与细胞之间失去黏附和细胞接触，运动性、侵袭性和转移能力增强。临床前体内试验证据表明 TGF-β 抑制剂可以抑制乳腺癌骨转移瘤，但是对肺癌骨转移瘤效果不明显。这提示 TGF-β 在不同原发肿瘤骨转移瘤中的机制有所不同，需要根据原发肿瘤类型做进一步研究。

肿瘤细胞（特别是乳腺癌细胞）可以产生大量的 PTHrP。肿瘤源性 PTHrP 是形成破骨细胞的主要诱导因子，并且它的表达在骨转移瘤微环境中是特异性的。PTHrP 与成骨细胞和其他基质细胞表面的甲状旁腺激素受体 1（PTH receptor 1，PTHR-1）结合，诱导细胞表达 RANKL，同时降低 OPG 的表达。PTHrP 也可以以自分泌的形式作用于肿瘤细胞本身，PTHrP 通过 PKC-ERK1/2 信号途径激活 MMP-13 表达，MMP-13 可以进行骨质破骨。体内外试验表明拮抗 PTHrP 可以抑制乳腺癌细胞。综上所述，PTHrP 和 TGF-β 是介导骨质破骨"恶性循环"的重要因子。

（二）骨转移瘤的成骨机制

肿瘤源性因子诱导成骨细胞增殖、分化和成骨，促进前列腺癌形成成骨性骨转移瘤。成骨性模型明显要比溶骨性模型少见，成骨的相关机制阐述如下。

1. Wnt-LRP5-β-catenin 途径　肿瘤细胞与成骨细胞相互作用产生 TGF-β、BMP、IGF、FGF 和 Wnt，诱导成骨活性。TGF-β 与 BMP 激活成骨细胞的 SMAD 信号，生长因子激活破骨细胞的 MAPK 和蛋白激酶 C（PKC）信号，Wnt 激活 β-catenin 调节信号。这些通路汇聚并与 RUNX2 转录网络相互作用，诱导成骨细胞分化和增殖（图 2-6）。最近的研究已经表明 Wnt/β-catenin 通路是成骨细胞功能和骨质形成的关键调控因素。激活 Wnt/β-catenin 信号通路可促进合成骨基质胶原前体以增加骨量。Wnt-LRP5-β-catenin 通路是研究得最广泛的通路。目前已经发现有 19 种 Wnt 蛋白，7 种 Wnt 蛋白（Wnt1、Wnt2、Wnt3、Wnt3a、Wnt4、Wnt8 和 Wnt10b）可以激活这条通路。LRP5 是 Wnt 的受体，结合后可以增加 β-catenin 含量。β-catenin 作为转录因子促进成骨细胞分化及骨基质胶原前体合成。骨细胞分泌的 SOST 可以结合 LRP5，从而阻断 Wnt-LRP5-β-catenin 途径，抑制骨质形成。多发性骨髓瘤患者血清 SOST 含量升高，骨髓瘤细胞分泌 SOST，因此多发性骨髓瘤患者常表现为溶骨性病灶；体外试验数据提示乳腺癌诱导 SOST 表达抑制骨转移成骨。然而，前列腺癌患者 SOST 表达下降，BMP-6 表达上升。DKK-1 也可以结合 LRP 抑制 Wnt 信号途径。多发性骨髓瘤和乳腺癌患者 DKK-1 表达明显上升，提示预后差；前列腺癌细胞 DKK-1 表达也上升，DKK-1 可以诱导前列腺癌生长、转移和形成混合性病灶。前列腺癌骨转移患者 DKK-1 含量明显比前列腺癌无骨转移患者高（$P < 0.001$），DKK-1 水平与血清前列腺特异性抗原（prostate specific antigen，PSA）明显相关（$P = 0.03$），DKK-1 可以预测前列腺癌的发生和骨转移预后。前列腺癌细胞分泌的 PTHrP 可以通过活化 c-Jun 抑制 DKK-1 转录因子。综上所述，Wnt-LRP5-β-catenin 途径诱导成骨，SOST 和 DKK-1 在更高层次调控该信号影响成骨和溶骨，它们可能是成骨和溶骨的决定性因子。

2. ET-1 与 PTHrP 介导骨质形成　内皮素 -1（endothelin-1，ET-1）与骨质形成相关，包含 4 种亚型，无活性前体经蛋白水解后转变成有活性的 ET-1 形式，这是体内控制 ET-1 水平的主要调控步骤。内皮素以不同的亲和力结合于 2 种不同的 G 蛋白偶联受体（ET A 受体和 ET B 受体）发挥作用。研究表明前列腺上皮细胞分泌大量的 ET-1，大部分前列腺癌细胞系产生 ET-1，晚期前列腺癌患者的血浆 ET-1 浓度升高。前列腺骨转移瘤分泌的 ET-1 与成骨细胞的 ETAR 结合，通过 β-catenin 和 MAPK 诱导成骨细胞增殖和成骨。活化的成骨细胞在骨微环境中可以释放刺激肿瘤细胞存活和生长的因子。肿瘤细胞源性 ET-1 可以通过抑制 DKK-1 合成来促进成骨细胞成骨。ETAR 拮抗剂可降低骨转移的进展并且在晚期前列腺癌患者中可明显降低骨质流失标志物水平。PTHrP 的 N 端片段可以模拟 ET-1 与成骨细胞 ETAR 结合促进骨质形成，PSA 可以灭活 PTHrP 的溶骨效应。

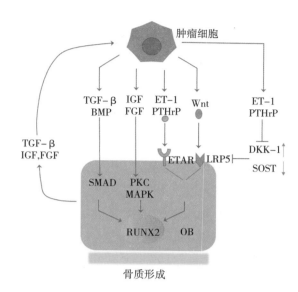

图 2-6　骨转移瘤骨质形成机制

OB. 成骨细胞；TGF-β. 转化生长因子 -β；IGF. 胰岛素样生长因子；FGF. 成纤维细胞生长因子；BMP. 骨形态形成蛋白；ET-1. 内皮素 -1；PTHrP. 甲状旁腺激素相关蛋白；ETAR. 内皮素 A 型受体；LRP5. 低密度脂蛋白受体相关蛋白 5；MAPK. 丝裂原激活蛋白激酶；SOST. 骨硬化蛋白；RUNX2. Runt 相关转录因子 2

3. OPG-RANKL-RANK 系统　在此系统中，RANKL 与 OPG 的比例表达下调可以抑制溶骨，呈现成骨表型。研究表明 PSA 可以通过抑制成骨细胞表达 RANKL 和促进成骨细胞表达 OPG 来抑制溶骨活性，呈现成骨活性。前列腺癌组织标本 RANK-RANKL 表达提示前列腺癌患者预后差。体外研究发现 RANK 介导的信号会增强前列腺癌细胞黏附 I 型胶原。RANKL 诱导的骨质溶解也明显有利于成骨性骨转移瘤细胞定植。进一步研究发现，这与 IGF 信号和低氧诱导因子相关。RANKL 可以促进前列腺癌细胞骨内生长。OPG-RANKL-RANK 系统主要介导前列腺癌溶骨，其与成骨的相关性有待进一步研究。

综上所述，肿瘤源性 TGF-β、BMP、IGF、FGF、Wnt、ET-1 和 PTHrP 诱导成骨细胞成骨，成骨细胞可以分泌 TGF-β、IGF 和 FGF 吸引肿瘤细胞，并刺激肿瘤细胞增殖和生长，构成骨质形成"恶性循环"。

四、总结

骨转移瘤的骨骼生理以过度溶骨和（或）成骨为中心，本质上均为溶骨与成骨的相关因子打破机体正常骨骼重塑动态循环。OPG-RANKL-RANK 系统、PTHrP 和 TGF-β 参与溶骨；Wnt、ET-1、PTHrP 和 BMP 参与成骨。SOST、DKK-1、PSA 和 PTHrP 可以高层次调控 Wnt-LRP5-β-catenin 途径，似乎可以决定溶骨与成骨走向，但是关键机制有待进一步探索。OPG-RANKL-RANK 系统是骨质溶解的执行者。从骨骼重塑动态循环可以看出溶骨是成骨的前提，笔者认为前列腺癌通过表达 RANK、RANKL、OPG 进行溶骨是为了更好地呈现成骨表型。溶骨与成骨均涉及正反馈性"恶性循环"，在充分理解"恶性循环"的基础上开发新的靶向药物可以为骨转移瘤患者带来福音。

第3章 癌症骨痛的机制

　　疼痛是一个涉及整个神经系统的多层面感觉。疼痛过程通常始于易发生创伤、感染或损伤（包括肿瘤在组织或神经中的生长）的外周组织。不同模式的电活动和化学活动通过专门的神经纤维把疼痛信息传递到脊髓，集成后的传入信息通过更加复杂的通路兴奋相应的大脑皮质区。各级系统相互调节制约。在组织愈合时周围神经和中枢系统会发生短暂性变化，这种短暂性的变化可引起急性疼痛。与之相反的是，外周组织、脊髓和大脑通路的持久性变化可引起慢性疼痛。从广义上讲，疼痛分为炎症性疼痛（也称为伤害性疼痛）和神经性疼痛，前者由损伤的组织受到化学或物理性刺激（如手术、骨关节炎或创伤）引起，后者由损伤或疾病（如糖尿病或带状疱疹）直接刺激感觉神经使神经纤维上的离子通道发生动作电位引起。因此，炎症性疼痛是由化学物质介导的，神经性疼痛是由电位的变化介导的（图3-1）。表3-1列举了癌症疼痛与其他几种疼痛类型的产生机制。重要的是，癌症疼痛可能涉及炎症性和神经性两种机制，因为肿瘤扩张可导致组织损伤和各种炎症介质的释放。

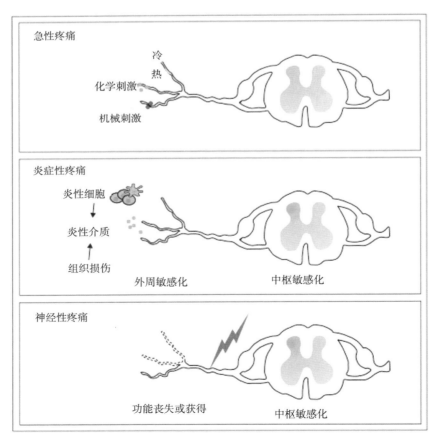

图 3-1　疼痛产生机制

表 3-1　疼痛机制

疼痛类型	疼痛产生机制
急性疼痛	机械性刺激和热信号刺激疼痛感受器、无长期的组织或神经损伤、正常愈合、脊髓和大脑的传入通路正常、激活相应的大脑皮质感觉区
神经性疼痛	感觉纤维和神经元的损伤、外周组织的去神经支配、离子通道功能改变、躯体感觉功能的获得与丧失、神经递质的代偿性增加、大脑感觉区的传入信息增强、中枢敏感性的增强与减弱、中枢抑制减弱、并发持续性诱发性疼痛
炎症性疼痛	受损的组织或免疫细胞释放的化学性介质刺激痛觉感受器（细胞因子和生长因子的释放改变血管的舒缩活动、躯体感觉功能的获得、外周感受器敏感性增强）、脊髓接受的传入信息增强、大脑感觉区兴奋、中枢抑制减弱、并发持续性诱发性疼痛
癌症疼痛	受损的组织或免疫细胞释放的化学性介质刺激痛觉感受器（细胞因子和生长因子的水平升高、神经分布丰富的组织、骨质破坏、血管事件、肿瘤细胞侵犯邻近的神经元）使传入纤维上的离子通道功能改变、脊髓接受的传入信号增强、大脑相应感觉区域兴奋或抑制、下行传出信号增强或抑制、并发持续性和诱发性疼痛

此外，肿瘤也可以限制或阻断特定组织的感觉神经生长，导致神经性改变。癌症疼痛可以认为是一种混合性的疼痛，但是越来越多的证据表明癌症疼痛具有自身独特的特性，应该被视为一个单独的疼痛状态。

一、癌症疼痛

由于癌症的治疗和检测手段的改进，癌症患者的生存时间大大延长，慢性疼痛越来越影响患者的生活质量，肿瘤骨转移是中晚期癌症患者疼痛的最常见原因，约 75% 进展期癌症患者有骨痛的临床表现。在目前常规治疗方法下约有 50% 的患者疼痛可得到暂时性缓解，这迫切要求人们寻找全新的治疗方法。

癌症骨痛是一种复杂的疼痛状态，涉及背景痛、自发痛和突发痛（转移痛）。背景痛是简单的持续疼痛，随着疾病的进展，疼痛程度不断增加，传统的镇痛药治疗效果较好。相比之下，自发痛和突发痛，通常被称为背景暴发痛，是通过治疗背景痛的治疗方法无法控制的极端疼痛。这些类型的疼痛间断性出现，难以治疗，其迅速出现且持续时间短导致目前使用的镇痛方案不仅治疗效果差，而且因不良反应而限制了用药。

癌症骨痛是混合性疼痛状态，具有神经性疼痛和炎症性疼痛的特征，但是其在外周组织、周围神经及脊髓水平都有着独特的变化。因此，癌症疼痛经常同时发生在多个部位，是涉及炎症性、神经性、缺血性、肿瘤特异性的复杂临床综合征，肿瘤直接损伤周围组织或癌细胞释放的疼痛介质可引起炎性浸润，癌细胞浸润或肿瘤组织压迫感觉神经纤维、肿瘤引起的神经过敏、骨膨胀或骨溶解引起的神经牵拉和去神经支配是神经性疼痛的主要机制。此外，化疗和外科手术也可并发神经损伤。其病理生理学机制是骨骼和周围组织释放的异常神经冲动使脊髓后角感觉神经元过度兴奋。有趣的是，肿瘤的大小和数量与有无疼痛或疼痛的程度并不完全相关，一些患者肿瘤转移部位可无痛，一些单一骨转移无骨折的患者却出现了剧烈的疼痛，出现这两种情况的原因可能是外周和中枢的平衡机制，以及中枢对外周反馈抑制的能力存在差异。癌症骨痛特有的神经化学信号使传统镇痛药疗效降低，这表明了联合用药和改变给药途径可能是疼痛管理的较好选择。

二、动物模型

为了更好地满足临床治疗需求，研究者开发了可以精准模仿人体内环境的体内模型。问题的关键是了解疼痛过程中整体水平上的分子机制。因此，体内模型（即整体系统）是研究疼痛必不可少的手段，周围神经、脊髓的传递调节系统、中枢系统构成一个相互联系的整体，它们共同决定了痛觉的产生。目前对癌症疼痛的认识是基于对骨质中癌细胞生长导致的组织、神经、周围结构变化的详细研究。以前转移癌的动物模型是系统性注入癌细胞，导致动物的健康状况不佳，无法预测多发性骨转移和大量的动物变异。最近，向长骨骨髓腔直接注射癌细胞成功模拟了临床上特定部位转移瘤的疼痛状态，这样不但提高了破骨细胞的活性，造成骨质破坏，而且不造成其他部位组织损伤，这些模型系统有效地揭示了肿瘤生长、周围微环境与骨破坏的分子机制和周围神经、脊髓和大脑水平特异的神经生理学改变。

从 1999 年建立第一个肉瘤细胞直接注入小鼠股骨的模型以来，研究者不断地改进和细化，使用不同的骨骼和癌细胞，相同癌细胞注入不同骨骼（股骨、跟骨、肱骨、胫骨导致的疼痛性质相似，而只在疼痛进展上有轻微不同），相比之下，不同类型的癌细胞可导致明显不同的骨质破坏和脊髓的神经化学变化，这表明了多种机制参与了癌症骨痛的产生和维持。

三、外周机制

癌症骨痛生物学机制涉及肿瘤细胞、周围神经和骨细胞复杂的相互作用（图 3-2）。骨髓、骨质和骨膜有着丰富的神经纤维，癌细胞侵入骨质并增殖、机械损伤、膨胀、阻断初级传入神经导致神经病理性改变。此外，疼痛和炎症反应不仅诱导了炎症细胞（巨噬细胞、中性粒细胞、T 细胞）释放大量的细胞因子作用于初级传入神经、骨细胞和癌细胞，还启动一系列的机制，包括激活和敏化作用，使骨溶解和肿瘤生长。

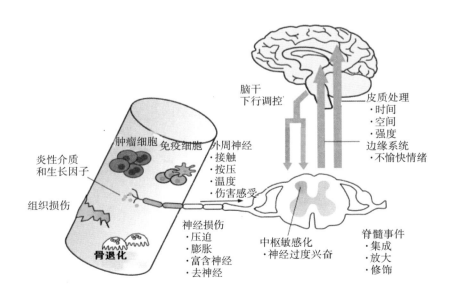

图 3-2 癌症骨痛生物学机制

随着疾病的进展，肿瘤细胞诱导周围神经损伤和骨骼变形。骨骼有着丰富的交感神经核感觉神经网络，尽管骨膜长期以来被认为是骨骼中神经分布最密集的部分，当更多的神经纤维在骨髓中被发现后，研究者认识到骨髓的神经网最密集，其次是骨质，最后是骨膜。支配骨的各种神经纤维的大小、神经化学结构、从骨到背根神经节（DRGs）和脊髓灰质后角的节段性投射已经被证实与其在伤害性感受中发挥的作用相符。英国国家典型菌种保藏中心（NCTC）复制了 2472 个造成支配小鼠股骨骨质骨髓的有髓和无髓感觉神经纤维损伤的癌细胞。最近的研究表明，癌细胞可诱导骨膜中的感觉和交感神经纤维产生和重组，在一定条件下感觉神经元和交感神经元高度紊乱引起的神经纤维瘤样结构导致自发性转移性疼痛，如复杂的区域疼痛综合征。因此，这暗示了骨骼中的癌细胞导致的神经纤维瘤样结构可能引起突发痛和转移痛。这些机制不仅与感觉和交感神经纤维的形态变化有关，而且和重组相关。在正常健康的骨骼中感觉神经和交感神经是分离的，然而肿瘤肉芽组织中两种神经纤维相互融合，这使交感神经兴奋可引起邻近的感觉神经兴奋产生痛觉。此外，肉芽组织和神经瘤的形成很可能与癌细胞和肿瘤相关细胞释放的肿瘤生长因子有关。这个重要的证据提示，可将临床干预措施的靶点指向肿瘤生长因子，事实上尽管镇痛药他尼珠单抗的不良反应令人担忧，但其在治疗骨关节炎、背部疼痛上是有效的，而且在癌症的治疗和减轻疼痛上也有一定的潜力。

除直接神经损伤和癌细胞导致的骨机械强度的降低，在正常生理条件下，成骨细胞主导的骨重建和破骨细胞主导的骨溶解是保持动态平衡的，根据癌细胞的种类不同可引起骨骼的溶骨（净吸收）或成骨（净沉积）病变，两者均能造成微观结构和骨强度的改变。大多数转移性肿瘤中发生溶骨性病变，导致骨的抗弯曲能力下降，骨折的风险增加。增生和肥大的破骨细胞释放各种酸性酶和裂解酶，导致骨溶解和肿瘤周围微环境的 pH 减小，造成溶骨性病变，进而诱导骨重构。这表明骨骼中初级传入纤维上酸敏感离子通道激活造成初级传入纤维敏感性增强可能与细胞外质子增多导致的局部酸中毒有关。

癌症骨痛时观察到的破骨细胞增殖活化与 RANKL 的产生和释放有关。RANKL 通常在多种细胞中表达（包括成骨细胞），与集落刺激因子 –1（CSF–1）结合激活破骨细胞前体上的 RANK 受体使破骨细胞活化增殖。成骨细胞释放的 OPG 充当着 RANK 受体类似物防止其被结合，并调控着 RANKL 与 RANK 受体的结合，从而抑制破骨细胞活化。肿瘤细胞和 T 细胞分泌大量的 RANKL 打破了正常的 RANK 与 RANKL 间的平衡，加速骨退化。在疾病早期的小鼠体内注射 OPG 后，肿瘤负荷不受影响，但破骨细胞的数量显著减少，骨破坏也随之而来。此外，OPG 可明显减少疼痛行为的产生，癌症骨痛引起的脊髓神经生理学变化往往出现正好相反的改变。各种 OPG 类似物和抗 RANKL 抗体，如地舒单抗，在临床试验中证明在骨质疏松以及恶性肿瘤转移患者中可抑制骨吸收。同样，在动物模型和临床上证实双膦酸盐可抑制骨退化和疼痛行为。在这两种情况下，缓解疼痛不是直接抑制相关伤害感受，相反，更多的是受肿瘤溶骨性反应减弱的间接影响。

与肿瘤生长相关的炎性浸润诱发各种细胞因子和其他介质的释放，这些因子可能有助于疼痛的维持和发展。虽然在全部疼痛状态中炎性成分可能只起到部分作用，但是临床上通常将非甾体抗炎药（NSAID）作为强镇痛药的辅助用药，不少患者受益于这种潜在的协同效应。NSAID 通过抑制环氧化酶（COX）途径而减少前列腺素的产生，从而达到镇痛效果，并且骨肿瘤相关的癌细胞和巨噬细胞高水平表达 COX–2。然而，临床前期的证据似乎相互矛盾。一些研究显示在一些癌症疼痛动物模型中选择性 COX–1 和 COX– 2 抑制剂对疼痛行为只有较小的影响而其他证据表明短期和长期运用 COX– 2 抑制剂可减轻运动相关性疼痛的持续状态，除此之外也可有效地减少肿瘤负荷和骨破坏。造成这种差异可能是由于实验中使用了不同的 COX 抑制剂和不同的研究方案，然而仍然缺乏临床证据显示 NSAID 对癌症骨痛的镇痛效果。

为了提供新的治疗靶点，研究者已经开始研究与组织损伤和炎症反应相关的其他因素。目前，嘌呤受体特别是 ATP 受体，与慢性疼痛的关系越来越得到研究者的关注，ATP 存在于所有细胞中，所以任何组织或神经损伤都可能会释放这个介质。嘌呤受体分为 P2X 受体（配体门控性离子通道受体）和 P2Y 受体（G 蛋白偶联受体）。研究者专门研究了 P2X3 受体与疼痛的联系，该受体选择性地表达于细痛觉神经纤维，然而其他类型的嘌呤受体多样化表达于人体的各个组织。对患有癌症骨痛的老鼠的电生理学研究已经证明全身和椎管内应用 P2X3、P2X2/3 拮抗剂，AF-353，不仅可抑制神经元对电信号、机械刺激、热刺激的反应，也使疼痛行为减弱。此外，研究表明使用不同的 P2X3 和 P2X2/3 拮抗剂也能减少用来模拟癌症骨痛的小鼠和大鼠的疼痛行为。这些受体有潜力成为镇痛的新靶点。

周围神经受损、骨溶解、肿瘤相关的炎症介质的释放可以导致痛觉感受器敏感化和（或）周围神经病变，这都大大增加了进入脊髓的初级传入信号。因为许多药物的主要作用，包括阿片类药物，是阻断这些进入脊髓的传入信号，这些传入信号的增强可以解决在控制癌症疼痛上的一些难题。

四、中枢机制

在癌症疼痛患者疼痛发作时，其脊髓背根神经节和脊髓灰质后角有独特的神经化学递质的变化。这一现象提示外周神经的改变引起投射到大脑痛觉中枢的中央脊髓高敏状态。这一变化在灰质后角神经元和胶质细胞中是独立分开的，但是却和其他的慢性疼痛的机制有所相同。然而，由炎症性和神经性疼痛引起的脊髓背根神经节和脊髓灰质后角中 P 物质和降钙素基因相关肽水平的改变在由癌症导致的骨痛者中却未发现。而在癌症骨痛中却可观察到 C-FOS 和强啡肽的表达增强（尤其是在更深层的脊髓背角层面上），与此伴随的是背根神经节中大量星形胶质细胞的肥大和转录因子 3（ATF3）、神经节苷脂及神经损伤标志物的上调。这一神经化学物质的变化和肿瘤的生长及其对周围骨组织的损伤有关系。然而，与单处转移相比，多处转移并不是使疼痛加剧的必要因素，这一发现可以用中枢神经系统在中枢水平上对疼痛信息的抑制或调整来解释。这种强啡肽和 C-FOS 表达的变化同样也出现在炎症性或神经性疼痛的实验模型中。这表明部分癌痛与它们有共同之处。

在癌症引起的骨痛的实验模型的脊髓神经元中，表现出对诱发刺激产生的反应性提高，这反映了神经元的一般兴奋性增高，而这同样见于炎症性或是神经性疼痛者中。此外，表浅背角神经元细胞的感受域也增加（范围介于传导特定疼痛神经元和广泛疼痛神经元之间），这也是中枢敏感化的一个标志。癌症导致骨痛的动物的脊髓浅表背角的 WDR 神经元数量增加，而这可以导致其对阈下的外周传入刺激产生反应的可能性增加。与此相比，在更深层的背角的 WDR 神经元尽管对热和电的刺激的反应性有明显的增加，但其数量却没有显著的改变。甚至是在长期使用吗啡治疗的动物身上这种反常高比例的 WDR 细胞也持续存在。这表明存在对阈下刺激更能产生反应的机制，而这可能与临床上控制诱发痛和暴发性疼痛这一问题有关。像这种癌症导致的骨痛模型中所出现的特有的神经生物学改变在炎症性和神经性疼痛模型中还未被发现。此外，长期使用加巴喷丁可在脊髓水平调节钙通道以减少传入神经递质的释放，暂时性地通过将反常高 WDR 类细胞群向传导特定痛觉一类的细胞群转化塑性，减少 C 纤维对电刺激的传入。综上可见，这种在浅表背角神经元中由特定痛觉神经元向 WDR 类神经元的表型转变与从外周到脊髓的突触改变及其内在的信号有关。鉴于这一临床前期的证据，可以推测加巴喷丁可能在这一方面会有用。

此外，脊髓神经元显示其兴奋性增加。其中一个重要的指标就是几乎在所有的传导疼痛的神经纤维中都可以发现 N – 甲基 – D – 天冬氨酸（NMDA）谷氨酸盐受体（神经系统主要的兴奋性递质）。NMDA 受体的激活导致了级联反应，即一个不间断的刺激可被放大 $4 \sim 5$ 倍，尽管外周的传入冲动仍保持不变。因此，级联反应似乎是已被人们称作的中枢易化的基础。变得过度兴奋的脊髓神经元显示出其兴奋阈值降低，接收信号的范围也更大。同样，持续单独刺激活动也更易引起反应。这种活动很有可能是患者痛觉超敏、痛觉过敏和自发痛的机制，因为许多这样的脊髓神经向大脑的高级中枢发放信号。氯胺酮可以阻滞 NMDA 受体复合体。NMDA 受体拮抗剂已经成为治疗由 NMDA 受体介导的手术、组织损伤、神经病变及肌纤维痛患者的痛觉过敏的经典药。最近，已经发现骨癌疼痛是由 NR2B 受体参与而引起的。同时也研究了 NR2B 受体的拮抗剂和氯胺酮降低由骨癌痛引起的神经反应的能力。

临床上，阿片类药物治疗由恶性骨癌引起的剧烈疼痛仍然是最有效的药物。阿片类药物有许多镇痛的机制，但是，主要点还是在脊髓这方面。阿片类药物既减少疼痛的冲动传入又抑制脊髓神经元活动。然而，应用显著高剂量以减少疼痛发作所带来的不良反应使阿片类药物治疗变得不是很完美。药理学研究表明，与其他原因引起的疼痛相比，阿片类药物在治疗由癌症导致的骨痛方面的镇痛效果会降低。吗啡可以减轻动物由癌症引起的骨痛。然而，仅仅只是针对疾病早期轻到中度的疼痛。随着疼痛程度的加重，吗啡的镇痛效果将下降，其镇痛的效果只和使用剂量有关，而大剂量也会引起不良反应。

五、脊髓机制

在脊髓水平集中、整合之后，加强的疼痛信息传入大脑，形成个体最终的疼痛感觉。不同的疼痛状态使大脑的感觉区、情感情绪控制区的兴奋性产生变化。电兴奋从丘脑传到大脑皮质区，从而在皮质感觉区形成疼痛的感觉部分。同等重要的疼痛的情感、情绪部分有可能是电信号从脊髓神经元传入大脑诸如杏仁核等部分而形成的。疼痛信号对大脑边缘系统（包括杏仁核）持续的刺激有可能是引发一些伴随疾病的原因，这些不间断的疼痛扰乱机体的正常功能，使患者产生恐惧、抑郁及睡眠问题。最终，疼痛改变了大脑的下行传导控制系统的功能及电兴奋，而这种下行传导控制系统能够将高级大脑中枢的信息通过中脑、脑干传递到脊髓。如此一来，就存在一个互反关系，情绪、焦虑等因素会影响疼痛。这些下行传导控制信号连接大脑高级中枢与脊髓，并且受诸如杏仁核的控制。下行通路起始于中央灰质至脑干神经核团，最终辐射到脊髓。这些部分的神经元使大脑产生下行的兴奋或抑制。疼痛的病理生理学模型中急性疼痛状态下兴奋和抑制失衡，一方占据主导地位。因此，抑制减弱或者刺激增强促使疼痛，反之，引发抑制减少疼痛。临床前期的研究表明，这一现象的基础是去甲肾上腺素（大多情况下是抑制作用）及特定的血清素激活物水平降低引发疼痛。这些单胺类物质水平的下降双向调节脊髓神经元的兴奋性，从而影响着抗抑郁药对疼痛治疗的效果。癌痛模型中的下行控制很少被研究，然而，抑制 5- 羟色胺（5-HT₃）受体能够减弱从大脑到脊髓水平的下行兴奋性控制，并且减少脊髓灰质后角表面的 WDR 样细胞对热及机械刺激的应答。这明显提示，癌性骨痛模型中部分增强的脊髓兴奋性并不仅是周围神经性或是脊髓性的，而是跟变化相关的反常下行调控。这些转变表明了中枢变化的重要性，当然，这些转变可能有部分是因为边缘系统变化的驱使，正是这些转变引发了患者的并存病，如恐惧、睡眠问题、抑郁。

因此，癌性骨痛模型中有一系列分子及神经生物变化。这些变化与在炎症性疼痛及神经性疼痛状态中所观察到的变化重叠在一起。这些病理现象从外周神经开始，继续传递到脊髓、大脑，最终改变下行调控，反馈于脊髓。但是，附加的变化继续发生，于是，癌性骨痛有其特有的特点。总的来说，这些转变过程可以解释无间断性疼痛、改变的感官知觉。例如，异常性疼痛、感觉过敏、患者普遍存在的并存病。这种复杂性似乎令人气馁，并且是临床疼痛治疗中遇到的问题的基础。但是，正是这种复杂性，炎症性机制与神经性机制的混杂使癌症疼痛治疗有了可能性，即对不同适应证起效的药物可能是有效的。最后，在单一制剂不足以有效的情况下，多机制并存为联合治疗的运用提供了合理的理论基础。

第4章　骨转移瘤的病理生理学

转移性骨疾病的发生是大量肿瘤细胞和骨细胞相互作用的结果。这将导致正常骨代谢的中断，增加大多数破骨细胞的活动，即使不是全部。肿瘤的类型不同，治疗目标不同。转移性骨疾病的临床过程在多发性骨髓瘤、乳腺癌和前列腺癌中相对较长，患者在一段时间内经历连续的骨骼并发症，包括骨痛、骨折、高钙血症和脊髓压迫，这将会极大损害患者的生活质量。

一、骨转移的发病

骨骼是恶性肿瘤最常见的受累部位，在原发实体肿瘤中，乳腺癌和前列腺癌中骨转移发生率最高（表 4-1，图 4-1）。世界范围内每年分别有超过 25 万人和 10 万人死于乳腺癌和前列腺癌，这两种原发肿瘤的骨转移在转移性骨疾病中占 80%，因此，探索骨转移的病理生理有着重大临床意义。幸运的是，目前对恶性肿瘤转移的研究发展得欣欣向荣，包括骨骼成像技术的改进，外科手术和放射治疗技术的进步（特别是立体定向放疗的发展），新的内分泌治疗和分子靶向疗法的出现，以及双膦酸盐及地舒单抗预防和治疗骨相关事件等靶向药物使用的增加。

表 4-1　与骨转移瘤相关实体肿瘤的发病数、患病数和预后——英国数据（2000 年）

癌症类型	年发病数	年患病数	年病死数	5 年生存率（%）
乳腺癌	26 000	105 000	16 000	64
前列腺癌	14 000	28 000	10 000	46
肺癌	42 000	30 000	37 000	10

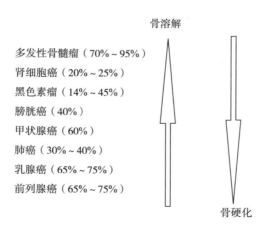

图 4-1　通过尸检和影像学获得的各类肿瘤骨转移的发生率

二、骨转移的分布

恶性肿瘤转移模式的变化毫无疑问是肿瘤细胞和组织通过它们的分子和细胞生物学特性来完成的。然而，其他的因素，包括血管通路和血液流动也很重要。骨转移最常发生于中轴骨，骨转移部位的特殊性表明血液在骨髓腔内毛细血管中循环的物理属性及缓慢的血流是骨转移的形成基础。

部分原发恶性肿瘤骨转移患者的肺部没有相应的病变表明骨转移的传播具有特殊性。50多年前，Batson 通过尸体实验说明了骨盆和乳腺的静脉血流入椎体静脉丛，从硬膜外直到到静脉，然后进入胸腹壁和头颈部。在这个绕过肺循环的低压系统中，正常的生理活动期间，胸腹部压力的变化，甚至会使血流发生反流。

三、骨细胞的功能紊乱

骨转移依据影像学的表现，通常被分为"溶解""硬化"或"混合"。在以骨溶解为主时，很少有新骨形成，局灶性骨破坏的发生使转移性的骨病灶呈现溶骨性外观。相反，当通过成骨细胞活动改变骨转移的特性时，表现为骨的硬化。然而这些都会加速影响骨的代谢。这种骨代谢的变化可以通过多种形式证明：在 X 线片上，可以表现为溶骨性、硬化性和混合性病变；在组织学上，有证据表明破骨细胞活动的增强，甚至在硬化病变部位也有吸收腔；或者通过骨代谢标志物的生化检测结果证明。

四、骨的微环境

在转移性骨疾病中，单纯从恶性骨细胞的数量上看，对骨骼的损伤比预期的更广泛。大量积累的证据表明，大多数肿瘤细胞对骨的破坏是通过破骨细胞介导的。虽然肿瘤可能在其他方面损伤骨骼，像对血管的压迫和癌症晚期随之而来的缺血，但这都不是最重要的。恶性细胞分泌的因子直接和间接地刺激破骨细胞的活动，包括前列腺素 E、转化生长因子 –α、转化生长因子 –β、表皮生长因子、肿瘤坏死因子和白介素 –1。恶性细胞还会通过刺激肿瘤相关免疫细胞增加破骨细胞活性从而刺激骨吸收。重组人组织蛋白酶 D 在乳腺癌中也是一个刺激破骨细胞活性的物质。这种酶的活动会刺激体外的骨吸收，并且与骨的相关蛋白水解胶原链和转化生长因子 –β 的激活相关联。正常的骨小梁是由一层薄的未钙化的基质所连接，在破骨细胞活动时可保护正常钙化骨。这些蛋白酶的功能也许是导致骨吸收的先决条件。除了上面所述的旁分泌因子以外，破骨细胞的活动也可以在恶性疾病中由全身因素刺激产生，尤其是甲状旁腺肽。多发性骨髓瘤通常表现为显著的破骨细胞活动和扩散，通过破骨细胞释放白介素 –6 在骨髓瘤细胞中发挥协助作用。这种过度的骨吸收可以在疾病早期的组织形态学或者影像学研究中发现，虽然骨转移的部位主要表现为溶骨性病变，但是骨硬化也可占主导地位，尤其是前列腺癌。在某些情况下，新骨形成之前不一定是骨吸收。成骨细胞生长因子和血小板源性生长因子已经从前列腺肿瘤细胞中纯化出来了。显然，上面的绝大多数因素只是间接影响破骨活动。然而，成骨细胞通过表达受体影响破骨活动去控制骨的吸收。成骨细胞在控制骨吸收方面更重要的作用是产生可降解骨基质的胶原酶。除了公认的肿瘤细胞释放骨细胞激活因子学说，骨源性生长因子引起肿瘤细胞到达骨表面从而促进它的增长和扩散，这类学说也是被支持的。抑制骨的吸收可能会影响转移性骨疾病的发展和进程。

五、预后和临床

表 4-2 列出了晚期乳腺癌、多发性骨髓瘤和前列腺癌的许多预后因素。首次在骨复发的乳腺癌患者的中位生存期是 20 个月，这与首次复发在肝的乳腺癌患者（3 个月）和复发在骨的肺癌患者（3 ～ 6 个月）形成了鲜明的对比。晚期乳腺癌骨转移的患者生存率可能被转移骨的后续发展所影响。在对 367 例的骨转移患者的单一回访中，伴随其他器官受影响的患者的中位生存期是 1.6 年，相比临床只有骨受影响的患者，中位生存期是 2.6 年（$P < 0.001$）。只有骨疾病影响的患者在诊断后会生存更长时间，那些有小叶癌，但目前没有腋淋巴结转移的绝经后妇女，很少出现超过Ⅲ期以上的低分化导管癌。

表 4-2　晚期前列腺癌、多发性骨髓瘤和乳腺癌的预后因素

前列腺癌	多发性骨髓瘤	乳腺癌
骨骼分布	β 微球蛋白	额外的骨疾病
功能状态	增殖状态	无病时间间隔
额外的骨疾病	C 反应蛋白	功能状态
碱性磷酸酶	免疫表型	雌激素受体状态
血红蛋白	低密度脂蛋白	年龄
前列腺特异性抗原	血肌酐组织学	高钙血症

由乳腺癌发展而来的骨转移的各种临床症状、病理生理学和生物学特性对生存期的影响已经被解决。骨转移的患者最初表现与乳腺癌转移相符时，有更好的治疗前景。然而肿瘤的组织学级别和类型是下一个重要的预后因素，Ⅰ期和Ⅱ期的导管或小叶癌患者比Ⅲ期的患者预后更好。雌激素受体的活性、长期无病时间间隔（> 3 年或 < 3 年）和绝经前的状态是预测生存期的因素。

在前列腺癌中骨转移临床进展时间相对较长。对那些只影响中轴骨的骨疾病和功能状态良好的男性，在雄激素封锁后疾病可控制时间达 4 年，中位生存期达 53 个月。相比之下，有额外内脏疾病影响的患者的中位生存期是 30 个月，而同时有内脏疾病和功能状态较差的患者的中位生存期只有 12 个月。

多发性骨髓瘤的患者的中位生存期是 2 ～ 3 年，有 15% ～ 25% 的患者可存活 5 年。多发性骨髓瘤有许多预后因素，像 β 微球蛋白和 C 反应蛋白是非常有用的独立因素。一项研究表明，高水平 β 微球蛋白和 C 反应蛋白的患者的中位生存期只有 6 个月，而那些低水平 β 微球蛋白和 C 反应蛋白的患者的中位生存期可达 54 个月。

第5章 骨转移瘤的 RANKL 靶点

RANKL 是 RANK 唯一的同源性配体，*TNFSFL1* 基因编码，主要由成骨细胞和骨基质细胞表达产生。RANKL 有两种存在形式：一种是分子质量为 40～45kD 的跨膜结合蛋白，另一种是分子质量为 31kD 的游离型多肽。两种形式均可发挥作用，跨膜结合蛋白活性更强。RANKL 通过结合 RANK 介导破骨细胞生成、活性和生存。RANK（TNF 受体家族成员）是一种跨膜结合蛋白，主要在成熟的破骨细胞及破骨细胞前体细胞表面表达。OPG 是一种可溶性糖蛋白，*TNFSFL B* 基因编码，主要由成骨细胞分泌产生。它作为"饵"受体阻止 RANKL 与 RANK 的结合，从而抑制 RANKL 介导的破骨细胞生成作用。RANKL、RANK 和 OPG 的相互作用维持着骨骼稳态，从而使溶骨活动（破骨细胞介导）和成骨活动（成骨细胞介导）达到动态平衡。它们的发现揭示了破骨细胞生成的关键分子机制和骨骼重塑的生理分子机制。

一、RANKL 间接（依赖破骨细胞）促转移机制和"恶性循环"

肿瘤转移到骨骼是一个极其低效而又复杂的过程，原发肿瘤细胞中仅有少部分细胞可以成功定植并产生骨转移瘤病灶。肿瘤细胞通过与骨微环境之间的相互作用，激活血管生成基因及延长自身生存期，从而提高定植的概率。骨转移瘤一旦形成可打破骨骼稳态，扰乱溶骨活动和成骨活动的平衡，导致溶骨增加和（或）不正常新骨形成。基于 X 线片表现，将骨转移瘤分为溶骨型和成骨型。在大多数情况下，溶骨和成骨往往共同存在，其中之一占优势。例如，前列腺癌骨转移瘤一般是成骨性的，而乳腺癌和肾癌一般是溶骨性的。溶骨和成骨与 RANKL 的表达水平有一定的关联，RANKL 表达水平越高，则溶骨占优势的可能性越大。RANKL 结合 RANK 可以促进破骨细胞前体细胞分化形成破骨细胞。小鼠皮下注射人重组 RANKL 发现：小鼠的骨质溶解增加，骨密度和骨容量下降。与此相反，敲除 RANK 或者 RANKL 基因的小鼠呈现出严重的骨硬化病和破骨细胞缺失。在前列腺癌动物模型中，同时或者分别抑制成骨细胞和破骨细胞活性时发现，成骨活动和破骨活动以一种协同的方式促进肿瘤进展。实际上，破骨细胞的活动是成骨和溶骨活动的必备前提。这些研究证实 RANKL 介导破骨细胞成熟和加强破骨细胞活性，而增强的破骨细胞活性又可进一步促进肿瘤进展。

（一）RANKL 间接（依赖破骨细胞）促转移机制

已经在肿瘤 / 骨骼邻近破骨细胞的接面观察到 RANKL 阳性的骨转移瘤基质细胞，这种细胞与肿瘤诱导的溶骨相关。骨基质内上调 RANKL 的分子机制包括肿瘤相关细胞因子的转录反应，这些因子包括 IL-1、IL-6、IL-8、IL-11、巨噬炎症蛋白 -1α、肿瘤坏死因子 -α、PTHrP 和 PGE$_2$。呈现在骨骼的其他刺激因素，如整合素 αvβ3、CD44 和依赖 TGF-β 的信号均能作用于转移瘤细胞，增强 RANKL 的表达。肿瘤细胞分泌的因子（如 PTHrP、IL-1、PGE$_2$、DKK-1 或者上皮生长因子）可以降低基质和成骨细胞 OPG 的表达，因此 RANKL 抑制因子含量相应降低。肿瘤分泌的生长因子（例如，FGF、PDGF、BMP 和 IGF-1）又可以促进成骨细胞产生和释放 RANKL。所以，肿瘤侵犯骨骼的净作用是 RANKL 与 OPG 的比值增加（图 5-1）。早期研究运用共同培养方法证实：与原发乳腺癌标本相比，体外培养的乳腺癌细胞不表达 RANKL 但是能刺激基质细胞 RANKL 的表达增加，导致破骨细胞形成增多。虽然大多数据提示癌细胞本身不表达 RANKL，但是已经有报道称原发肿瘤或者肿瘤细胞表达 RANKL，这会直接导致溶骨形成更大的骨转移瘤。运用 RANKL 启动子 / 报告基因构图的现时图像分析宿主 / 肿瘤 mRNA 也发现骨微环境能诱导前列腺癌表达 RANKL。Zhang 等体外试验观察发现癌细胞表达 RANKL 能够直接介导破骨细胞生成而无须任何成骨细胞或者基质细胞，这提示肿瘤表达的 RANKL 也许超越基质的作用更有助于骨转移。检测 RANKL 的反应物缺乏特异性也许能够解释上述不同的发现。这些发现提示肿瘤表达的 RANKL 对进一步增强骨转移瘤的破骨细胞性反应和骨定植早期阶段激发骨溶解是可能的。但是，癌细胞表达的 RANKL 和（或）OPG 对 RANKL ：OPG 值相对作用仍然是不明确的。同时，有必要考虑原发肿瘤 RANKL 表达程度也许不能反映骨转移瘤局部病灶 RANKL 表达水平，因此用原发肿瘤 RANKL 表达水平分析 RANKL 与转移瘤预后的关系可能是缺乏依据的。RANKL 结合于 RANK 后，肿瘤坏死因子受体相关因子 -6（TRAF-6）募集于 RANK 的胞内区域。随后，TRAF-6 激活有丝分裂活化蛋白激酶（如 P53、JNK 和 IKKs）产生 NF-κB。NF-κB 协同活化的 T 细胞核因子 -2（NFATC2）激活 NFATC1（NFATC1 是特异性破骨细胞系转录因子），从而促进破骨细胞前体细胞成熟，增强成熟破骨细胞活性及延长破骨细胞生存期。这会进一步增加骨质流失，导致骨质破坏，有利于肿瘤细胞定植于骨骼、骨转移瘤进展和局部转移。

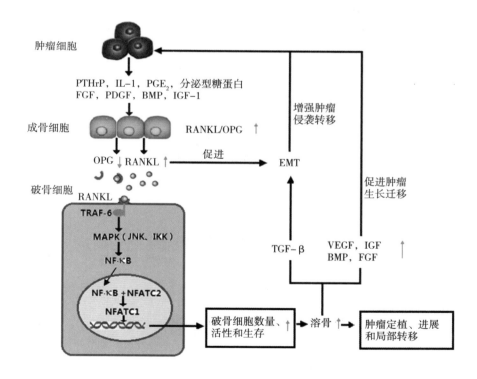

图 5-1　RANKL 间接促转移机制与"恶性循环"

RANKL. NF-κB 受体激活蛋白配体；OPG. 骨保护素；PTHrP. 甲状旁腺激素相关蛋白；PGF₂. 前列腺素 E₂；TGF-β. 转化生长因子 -β；FGF. 成纤维细胞生长因子；PDGF. 血小板源性生长因子；BMP. 骨形态形成蛋白；IGF-1. 胰岛素样生长因子 -1；NFATC1. 细胞核因子 -1；NFATC2. T 细胞核因子 -2；VEGF. 血管内皮生长因子；TRAF-6. 肿瘤坏死因子受体相关因子 -6；MAPK. 丝裂原激活蛋白激酶；IL-1. 白介素 -1；EMT. 上皮 - 间充质转变

（二）RANKL 介导的"恶性循环"

成熟 / 活化的破骨细胞可以产生多种骨骼来源的生长因子（如 TGF-β、VEGF、IGF、BMP 和 FGF 等），这些生长因子可以促进肿瘤细胞生长和迁移。因为肿瘤分泌的生长因子（如 FGF、PDGF、BMP 和 IGF-1 等）又可以促进成骨细胞产生和释放 RANKL（如前述）。因此，溶骨和肿瘤生长迁移形成了"恶性循环"。骨微环境中的癌细胞和正常宿主细胞（如破骨细胞、基质细胞、血管细胞等）之间的相互作用促发骨转移瘤。骨微环境和肿瘤之间的协作性相互作用正是这种"恶性循环"，并且它是转移瘤形成和进展的关键。

Weilbaecher 等认为 RANKL 是破骨细胞生成的关键，RANK-RANKL 系统在骨转移瘤形成和进展方面起着重要的作用，它也是阻止和治疗骨转移瘤的一个具有吸引力的靶点。临床前研究已经证实 RANKL 抑制剂能显著延迟骨肿瘤形成、减轻骨肿瘤负荷及延长荷瘤小鼠生存期。并且，不管 RANKL 的来源（如骨基质、侵袭性细胞和癌细胞）是什么，RANKL 抑制剂均可对抗 RANKL。在骨转移瘤中，OPG-Fc 或者 RANK-Fc 的临床前试验支持 RANKL 在肿瘤相关的破骨细胞生成和溶骨性骨质破坏中起关键作用。在乳腺癌、肺癌、前列腺癌、肾癌和结肠癌骨转移瘤模型中，RANKL 的药理学抑制作用能阻止肿瘤相关的骨质破坏（Roodman 和 Dougall）。地舒单抗是目前研究得最透彻的特异性抗 RANKL 单克隆抗体（图 5-2）。地舒单抗特异性结合 RANKL，从而阻断了这种"恶性循环"。这抑制了过度激活的破骨细胞成熟和功能活性，减缓了骨转移瘤进展和转移。笔者将在本章的后面详细讲述其临床疗效。

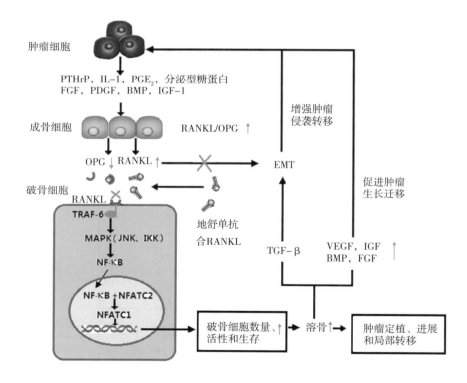

图 5-2　地舒单抗特异性结合 RANKL 抑制"恶性循环"机制

RANKL. NF-κB 受体激活蛋白配体；OPG. 骨保护素；PTHrP. 甲状旁腺激素相关蛋白；PGF₂. 前列腺素 E₂；TGF-β. 转化生长因子 -β；FGF. 成纤维细胞生长因子；PDGF. 血小板源性生长因子；BMP. 骨形态形成蛋白；IGF-1. 胰岛素样生长因子 -1；NFATC1. 细胞核因子 -1；NFATC2. T 细胞核因子 -2；VEGF. 血管内皮生长因子；TRAF-6. 肿瘤坏死因子受体相关因子 -6；MAPK. 丝裂原激活蛋白激酶；IL-1. 白介素 -1；EMT. 上皮 - 间充质转变

二、RANKL 直接（不依赖破骨细胞）促转移机制

（一）通过作用于 RANK⁺ 的肿瘤细胞

体外和体内研究提示 RANKL 能直接作用于表达 RANK 的肿瘤细胞来促进远处转移、增加 MMP 产量、促进肿瘤细胞增殖和延长肿瘤细胞生存期（图 5-3）。如在实验性骨转移瘤模型中，Jones 等检测 RANKL 抑制剂是否能阻滞 B16F10 黑色素瘤细胞体内转移，发现 OPG-Fc 处理后 B16F10 的骨转移瘤数目显著下降。实验中，B16F10 亚克隆没有刺激产生明显的骨内癌细胞溶骨反应；其次，与 OPG-Fc 相比，双膦酸盐破骨细胞抑制剂（唑来膦酸）没有减少 B16F10 骨转移。这些发现均支持 RANKL 不依赖破骨细胞的直接促转移效应。Tan 等运用自发转移至肺的原位乳腺癌细胞系也证实在 MT2 肿瘤接种到乳腺之后用 RANKL 处理小鼠会增加肺部转移瘤的数目和发生率。最后，敲除 MT2 细胞的 RANKL 基因能减少肺转移瘤数和抑制 RANKL 的反应，这提示 RANKL 直接作用于表达 RANK 的癌细胞。Gonzalez-Suarez 等用小鼠乳腺肿瘤病毒 -neu（MMTV-neu）转基因小鼠作为检测 RANKL 在自发性肿瘤进展和肺转移中的作用的模型。RANK-Fc 治疗 MMTV-neu 小鼠没有改变乳腺癌形成的平均时间，但是每只小鼠乳腺癌数目减少了，并且自发性肺转移瘤数也明显下降。值得注意的是在原发性乳腺癌中，有 50% 的 ER⁻/PR⁻ 肿瘤表达 RANK，而仅有 18% 的 ER⁺/PR⁺ 肿瘤表达 RANK。可见，ER⁻/PR⁻ 的肿瘤表达 RANK 比 ER⁺/PR⁺ 肿瘤更加常见（ER，雌激素受体；PR，孕激素受体）。

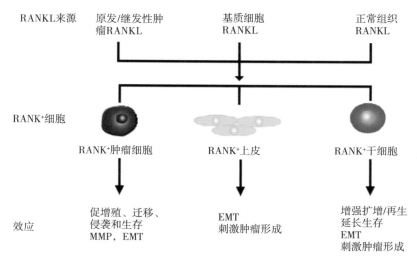

图 5-3　RANKL 直接促转移机制
MMP. 基质金属蛋白酶；EMT. 上皮 - 间充质转变

大量的体外和体内研究证据解释了 RANKL 直接促转移的多种有效机制。RANKL 的促转移效应和一些与迁移、血管生成和侵袭相关的因子的上调有关。如在 MDA-231 乳腺癌细胞中，RANKL 水平的改变与基质金属蛋白酶 -1（MMP-1）、MMP-9、MMP 诱导物 EMMPRIN/CD47 和 VEGF 相关。PC3 细胞 RANKL 刺激的转移和侵袭与 MMP-9、IL-6、IL-8、VEGF 和细胞因子 CXCL 家族的一些成员相关。

最近，上皮 - 间充质转变（EMT）备受关注。RANKL 可以促进肿瘤细胞进行 EMT。Palafox

等发现 RANK 过度表达可诱导乳腺癌细胞系 MCF10A 和 MDA-MB-436 进行 EMT，从而增强了 MDA-MB-436 乳腺癌细胞肺转移的能力。EMT 期间，肿瘤细胞骨架重排，这使肿瘤细胞之间失去黏附和细胞接触并且细胞获得运动性。因此，这增加了肿瘤细胞的侵袭性和转移能力。肿瘤细胞之间接触性下降主要是由于细胞表面黏附分子 E- 钙黏素表达下降。TGF-β 也可诱导 EMT。肿瘤转移定植到骨骼之后，又可以进行 MET（间充质 - 上皮转变）回到原来的状态，骨形态形成蛋白 -7（BMP-7）是 MET 的主要诱导者。值得注意的是，Bidard 等发现肿瘤细胞可以重新编程其旁边的非肿瘤形成细胞或者正常的宿主小鼠细胞，使这些正常细胞呈现出肿瘤细胞样表型，能进行 EMT 并定植到骨骼。

（二）通过作用于 RANK+ 的上皮细胞

目前，在小鼠乳腺和人类乳腺上皮中，认识到 RANKL 是孕激素有丝分裂作用的主要旁分泌效应因子。RANK 和 RANKL 基因敲除的小鼠在妊娠期发育期间乳腺表现出明显的功能性障碍。RANKL 蛋白受孕激素调节并在 ER+/PR+ 的细胞腔上皮中表达。RANKL 与乳腺增生正相关，并以旁分泌的方式作用于增殖性 ER-/PR- 乳腺细胞表面的 RANK。RANKL 能促使大量乳腺上皮细胞进行转化（EMT），从而增加了乳腺癌风险。早期 RANKL 抑制几乎完全阻止乳腺癌的发生能支持这个假说。这些发现提示 RANKL 通过刺激上皮细胞也能直接刺激肿瘤形成和转移进展。

（三）通过作用于 RANK+ 的干细胞

乳腺上皮细胞系中，RANK 先天性灭活之后，从乳腺肿瘤中分离的 Lin-CD24+CD49fhi 干细胞的自我更新能力明显下降，这与运用醋酸甲羟孕酮和 7，11- 二甲基苯蒽处理这些小鼠后观察到的乳腺癌患病率整体下降相关。Palafox 等运用乳腺 RANK 过度表达实验模型观察到乳腺肿瘤干细胞（CSC）和基底 / 干细胞标志物表达增加，并且它们的功能效应与增强的干细胞活性是一致的。在 MCF-10 细胞中，RANK 过度表达会增加 CD44+、CD24- 细胞的数量和小部分细胞表达 CD133 或者 CD10，表现型标志物和干细胞比例是一致的。这些发现均提示 RANKL 在正常乳腺干细胞或者早期乳腺上皮祖细胞的增殖和再生潜能中发挥作用，同时 RANKL 也可以通过刺激肿瘤干细胞（CSC）或者促发肿瘤的细胞（TIC）影响转移发生。

三、地舒单抗与临床骨转移瘤

地舒单抗是高亲和力结合 RANKL 的全人源 IgG₂ 单克隆抗体。三组随机双盲 III 期临床试验（n=5723）综合分析已经证实地舒单抗在延迟患者第一次 SRE 发生时间方面的疗效要优于唑来膦酸：地舒单抗治疗组第一次 SRE 发生时间平均延迟了 8.21 个月，第一次 SRE 风险下降了 17%（HR=0.83；95%CI 0.76 ~ 0.90；$P < 0.001$）。这三组临床试验对象分别为乳腺癌患者、前列腺癌患者、其他多种癌症（不包括乳腺癌和前列腺癌）或者多发性骨髓瘤患者。但是，地舒单抗治疗组和唑来膦酸治疗组之间，患者的疾病进展和整体生存期没有差别（表 5-1）。值得注意的是，Henry 等对该 III 期临床试验进行事后分析发现：在肺癌患者亚组中，与唑来膦酸治疗组相比，地舒单抗治疗组能改善患者的整体生存期。这两个分析有差异的原因主要是上述的临床研究是用来测定骨骼效应的，而不是用来测试地舒单抗的抗肿瘤疗效的。因此，可以认为地舒单抗可能具有直接抗肿瘤效应，能改善肺癌患者的整体生存期。RANKL 抑制剂直接抑制表达 RANK 的肺癌细胞能解释相关机制。当然，这也可能是由于在肺癌患者中 RANKL 抑制剂能够扰乱骨骼微环境和肿瘤细胞之间的相互作用。

表 5-1　地舒单抗和唑来膦酸治疗骨转移瘤患者的疗效比较

研究者	患者类型	治疗	第一次 SRE 发生时间	结论
Fizazi 等	前列腺癌	地舒单抗（$n=950$）唑来膦酸（$n=951$）	$HR=0.82$；$95\%CI$ $0.71 \sim 0.95$；$P=0.0002$ 非劣效；$P=0.008$ 优效	延迟第一次 SRE 发生时间：地舒单抗优效于唑来膦酸；疾病进展、整体生存期和不良反应发生率相似
Stopeck 等	乳腺癌	地舒单抗（$n=1026$）唑来膦酸（$n=1020$）	$HR=0.82$；$95\%CI$：$0.71 \sim 0.95$；$P < 0.001$ 非劣效；$P=0.01$ 优效	延迟第一次 SRE 发生时间：地舒单抗优效于唑来膦酸；疾病进展、整体生存期和不良反应发生率相似
Henry 等	晚期多发性骨髓瘤和实体瘤（不含乳腺癌和前列腺癌）	地舒单抗（$n=886$）唑来膦酸（$n=890$）	$HR=0.84$；$95\%CI$ $0.71 \sim 0.98$；$P=0.0007$ 非劣效；$P=0.03$（非校正）优效，$P=0.06$（校正）优效	延迟第一次 SRE 发生时间：地舒单抗非劣效于唑来膦酸；疾病进展、整体生存期和不良反应发生率相似。肺癌患者亚组中，地舒单抗治疗组能改善整体生存期
综合	上述所有	地舒单抗（$n=2862$）唑来膦酸（$n=2861$）	$HR=0.83$；$95\%CI$ $0.76 \sim 0.90$；$P < 0.001$	延迟第一次 SRE 发生时间：地舒单抗优效于唑来膦酸；疾病进展、整体生存期和不良反应发生率相似

　　FDA 批准了使用地舒单抗以帮助那些已有骨转移并且有骨质破坏的癌症患者来预防 SRE，但是地舒单抗在多发性骨髓瘤或者其他血液性肿瘤患者中没有被批准应用。这正是因为地舒单抗在延迟患者第一次 SRE 发生时间方面优效于唑来膦酸，而在其他方面均非劣效于唑来膦酸。并且，地舒单抗并不能改善多发性骨髓瘤患者的 SRE 等。

　　另一个大型随机双盲对照Ⅲ期临床研究（30 个国家 139 个临床中心 1432 例患者）显示，与安慰剂对照组相比，地舒单抗能延长非转移性去势抵抗性前列腺癌患者的无骨转移瘤生存期（平均延长 4.3 个月，$HR=0.85$；95% CI $0.73 \sim 0.98$；$P=0.028$）及能延迟患者第一次骨转移瘤时间（平均延迟了 3.7 个月，$HR=0.84$；95% CI $0.71 \sim 0.98$；$P=0.032$）。除了颌骨坏死和低钙血症更常见于地舒单抗治疗组外，两组的不良反应没有差别。这证实了靶向抑制骨骼微环境 RANKL 能延迟前列腺癌骨转移瘤的发生和进展，为预防骨转移瘤的发生提供一个可能的新方法。

　　值得注意的是使用地舒单抗治疗首要的一个风险是低钙血症，肾功能有障碍者风险会更高。这提示临床运用地舒单抗时需要监测患者的血钙浓度以免发生意外。同时，这也提示地舒单抗更适合运用于有高钙血症的患者，以及那些原发骨肿瘤引起高钙血症的患者（如骨巨细胞瘤）。最近，Adhikaree 等报道地舒单抗在双膦酸盐难治性恶性肿瘤高钙血症中也有显著疗效。ArnulfStenzl 等提出地舒单抗能预防癌症治疗导致的骨质丢失，如前列腺癌抗雄激素治疗导致的骨质丢失。Santini 等运用免疫组化方法分析了 93 例患者原发肿瘤的 RANK 表达水平，发现原发肿瘤 RANK 与骨转移瘤发展和缩短的无疾病生存期呈正相关。这提示原发肿瘤表达的 RANK 也许是预测骨转移瘤的标志物，这也为临床医生筛选适合进行 RANKL 抑制治疗的患者提供了支持。

四、结论和总结

　　机体在正常状态下，破骨细胞和成骨细胞的协调活动确保溶骨和成骨的平衡。RANKL 介导破骨细胞生成、活性和生存。在骨转移瘤中，RANKL 表达水平上升打破骨骼重塑稳态，导致骨质流失。临床研究已经证明 RANKL 介导破骨细胞生成与骨转移瘤和新骨转移瘤形成患者的骨骼并发症是因果关系。进一步分析肿瘤原发和转移位点 RANKL 的水平能明确原发肿瘤 RANKL 水平是否能反映转移瘤位点的 RANKL 水平。

RANKL 主要通过 2 条途径介导促肿瘤生长、侵袭和转移效应，一条是破骨细胞介导的间接途径，另一条是作用于肿瘤细胞的直接途径。这 2 条通路不同但是又有重叠。肿瘤分泌促 RANKL 表达的物质，RANKL 介导破骨细胞活性，破骨细胞溶骨又可以产生促肿瘤生长因子，因此构成了"恶性循环"。进一步阐明 RANKL 信号转导途径将有助于发现潜在的其他治疗靶点。虽然已经明确肿瘤或者干/祖母细胞中表达的 RANK 对促进转移是必需的，但是 RANKL 的相关来源仍然在探索之中。研究者也需要进一步明确体外 RANKL 直接作用于表达 RANK 的细胞促进转移的机制是否能解释体内 RANKL 抑制剂阻止远处非骨转移瘤产生。

地舒单抗作为特异性 RANKL 抑制剂可以打破上述的"恶性循环"，抑制溶骨，减缓肿瘤生长。已经明确地证实地舒单抗能预防多种骨转移瘤患者的 SRE，但是并没有发现地舒单抗能改善骨转移瘤患者整体生存期的证据。因此，在乳腺癌和前列腺癌治疗中，需要进一步探索地舒单抗是否能延长无骨转移瘤生存期和无疾病生存期。此外，RANKL 仅是骨转移瘤的一个靶点，探究联合 RANKL 靶点的多靶点治疗方式是否对骨转移瘤治疗更有效也将是热点。

低钙血症，地舒单抗治疗组更常见；急性期反应和肾功能障碍，唑来膦酸治疗组更常见。

第6章 免疫细胞调节骨转移瘤"恶性循环"

一、骨质破坏的"恶性循环"与细胞免疫

（一）骨转移瘤"恶性循环"

目前，骨转移瘤的病理生理模型以肿瘤细胞和破骨细胞（OC）之间的相互作用为中心。肿瘤细胞分泌大量的细胞因子，如 PTHrP、FGF、PDGF、BMP 和 IGF-1 等。PTHrP 等因子通过刺激成骨细胞产生 RANKL 促进破骨细胞成熟，激活破骨细胞溶骨功能。成熟的破骨细胞溶解骨质，释放出储存于骨内的各类生长因子，如 TGF-β，TGF-β 进一步刺激肿瘤细胞增殖和分泌细胞因子。肿瘤细胞与破骨细胞之间形成了 PTHrP 和 RANKL 介导的骨质破坏"恶性循环"（图 6-1）。抗溶解制剂可以阻断这个"恶性循环"，如地舒单抗和双膦酸盐（FDA 均已批准）。地舒单抗是全人源 RANKL 单克隆抗体，特异性结合 RANKL，从而阻断了 RANKL 与破骨细胞表面 RANK 的结合，抑制了骨质溶解效应；双膦酸盐，如唑来膦酸（ZOL），这类制剂主要作用于破骨细胞，抑制溶骨并增加骨骼矿化。

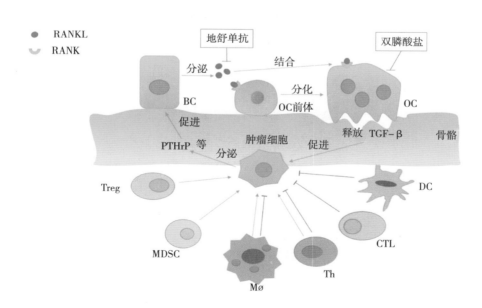

图 6-1 骨转移瘤"恶性循环"与相关免疫细胞

BC. 成骨细胞；OC. 破骨细胞；DC. 树突状细胞；CTL. 细胞毒性 T 细胞；Th. 辅助性 T 细胞；Mø. 巨噬细胞；MDSC. 骨髓源性免疫抑制细胞；Treg. 调节性 T 细胞；RANK. NF-κB 受体激活蛋白；RANKL. RANK 配体；TGF-β. 转化生长因子 -β；PTHrP. 甲状旁腺激素相关蛋白

（二）免疫细胞的调节作用

免疫系统由免疫器官、细胞和分子组成。识别"自己"排除"异己"维持机体内外环境稳态是免疫系统的基本功能。免疫反应对抑制骨转移瘤生长、侵袭发挥重要作用。免疫细胞根据对骨转移瘤的调节效应可分为三大类：①抗骨转移瘤的免疫细胞，如树突状细胞（dendritic cell，DC）、细胞毒性 T 细胞（cytotoxic T lymphocyte，CTL）；②促进骨转移瘤的免疫细胞，如调节性 T 细胞（regulatory T cell，Treg）、骨髓源性免疫抑制细胞（myeloid-derived suppressor cell，MDSC）；③双重调节性免疫细胞，如巨噬细胞（Mø）、辅助性 T（Th）细胞。需要注意的是，抑制和促进不是绝对的，在不同的条件下，细胞的功能有可能发生改变，甚至完全相反。

免疫细胞调节骨转移瘤"恶性循环"证据如下。

虽然地舒单抗和双膦酸盐均能有效地延迟骨相关事件发生时间，但是地舒单抗没能改善患者的整体生存期，双膦酸盐仍存在争议：AZURE 试验研究提示 ZOL 辅助治疗提高了绝经后乳腺癌患者的无疾病生存期，但是在绝经前乳腺癌患者中没有作用。然而，ABCSG-12 试验表明 ZOL 辅助治疗能提高绝经前早期乳腺癌患者的无疾病生存期。

双膦酸盐可以活化 γδT 细胞，γδT 细胞具有抗肿瘤效应。

双膦酸盐仅降低了乳腺癌患者发生 SRE 风险的 50%。

介导"恶性循环"的重要细胞因子 TGF-β 是强效的免疫抑制因子，可以抑制 T 细胞增殖、自然杀伤细胞（NK cell）功能和抗原提呈。综上所述，有理由推测免疫细胞和免疫相关因子参与调节骨转移瘤"恶性循环"。免疫细胞与因子调节肿瘤的效应网络如图 6-2。骨转移瘤骨骼微环境中，Treg 和 MDSC 抑制抗肿瘤免疫应答，DC 失去抗原提呈能力转变为抑制 T 细胞的活化，肿瘤细胞发生"免疫逃避"。

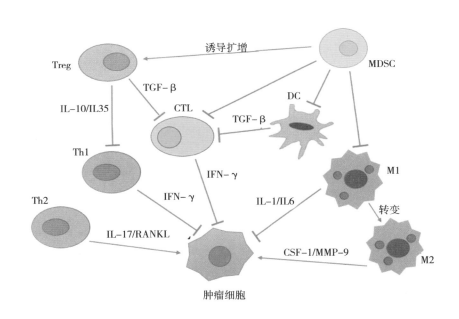

图 6-2　骨转移瘤微环境中免疫细胞和因子调节肿瘤网络

M1. Ⅰ型巨噬细胞；M2. Ⅱ型巨噬细胞；CSF-1. 集落刺激因子 -1；MMP-9. 基质金属蛋白酶 -9；IFN-γ. 干扰素 γ；IL. 白介素；Treg. 调节性 T 细胞；MDSC. 骨髓源性免疫抑制细胞；DC. 树突状细胞

二、抗骨转移瘤的免疫细胞

（一）树突状细胞（DC）

DC 是一种抗原提呈细胞（APC），具有活化 T 细胞功能。在机体正常免疫状态下，DC 识别并提呈肿瘤特异性抗原，随后激活 T 细胞，T 细胞增殖并分化为细胞毒性 T 细胞（CTL），CTL 发挥杀伤肿瘤效应。然而，研究发现浸润肿瘤的 DC 处于不成熟阶段，因此没有活化 T 细胞的能力。并且，DC 与肿瘤细胞相互作用后可以通过产生 TGF-β、NO、IL-10、VEGF 和精氨酸酶 I 抑制 CD8⁺T 细胞活化。同时，浸润肿瘤的 DC 可以促进其他免疫抑制细胞（例如，Treg 和 MDSC）募集于肿瘤部位，Treg 和 MDSC 对 T 细胞有抑制作用，T 细胞受抑或发生凋亡，肿瘤产生"免疫逃避"，这些均有利于肿瘤进展和转移（图 6-3）。此外，肿瘤细胞自身低表达肿瘤特异性抗原等也有利于肿瘤发生"免疫逃避"。

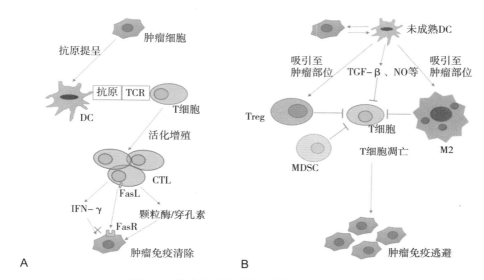

图 6-3　肿瘤免疫清除（A）与免疫逃避（B）

DC. 树突状细胞；CTL. 细胞毒性 T 细胞；IFN-γ. 干扰素 γ；FasL/R. Fas 配体 / 受体；TGF-β. 转化生长因子 -β；NO. 一氧化氮；Treg. 调节性 T 细胞；MDSC. 骨髓源性免疫抑制细胞；M2. Ⅱ型巨噬细胞；TCR. T 细胞受体

Sipuleucel-T 是 FDA 批准的第一个治疗转移性去势抵抗性前列腺癌（mCRPC）患者的免疫制剂。Sipuleucel-T 主要治疗原理：获取患者 APC，体外活化 APC（使其提呈一种关键的肿瘤特异性抗原），然后重新输入患者体内，刺激患者产生 T 细胞免疫反应。因此，Sipuleucel-T 可以通过活化 DC 增强 T 细胞免疫反应，阻止肿瘤细胞发生"免疫逃避"。综合分析 3 项 mCRPC 的随机临床试验（n=737）结果表明：Sipuleucel-T 治疗组与安慰剂组相比，Sipuleucel-T 治疗组的整体生存期明显延长（HR=0.73；95% CI 0.61 ~ 0.88；P=0.001），前列腺特异性抗原水平下降了 50%，安全性可以接受，但是两组间疾病进展时间没有统计学差异。因此，提高骨转移瘤患者 DC 免疫能力是抗肿瘤治疗的方向。

（二）细胞毒性 T 细胞（CTL）

T 细胞在淋巴结内接受 DC 提呈的肿瘤抗原后被活化，肿瘤特异性细胞毒性 CD8⁺T 细胞（CTL）参与杀伤抗原阳性肿瘤细胞，并且活化的 CD4⁺T 细胞能辅助 CTL 的活化。CTL 可以产生 IFN-γ，IFN-γ 是一种具有抗肿瘤免疫效应的细胞因子；CTL 也可以通过表达 Fas 配体（FasL）诱导肿瘤细胞凋亡，同时可以释放颗粒酶和穿孔素杀死肿瘤细胞。因此，在肿瘤部位或者循环系统中出现活化的 T 细胞一般提示患者预后良好。Zhang 等比较了缺乏 T 细胞免疫的裸鼠和野生型（WT）小鼠心内注射 B16 骨髓瘤细胞后骨内肿瘤生长情况，裸鼠肿瘤负荷明显比 WT 小鼠高。进一步研究发现，注射抗 CTLA-4（T 细胞抑制性信号）抗体的 WT 小鼠与注射 IgG 的对照组相比，注射抗 CTLA-4 抗体的 WT 小鼠完全没有肿瘤生长。可见，T 细胞参与肿瘤生长调控，免疫反应抑制肿瘤生长。$MHCI^{-/-}$ 和 $MHCII^{-/-}$ 小鼠（分别对应 $CD4^+T$ 细胞缺失和 $CD8^+T$ 细胞缺失）均表现为肿瘤负荷明显增加。$CD4^+$ 和 $CD8^+T$ 细胞任意一种或全部缺失均会显著地增强骨髓瘤骨内转移播散和生长。这些发现具有重要的临床意义，它提示 T 细胞数量减少或者 T 细胞活性减弱也许是 ZOL 不能降低乳腺癌患者肿瘤负荷和延长生存期的主要原因。

FDA 于 2011 年批准伊匹单抗（ipilimumab，一种阻滞 T 细胞抑制性信号 CTLA-4 的抗体）治疗无法切除的或转移性骨髓瘤。但是，伊匹单抗对骨转移瘤患者的保护效应仅在一个最近的临床Ⅲ期试验中得到间接的评估。这个试验包括 799 例转移性去势抵抗性前列腺癌患者，这些患者在纳入时至少有一处骨转移瘤病灶。然而，在伊匹单抗组和安慰剂对照组之间整体生存期没有明显区别，伊匹单抗组的疾病无进展生存期相对延长 3 个月并且前列腺特异性抗原水平显著下降。这个发现提示骨转移瘤患者可以从 T 细胞活化治疗中受益。

理想的过继性免疫细胞治疗（immune cell adoptive transfer）应具有以下特点：①可大量获得，实验室研究及临床实践显示，临床治疗量的免疫细胞应在 1×10^{10} 以上，甚至 1×10^{11}；②具有肿瘤特异性；③抗肿瘤活性强；④体内应用可耐受；⑤可聚集在肿瘤灶；⑥可在体内存活、增殖。最近，运用过继性 T 细胞移植法（T-cell adoptive transfer）治疗晚期乳腺癌患者（$n=16$）。首先，从患者骨髓中分离得到记忆性 T 细胞，并在体外以自体 DC 和 MCF-7 乳腺癌细胞裂解液作为肿瘤抗原重新活化记忆性 T 细胞，然后将其回输至患者体内。结果发现：6 名患者表现适应性免疫治疗反应阳性，免疫反应阳性的患者比免疫反应阴性的患者的平均生存期要长得多（58.9 个月 vs 13.6 个月；$P=0.009$），但是适应性免疫治疗反应阳性的患者主要集中于非骨转移瘤患者中（$P=0.0051$）。患者治疗后的整体生存期为 33.8 个月，最后随访时仍有 3 名患者存活（生存期大于 7 年）。移植的肿瘤反应性 T 细胞数量与患者整体生存期呈正相关（$P=0.017$）。这个试验提示 T 细胞适应性移植法也许是治疗转移性乳腺癌患者的有效选择，但是它似乎不适合骨转移患者。

三、促进骨转移瘤的免疫细胞

（一）骨髓源性免疫抑制细胞（MDSC）

MDSC 起源于骨髓，是不成熟髓细胞的异质细胞群，能促进肿瘤血管生成及扰乱免疫监测。主要机制为 MDSC 在胞外局部微环境释放小分子可溶性氧化物、消耗必需氨基酸来抑制 DC 抗原提呈、T 细胞活化、Ⅰ型巨噬细胞极化及 NK 细胞的细胞毒性作用。此外，MDSC 能够诱导 Treg 扩增。这些均有利于肿瘤增殖与转移。研究报道癌症患者血液中 MDSC 数量增加了 10 倍。最近的证据提示 MDSC 数量与恶性阶段和预后不良相关，晚期癌症患者中 MDSC 数量最多、预后最差。研究发现全反式维 A 酸（ATRA）可诱导 MDSC 凋亡，MDSC 凋亡也许有益于治疗转移性疾病患者。但是，需要进一步在骨转移瘤患者中前瞻性地加以证实。

研究发现荷瘤 $PLC\gamma2^{-/-}$ 小鼠的脾和骨髓中 MDSC 的比例增高。$PLC\gamma2^{-/-}$ 小鼠破骨细胞（OC）先天缺陷，$PLC\gamma2^{-/-}$ 小鼠骨内肿瘤生长比野生型小鼠明显要快，这与 MDSC 直接抑制了抗肿瘤 T 细胞应答相关。值得注意的是，MDSC 也具有通过 OC 促进骨转移瘤的作用。Sawant 等发现从肿瘤骨微环境分离得到的 MDSC 在体外能分化为 OC，但是从肿瘤阴性小鼠或者荷瘤无骨转移小鼠中分离的 MDSC 不能分化为 OC。Zhuang 等发现从多发性骨髓瘤（MM）小鼠中分离的 MDSC 能增加 OC 生成，MDSC 与 MM 细胞共同心内注射可增加肿瘤负荷及溶骨病灶数目，ZOL 可以抑制这个效应。总之，尽管 MDSC 体外能分化为 OC 或者当 MDSC 适应性转移至荷瘤小鼠时能在体内诱导 OC 激活。然而，实验用小鼠 PLCγ2$^{-/-}$ 先天 OC 缺陷，这提示 MDSC 可以不依赖 OC 促进肿瘤骨内生长。

（二）调节性 T 细胞（Treg）

Treg 是 CD4$^+$T 细胞的强效免疫抑制因素，它通过抑制自身免疫反应性细胞来保护组织免受自发免疫反应破坏。已经在侵袭性乳腺癌患者中观察到活化的 Treg，它们的出现预示着患者无复发生存期和整体生存期缩短。Treg 可能的免疫抑制机制包括产生 TGF-β、IL-35 和 IL-10 等细胞因子抑制免疫，以及释放穿孔素和颗粒酶调节 T 细胞杀伤效应。此外，Treg 也能削弱 γδT 细胞增殖。Treg 除了具有免疫抑制作用外，最近发现浸润肿瘤的 Treg 也是 RANKL 的主要来源之一。一些研究发现在骨髓瘤、白血病、骨肉瘤和肺转移瘤模型中运用抗 CD25 抗体使 Treg 耗竭可以产生抗肿瘤效应。但是，也有结果相反的报道。不同的动物模型和（或）细胞系也许能解释这些截然相反的结果。

临床研究已经将 Treg 群减少和抗肿瘤效应联系在一起。低剂量环磷酰胺（一种 DNA 烷化剂）可以在晚期癌症患者中选择性杀伤 Treg 并且恢复 T 细胞和 NK 细胞的功能。低剂量烷化剂能使转移性乳腺癌（包括骨转移）患者 Treg 血液含量降低 40%。虽然低剂量烷化剂对 Treg 的抑制时间短暂，但是接受环磷酰胺治疗的患者血液内肿瘤活性 T 细胞明显增多，并且整体生存期延长了 3 个月。尽管这些发现令人振奋，但是环磷酰胺可导致动物模型或者癌症患者循环系统中 MDSC 数量增多。MDSC 也许抵消了 Treg 缺乏产生的抗肿瘤效应。因此，需要进一步研究环磷酰胺耗竭 Treg 产生的抗肿瘤效应机制。

四、双重调节性免疫细胞

（一）巨噬细胞（Mø）

巨噬细胞起源于骨髓单核细胞前体，成熟时定居于组织。巨噬细胞可以分为两大亚群，促炎 M1 和抗炎 M2，在两者之间也有许多其他亚群。M1 通过 Toll 样受体 2、受体 5 和受体 6，胞内模式识别受体，IL-1R 来识别内源性坏死细胞信号。M1 活化后产生大量促炎细胞因子，如 IL-1、IL-6、IL-12、IL-23 和 IFN，参与清除肿瘤细胞。最新研究表明Ⅰ型 IFN（IFN-α/β）在多种乳腺癌模型中均能抑制骨转移。肿瘤源性因子，如 IL-4、IL-10、IL-13、TGF-β 和前列腺素 E$_2$，可促进 M1 转化成 M2。M2 与 M1 不同，M2 也称为肿瘤相关巨噬细胞（tumor-associated macrophage，TAM），它提示乳腺癌、胃癌、卵巢癌和甲状腺癌患者的整体生存预后不良。M2 高表达 IL-1 饵受体（IL-1Rα）、甘露糖受体、清道夫受体，以及高分泌 CCL17 和 CCL27；旁分泌 CSF-1 和上皮生长因子（EGF），利于肿瘤细胞侵袭；表达 VEGF、基质金属蛋白酶 -9（MMP-9）及其他促血管生成因子，促进肿瘤播散转移。

肿瘤微环境中，M1 可以转变为 M2，即由抗肿瘤型转变为促肿瘤型。这种转换机制目前仍不清楚。VEGF 和内皮素 -2 表达增加促进 TAM 聚集于肿瘤缺氧区域。这种缺氧的微环境也许介导了 M1 的转变。因此，靶向清除浸润肿瘤的 M2 或者抑制 M1 转变是抗肿瘤治疗的热点。

运用脂质包被氯屈膦酸靶向杀伤吞噬细胞（包括巨噬细胞）可以降低注射人肺癌细胞裸鼠模型后肢骨转移瘤发病率及骨转移瘤病灶数，同时，肿瘤部位巨噬细胞和 OC 均下降。抗小鼠 CD115mAb（CSF1R 拮抗剂）在 MMTV-PyMT 乳腺肿瘤模型中可以降低 TAM 募集于肿瘤原发部位，并且 CD115mAb 也降低了心内注射乳腺肿瘤 MDA-MB-231 细胞裸鼠的溶骨性病灶数。这些临床前试验提示靶向杀伤巨噬细胞具有抗肿瘤作用。

（二）辅助性 T（Th）细胞

Th 细胞是 CD4$^+$T 细胞的一个亚群，它对骨转移瘤具有双重调节作用，但是弊大于利。Th 细胞可以分为 Th1 细胞、Th2 细胞和 Th17 细胞，Th1 细胞促进免疫监视，增强抗肿瘤效应；Th2 细胞和 Th17 细胞，抑制免疫监视促进肿瘤发展。Monteiro 等研究了骨转移瘤中 Th17 细胞对 OC 活性的影响，肿瘤特异性 Th17 细胞通过产生 RANKL 促进 OC 活化和诱导溶骨，而且将肿瘤特异性 RANKL$^+$Th17 细胞过继性移植至原位注射有 4T1 乳腺癌细胞的小鼠中可促进肿瘤定植于骨骼。但是，Th17 过继性移植不影响原发和转移部位的肿瘤生长。虽然体内 IL-17 含量高，但是阻滞 IL-17 不影响肿瘤特异性 RANKL$^+$Th17 细胞的促破骨细胞生成活性。另一项研究提示人骨髓源性干细胞产生 IL-17，有利于过表达 IL-17 受体（IL-17R）的乳腺癌细胞骨转移播散。为了研究关节炎介导的炎症和乳腺癌骨转移之间的联系，Roy 等将诱导关节炎的 II 型胶原注射入 MMTV-PyVMT 小鼠，促使小鼠形成自发性骨转移瘤。抗 IL-17 抗体治疗组与对照组相比，抗 IL-17 抗体治疗降低了小鼠骨转移瘤的发生。综上所述，Th17 促进骨转移瘤生长，此过程主要由 IL-17 和 RANKL 来介导。

五、总结

除了肿瘤细胞、OC 和 BC 参与骨质破骨"恶性循环"外，DC、T 细胞、MDSC 和巨噬细胞等免疫细胞及相关因子也参与调节。骨转移瘤相关免疫细胞的表型、来源及功能如表 6-1。免疫调节是一个错综复杂的网络，现在了解的也许只是网络的一小支。寻找网络中的关键点并通过超级计算机重建网络是未来发展的方向。CTL 和 TAM 能直接作用于肿瘤细胞，这似乎是免疫反应抗肿瘤网络的关键点；间充质干细胞（mesenchymal stromal cell，MSC）以更高的层次调节多种免疫细胞，也可能是免疫网络的"高级中枢"。骨转移瘤目前不可治愈，姑息性治疗、控制症状及预防骨质破坏是这些患者的仅有选择。免疫活性小鼠骨转移肿瘤模型研究数量有限，质量标准又难以把握，免疫监视在骨转移瘤中的作用仍有许多疑问。OC 和免疫细胞对骨转移瘤"恶性循环"的相对作用大小仍不明确。需要进一步阐明骨转移瘤微环境免疫抑制的关键机制及寻找预测免疫治疗反应的可行标志物。

表 6-1 骨转移瘤相关免疫细胞表型、来源与功能

免疫细胞	起源	标志物	功能
DC	髓系	CD11C$^+$ CD83$^+$ CD123$^+$	提呈肿瘤特异性抗原，活化 T 细胞，但浸润肿瘤的 DC 处于不成熟阶段，不能活化 T 细胞
CTL	淋巴系	CD8$^+$CD4$^-$	CD8$^+$ 细胞毒性 T 细胞特异性识别和杀伤肿瘤细胞，释放穿孔素和颗粒酶，诱导细胞凋亡
NK 细胞	淋巴系	CD56$^+$CD16$^+$	细胞毒性淋巴细胞，无须抗原提呈即可杀伤肿瘤细胞

免疫细胞	起源	标志物	功能
MDSC	髓系	CD11b$^+$ CD33$^+$ HLA$^-$DR$^-$ CD14$^+$（单核）/ CD13$^-$CD15$^+$（粒系）	DC、巨噬细胞和粒细胞的免疫抑制细胞前体。抑制 T 细胞活化、细胞毒性活性、抗原提呈和 M1 极化，最终扰乱肿瘤免疫监视
Treg	淋巴系	D4$^+$ CD25$^+$ FOXP3$^+$ CTLA-4$^+$ CD45RA$^+$	Treg 产生 TGF-β、IL-35 和 IL-10 等细胞因子抑制免疫监视，促进肿瘤进展
巨噬细胞（Mø）	髓系	CD11b$^+$ CD68$^+$ CSF1R$^+$ CD163$^+$ EMR1$^+$	M1 促炎抗肿瘤；M2 抗炎促肿瘤。肿瘤源性因子可促进 M1 转化形成 M2
Th 细胞	淋巴系	CD3$^+$D4$^+$	Th1 细胞分泌促炎症细胞因子，抗肿瘤；Th2 细胞分泌抗炎症细胞因子，促肿瘤。Th1 细胞与 Th2 细胞的比例与肿瘤分期和分级相关

第 7 章　恶性肿瘤骨转移的关键步骤

肺、乳腺和前列腺是骨转移瘤最常见的原发部位。骨转移提示预后不良，基于不同的文献报道，中位生存期为 6 ～ 12 个月，只有 20% 的乳腺癌骨转移患者生存期超过 5 年，前列腺癌骨转移患者的 1 年病死率明显比无骨转移前列腺癌患者高。

肿瘤骨转移是一种顺序性多步骤过程，涉及"种子"逃逸原发组织、生存、骨髓归巢与"播种"、休眠与休眠终止后侵袭活跃。转移过程极其复杂，每一阶段肿瘤细胞以不同的机制进行转移。研究者在理解骨转移关键机制的基础上探索药物靶点对治疗和预防肿瘤骨转移具有重要意义。

一、"种子"逃逸

肿瘤细胞逃逸原发部位是转移形成的第一步。虽然逃逸离形成最终骨转移瘤病灶还很遥远，但是逃逸是转移过程的关键步骤并对肿瘤细胞造成选择压力。并不是所有的肿瘤细胞都具有逃逸能力，一般认为只有骨转移"种子"具有逃逸能力。临床前证据提示肿瘤细胞中只有小部分细胞具有自我更新、分化成特异性细胞类型（肿瘤细胞任何群成员，但分化潜能有限）的能力，研究者把这小部分细胞称为肿瘤干细胞（cancer stem cell，CSC）。"种子"主要为 CSC。大体可以将协助 CSC 逃逸原发部位的因素分为两类：①肿瘤细胞自身改变；②肿瘤微环境改变。

（一）肿瘤细胞自身改变

CSC 通过上皮 - 间充质转变获得大部分生物学特征：运动性、侵袭性和转移能力。上皮 - 间充质转变表现为 CSC 细胞骨架改变，极化上皮细胞与基膜相互作用，E- 钙黏素表达下降，形成间充质细胞表型。这扰乱了细胞与细胞、细胞与细胞外基质的连接，有助于 CSC 突破基底膜与迁移。肿瘤相关成纤维细胞（cancer-associated fibroblast，CAF）产生高水平 TGF-β。TGF-β 激活肿瘤细胞上皮 - 间充质转变、侵袭性和血管生成。肿瘤相关巨噬细胞也可以产生刺激肿瘤细胞迁移的因子 CXCL12、IL-6 和 TNF，加强上皮 - 间充质转变（图 7-1）。上皮 - 间充质转变本质上为骨转移肿瘤细胞联合遗传和表观遗传改变，转录组发生变化，出现有利于组织分离的分子表型，细胞骨架运动和出现趋化因子。研究表明 CSC 上皮 - 间充质转变相关基因可能是去势抵抗性前列腺癌的生物标志物。

（二）肿瘤微环境改变

肿瘤微环境中，肿瘤细胞分泌的 EGF、FGF 和 IGF 水平增高，肿瘤高代谢导致微环境处于低氧状态，这些因素可以激活 CAF。活化的 CAF 可以产生更多的 MMP，重塑肿瘤细胞外基质（extracellular matrix，ECM）。肿瘤 ECM 重塑有助于肿瘤细胞逃逸原发组织又有助于肿瘤血管形成。肿瘤细胞和活化的 CAF 分泌 VEGF、CXCL[chemokine（C-X-C motif）ligand] 家族趋化因子（如 CXCL12 和

CCL2)形成浓度梯度,正向吸引白细胞和内皮细胞至肿瘤微环境。渗透入肿瘤微环境的白细胞与CAF 相似,在肿瘤微环境的影响下常分化为 TAM,TAM 产生血管形成生长因子、正向吸引促进血管起源的趋化因子和 MMP。MMP 重塑肿瘤 ECM,趋化因子正向吸引内皮祖/母细胞,最终血管内皮细胞在血管形成生长因子的作用下形成肿瘤微血管。肿瘤微血管的渗透性高并表达细胞黏附分子(cell adhesion molecule,CAM),可以协助肿瘤细胞渗透。已经发现 TAM、CAF 和肿瘤细胞产生的 VEGF-C 可以介导肿瘤形成新异位淋巴管。虽然存在争议,但这提示肿瘤细胞可以通过淋巴系统进行转移。

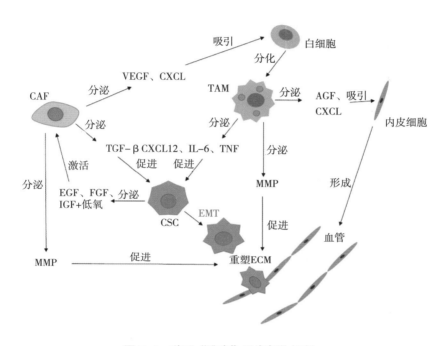

图 7-1 种子"逃逸"原发部位机制

EMT. 上皮 - 间充质转变;CSC. 肿瘤干细胞;CAF. 肿瘤相关成纤维细胞;TAM. 肿瘤相关巨噬细胞;ECM. 细胞外基质;TGF-β. 转化生长因子 -β;EGF. 上皮生长因子;FGF. 成纤维细胞生长因子;IGF. 胰岛素样生长因子;IL-6. 白介素 -6;MMP. 基质金属蛋白酶;CXCL. 趋化因子配体;TNF. 肿瘤坏死因子;AGF. 血管生长因子;VEGF. 血管内皮生长因子

二、"种子"生存机制

"种子"逃逸原发组织后进入循环系统即为循环肿瘤细胞(circulating tumor cell,CTC)。机体免疫系统将 CTC 视为"异己",理论上机体循环系统中正常免疫细胞可以将 CTC 清除;CTC 因失去细胞 - 细胞和细胞 - 细胞 ECM 接触而诱导"失巢凋亡"。这些均可致肿瘤细胞于死地,但是"狡诈"的肿瘤细胞发生转变,活化生存机制仍能继续存活并发生转移。这与肿瘤细胞"免疫逃避""失巢凋亡"逃避和"自噬"密切相关(图 7-2)。

(一)"免疫逃避"

识别"自己"排除"异己"是免疫系统的基本功能。肿瘤作为"异己",时刻面临免疫系统的威胁。免疫反应在抑制肿瘤生长、转移、侵袭方面发挥重要作用。但是,在肿瘤微环境中,免疫抑制性细胞,如 Treg、MDSC,含量上升;免疫促进性细胞,如树突状细胞、细胞毒性 T 细胞,含量下降或者功能发生转变(转变为免疫抑制性)。机体免疫功能总体被抑制,肿瘤细胞产生"免疫逃避"得以生存。

树突状细胞是一种抗原提呈细胞，可以激活 T 细胞功能，活化的 T 细胞增殖并分化为细胞毒性 T 细胞，细胞毒性 T 细胞发挥杀伤瘤效应。研究发现浸润肿瘤的树突状细胞处于不成熟阶段，而且树突状细胞与肿瘤细胞相互作用后可以通过产生 TGF-β、NO、IL-10、VEGF 和精氨酸酶 I 抑制 T 细胞活化。同时，浸润肿瘤的树突状细胞可以促进其他免疫抑制性细胞（如 Treg 和 MDSC）募集于肿瘤部位，Treg 和 MDSC 抑制 T 细胞功能。肿瘤微环境免疫受抑，肿瘤产生"免疫逃避"。此外，肿瘤细胞自身低表达肿瘤特异性抗原等也有利于肿瘤发生"免疫逃避"生存。

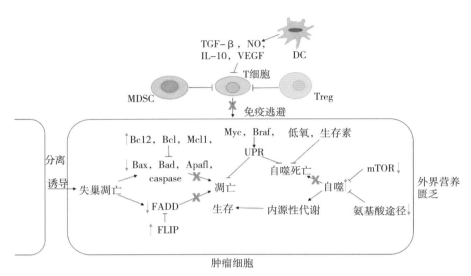

图 7-2 "种子"生存机制（"免疫逃逸"、"失巢凋亡"抑制和"自噬"）

DC. 树突状细胞；Treg. 调节性 T 细胞；MDSC. 骨髓源性免疫抑制细胞；NO. 一氧化氮；VEGF. 血管内皮生长因子；UPR. 非折叠蛋白反应；mTOR. 哺乳动物雷帕霉素靶蛋白

（二）"失巢凋亡"逃避

细胞脱离原组织便失去了细胞 - 细胞和细胞 -细胞 ECM 接触，这会诱导细胞"失巢凋亡"。"失巢凋亡"与肿瘤转移关系密切，那些非肿瘤细胞失去细胞接触后进行"失巢凋亡"，从而为肿瘤细胞转移开辟了道路。肿瘤细胞虽然也受到"失巢凋亡"的威胁，但是肿瘤细胞通过活化生存机制可以逃避"失巢凋亡"继续生存。

细胞色素 c 线粒体效应器和 FADD 死亡受体效应器可以诱导凋亡。促凋亡和抗凋亡蛋白共同介导这两条凋亡通路。Igney 等提出肿瘤细胞过表达抗凋亡蛋白 Bcl2、Bcl-xL 和 Mcl1，低表达或灭活促凋亡蛋白 Bax、Bad、Apaf1 和 caspase，形成有利于生存、抑制凋亡的分子状态，而那些没有发生转变的肿瘤细胞则被诱导发生程序性死亡。已经表明肿瘤细胞具有改变 Mcl1 蛋白酶体的能力，促进这种抗凋亡蛋白聚集，从而降低"失巢凋亡"敏感性。恶性肿瘤细胞过表达 FLIP 灭活 FADD 的死亡受体通路，FLIP 是一种通过结合和隔离 FADD 抑制下游 caspase 活化的蛋白。

（三）自噬

自噬是溶酶体介导的细胞内消化途径。自噬过程形成双层膜自噬体，吞噬细胞质在溶酶体的作用下进行消化。外界营养物质充足时，激活 mTOR 信号和氨基酸信号通路可以抑制细胞自噬。外界营养物质匮乏时（尤其是在静脉系统），部分经过静脉的 CTC 会因代谢不足而死亡，但是肿瘤细胞可以发现并对营养缺乏状态做出反应，从细胞内容物中提取关键的营养物质，从而满足基本的生命活动需求。但是，自噬过程一旦过度，便会激活自噬死亡，因此肿瘤细胞需要在抑制自噬死亡的前提下获取自身关键的营养物质。这样才能达到自身不死亡而又可以获取营养得以继续生存的目的。已经表明肿瘤细胞在自噬的状态下利用趋化因子活化生存素，生存素抑制自噬死亡。非折叠蛋白反应（unfold protein response，UPR）诱导细胞保护性自噬并支持肿瘤细胞生存和生长。UPR 是一种细胞保护性途径，可以缓解内质网错误折叠蛋白集聚相关的应激。低氧、活化原癌基因转录因子 Myc 和抑制促生长激酶 Braf 可以促进肿瘤细胞 UPR。自噬也促进肿瘤细胞逃避"失巢凋亡"。肿瘤自噬相关机制有待进一步探索。

三、骨髓归巢与"播种"

肿瘤转移是一个低效的过程，然而 CTC 可以继续在循环系统中增殖，这可以提高转移效率。CTC 已经为评估转移效率提供了量化指标，如卵巢癌血液中每毫升CTC的数量达前列腺癌的近10倍。然而，卵巢癌的骨转移罕见，而前列腺癌常见，这提示卵巢肿瘤细胞具有逃逸和在循环系统中生存的能力，但是不能有效地进行骨髓侵袭和播种生长。不同类型的肿瘤归巢骨髓的能力差别大，即不同类型肿瘤对骨髓的倾向性不同。针对这个问题，20 世纪 Paget 提出"种子"（肿瘤细胞）和"土壤"（继发性部位）的倾向性协助肿瘤细胞定植于特异性组织的理论。骨髓富含渗透性高的血管，使它成为肿瘤细胞（但并不是所有肿瘤细胞）的"肥沃土壤"。骨转移瘤的"播种"理论与 Paget 的观念一致，肿瘤细胞转移到具有独特生物学倾向性的组织。这种倾向性由诸多配体和受体因子控制，这些配体和受体因子决定肿瘤细胞与骨髓结合和联系的密切程度（图 7-3）。

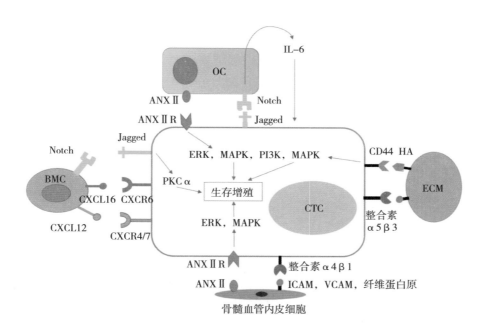

图 7-3　循环肿瘤细胞归巢骨髓相关黏附分子与作用

CTC. 循环肿瘤细胞；BMC. 骨髓细胞；OC. 成骨细胞；ECM. 细胞外基质；ANX Ⅱ R. 膜联蛋白 Ⅱ 受体；ERK. 细胞外调节蛋白激酶；PI3K. 磷脂酰肌醇 3 激酶；HA. 透明质酸；ICAM. 细胞间黏附分子；VCAM. 血管细胞黏附分子；CXCL/R. 趋化因子配体 / 受体；ANX Ⅱ. 胰联蛋白 Ⅱ

（一）CXCR4/7-CXCL12

CXCR4/7 是 CXCL12 的受体，CXCL12 是内皮细胞趋化因子配体，也是造血干细胞（hematopoietic progenitor cell，HSC）在血液和骨髓之间进行归巢的强效因子。已经表明趋化因子 CXCL12 和受体 CXCR4/7 可以介导肿瘤进入骨髓。骨转移肿瘤细胞通过表达 CXCR4/7，并对 CXCL12 的化学趋化梯度反应，模拟 HSC 从循环系统归巢骨髓的过程。研究表明 CXCR6/CXCL16 可能是前列腺癌骨转移的一种独立性趋化因子轴。

（二）CD44– 透明质酸

HPC 表面表达的黏附受体 CD44 和其主要配体透明质酸（hyaluronic acid，HA）对归巢极其重要。运用抗 CD44 单克隆抗体或者静脉内注射 HA 酶可以阻断 HPC 归巢。基质细胞源性因子 1（stromal cell–derived factor–1，SDF–1）是协助祖母细胞黏附 HA 的强效刺激因子，也称作 CXCL12。人骨髓窦内皮细胞和内膜富含 HA 和 SDF–1。研究表明 CSC 通过表达 CD44（CSC 标志物）可以模拟 HPC 归巢定植骨髓。此外，肿瘤细胞表面 CD44v 与 HA 结合后通过 PI3K 和 MAPK 信号通路激活抗凋亡途径，活化肿瘤生存。

（三）Jagged–Notch

Jagged–Notch 也参与转移肿瘤细胞和骨髓细胞之间的相互作用。已经表明骨转移肿瘤细胞过表达 Jagged1，Jagged1 与前列腺癌转移和复发相关，HPC 和成熟细胞表达 Notch。Jagged–Notch 相互作用除了介导细胞 – 细胞黏附外也启动信号转导途径，Wang 等运用小鼠 PC3 原位异种移植模型发现静脉注射手足口病毒重组衣壳蛋白 VP1（rVP1）可以诱导肿瘤凋亡、抑制肿瘤 Jagged1 表达水平、降低原发肿瘤淋巴及骨转移，并延长小鼠带瘤生存期。进一步研究发现 rVP 通过抑制整合素 β/Akt/NF–κB 信号通路抑制前列腺癌细胞表达 Jagged1，以抑制去势抵抗性前列腺癌患者骨转移和溶骨。蛋白激酶 α（protein kinase Cα，PKCα）与 Jagged–Notch 信号通路明显相关，PKCα 与 Jagged–Notch 信号共同调节前列腺癌生长和转移。一项研究表明转移性肿瘤细胞利用 Jagged–Notch 相互作用活化破骨细胞（造血细胞系起源）和成骨细胞（间充质细胞系起源）生物学反应。Jagged1 促进成骨细胞释放 IL–6，而 IL–6 可以促进肿瘤生长，Jagged1 也可以直接刺激破骨细胞分化。TGF–β/SMAD 信号轴调节肿瘤 Jagged1。γ 分泌酶抑制剂可以扰乱骨细胞 Notch 通路从而抑制 Jagged1 介导的骨转移瘤。γ 分泌酶抑制剂有望成为骨转移瘤患者的治疗用药。

（四）整合素

骨转移肿瘤细胞表达的整合素 α5β3 介导肿瘤细胞黏附骨髓 ECM 成分中的玻连蛋白、纤连蛋白、骨桥蛋白、唾液蛋白和凝血酶敏感蛋白；整合素 α4β1 介导肿瘤细胞结合骨髓血管和基质细胞表达的纤维蛋白原、细胞间黏附分子（intercellular adhesion molecule，ICAM）和血管细胞黏附分子（VCAM）。下调整合素 β3 可以明显降低乳腺癌自发骨转移，但不影响原发肿瘤生长。肿瘤细胞（不是基质细胞）表达整合素 β3 对早期乳腺癌自发转移是必需的。Thibaudeau 等运用特异性组织工程人化骨骼模型发现整合素 β1 在肿瘤定植骨骼中发挥关键作用。整合素 αv 与肿瘤黏附、迁移、侵袭和转移相关，并且提示乳腺癌患者预后不良。TGF–β/SMAD 信号和 TGF–β 诱导的乳腺癌细胞迁移和乳腺癌细胞间充质细胞表型需要整合素 αv 来维持。

（五）膜联蛋白 II 受体 – 膜联蛋白 II

已经表明骨转移肿瘤细胞系表达膜联蛋白 II 受体（annexin II receptor，ANX II R）。膜联蛋白 II（ANX II）是一种表达于成骨细胞和内皮细胞表面蛋白，主要协助 HPC 黏附骨髓。运用骨转移瘤小鼠模型发现单克隆抗体结合 ANX II 或 ANX II R 后可以明显地降低前列腺肿瘤细胞对骨骼的长期和短期黏附。此外，肿瘤 ANX II 信号通过 MAPK 途径激活有丝分裂 ERK 信号。这些发现提示

ANX Ⅱ与 ANX Ⅱ R 相互作用可以介导肿瘤细胞与成骨细胞和内皮细胞之间的相互黏附，并且促进肿瘤细胞增殖。

综上所述，参与骨转移肿瘤细胞归巢和播种的因子较多，研究者应考虑空间分布的观念。骨髓组织中各因子并不是均匀分布的，一些部位也许有大量某种因子，而另一些部位的这种因子也许含量很少，甚至没有。所以，独特的空间或生态位对肿瘤细胞在骨髓中形成转移立足点的易感性不同。最近，运用前列腺癌骨转移临床前模型验证了转移前生态位的概念，试验表明前列腺肿瘤细胞靶向和侵袭 HSC 的生态位。这个发现提示 HSC 与骨转移前列腺肿瘤细胞之间存在竞争生存环境的关系。播散肿瘤细胞可以驱逐 HSC 至外周血或祖池。因此，前列腺癌骨转移患者在外周血可以发现更多的 HSC。转移性细胞侵袭 HSC 生态位是前列腺肿瘤细胞特有的特性还是所有骨髓播散肿瘤细胞（不管它们的原发部位在何处）共同的特性目前有待进一步研究。

四、"种子"休眠期与侵袭活跃期

已经在早期乳腺癌和前列腺癌患者骨髓中观察并分离得到播散肿瘤细胞（disseminated tumor cell，DTC）。这些细胞是肿瘤细胞的独特亚群（"种子"），成功地播散、生存、归巢、侵袭骨髓并在骨髓（"土壤"）建立立足之地。播散肿瘤细胞形成肿瘤有一个双相过程：初始潜伏或休眠期（临床上的潜伏期），休眠终止后形成一个侵袭活跃期。播散肿瘤细胞休眠可以分为增殖休眠和质量休眠，休眠原因主要包括肿瘤微环境细胞因子表达、免疫监视、血管生成及转移抑制基因活化和肿瘤治疗反应。终止休眠后即进入侵袭活跃期，此期间涉及骨质破坏"恶性循环"和（或）骨质形成。休眠现象、终止休眠机制与骨质破坏"恶性循环"和（或）骨质形成有助于研究者理解肿瘤双相动力学。

（一）休眠现象

1. 增殖休眠　增殖休眠播散肿瘤细胞代谢活化、持续生存但不进行增殖，在某种程度上抑制或退出细胞周期（周期停滞），形成播散疾病的潜伏期（图 7-4）。播散肿瘤细胞侵袭人骨骼原位成骨细胞可以分泌生长停滞特异分子 6（growth-arrest specific-6，GAS6），功能上诱导前列腺癌播散肿瘤细胞细胞周期休眠，提高表达肿瘤细胞表面受体 AXL。AXL、Tyro3 和 Mer 都是 GAS6 受体，体外试验表明当 Tyro3 表达超过 AXL 时前列腺癌细胞迅速生长；当 AXL 占主要优势时前列腺癌细胞保持休眠，低氧能维持 GAS6-AXL 信号途径。Tyro3 与 AXL 表达的平衡调控休眠与增殖的转换。最近运用 PTEN 缺失的前列腺癌模型发现 TGF-β 下游的 SMAD4 信号可以抑制 cyclin D。乳腺肿瘤细胞和骨髓基质细胞（bone marrow stromal cell，BMSC）共培养表明间隙连接蛋白 -4 形成的间隙连接可以协助 BMSC 和乳腺肿瘤细胞之间进行胞质交换，共培养实验中乳腺肿瘤细胞 G_0/G_1 细胞周期停滞。进一步研究发现 BMSC 中产生的骨形态形成蛋白 -7（bone morphogenetic protein 7，BMP-7）通过激活 p38 诱导 N-myc 下游调节基因 1（N-myc downstream regulated gene 1，NDRG1），NDRG1 是肿瘤转移和细胞周期抑制因子。骨髓瘤细胞系研究提示当 p38 介导的诱导反应途径超过有丝分裂 ERK 活化时肿瘤细胞对环境应激反应时 DTC 便进入增殖休眠。这些发现提示骨微环境中 DTC 可以通过激活 ERK 或抑制 p38 重新启动增殖。

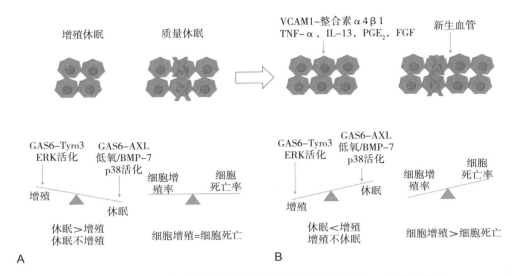

图 7-4 　A. 播散肿瘤细胞休眠（增殖休眠和质量休眠）；B. 休眠终止

PGE₂. 前列腺素 E₂；BMP-7. 骨形态形成蛋白 -7；TNF-α. 肿瘤坏死因子 -α；FGF. 成纤维细胞生长因子；VCAM1. 血管细胞黏附分子 1；IL-13. 白细胞介素 -13；ERK. 细胞外调节蛋白激酶

2. 质量休眠　　质量休眠是用多细胞微小转移病灶持续存在但不生长来解释潜伏期，即 DTC 形成的微小转移瘤病灶的细胞死亡率和 DTC 增殖率等同。这主要是受限于肿瘤血管和机体免疫监视。微小转移瘤在某种程度上细胞增殖率必须超过死亡率才能形成临床上的明显转移瘤。Folkman 等运用自发播散性 Lewis 肺癌小鼠模型表明了这个观点。微小转移病灶保持静止，然而明显转移瘤病灶生长明显。通过测量溴脱氧尿苷摄取发现动物模型中微小转移瘤病灶细胞的增殖率与明显转移瘤病灶相同，但是微小转移瘤细胞凋亡数量比明显转移瘤病灶高 3 倍。这提示潜伏与质量休眠一致，微小转移病灶增殖率与凋亡率一致，所以可以保持静止；而明显转移瘤病灶增殖率大于凋亡率，所以病灶明显生长。明显转移瘤病灶的血管明显比微小转移瘤丰富。血管生成抑制药可以通过间接增加凋亡控制肿瘤转移生长。

DTC 休眠给临床骨转移瘤治疗造成了诸多困难。鉴别休眠性 DTC 患者是否有助于鉴别明显转移性疾病高风险患者，目前仍需要研究。并且，对早期肿瘤患者进行骨髓穿刺不是标准操作。若不进行骨髓穿刺则难以明确 DTC 的存在，有可能在出现致命症状前错失靶向抑制 DTC 的良机。弄清楚临床 DTC 休眠的机制（质量休眠是增殖休眠的过渡期还是两者相互独立？），也许能在致命症状出现前，为转移性疾病患者提供靶向的治疗策略。

（二）休眠终止机制

研究者运用乳腺癌骨转移瘤异体移植模型发现 VCAM1 可以中断肿瘤休眠，促进明显骨转移瘤形成。主要机制为 VCAM1 与破骨细胞前体表面的整合素 α4β1 结合激活破骨细胞溶骨功能。作用于 VCAM1 或整合素 α4β1 的单克隆抗体有可能是抑制和治疗乳腺癌骨转移瘤的有效制剂。肿瘤细胞与骨髓外基质相互接触可以打破休眠促进肿瘤细胞增殖。研究表明肿瘤细胞表面分子整合素 β1 可以活化下游效应器肌球蛋白轻链磷酸化，促进肿瘤细胞增殖。然而，乳腺癌细胞低表达整合素 β1，从而能维持休眠状态。体外试验发现骨微环境中增加炎症因子、肿瘤坏死因子 -α、IL-2、前列腺素 E₂ 和成纤维细胞生长因子，可以激活休眠的乳腺癌骨转移细胞。新生血管可以打破微小转移瘤的质量休眠。关于终止休眠的机制较多，主要为骨质重塑相关炎症因子的增加和骨质溶解细胞的活化（骨微环境的改变），但是关键机制有待进一步探索。

（三）侵袭活跃期

骨转移病灶可以分为溶骨性（骨质溶解）、成骨性（骨质形成）和混合性（溶骨和成骨共存）。乳腺癌、甲状腺癌和肺癌骨转移病灶主要为溶骨性；前列腺癌骨转移病灶主要为成骨性。各类骨转移瘤中溶骨与成骨性往往共同存在（不是单独存在），以其中一种占优势。诱导肿瘤相关溶骨和成骨的机制有共同途径但又相互独立。

1. 骨质破骨"恶性循环"　DTC 休眠终止后进入侵袭活跃期可以与成骨细胞和破骨细胞形成骨质破骨"恶性循环"（图 7-5）。骨微环境中肿瘤细胞分泌的生长因子，如 PTHrP、IL-6、FGF、前列腺素 E 和 IGF-1，可以促进成骨细胞和骨髓基质细胞产生 RANKL。肿瘤源性 IL-6、IL-1 和 TGF-β 可以诱导 T 细胞分化成 Th17 细胞表型，Th17 也可以通过产生 IL-17 诱导成骨细胞产生 RANKL。RANKL 与肿瘤源性 IL-1、IL-6 刺激破骨细胞前体融合形成成熟的多核破骨细胞。破骨细胞前体内通过结合 JUN 激酶、NF-κB 和钙依赖磷酸酶 -NFAT 通路传导刺激。同时，RANKL 与成熟破骨细胞表面 RANK 结合，激活破骨细胞溶骨功能，分泌组织蛋白酶 K 分解骨质胶原。骨质溶解释放出储存于骨内的各类生长因子，如 TGF-β，TGF-β 进一步刺激肿瘤细胞增殖和分泌细胞因子。DTC 与成骨细胞和破骨细胞构成骨质破坏"恶性循环"，临床上导致患者出现一系列 SRE。

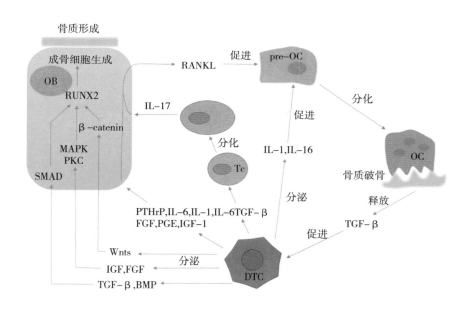

图 7-5　骨质破骨"恶性循环"与骨质形成机制

DTC. 播散肿瘤细胞；OC. 成骨细胞；pre-OC. 破骨细胞；Tc. T 细胞；Th17. 辅助性 T17 细胞；RANKL. NF-κB 受体激活蛋白配体；PTHrP. 甲状旁腺激素相关蛋白；β-catenin. β 连环蛋白；RUNX2. Runt 相关转录因子 2；MAPK. 丝裂原活化蛋白激酶；PKC. 蛋白激酶 C；IL-16. 白介素 -16；IL-17. 白介素 -17；IL-6. 白介素 -6；IL-1. 白介素 -1；FGF. 成纤维细胞生长因子；PGE. 前列腺素 E；IGF-1. 胰岛素生长因子；TGF-β. 转化生长因子 -β；BMP. 骨形态发生蛋白；SMAD、Wnts（无中文名称）

2. 骨质形成　肿瘤细胞与成骨细胞和成骨细胞祖细胞相互作用产生 TGF-β、BMP、IGF、FGF 和 Wnt 诱导成骨活性。TGF-β 与 BMP 激活成骨细胞的 SMAD 信号，生长因子激活破骨细胞的 MAPK 和 PKC 信号，Wnt 激活 β-catenin 调节信号。这些通路汇聚并与 RUNX2 转录网络相互作用，诱导成骨细胞分化和增殖。最近的研究已经表明 Wnt 通路是成骨细胞功能和骨质形成的关键调控因素。Wnt 通路有多条，其中 Wnt/β-catenin 通路是研究得最广泛的通路。激活 Wnt/β-catenin 信号通路可促进合成骨基质胶原前体，从而增加骨量。目前已经发现有 19 种 Wnt 蛋白，其中 7 种 Wnt 蛋白（Wnt1、Wnt2、Wnt3、Wnt3a、Wnt4、Wnt8 和 Wnt10b）可以激活这条通路。Wnt 配体与细胞表面的 Wnt 受体（Fzs 和 LRP5/6 共受体）结合，从而激活胞内蛋白 Dvl（Dishevelled），激活的 Dvl 蛋白可以抑制 GSK-3β，最终增加 β-catenin 含量。β-catenin 作为转录因子促进成骨细胞分化及合成骨基质胶原前体。

五、总结

肿瘤骨转移是一个顺序性多步骤过程，涉及"种子"逃逸、生存、归巢、播种、休眠与侵袭活跃。每一步转移级联反应都富含生物靶点和转移通路。一般情况下，抑制这些靶点和通路均可以产生抗肿瘤骨转移效应。笔者认为抑制"种子"逃逸和促进种子"休眠"的研究发展前景广。"种子"逃逸是骨转移的始动步骤，从源头上抑制骨转移的发生；"种子"休眠现象广泛存在，抑制休眠终止能有效地预防明显骨转移瘤的发生。目前对肿瘤骨转移的步骤理解文献数量正呈指数增长，正是因为发现了更多的转移过程和机制，所以为明确哪种机制是限制转移形成的关键步骤需要研究者付出巨大的努力。明确限制骨转移关键步骤有助于研究者更有针对性地探索预防和治疗骨转移性疾病的靶点。

第8章　骨转移瘤骨代谢标志物研究

高达 75% 的晚期肿瘤患者会出现骨转移，肿瘤骨转移往往提示预后较差，前列腺癌骨转移的患者 5 年生存率只有 25%，乳腺癌骨转移的患者 5 年生存率只有 20%，患者还可能出现"骨相关事件"（如骨骼疼痛、病理性骨折、高钙血症、脊髓受压）而严重影响生活质量。因此，早期明确诊断可以帮助医生制订科学合理的治疗方案，改善患者生活质量、延长患者生存期。目前骨转移瘤的诊断主要依靠影像学检查，X 线、CT 通过骨密度的改变进行显像，X 线仅能发现直径 1cm 以上的病灶和超过 50% 的骨盐丢失，其敏感性、特异性均较低。CT 可以较 X 线早 6 个月发现病灶，但敏感性和特异性不及 MRI、PET。SPECT 和 PET 是通过对代谢活跃的转移瘤病灶异常核素聚集进行显像，虽然敏感性和特异性较高，但也存在假阳性，且价格昂贵限制了它们的临床运用。理论上来看，肿瘤骨转移代谢活动的改变要早于影像学发现的形态学改变。因此，基于骨转移瘤骨代谢活动的改变，通过检测骨代谢标志物的变化进行骨转移瘤的诊断和病情监测，是十分有前景的。

一、骨代谢标志物的产生

骨是一种代谢活跃，重塑性强的组织。骨基质可分为有机质与无机质。有机质主要成分为胶原，主要为 I 型胶原。无机质则主要是一些矿化物（碱性磷酸钙，羟基磷灰石晶体）。骨形成与吸收过程中可释放多种代谢产物，如成骨细胞合成前胶原，经肽酶分解可产生 I 型前胶原羧基端前肽（PICP）、I 型前胶原氨基端前肽（PINP）、I 型胶原分子。I 型胶原分子与吡啶交联后构成稳定的胶原纤维，胶原纤维经降解后可形成 I 型胶原交联羧基末端肽（CTX）、I 型胶原吡啶交联终（ICTP）、I 型胶原交联氨基末端肽（NTX）等产物。上述成分即构成了骨代谢标志物。它们反映的是骨代谢不同阶段成骨细胞和破骨细胞释放的蛋白质或骨基质降解产物。正常的骨代谢活动依赖于骨微环境中的多种细胞相互作用，这些细胞包括免疫细胞、骨髓细胞、纤维细胞、成骨细胞、破骨细胞、间充质干细胞等。骨转移瘤打破了这一动态平衡，与之密切相关的是成骨细胞和破骨细胞的异常增殖和活化。成骨细胞和破骨细胞的异常代谢可以引起循环系统中骨代谢标志物的异常升高或降低。从骨质破坏的角度来看，这些骨代谢标志物可以分为骨形成标志物和骨吸收标志物。除了前列腺癌外，大部分骨转移瘤表现为溶骨性骨转移或溶骨性为主的混合性骨转移。因此，骨吸收标志物在临床上的运用价值更高。研究者发现骨源性碱性磷酸酶（bone-specific alkaline phosphatase，BALP）、骨钙蛋白（osteocalcin）、I 型前胶原氨基端前肽、硬化蛋白（sclerostin）和 DKK-1 是骨形成标志物；尿吡啶酚（pyridinoline，PYD）、脱氧吡啶酚（deoxypyridinoline，DPD）、I 型胶原交联氨基末端肽、I 型胶原吡啶交联终肽、抗酒石酸酸性磷酸酶 5b（tartrate-resistant acid phosphatase 5b，TRAP5b）、骨唾液酸蛋白（bone sialoprotein，BSP）、骨桥蛋白（osteopontin，

OPN）、RANKL 和 OPG 是骨吸收标志物。

二、骨代谢标志物的临床价值

目前骨转移瘤的诊断主要依靠影像学检查。理论上来看，肿瘤骨转移代谢活动的改变要早于影像学发现的形态学改变，且骨代谢标志物检测具有低成本、精确定量等优点。骨代谢标志物的改变与骨代谢活动密切相关，而成骨和溶骨活动通常也不是单独存在的，两种活动的偶联出现使得骨代谢标志物的改变缺乏疾病特异性。此外，骨代谢标志物的生成和释放受到多种因素的影响，性别、年龄、月经都会影响骨代谢标志物的水平，参考值的选择也是有人群差异的，如男性和绝经前女性，血清 CTX 水平相近，而绝经后女性，此值明显升高。由于目前尚无真正统一的正常值与异常值的界定标准，各医疗机构一般根据各自选用的 ELISA 试剂盒说明书采用其正常值范围的上限作为临界值。

三、乳腺癌

（一）诊断

通过对 8 项乳腺癌的研究总结，发现了乳腺癌骨转移患者体内骨代谢标志物的变化情况（图 8-1A）。可以看到除了骨钙蛋白、OPG 和 RANKL 外，其他骨代谢标志物均不同程度升高，αCTX、βCTX 明显升高。BSP 在肿瘤骨转移诊断上也十分有价值（敏感度 89.5%，特异度 96.7%），有报道称乳腺癌根治术术后 2 年内 BSP 超过正常参考值上限（24μg/L）提示存在骨转移高风险，然而这些结论尚未得到公认。

以往一般认为骨吸收标志物对于乳腺癌诊断敏感度较高，骨形成标志物特异度较高，但各类研究结果并不一致。例如，骨形成标志物 PINP 较骨吸收标志物敏感度更高。对于这些研究结果的差异性，并不应感到惊讶。因为影响骨代谢标志物的因素很多：①纳入研究的患者数量有限，患者间存在个体差异；②转移的范围和程度不尽相同；③器官转移释放的非特异性标志物；④各研究选择的参考值范围存在差异。这些原因以及一些未知原因导致了不同研究组获得的标志物检测敏感度和特异度差异较大。在对 113 例女性进行的一项前瞻性研究中，在术后 29 个月内，每 3 个月进行一次骨扫描，11 例患者出现骨转移，但是她们的骨代谢标志物检测值［包括骨碱性磷酸酶（BAP）、骨钙蛋白、PICP、NTX、βCTX、PYD 和 DPD］低于引用的参考值下限，即骨代谢标志物检测结果倾向于无转移。然而，另一个相似的研究表明患者血液 TRAP5b 和 ICTP 浓度较初始值有明显升高，随后影像学证实存在骨转移。这表明制定合理的参考值，对比初始值可以提高诊断的准确性。

少量的关于 DKK-1 和硬化蛋白的研究表明，与健康女性或乳腺癌缓解期或不伴有骨转移的患者相比，乳腺癌进展期或伴骨转移的患者血清 DKK1 和硬化蛋白浓度明显升高。在随访中发现，治疗后 12 ~ 24 个月血清硬化蛋白浓度升高，DKK-1 浓度略微下降，硬化蛋白的浓度与骨密度呈正相关，DKK-1 的浓度与骨密度呈负相关，这些结果表明 DKK-1 和硬化蛋白在疗效评估上的价值可能大于诊断价值。

（二）预后判断和疗效评估

一项纳入 774 例肿瘤患者的研究显示，尿液中初始 NTX 浓度 > 100nmol/mmol 肌酐时提示早期可能出现骨转移，预后较差。如果在唑来膦酸和帕米膦酸治疗过程中这个值保持不变或上升，则预后更差。对于血清 NTX 的研究也得到了相似的结果，但两者使用的参考值不同。早期无转移的乳腺癌患者（*n*=667）在行乳房切除术前血清 βCTX 浓度＞ 710ng/L，比低浓度的患者更易出现早期转移。在 5 年随访中，相对于基础水平而言 PINP 浓度每年增幅超过 20% 提示易发生骨转移。

四、前列腺癌

（一）诊断

与乳腺癌类似，前列腺癌骨转移患者与无骨转移患者相比骨钙蛋白和 RANKL 没有显著变化（图 8-1B），但是 OPG/RANKL 联合测定却是前列腺癌根治术后复发的检测指标，其他标志物浓度明显升高。这些标志物中 PINP、BSP、OPG 显著升高，更有诊断价值。BSP 可以视为一个通用的骨转移标志物，而不局限于前列腺癌骨转移的诊断。这一结论同样适用于 OPN。一些研究者还发现 OPG 浓度与骨转移瘤的范围和严重程度相关，但目前还没有研究提供将 OPG 纳入骨转移诊断指标的相关证据。然而，前列腺癌成骨性转移过程中除了骨形成标志物 PINP 和 BAP 升高外，骨吸收标志物 ICTP、TRAP5b 和 NTX 也同样升高。

另有两项研究发现在 BALP、ICTP、TRAP5b、BAP、骨钙蛋白、PICP、PINP、NTX 和 CTX 中，BALP 与转移瘤骨破坏的范围和程度相关，并且诊断准确度较高（敏感度 72%，特异度 88%），PINP 诊断特异度最高（92%）。但最近有研究指出在 PSA 阳性和早期骨转移时未检测到 PINP 浓度的改变，因此 PINP 可能不是早期骨转移诊断的敏感指标。

（二）预后判断和疗效评估

患者治疗前尿 NTX 和血清 BALP 水平对于肿瘤进展、骨并发症和生存期都有着预示作用，治疗前尿 NTX 和血清 BALP 高水平患者预后明显较差，唑来膦酸治疗过程中 NTX 和 BALP 显著降低的患者生存期较长。其他骨代谢标志物 PINP、ICTP、CTX 和 TRAP5b 等也具有同样结论。日本的一项研究指出与 BALP 和 TRAP5b 相比，ICTP 在预后判断上价值更高。多变量分析表明高浓度的 RANKL 和高 RANKL/OPG 值提示存在较高的复发风险。

五、肺癌

（一）诊断中的骨代谢标志物

图 8-1C 总结了 11 项研究中肿瘤骨转移和无骨转移的患者血浆中骨代谢标志物浓度。除了 ICTP、BALP 和 OPN 外，其他肿瘤骨转移患者的骨代谢标志物平均值未超过无骨转移患者的 1.5 倍，在原始文献中只有 ICTP、BALP、NTX 和 OPN 的升高有统计学意义。Leeming 等提出，αCTX 在反映肿瘤骨转移骨质破坏方面比其他骨标志物（如 NTX、βCTX、ICTP 和 TRAP5b）更敏感。BSP 也可用于诊断有无肿瘤骨转移，该诊断敏感度为 77.8%，特异度为 81.1%。Mountzios 等指出肿瘤骨转移的患者与无骨转移患者或是对照组相比，血浆中骨代谢标志物水平有统计学差异，但对于临床诊断的有效性来说，这些轻微差异的敏感度还不能达到诊断标准。Yao 等也得出同样的结论，他们提出肿瘤骨转移患者的血浆 TRAP5b 浓度升高有统计学差异，但强调了该测试的低敏感度和特异度不能达到临床诊断要求。关于肺癌的骨转移，并没有可靠的诊断标志物值得推荐。在最近发表的一项报道对比了有转移（*n*=130）和无转移（*n*=135）肺癌患者的 BAP、TRAP5b 和 ICTP 的水平，得出了相似的结论。

（二）预后判断和疗效评估

尿 NTX 初始水平低（＜ 100nmol/mmol 肌酐）的患者与初始水平高的患者相比预后明显更好，在无进展间隔期、发生骨并发症、肿瘤进展及生存率方面均有较好的转归。在治疗过程中对 NTX 的监测比对 BALP 的监测更有意义。唑来膦酸治疗研究的实验组中，初始尿液中 NTX 值＞ 100nmol/mmol 肌酐的患者意味着在肿瘤进展、发生骨并发症、低生存率方面风险率是对照组的 2 倍。最近一项纳入 176 例肺癌患者的研究表明，血浆中 NTX 浓度对患者的预后监测有同样的意义，治疗前血浆中 NTX ＞ 22nmol/L 可能与低生存率相关。期望尿 NTX 检测值能够与血浆中 NTX 值进行换算，这将使得这项检测有更强的可操作性，也更容易被接受。其他一些研究指出 ICTP 和 TRAP5b 也可作为肺癌进展的预测指标。

六、肾细胞癌

图 8-1D 总结了多项研究中肾细胞癌骨代谢标志物的数据。图中显示出肾细胞癌骨转移患者与无骨转移患者相比，多项骨代谢标志物并没有明显升高。一项在 6 例肾细胞癌骨转移患者和 24 例无骨转移肾细胞癌患者的对比研究中发现，有转移的患者 PINP 值较高。经过索拉非尼治疗的 6 例骨转移患者 PINP 值较低。与之前讨论的肿瘤相比，肾细胞癌骨转移的骨代谢标志物数据较少。因此，在临床实践中，用骨代谢标志物来诊断肾细胞癌骨转移并没有充足的研究依据。

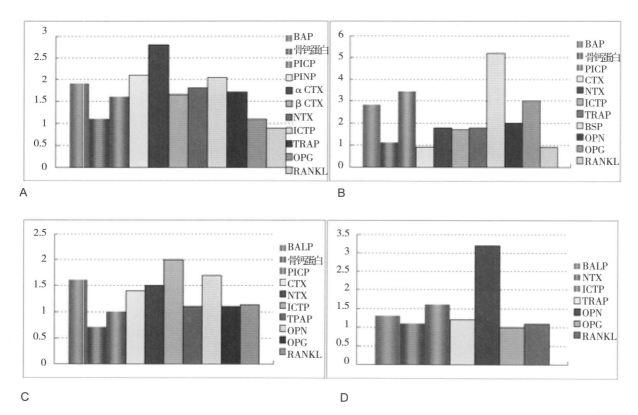

图 8-1　肿瘤患者出现骨转移前后多种骨代谢标志物浓度的相对值

纵坐标为肿瘤骨转移患者与肿瘤无骨转移患者骨代谢标志物浓度的比值

A. 乳腺癌；B. 前列腺癌；C. 肺癌；D. 肾细胞癌

目前，关于肾细胞癌预后监测的骨代谢标志物的数据也相当稀少。Wood 和 Brown 对 29 例患者在唑来膦酸治疗前和治疗中进行了骨代谢标志物 BAP 和 βCTX 的监测。虽然病例数较少，但该研究提示了在治疗中 NTX 的降低与肿瘤进展、骨折风险及生存率有很强的相关性。一项疗效研究监测了 39 例同时接受 18 个月唑来膦酸治疗的肾细胞癌转移患者的血浆 βCTX、BALP 和 PINP 浓度，与治疗前相比，在 3 个月内这些骨代谢标志物水平有升高。治疗前 βCTX 水平较高的患者生存率较低，肿瘤进展风险较大，初始 BALP 水平较高与较高的骨并发症风险相关，PINP 与临床终点事件无关联。在两项深入研究中，研究者监测了肾细胞癌转移患者血浆中的多种骨代谢标志物（BAP、NTX、ICTP、TRAP5b、OPN、OPG 和 RANKL），并进行了多变量分析。结果提示 OPN 和 OPG 是生存率的提示指标。肿瘤转移组包括骨转移和其他器官转移患者。因为这两种标志物并不只出现在骨骼中，所以不能确定 OPN 和 OPG 是否仅仅与骨转移相关。

七、总结

本章主要对骨代谢标志物检测在肿瘤骨转移的诊断、疗效评定和预后评估上的运用进行总结，由于各种标志物在骨转移骨代谢过程中出现的时间不同；性别、年龄、激素水平等个体差异；检测方法学差异，目前许多研究结论尚不统一，尚没有明确的推荐骨代谢标志物作为肿瘤骨转移的诊断指标，但是多种标志物的联合、动态测定有着重要价值。骨代谢标志物检测虽然不能替代骨扫描、影像学、肿瘤标志物和病理学手段，但是可以通过快速反馈结果、低成本、精确定量等优点来弥补现有检查的不足。随着研究的不断开展，越来越多的有价值的数据会展示出骨代谢标志物在骨转移诊断、疗效评定和预后评估方面的巨大潜力。

第 9 章　microRNA 与骨转移瘤

　　microRNA（miRNA）属于非编码调节性小 RNA（non-coding RNA），由 19～20 个核糖核苷酸组成，在调节细胞分化、周期和凋亡通路方面发挥重要作用。miRNA 以 "基因沉默" 方式在转录后水平调节基因表达，可以调控肿瘤细胞上皮 - 间充质转变（EMT）、侵袭和转移。miRNA 介导肿瘤骨转移，根据对肿瘤骨转移的调节效应可以分为抗肿瘤骨转移性 miRNA 和促肿瘤骨转移性 miRNA。一般情况下，恶性肿瘤中（尤其是骨转移发生率高的乳腺癌、甲状腺癌和前列腺癌）抗肿瘤骨转移性 miRNA 表达下调，促肿瘤骨转移性 miRNA 表达上调，因此，总体效应表现为促进肿瘤骨转移。这为肿瘤骨转移诊断和治疗提供了机遇，miRNA 具有组织和时空特异性，可以作为肿瘤标志物、癌症诊断指标和预后指标；通过生物或物理方法将抗肿瘤骨转移性 miRNA 转输至受体细胞内（逆转 miRNA 表达）可以产生抗肿瘤骨转移效应。

一、miRNA "基因沉默" 原理

　　miRNA 可以分为内源性和外源性 2 种，编码内源性 miRNA 的基因位于基因之间区域或位于注释基因内含子，自身编码加工成熟；外源性 miRNA 可以通过微囊泡、外泌体或 RNA 结合蛋白相关活性输送系统由一个细胞分泌并传递给另一个受体细胞（图 9-1）。两者均可发挥生物学作用。内源性 miRNA 基因由 RNA 聚合酶 Ⅱ 转录形成发夹形结构初始 miRNA（pri-miRNA），pri-miRNA 在核内 RNAse Ⅲ（RNA 酶Ⅲ）、Drosha（核糖核酸酶Ⅲ）和 Pasha（双链 RNA 结合蛋白）作用下形成 miRNA 前体（pre-miRNA）。pre-miRNA 在核转运因子 5（Exportin 5）和 Ran-GTP 复合因子的转运下出细胞核。细胞质内，pre-miRNA 在 Dicer（RNA 酶Ⅲ家族成员）和 TAR RNA 结合蛋白（TRBP）作用下形成功能性 miRNA 双链。双链 miRNA 被剪切形成两条单链 miRNA，其中一条降解，另一条形成成熟的 miRNA，并与 Argonaute2（Ago2）蛋白聚合，形成 RNA 诱导沉默复合物（RISC），RISC 发挥 "基因沉默" 作用。RISC 选择性沉默靶基因， "基因沉默" 依赖互补的程度。完全互补的情况下，RISC 剪切并降解 mRNA。然而，大多数情况下，完全互补罕见。不完全互补的 miRNA/mRNA，mRNA 主要表现为翻译受抑。miRNA 的互补结合区域常位于 mRNA 的 3′ 未翻译区（UTR）。一般的长双链 RNA 也可被 Dicer 剪切成很多小片段双链 RNA，其中一些小片段 RNA 也可以像 miRNA 一样发挥 "基因沉默" 作用。

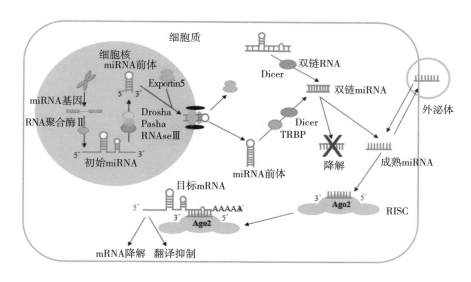

图 9-1　miRNA"基因沉默"原理
RISC. RNA 诱导沉默复合物

二、肿瘤骨转移机制

骨转移具有与任何部位肿瘤转移共有的特性，如肿瘤转移前微环境的形成、肿瘤细胞对宿主组织的倾向性、肿瘤细胞脱离微血管进入组织。同时，肿瘤骨转移也有其特有的转移过程，如肿瘤细胞定植于骨髓和骨质破坏"恶性循环"。临床前证据提示肿瘤细胞中只有小部分细胞具有自我更新和分化成特异性细胞类型（分化潜能有限）的能力，把这小部分细胞称为"肿瘤干细胞（CSC）"。CSC 通过 EMT 获得大部分生物学特征，如生存、运动性、侵袭性和转移能力（图 9-2）。EMT 表现为细胞骨架改变，极化上皮细胞与细胞外基膜相互作用 E- 钙黏素表达下降，并形成间充质细胞表型，这扰乱了细胞与细胞、细胞外基质之间的连接，有助于肿瘤细胞突破基底膜并迁移至身体其他部位。肿瘤转移是一个低效过程，血液中的大部分肿瘤细胞可以被免疫细胞吞噬或杀伤，仅有一小部分细胞成功"免疫逃避"继续增殖并通过一些受体和配体 [如 CXCR4（HSC 受体）/SDF-1（成骨细胞系分泌的配体），透明质酸 /CD44] 特异性定植于骨骼，研究表明 CXCL16/CXCR6 可能是前列腺癌骨转移的一种独立性趋化因子轴。一旦成功定植骨髓，肿瘤细胞与骨骼微环境相互作用，可以进行 MET 回到原来的状态。MET 有助于肿瘤细胞大量聚集并更好地适应骨微环境；MET 后肿瘤也更倾向于凋亡，有助于化疗，相关机制有待进一步研究。骨转移播散肿瘤细胞（DTC）与造血干细胞（HSC）争夺定居环境或多年保持静止状态。DTC 可以驱逐 HSC 至外周血或祖池。因此，肿瘤骨转移患者在外周血可以发现更多的造血祖细胞（HPC）。肿瘤细胞和破骨细胞之间可以形成 RANKL 介导的骨质破坏"恶性循环"。肿瘤细胞分泌 PTHrP 等因子促进成骨细胞分泌 RNAKL，RANKL 诱导破骨细胞成熟并增强骨质溶解。骨质溶解释放储存于骨骼的 TGF-β，TGF-β 促进肿瘤细胞生长、EMT 和继续释放促骨质溶解性相关因子，构成"恶性循环"。

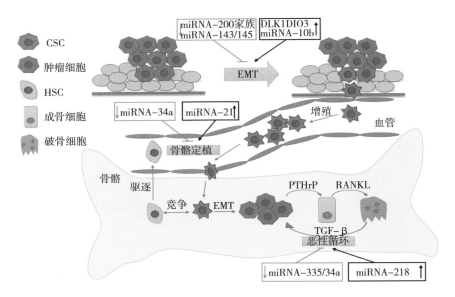

图 9-2　肿瘤骨转移机制

CSC. 肿瘤干细胞；HSC. 造血干细胞；EMT. 上皮 - 间充质转变；PTHrP. 甲状旁腺激素相关蛋白；RANKL. NF-κB 受体激活蛋白配体；TGF-β. 转化生长因子 -β；左框内抑制肿瘤骨转移性 miRNA（表达下调），右框内促进肿瘤骨转移性 miRNA（表达上调），总体效应促进肿瘤骨转移

三、miRNA 调节骨转移

miRNA 调节骨转移的多个环节：EMT、骨骼定植和骨质破坏"恶性循环"。把抑制 EMT、定植和"恶性循环"的 miRNA 统称为抗肿瘤骨转移性 miRNA；促进肿瘤 EMT、定植和"恶性循环"的 miRNA 统称为促肿瘤骨转移性 miRNA。骨转移相关 miRNA 的具体作用环节如表达水平、功能和靶点总结于表 9-1。

（一）抗肿瘤骨转移性 miRNA

1. 抑制 EMT

（1）miRNA-200 家族：miRNA-200 家族（miRNA-200a/b/c、miRNA-141 和 miRNA-429）在调节 EMT 和肿瘤细胞侵袭性方面发挥重要作用。miRNA-200 抑制 ZEB1 和 ZEB2，ZEB1 和 ZEB2 是 E- 钙黏素的翻译抑制因子，E- 钙黏素介导细胞与细胞、细胞与细胞外基质之间的黏附性，miRNA-200 家族可以促进 E- 钙黏素表达，抑制 EMT 和肿瘤转移。Li 等运用乳腺癌转移异种原位模型进一步研究发现，miRNA-200b/c/429 可以抑制肿瘤细胞侵袭和转移，而 miRNA-200a/141 不能抑制肿瘤侵袭和转移。并且，miRNA-200b 在 MDA-MB-231 乳腺癌细胞系中抑制肿瘤转移不依赖作用于 ZEB1，而是作用于 moesin 3′ UTR。miRNA-429 作用靶点为 ZEB1 和 CRKL。miRNA-200c 过表达可以增强封闭蛋白表达低下的乳腺癌细胞的化疗敏感性。Kundu 等运用非小细胞肺癌（NSCLC）细胞系和肺癌原发肿瘤标本研究发现 miRNA-200 家族和 miRNA-183/96/182 家族在肺癌组织中的表达也明显下降，它们可以通过靶向作用于 Foxf-2 抑制肺癌细胞 EMT、迁移、侵袭和转移。综上所述，miRNA-200 家族是抑制肿瘤侵袭转移和提高化疗敏感性的潜在性治疗靶点。然而，也有 miRNA-200 家族促进肿瘤转移的报道。Korpal 等运用动物模型发现 miRNA-200 通过直接作用于 Sec23a 促进乳腺癌细胞转移。不同的实验模型及转移级联限速步骤也许可以解释相反的报道，同时也提示 miRNA-200 家族的临床运用应考虑肿瘤的分期和进展程度。

表 9-1　骨转移相关 miRNA

分类	肿瘤	表达	功能	靶点	临床运用前景
miRNA-30a	前列腺癌 / 甲状腺癌	下降	抑制 EMT、迁移和侵袭	ERG、LOX	Src 抑制剂靶向作用 ERG（＋）去势抵抗性前列腺癌，甲状腺癌治疗性靶点
miRNA-33a	前列腺癌 / NSCLC/ 肾癌	下降	抑制破骨细胞分化、"恶性循环"	PTHrP	预后预测（miRNA-33a 提示预后差）
miRNA-34a	前列腺癌	下降	抑制 CSC CD44、"恶性循环"	CD44、Tgif2、IL-11	治疗性靶点
miRNA-100	前列腺癌	下降	抑制 EMT、侵袭和转移、肿瘤干性	Argonaute2	预防和治疗骨转移的潜在性靶点
miRNA-143/145	前列腺癌	下降	抑制 EMT、侵袭和迁移性	HEF1、ZEB2	区别前列腺癌不同分期的生物标志物，预测骨转移
miRNA-153	乳腺癌	下降	抑制 EMT、侵袭和迁移性	MTDH	治疗性靶点
miRNA-200 家族	乳腺癌 / NSCLC	下降	抑制 EMT、侵袭和迁移性	ZEB1、ZEB2、CRKL、moesin	增强化疗敏感性，治疗的运用需考虑肿瘤分期和进展
miRNA-203	前列腺癌	下降	抑制增殖、黏附和侵袭	Rap1A	治疗性靶点
miRNA-335	乳腺癌	下降	抑制骨质溶解 "恶性循环"	RANKL、IGF-1R	预后预测
DLK1-DIO3	前列腺癌	上升	促进肿瘤生长、EMT 和转移	STAG2、SMAD7	前列腺癌骨转移标志物，预测骨转移，潜在性治疗靶点
miRNA-10b	乳腺癌	上升	活化 RasRhoC 信号，放大促肿瘤转移信号	HOXD10	预后预测，治疗性靶点，无细胞毒性
miRNA-21	乳腺癌 / 前列腺癌	上升	促进 EMT、肿瘤生长、侵袭和转移	PDCD4、RhoB、TPM1	治疗性靶点，miRNA-21 抑制剂可增强化疗敏感性
miRNA-106b-25	前列腺癌	上升	促进肿瘤黏附、生长和复发	caspase7	预测前列腺癌早期复发
miRNA-155	乳腺癌	上升	促进迁移和侵袭性	RhoA、TCF4	乳腺癌诊断性标志物
miRNA-218	乳腺癌 / 前列腺癌	上升	骨转移 "骨拟态"，促进 "恶性循环"	SOST、TOB1	治疗性靶点
miRNA-221	前列腺癌	上升	促进肿瘤生长、EMT	ECTD2、RAB1A	预测前列腺癌由激素敏感性向激素抵抗性进展

（2）miRNA-143/145：研究发现前列腺癌骨转移患者骨转移病灶中 miRNA-508-5p、miRNA-145、miRNA-143、miRNA-33a、miRNA-100 表达明显比原发前列腺癌组织低。其中，miRNA-143 和 miRNA-145 下调与骨转移、血清 PSA 水平和 Gleason 评分负相关。体内外试验均表明 miRNA-143 和 miRNA-145 表达上调可以抑制前列腺癌细胞 EMT，降低骨转移进展。miRNA-145 通过直接结合 HEF1 3′ UTR 降低 HEF1 表达。HEF1 是 EMT 的正向调节因子，诱导肿瘤迁移、侵袭和转移。前列腺癌中，miRNA-145 和 HEF1 水平负相关，前列腺癌骨转移瘤组织 HEF1 表达更高。

此外，miRNA-145 靶向结合 ZEB2-3′UTR，原发性前列腺癌标本中 miRNA-145 表达与 ZEB2 呈负相关。下调 ZEB2 可以抑制前列腺癌细胞侵袭性、迁移性和 EMT。miRNA-145 是区别前列腺癌不同分期的生物标志物，可以预测骨转移，也是潜在性治疗靶点。

2. 抑制定植　miRNA-34a 可以直接抑制前列腺癌 CSC 表达 CD44，CD44 可以特异性结合透明质酸，利于肿瘤细胞定植于骨骼。最近，Yu 等发现 miRNA-34a 通过靶向作用于人肾癌细胞 CD44，抑制细胞增殖和转移。Shi 等研究表明 miRNA-34a 抑制 CD44$^+$ 干细胞样 NSCLC 细胞生长。CD44 是 CSC 的表面标志物。miRNA-34a 功能较广泛，除了能抑制多种恶性肿瘤表达 CD44 外，还具有抑制"恶性循环"的特性。miRNA-34a 也许是抑制多种恶性肿瘤骨转移的潜在性治疗靶点。

3. 抑制"恶性循环"

（1）miRNA-335：最近，研究者用人小细胞肺癌骨转移动物模型发现 SBC-5 细胞系（具有骨转移能力）miRNA-335 和 miRNA-29a 的表达比 SBC-3 细胞系（不具骨转移能力）低。SBC-5 细胞系中 miRNA-335 的表达和溶骨性病灶相关，miRNA-29a 和溶骨性病灶无关。体外试验发现 SBC-5 细胞系过表达 miRNA-335 可以明显降低细胞迁移、侵袭、增殖、集落形成和破骨细胞数量。体内试验发现移植有过表达 miRNA-335 的 SBC-5 细胞的小鼠（$n=10$）溶骨性病灶最少，3 只小鼠没有骨转移病灶。SBC-5 细胞系 RANKL 和胰岛素样生长因子 -1 受体（IGF-1R）的表达比 SBC-3 细胞系高。SBC-5 细胞系过表达 miRNA-335 可以明显降低 RANKL 和 IGF-1R 的表达。这个研究提示小细胞肺癌可以通过抑制 miRNA-335 上调 RANKL 和 IGF-1R 促进"恶性循环"。

（2）miRNA-34a：是破骨细胞生成、骨质溶解和骨转移溶骨活性的关键抑制因子。破骨细胞分化期间 miRNA-34a 的表达下调，过表达 miRNA-34a 的小鼠表现为溶骨活性下降骨量增多，敲除 miRNA-34a 的小鼠表现为溶骨活动增强、骨量减少。miRNA-34a 直接靶向作用于 TGF-β 诱导因子 2（Tgif2）。此外，Wang 等在 MDA-MB-231 细胞系中发现 miRNA-204、miRNA-211 和 miRNA-379 可以直接靶向作用于 IL-11 3′UTR。IL-11 为溶骨性因子（TGF-β 的下游信号因子），它的表达与乳腺癌骨转移的发生相关，高表达 IL-11 的乳腺癌更易发生骨转移。

（二）促肿瘤骨转移性 miRNA

1. 促进 EMT

（1）DLK1-DIO3 miRNA 家族：对胚胎发育和 EMT 意义重大。最近，研究者运用动物模型和临床标本进一步阐明了 DLK1-DIO3 miRNA 家族中 miRNA-154、miRNA-379 和 miRNA-409-3p/5p 在前列腺进展和骨转移中的作用。研究发现前列腺癌骨转移细胞系和临床患者血液标本中 miRNA-154、miRNA-379 和 miRNA-409-3p/5p 表达上升，miRNA-379 表达与前列腺癌患者无疾病进展生存相关。小鼠心内注射 miRNA-154 抑制剂可以抑制骨转移性 ARCaPm 前列腺癌细胞骨转移，降低骨转移和软组织转移病灶数，延长生存期。miRNA-154 或 miRNA-379 抑制剂体外可以诱导前列腺癌细胞逆转 EMT。miRNA-154 作用靶点为 *STAG2*（肿瘤抑制基因）和 SMAD7（抑制 TGF-β 通路）。这个发现提示 DLK1-DIO3 miRNA 家族在前列腺癌生物活性中发挥重要作用，促进肿瘤生长、EMT 和骨转移，可以作为前列腺癌骨转移标志物，预测前列腺癌骨转移，并且其也许是预防前列腺癌骨转移的治疗靶点。

（2）miRNA-10b：乳腺癌骨转移患者原发肿瘤部位和血清中 miRNA-10b 含量升高，提示疾病进展和预后差。动物模型实验表明非转移性乳腺癌细胞过表达 miRNA-10b 促进肿瘤细胞播散。乳腺癌骨转移患者血清 miRNA-10b 浓度要比乳腺癌非骨转移患者高。转录因子 Twist 直接诱导 miRNA-

10b 表达，miRNA-10b 靶向抑制转录因子同源异型盒 D10（HOXD10），进一步激活了 Ras 同源基因家族成员 C（RhoC）信号，从而放大了促进肿瘤转移信号。miRNA-10b 作为抗肿瘤治疗靶点已经运用于乳腺癌动物模型中，miRNA-10b 抑制剂被有效地传输至生长迅速的癌细胞，抑制癌细胞播散，并且没有细胞毒性。

2. 促进定植　乳腺癌 MDA-MB-468 细胞体外试验发现透明质酸与 CD44 结合后促进 JNK/c-Jun 核移位和转录活性，miRNA-21 表达上调。miRNA-21 促进 Bcl2/IAP 表达，抗细胞凋亡，产生化疗抵抗性、放疗抵抗性和肿瘤进展。miRNA-21 抑制剂可以降低 Bcl2/IAP 表达，并增强化疗敏感性。

3. 促进"恶性循环"　miRNA-218 在成骨细胞和转移至骨的肿瘤细胞中高度表达，靶向抑制 Wnt 信号、SOST 和 DKK-2 的抑制因子，并分泌卷曲相关蛋白 2。miRNA-218 通过促进 Wnt 信号途径促进成骨细胞分化和乳腺癌肿瘤细胞骨拟态（肿瘤细胞表达成骨细胞基因）特性。因此，miRNA-218 破坏骨骼稳态，促进"恶性循环"。

四、临床运用前景与治疗策略

miRNA 在血液、尿液、腹膜腔渗液中含量稳定，可以作为临床诊断和预后标志物，以及用于预测化疗反应。

miRNA 治疗策略可以分为两类，一类是降低促肿瘤骨转移性 miRNA 表达（miRNA 灭活）；另一类是提高抗肿瘤骨转移性 miRNA 表达（miRNA 补充）。目前，miRNA 治疗面临两大难题。

（一）miRNA 体内稳定性差

miRNA 小鼠尾静脉注射后 30 分钟内从循环系统内被清除。体内的 RNA 酶和肾脏清除功能极大降低了 miRNA 的稳定性。miRNA 进入肿瘤组织的含量极少，甚至还没有进入肿瘤组织即可能完全被清除。下列方法可以提高 miRNA 的稳定性。

1. miRNA 化学修饰　用硫代磷酸酯替代磷酸二酯或用 2′-O-甲基核糖基团或 2′ 其他替代物替代核糖基团，可以明显提高核酶抵抗性，自然状态下也可以产生，没有生物毒性，最为常用。

2. 锁定核酸（LNA）　LNA 为双环核苷酸，通过甲基桥连接核糖 2′ 氧基和 4′ 碳基，可以提高 miRNA 的热稳定性和增强靶向特异性，并具有核酶抵抗性。但是，LNA 对 mRNA 的特异性结合能力下降，因此谨慎使用。

3. 载体协助转输　将 miRNA 转输至细胞内的方法很多，方法的选择取决于模型系统和是否需要稳定的表达。大体上可以分为四类：裸 miRNA 转输、结合转输、包被转输和病毒转染（图 9-3）。这四类均可以通过血液输送，也可以局部组织注射。裸露 miRNA 血液转输时，99% 的 miRNA 被肾脏清除或被肝 Kupffer 细胞吞噬，残留的少量 miRNA 也时刻受核酶威胁。结合转输是指将肽、胆固醇或叶酸结合于 miRNA 末端以促进 miRNA 进入宿主细胞。miRNA 包被转输材料包括纳米微粒、脂质体和盐离子复合物，能有效提高循环系统稳定性并提高转输效率。载体制剂也可以是灭活病毒，即病毒转染，病毒可以携带转录 miRNA 的基因进入宿主细胞，并将基因与宿主基因整合，以达到持续稳定表达。

（二）转输的颗粒肿瘤特异性低

为了提高肿瘤靶向特异性，可以将肿瘤特异性标志物配体连接于包被制剂（纳米微粒等），肿瘤特异性标志物（表 9-2）。为了提高疗效、避免非靶向效应，提倡进行纳米颗粒结合转输局部注射，这样既避免了系统性转输遭受肾脏排泄，又增强了肿瘤靶向特异性。

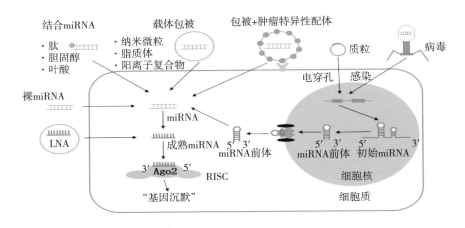

图 9-3　miRNA 细胞转输相关策略

表 9-2　肿瘤特异性标志物

肿瘤标志物	肿瘤类型
CD44	肿瘤干细胞
HER2	乳腺癌
CA125	卵巢癌
β-hCG	绒毛膜癌、睾丸癌
CA19-9	胰腺癌、胆囊癌和胆管癌
CEA	直肠癌和乳腺癌
降血钙素	髓甲状腺癌
PSA	前列腺癌
LDH	胚细胞肿瘤
甲状腺球蛋白	甲状腺癌

注：HER. 人表皮生长因子受体；CA. 糖类抗原；hCG. 人绒毛膜促性腺激素；CEA. 癌胚抗原；LDH. 乳酸脱氢酶；PSA. 前列腺特异抗原

五、总结

恶性肿瘤患者死亡主要是由于转移而不是原发肿瘤本身，抑制骨转移对延长患者生存期具有重要意义。miRNA 以"基因沉默"方式调控基因表达，调节 CSC EMT、侵袭和转移。miRNA 可以作为恶性肿瘤骨转移的预防、诊断和治疗手段。目前仍有许多基础性问题有待解决。miRNA 表达上调或下调是导致恶性肿瘤发生 / 进展的原因，还是因肿瘤进展导致 miRNA 表达的改变？CSC 通过 EMT 获得运动性、侵袭性和增强转移能力，MET 是 EMT 的逆过程，CSC MET 后是否进行第二次 EMT？抑制 EMT 的制剂理论上可以诱导 MET，但是诱导或抑制 MET 对治疗的利弊如何权衡？骨转移 DTC 所处微环境已经发生变化，miRNA 对 DTC 的调控应该与原发肿瘤的调控对比研究，而不能混为一谈。miRNA 为基因转录后水平，有利于研究者更深刻理解肿瘤骨转移机制，未来的基础研究成果将会为临床治疗提供更为广阔的选择。

第 10 章 骨转移瘤的基因表达

随着肿瘤患者生存期的延长，肿瘤转移的发生率也在不断升高，骨骼是恶性肿瘤最常见的转移部位之一，高达 90% 的多发性骨髓瘤和 60% ～ 75% 的晚期前列腺癌、乳腺癌会出现骨转移。骨转移提示患者预后较差。此外，肿瘤骨转移可出现剧烈的疼痛、行走障碍、骨质破坏、病理性骨折、高钙血症、脊髓神经根压迫等 SRE，严重影响患者的生活质量。肿瘤转移引起的骨疾病是一个动态的过程，肿瘤细胞与骨微环境中的多种细胞相互作用，这些细胞包括免疫细胞、骨髓细胞、纤维细胞、成骨细胞、破骨细胞、间充质干细胞等。这些细胞的交互作用影响着肿瘤的生长，肿瘤细胞基因的表达受到骨微环境中生长因子和趋化因子的调节，骨微环境中各种细胞的基因表达产物可能直接或间接地影响肿瘤生长和骨组织细胞的代谢活动。肿瘤生长和骨质破坏有着密切的关系，肿瘤细胞通过活化破骨细胞引起骨质破坏，正常情况下骨基质中的生长因子以未活化形式存在，溶骨性破坏可以导致骨微环境中生长因子的活化和释放，从而进一步促进肿瘤生长，这是一个恶性循环的过程。骨转移瘤病灶可以分为成骨性、溶骨性和混合性病灶，病灶的类型取决于成骨细胞介导的骨质沉积和破骨细胞介导的溶解再吸收间的平衡。肿瘤细胞和肿瘤骨微环境可以释放多种因子直接或间接影响成骨细胞和破骨细胞的生成和代谢。

骨转移瘤中与破骨细胞活动相关的细胞因子主要有 RANKL、OPG、PTHrP、降钙素基因相关肽（CGRP）、膜联蛋白 II、巨噬细胞炎性蛋白（MIP-1α、MIP-1β）、IL-3、IL-6、IL-11、骨桥蛋白。与成骨细胞活动相关的细胞因子主要有 TNF-α、BMP、独立生长因子（GFI-1）、激活素 A、DKK-1、IL-3、IL-7。

一、基因表达对溶骨性活动的影响

（一）NF-κB 受体激活蛋白配体

破骨细胞是介导溶骨活动的主要细胞，早期有学者指出肿瘤细胞也可以直接造成骨质破坏，但尚未得到证实。目前认为肿瘤直接或间接引起的破骨细胞活性增强是转移瘤骨破坏的主要机制。破骨细胞来源于造血组织中的单核 - 巨噬细胞系统，其形成受多种理化因素调控。RANK 和 RANKL 是破骨细胞分化、活化、成熟过程中起关键作用的细胞因子。成骨细胞 / 骨髓间充质干细胞表达的 RANKL 与前体破骨细胞表面 RANK 结合激活 NF-κB，增加 C-FOS 的表达，促进破骨细胞成熟。在骨微环境中，成骨细胞和基质细胞可以分泌 OPG，OPG 可以与 RANKL 结合阻断 RANK/RANKL 间相互作用，抑制破骨细胞的分化成熟，因此 OPG-RANKL-RANK 通路在溶骨性破坏的过程中发挥着重要的作用。体内调节骨代谢的激素或细胞因子，如 TNF-α、TGF-β、雌激素、BMP-2，以及 PTH、PGE$_2$、糖皮质激素等均通过调节 OPG/RANKL 的表达而发挥作用。

RANKL 是溶骨性破坏的主要介质，肿瘤细胞和受侵犯的骨微环境都可以产生 RANKL，RANKL 的缺乏可以引起骨硬化病。正常情况下 RANKL 的水平非常低而 OPG 的水平比较高，从而可防止出现异常骨吸收和病理性骨折。癌症和炎性骨病相关的骨破坏中 RANKL/OPG 比例失调起着重要作用。研究表明前列腺癌、乳腺癌等多种肿瘤细胞可以产生 RANKL 或表达它的受体 RANK，肿瘤细胞产生的少量 RANKL 还可以延长破骨细胞生存期。Blake 等证实在溶骨性骨转移灶中，RANKL 水平升高，而其受体 OPG 水平下降。Terpos 等指出 RANKL/OPG 的水平影响着骨髓瘤患者的生存期，血清 RANKL/OPG 水平高的患者生存期明显短于 RANKL/OPG 水平低的患者。乳腺癌、前列腺癌骨转移的动物模型研究表明利用 OPG 降低 RANKL 的活性可以明显减少骨破坏、肿瘤增殖，延长生存期。骨微环境中多种因子都可以影响 RANKL 的表达，如雌激素、甲状旁腺激素、IL-1、IL-7、TNF-α 等。除此之外，RANKL 在乳腺的发育和乳腺癌的发展过程中也具有重要作用。RANKL 缺陷的小鼠性器官可以发育成熟但是妊娠期间乳腺组织不会形成乳腺小叶结构。RANK 高表达的转基因小鼠，其乳腺癌的发病率也随之上升，在对大量年轻乳腺癌患者的基因表达分型研究中显示 RANKL 的表达与乳腺癌的发生存在很大的相关性。由于双膦酸盐可以诱导破骨细胞凋亡来打断癌细胞、骨细胞和骨基质之间的恶性循环，减少 SRE 的发生，故临床上被用于治疗骨转移瘤，地舒单抗是 RANKL 人工单克隆抗体。Henry 等对 1597 例肿瘤患者的研究结果表明在延缓或阻止 SRE（HR=0.81；95% CI 0.68～0.96）和疼痛缓解方面（RR=0.85；95% CI 0.72～1.00）地舒单抗要优于唑来膦酸，这也暗示了 RANKL 在肿瘤骨转移过程中的重要地位。

（二）骨保护素

骨保护素（OPG）通常由成骨细胞或基质细胞分泌，研究证实前列腺癌和乳腺癌骨转移患者的肿瘤细胞也可以分泌 OPG。除了在 OPG-RANKL-RANK 轴中发挥作用外，OPG 在肿瘤细胞的存活和肿瘤血管形成上也发挥重要作用。TNF 相关凋亡诱导配体（TRAIL）是侵入肿瘤的单核细胞产生的，可以与肿瘤细胞结合诱导肿瘤细胞凋亡，研究报道在乳腺癌和前列腺癌模型中肿瘤细胞分泌的少量 OPG 可以与 TRAIL 结合抑制其介导的肿瘤细胞凋亡机制。此外，骨髓基质细胞也可以产生 OPG，为肿瘤细胞在骨微环境中生存提供合适的条件。肿瘤的生长和发展都有赖于肿瘤内血管的建立，研究表明恶性肿瘤的血管内皮细胞也可以产生 OPG，且良性肿瘤血管内皮细胞缺乏 OPG，这表明了 OPG 与肿瘤血管形成也有关。

（三）甲状旁腺激素相关蛋白

肿瘤细胞产生多种活性因子促进破骨细胞生成，其中就包括 PTHrP，PTHrP 最早被认为是肿瘤患者出现高钙血症的最主要因素，Henderson 等进行的一项研究表明 PTHrP 在乳腺癌原发灶中的表达可以改善预后，使癌细胞侵袭性降低。但最新的研究表明 PTHrP 参与恶性肿瘤的发生和转移。一项乳腺癌的对照试验显示 63.2% 的乳腺癌患者 PTHrP 高表达，且发生骨转移的患者 PTHrP 表达水平较未发生骨转移的患者高。肿瘤细胞释放的 PTHrP、IL-1、IL-11（其中以 PTHrP 最重要）可以促进前体破骨细胞产生 RANKL，减少 OPG 的产生，打破 OPG-RANKL-RANK 轴的平衡，增强破骨细胞活化，导致溶骨性骨破坏，骨质吸收释放钙离子可以引起高钙血症。PTHrP 诱导的骨溶解可以促进骨基质释放 TGF-β，TGF-β 又可促进肿瘤细胞和骨髓微环境释放 PTHrP，形成一个恶性循环。研究表明在乳腺癌骨转移模型中采用中和抗体抑制 PTHrP 的活性或抑制 TGF-β 的产生可以减少骨破坏和肿瘤转移。

（四）降钙素基因相关肽

降钙素基因相关肽（CGRP）是 1982 年在甲状腺髓样癌组织中提取出的一种含 37 个氨基酸的多

肽，通常在初级感觉神经细胞内合成，而含有 CGRP 的神经纤维在骨膜和骨髓等生长活跃区有分布。目前尚无证据表明成骨细胞或破骨细胞可以表达 CGRP，但研究人员发现成骨细胞和破骨细胞表面存在 CGRP 受体。Zhao 等在乳腺癌细胞和成骨细胞体外共培养的研究中发现：乳腺癌细胞能上调成骨细胞 RANKL 和 RUNX2 的表达，下调 OPG 的表达，进而促进破骨细胞的活性，造成溶骨性破坏；而 CGRP 干预可逆转此调节作用。CGRP 抑制剂可以消除 CGRP 的逆转作用。Hagberg Thulin 等研究表明 CGRP 在前列腺癌骨转移中也存在相同的作用。由此可见 CGRP 在肿瘤骨转移中具有重要作用。

（五）膜联蛋白 II

膜联蛋白是一类受 Ca^{2+} 调节、能够结合带负电荷的膜磷脂的蛋白家族，ANX II 是这个蛋白家族中的一员。ANX II 单体由一个异四聚体组成，两个 p36 分子、两个 p11 分子，p11 亚基是 ANX II 异四聚体的调节亚基，研究者已经从人类骨髓间充质干细胞中克隆出 ANX II 受体，它可以和 p11 亚基特异性结合。肿瘤转移的过程从功能上类似于造血干细胞的骨髓归巢。成骨细胞和骨髓内皮细胞都可以表达 ANX II，研究表明 ANX II 基因敲除的小鼠体内造血干细胞对成骨细胞的黏附能力明显弱于正常小鼠。有文献报道肝癌、胰腺癌、高分化胶质瘤、胃癌和急性早幼粒细胞白血病都可以使体内 ANX II 表达水平升高。这证实了 ANX II 在肿瘤细胞和正常造血干细胞的骨髓归巢中发挥着重要作用。

Shiozawa 等证实 ANX II 对前列腺癌细胞具有趋化性，在动物模型中抑制 ANX II 或 ANX II 受体可以短期抑制癌细胞骨转移，这表明骨基质细胞表达的 ANX II 可能通过与前列腺癌细胞表面 ANX II 受体结合诱导癌细胞沉降。此外，研究表明在体外和体内培养时 ANX II 可以通过 ERK1、ERK2 进行信号转导促进前列腺癌细胞增殖，同时，骨细胞也可以产生并分泌 ANX II，ANX II 反过来又可以通过粒细胞 - 巨噬细胞集落刺激因子（GM-CSF）、RANKL 促进破骨细胞的分化形成。

多发性骨髓瘤（multiple myeloma，MM）是一种发生于 B 细胞的恶性肿瘤，骨质破坏是它的一个重要特征。骨髓微环境在肿瘤的生长和骨质破坏过程中发挥重要作用，Claudio 等证实 ANX II 基因在多发性骨髓瘤细胞中也是高表达，ANX II 基因在多发性骨髓瘤细胞中的表达是不同于 B 细胞系的，并且 ANX II 可以促进人类骨髓瘤细胞生长并抑制其凋亡。此外多发性骨髓瘤患者体内 MM 细胞和 CD138$^+$ 骨髓瘤细胞还可以表达 ANX II 受体，ANX II 和 ANX II 受体通过 Rho A 参与骨髓瘤细胞与成骨细胞和基质细胞的黏附过程，破骨细胞释放的 ANX II 还可以通过胞内 ERK1、ERK2 和蛋白激酶 B 信号转导促进多发性骨髓瘤细胞增殖。这些结果表明 ANX II /ANX II 受体轴参与多种肿瘤细胞增殖和骨转移过程。

（六）巨噬细胞炎性蛋白

巨噬细胞炎性蛋白（MIP）是趋化因子 C-C 亚族中的一员，包括 MIP-1α 和 MIP-1β。正常的骨基质细胞可以产生 MIP-1α 和 MIP-1β。有报道称 MM 细胞也可以产生 MIP-1α、MIP-1β 且高表达，在活动性多发性骨髓瘤和多发性骨髓瘤骨病患者的骨髓和血清中都能检测到 MIP-1α、MIP-1β。动物模型进一步显示，抑制 MIP-1α 可明显减少正常小鼠体内的溶骨病变，但对 RANKL 缺失的小鼠作用则不明显，提示 MIP-1α 可能通过 RANK/RANKL 途径发挥作用。此外，MIP-1α、MIP-1β 的水平与多发性骨髓瘤骨病的分级也呈正相关。多发性骨髓瘤骨病的机制尚不明确，但目前的观点认为多发性骨髓瘤细胞可分泌 MIP-1α 和 MIP-1β，当 MIP-1α 与骨髓基质细胞表面的 CCR1、CCR5 受体结合后能使基质细胞内 RANKL 表达增高、OPG 表达下降，结果是导致多发性骨髓瘤患者血清中 RANKL/OPG 值出现显著升高，进而促进破骨细胞活化，引起溶骨性破坏。

（七）白细胞介素 -3

IL-3 作为白细胞介素（白介素）家族中的重要一员，除了免疫调节外，在骨转移瘤骨细胞活动过程中也发挥重要作用。研究表明 70% 的多发性骨髓瘤患者体内 IL-3 mRNA 和蛋白表达水平都偏高。IL-3 中和抗体可以抑制破骨细胞的分化。这些研究表明在多发性骨髓瘤患者体内 IL-3 是破骨细胞形成的活化因子。Silbermann 等证实了在多发性骨髓瘤患者体内 IL-3 通过上调 CD14+ 骨髓巨噬细胞 *INHBA* 基因使激活素 A 表达增高来促进破骨细胞形成和骨髓瘤细胞增殖。此外，通过与 OPG（RANKL 诱受体）处理 CD14+ 骨髓巨噬细胞结果的对比，他们还发现 IL-3 和激活素 A 对破骨细胞诱导效应与 RANKL 诱导途径是相互独立的，两者具有协同效应。

（八）白细胞介素 -6

IL-6 同为白细胞介素家族的一员，在肿瘤骨转移及骨破坏过程中具有双重效应。研究表明 IL-6 在胸膜间皮瘤、胶质瘤、卵巢癌、前列腺癌、乳腺癌和多发性骨髓瘤中均发挥作用。体外培养时 IL-6 对黑色素瘤和骨髓瘤具有抑制作用，这种抑制可能是通过激活 STATs 实现的。但在骨转移过程中 IL-6 这种抑制作用可以被逆转，在这一过程中 STATs、Ras/ERK1/2 信号通路可能发挥重要作用。肿瘤细胞与骨髓基质细胞黏附后可以促进骨髓基质细胞产生 IL-6 诱导破骨细胞形成，导致骨吸收，为肿瘤骨转移创造条件。这些结果表明 IL-6 在诱导肿瘤细胞增殖、抑制凋亡和刺激破骨细胞生成中具有重要作用。然而 IL-6 的水平和骨髓瘤骨病严重程度并不成正相关。因此 IL-6 在骨髓瘤骨病中的准确作用有待确定。

（九）骨桥蛋白

正常情况下骨桥蛋白 OPN 参与骨的矿化和骨吸收过程。成骨细胞、破骨细胞及多种肿瘤细胞均可表达 OPN。研究者发现在非小细胞肺癌和肝癌患者体内 OPN 表达水平明显升高，且 OPN 的水平与肿瘤大小，是否发生骨转移存在相关性。最近有研究显示 OPN 参与骨肉瘤的形成，有趣的是上调或下调 OPN 的表达水平均与骨肉瘤增殖有关。目前 OPN 参与肿瘤发生发展及骨转移的机制尚不明确。

二、基因表达对成骨细胞活动的影响

同破骨细胞一样，成骨细胞在骨转移瘤发生发展过程中具有重要作用，多种因子参与了这一过程。成骨细胞分化成熟的不同阶段对肿瘤细胞增殖的作用是不同的。不成熟的前体成骨细胞可以释放多种生长因子促进骨髓瘤细胞生长，而成熟的成骨细胞可以通过产生核心蛋白聚糖抑制骨髓瘤细胞生长。此外肿瘤细胞可以产生多种因子影响成骨细胞分化及功能。多发性骨髓瘤细胞可以干扰 *RUNX2* 基因的表达抑制间充质干细胞向成骨细胞分化，还可以抑制成骨细胞增殖，并发现 DKK-1、肝细胞生长因子、TNF、IL-3、分泌型卷曲相关蛋白等参与了多发性骨髓瘤的成骨抑制过程。在成骨性骨转移病灶内可见成骨细胞活化物。TGF-β、IGF、FGF、BMP、PDFG、PSA 和内皮素 -1 已经被证实是乳腺癌和前列腺癌骨转移中成骨细胞活化物。

（一）DKK-1

Wnt/β-catenin 信号是调节骨代谢及维持骨质稳态的重要信号通路之一，DKK-1 作为一种可溶性 Wnt 抑制剂，可通过阻断成骨细胞分化及调节成骨细胞 Wnt 经典途径的正性 / 负性调节因子（即 OPG/RANKL）之间的平衡参与溶骨的发生。研究发现骨髓瘤血清及骨髓血浆中 DKK-1 的水平升高，并与骨髓瘤分期及骨病发生密切相关，动物研究亦表明抗 DKK-1 抗体可增加成骨细胞数量，降低破骨细胞数量而促进骨质形成。然而，亦有研究表明并非所有具有骨质破坏的初治骨髓瘤患者均有 DKK-1 基因或蛋白表达的升高，其与多发性骨髓瘤的具体关系尚待进一步明确。

（二）白细胞介素 -3

IL-3 可以促进破骨细胞形成，研究表明其也可以抑制成骨细胞分化成熟。IL-3 可以抑制小鼠和人的经 BMP-2 处理后的间质干细胞向成骨细胞分化，这种抑制效应具有剂量依赖性，但这不影响细胞的增殖。此外，骨髓瘤患者骨髓中的 IL-3 也可以抑制成骨细胞分化，也具有剂量依赖性，这种抑制效应可以被 IL-3 抗体解除。骨髓基质中的 CD45$^+$ 细胞数量的减少可以使 IL-3 对成骨细胞分化的抑制能力减弱，这提示骨髓瘤中 IL-3 抑制成骨细胞分化的机制可能涉及 CD45$^+$ 细胞的间接参与。因此，IL-3 在骨髓瘤中具有双重作用，一方面促进破骨细胞增殖活化，一方面抑制成骨细胞分化。

（三）肝细胞生长因子

多发性骨髓瘤患者肝细胞生长因子（HGF）血清浓度与骨损害程度有关。骨损害程度严重者，HGF 血清浓度明显增高。研究证实多发性骨髓瘤患者体内 HGF 主要由恶性浆细胞产生，受骨髓微环境调节，HGF 受体是由 c-met 原癌基因编码的，在前体破骨细胞、破骨细胞和成骨细胞上都有表达。Kawasaka 等报道 HGF 水平较高的多发性骨髓瘤患者体内成骨细胞数量减少，且 HGF 能显著地减少 BMP-2 诱导的骨形成，Standal 等已证实 HGF 能抑制 BMP 诱导的间充质干细胞向成骨细胞分化。

（四）肿瘤坏死因子

研究显示多种肿瘤细胞可以表达 TNF-α。多发性骨髓瘤患者体内 TNF-α 和 IL-6 水平明显升高，TNF-α 可以显著地刺激骨髓基质细胞产生 IL-6，从而促进骨髓瘤细胞增殖并抑制其凋亡。TNF-α 还可以抑制间充质干细胞增殖，促进成熟的成骨细胞凋亡，加速骨破坏。Olfa 等发现敲除间充质干细胞 RUNX2 基因可以消除 TNF-α 对细胞增殖和分化的抑制能力，这提示 RUNX2 可能是 TNF-α 在成骨细胞中的作用靶点。

（五）激活素 A

激活素 A 可以促进破骨细胞的形成，但是对成骨细胞的作用尚有争议。动物实验表明激活素 A 在体外可以促进成骨细胞增殖，在体内可以促进骨形成，Rosenberg 等在对人类成骨细胞体外培养的过程中也证实了这一结论，但他们认为激活素 A 是通过抑制成骨细胞凋亡，而不是影响分化来增加成骨细胞数量的。但也有研究显示激活素 A 能够抑制成骨细胞分化并通过抑制成骨细胞矿化能力抑制骨形成。激活素 A 作为 TGF-β 家族中的一员，在肿瘤发生、增殖和骨转移过程中也发挥重要作用，激活素 A- 卵泡抑素系统失衡被认为可能与恶性成骨性肿瘤、恶性成软骨性肿瘤的发生有关。Vallet 等指出在骨髓瘤患者的骨髓和外周血中激活素 A 的水平都较高，正常人骨髓中激活素 A 的水平为（33 ± 14）pg/ml，而骨髓瘤患者骨髓中的含量为（119 ± 143）pg/ml。他们进一步指出激活素 A 受体拮抗剂在临床前期骨髓瘤骨病模型中可以增加正常骨组织体积，减少肿瘤负荷。类似地，Croucher 及其同事指出激活素 A 拮抗剂 RAP011 在 5T2 骨髓瘤小鼠模型中可以抑制肿瘤进展减轻肿瘤负荷。值得注意的是，在 5T2 模型中激活素 A 可以促进破骨细胞活动，但是抑制激活素 A 对破骨细胞数量并无影响。

（六）骨硬化蛋白

人类的骨硬化蛋白是 SOST 基因编码的、骨原性细胞分泌的具有抑制骨形成作用的糖蛋白。研究显示骨硬化蛋白可以与成骨细胞表面 LRP5、LRP6 受体结合阻断 Wnt 信号转导抑制成骨细胞分化，从而引起骨形成障碍。骨髓瘤细胞和乳腺癌细胞可以产生骨硬化蛋白，抑制成骨细胞分化。诱导突

变引起 *SOST* 基因失活可以导致患者骨质显著增厚。Terpos 等发现骨髓瘤骨病患者血清中骨硬化蛋白水平明显升高，并且升高的程度与骨疾病程度相关。因此，骨硬化蛋白也是成骨细胞众多抑制因子中的重要一员，目前临床已经开始尝试使用骨硬化蛋白抗体治疗骨质疏松。

（七）独立生长因子

研究人员在骨髓瘤患者体内还发现了一种 *RUNX2* 基因转录阻遏因子 GFI-1。抑制成骨细胞分化是骨髓瘤的一个特点，即使患者病情长期缓解，这种抑制也会持续存在，但是尚不了解这种抑制背后的病理生理学机制。D'Souza 等发现无论是患有骨髓瘤的小鼠还是骨髓瘤患者体内的骨髓基质细胞中 GFI-1 水平都高于对照组，GFI-1 是 *RUNX2* 的长效转录抑制因子，曲古抑菌素 A（trichostatin-A）可以阻断 GFI-1 对 *RUNX2* 的抑制作用。值得注意的是，下调骨髓瘤患者骨髓基质细胞内 GFI-1 siRAN 水平可以明显恢复 *RUNX2* 表达和成骨细胞分化标志物的表达。因此，GFI-1 在骨髓瘤中成骨细胞抑制过程中发挥重要作用，并且为骨转移疾病的治疗提供了一个新的靶点。

（八）成骨细胞活化因子

肿瘤骨转移骨破坏大多数为溶骨性，少数为成骨性和混合性。成骨性骨转移绝大多数来自前列腺癌，少数为乳腺癌、膀胱癌、鼻咽癌及肺癌等。如前所述，破骨细胞 / 成骨细胞间的平衡需要多种因子参与。ET-1、TGF-β、IGF-1、FGF、BMP 及 PDGF 等均具有刺激成骨细胞增殖及新骨形成的作用，对成骨性骨转移的发生起到重要作用（表 10-1）。在前列腺癌和乳腺癌骨转移患者体内 ET-1 水平升高，Yin 等指出成骨性骨转移瘤小鼠模型中阻断 ET-A 受体可以抑制成骨样改变。有临床试验发现 ET-A 受体拮抗剂阿曲生坦能延长前列腺癌临床进展时间，并能缓解骨转移灶部位顽固性疼痛。这些研究提示抑制内皮素可能会成为成骨性骨转移临床治疗新方法。

表 10-1　骨转移瘤相关基因及细胞因子

基因（或细胞因子）	主要作用机制	效应
RANKL	OPG-RANKL-RANK 轴	促进破骨细胞成熟
OPG	OPG-RANKL-RANK 轴	抑制破骨细胞成熟 诱导肿瘤血管形成
PTHrP	OPG-RANKL-RANK 轴	促进破骨细胞成熟
CGRP	OPG-RANKL-RANK 轴	抑制破骨细胞成熟
膜联蛋白 II	ANX II /ANX II R 轴 ERK1/2 信号通路	促进 MM 细胞增殖 促进破骨细胞分化
MIP	OPG-RANKL-RANK 轴	促进破骨细胞成熟
IL-3	—	促进破骨细胞形成 抑制成骨细胞分化
IL-6	STAT；Ras/ERK1/2 信号通路	诱导破骨细胞形成
OPN 基因	—	肿瘤增殖相关
DKK-1	抑制 Wnt 信号通路 OPG-RANKL-RANK 轴	促进破骨细胞形成 抑制成骨细胞分化
c-met 基因	—	抑制成骨细胞分化
TNF-α	RUNX2	促进成骨细胞凋亡 促进 MM 细胞增殖

基因（或细胞因子）	主要作用机制	效应
激活素 A	激活素 A– 卵泡抑素系统	促进破骨细胞形成 抑制成骨细胞凋亡 抑制成骨细胞矿化
SOST 基因	阻断 Wnt 信号转导	抑制成骨细胞分化
GFI–1	抑制 *RUNX2* 基因转录	抑制成骨细胞分化

三、总结

综上所述，肿瘤的发生发展是一个极其复杂的过程，骨转移的过程中肿瘤细胞、成骨细胞、破骨细胞和骨基质之间是相互交织的。这一过程涉及了 OPG-RANKL-RANK、Wnt、STAT、Ras/ERK1/2 等多个信号通路的参与，RANKL、OPG、PTHrP、CGRP、膜联蛋白 II、MIP、IL–3、IL–6、IL–11、OPN 等主要影响破骨细胞活动，当然对成骨细胞可能也存在直接或间接的影响；DKK–1、TNF–α、激活素 A、骨硬化蛋白、GFI–1、IL–7 等主要影响成骨细胞活动，同时不排除直接或间接作用于破骨细胞。ET、TGF–β、IGF–1、FGF、BMP 及 PDGF 在成骨性转移瘤中发挥重要作用。这些基因及其表达产物通过诱导破骨细胞生成、增强破骨细胞活性，抑制或促进成骨细胞分化，打破成骨细胞 / 破骨细胞间的动态平衡，最终引起溶骨或成骨性骨破坏。对这些基因及细胞因子的研究有助于深入了解骨转移瘤发生的机制，部分基因的表达水平可能为早期诊断的依据或提示病情进展，对评估患者预后具有重要意义。干预其中的重要环节可对肿瘤骨转移过程产生影响，从而为转移性骨肿瘤的预防和治疗提供新的靶点。

第二篇 骨转移瘤的外科治疗

第11章 骨转移的机制和治疗

大多数癌症患者的死因是无法治愈的肿瘤转移，而骨是常见的实体瘤转移部位。据统计，美国每年有350 000人死于骨转移。骨微环境中基质细胞、成骨细胞、破骨细胞和骨细胞可以产生多种生长因子和前列腺素，提供丰富的血管供应和吸引性，骨是肿瘤细胞附着和增殖的温床。骨转移最常见于多发性骨髓瘤、乳腺癌和前列腺癌患者，而肺癌、肾癌、甲状腺癌或其他癌症患者的骨转移发生率相对较低。在儿童肿瘤中，骨转移多见于神经母细胞瘤、骨肉瘤和尤因肉瘤。

骨转移的主要发生部位是红骨髓，常见于骨盆、胸骨、颅骨、肋骨、椎骨和肩胛骨等中轴骨，也见于长骨近端，如股骨和肱骨。这些部位的丰富血供和独特的细胞构成有助于循环肿瘤细胞的归巢和二次沉积。超过80%的骨转移发生在中轴骨，其中胸椎是最常发生转移的部位（70%），其次是腰骶椎（20%）和颈椎（10%）。骨盆、肋骨和颅骨转移的发生率分别为63%、77%和35%。长骨近端的骨转移发生率要高于远端（53% vs 1%）。

实体瘤的转移过程较为复杂。肿瘤细胞的转移过程：转移前生态位形成，通过循环、趋化吸引和归巢转移至靶器官，以及新微环境中局部基质细胞和免疫细胞相互作用。以前列腺癌骨转移为例，至少包括以下4个步骤：①定植（循环肿瘤细胞进入骨髓生态位）；②休眠（癌细胞适应骨微环境并保持休眠状态）；③再激活（癌细胞从休眠状态转变为活跃增殖状态）；④重建（癌细胞破坏原始骨骼结构和功能）。骨转移过程已在既往多篇综述中进行了广泛论述。本章旨在整合个体实体瘤的相关内容，发现成人和儿童实体瘤骨转移过程的共同机制，并对骨转移的临床治疗进展进行综述。

潜在转移细胞从原发性肿瘤释放并转移到继发部位的时间可能取决于肿瘤类型。针对原发性和转移性肿瘤的部分遗传学研究和突变分析表明，必须发生特定遗传学事件才能诱发肿瘤转移。部分早期转移的肿瘤细胞（包括HER2依赖性乳腺癌）可能已处于癌前阶段。转移的肿瘤细胞可在定植部位中长期保持休眠状态。在转移过程中，即使患者的血液和组织中可能存在大量肿瘤细胞，但只有极少数能够建立大转移，这与实验研究结果一致。实验研究表明，虽然高达80%的肿瘤细胞从原发肿瘤成功释放，但仅有2%～4%形成微转移灶，不足0.01%在新的转移生态位中存活并形成明显转移瘤。此时，肿瘤细胞继续进化，但不再依赖原发肿瘤。与原发肿瘤的主要克隆方式相比，原发肿瘤的早期分化和新遗传变化的获得往往导致明显不同的突变模式。

对于癌症患者而言，骨转移的发生提示预后较差。骨转移患者的生活质量下降，并发症发病率和死亡率有所上升。多发性骨髓瘤、乳腺癌和前列腺癌等常见骨转移瘤患者在确诊骨转移后的预期生存期不超过2～3年。在一定程度上，这是由于骨转移导致的骨骼疾病即骨相关事件通常会降低患者的总体生存期。骨相关事件多见于溶骨性骨转移，可以导致病理性骨折、脊髓和脊神经受压、疼痛或神经功能损害及高钙血症。此外，最近的一项研究表明，骨微环境通过 zeste 增强子同源物 2（EZH2）介导的基因重组促进转移的癌细胞种子进一步扩散，赋予从骨病变扩散的癌细胞干细胞样特性，进而对患者生存造成不利影响。

一、转移机制

（一）EMT——转移的第一步

EMT 是在胚胎发育和组织重塑过程中发生的表型转化，其中上皮细胞获得间质样特性，细胞间黏附减少，运动能力增强。EMT 是一个短暂的动态过程，主要发生在组织侵犯的起始阶段。EMT 受到多个细胞信号通路的严格控制，包括表皮生长因子受体家族酪氨酸激酶（ErbB）、Wnt 信号通路、NF-κB 和 TGF-β 通路（图 11-1）。在实体瘤的侵袭和转移过程中，这些分子也参与了病理性 EMT。

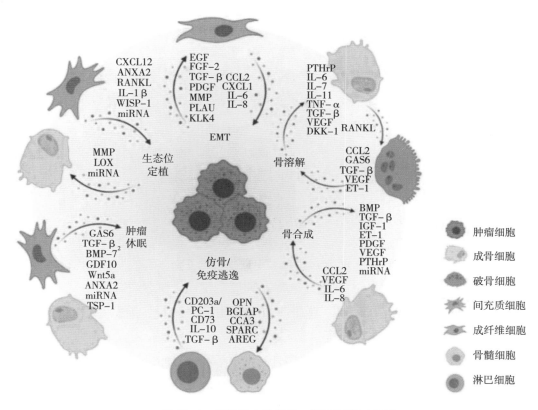

图 11-1　骨转移中的肿瘤 - 微环境相互作用

PLAU. 纤溶酶原激活物；KLK4. 激肽释放酶相关肽酶 4；ANXA2. 膜联蛋白 A2；WISP-1.Wnt 诱导分泌蛋白 -1；LOX. 赖氨酸氧化酶；GDF10. 生长分化因子 10；BGLAP. 骨钙素；SPARC. 骨连接素；AREG. 双调蛋白

乳腺癌转移是肿瘤转移过程中 EMT 的最好例证。乳腺癌细胞株的体外侵袭性和体内转移潜能增加，间充质中间丝波形蛋白（VIM）和 N- 钙黏素（CDH2）表达上调，角蛋白水平和多种细胞成分[细胞黏附复合物，如桥粒蛋白（DSP）、闭锁小带蛋白（ZO）-1 和 E- 钙黏素（CDH1）]则表达降低。因此，CDH2 和 VIM 是乳腺癌 EMT 的可信标志物。同样，在前列腺癌的间质表型标志物中，与细胞运动相关的 CDH2、成骨细胞 - 钙黏素（CDH11）和 WFDC-1 蛋白表达上调，Skp1-cullin1-Fbox（SCF）E3 连接酶复合物 / 泛素 / 蛋白酶体途径活化和典型前列腺结构丧失。肿瘤细胞或癌症相关基质产生的肝细胞生长因子和表皮生长因子增加，可以改变前列腺癌微环境，也能够诱发 EMT。表皮生长因子通过囊泡依赖性内吞作用和 SNAI1 引起的 CDH1 转录下调来发挥作用。在前列腺癌细胞中，转录因子 Twist 同样可以抑制 CDH1 表达，上调 CDH2 表达。

此外，前列腺衍生上皮因子（PDEF）（一种由 TGF-β 介导下调的上皮特异性 ETS 转录因子）缺失、前列腺特异性抗原和激肽释放酶相关肽酶 4（KLK4）的过表达也可以诱导 PC3 前列腺癌细胞的 EMT，三者都是表皮生长因子前体和潜在的 TGF-β$_2$ 激活剂。虽然前列腺特异性抗原和 KLK4 是正常前列腺分泌物的一部分，但癌症进展过程中腺体结构的破坏导致其渗漏到肿瘤微环境中，这表明前列腺组织结构和 EMT 之间存在一定联系。hedgehog 和 BMP-7 信号通路在侵袭性前列腺癌中被重新激活，并诱导 EMT 发生。值得注意的是，BMP-7 在骨微环境中同样表达丰富，这可能有助于构建前列腺癌的骨转移生态位。实验研究表明，前列腺癌细胞接种到小鼠骨中后会发生 EMT。

（二）转移前骨生态位的形成和骨定植

目前关于转移的组织趋向性观点是基于转移生态位的特定性质。100 多年前，Stephen Paget 提出"种子和土壤"假说，认为特定的肿瘤细胞只能在兼容的微环境中定植和增殖。部分机制假说认为，转移性肿瘤细胞的归巢是由具有最佳直径和血流的组织毛细血管中的物理捕获驱动的，继而从转移部位外渗。骨髓凭借特殊的组织结构成为该活动的理想场所。骨髓中不同血流量的血窦状毛细血管、内皮细胞之间的宽间隙和薄的结缔包膜均有利于肿瘤细胞的外渗。红骨髓中的血流缓慢使转移性肿瘤细胞易于附着到骨内膜表面。

然而，恶性细胞（"种子"）的分子特性及其与骨微环境（"土壤"）的相互作用对肿瘤的转移扩散更为重要。事实上，越来越多的证据表明，原发肿瘤可以提供靶器官的微环境，为随后的肿瘤细胞定植创造有利的转移前生态位。在此背景下，研究表明，肿瘤基质中的癌症相关成纤维细胞（CAF）通过分泌 C-X-C 类趋化因子配体 12（CXCL12，也称为 SDF-1）诱导肿瘤细胞扩散到骨。同理，乳腺癌和前列腺癌细胞的 CXCL12 受体（CXCR4 和 CXCR7）过表达可诱导 CXCL12 的趋化作用，实现骨定植。与 CXCR4 低表达相比，乳腺癌中 CXCR4 的高表达会导致远处转移和骨转移的发生率增加。据报道，成骨细胞或内皮细胞与循环前列腺癌细胞之间的膜联蛋白 A2（ANXA2）/ 膜联蛋白 A2 受体（ANXA2R）相互作用有利于骨归巢和黏附。前列腺癌细胞表达的 RANK 受体激活剂通过激活 RANKL/c-Met 介导的正反馈促进转移前生态位的形成，从而诱导癌细胞的骨定植。肿瘤源性的蛋白水解酶，如基质金属蛋白酶可以重塑骨基质并释放和激活生长因子和细胞因子，为转移性定植创造有利环境。

此外，原发性乳腺癌细胞在缺氧条件下分泌的赖氨酸氧化酶（LOX）可调节骨转移部位的细胞外基质，构建转移前生态位。原发性肿瘤细胞产生的外泌体和 microRNA 与骨重塑和骨转移进展有关。黏附分子（如整合素 αvβ3，玻连蛋白受体）可以促进扩散癌细胞锚定到骨生态位的细胞外基质。成骨细胞产生的 Wnt 诱导分泌蛋白 -1（WISP-1）通过 VCAM-1/ 整合素 α4β1（也称为极晚期抗原 4，VLA-4）调节前列腺癌细胞与成骨细胞的黏附。骨髓源性 IL-1β 通过激活 NF-κB/CREB-Wnt 通路促进转移性乳腺癌细胞的骨定植。部分研究报道，在早期转移定植阶段，转移性乳腺癌细胞与骨血管生态位中的 E- 选择素结合可诱导间充质 - 上皮转变，促进转移瘤形成。

值得注意的是，不同癌症的骨"转移生态位"的精确定位和组成成分尚不明确。有研究表明，骨转移生态位包括造血干细胞、骨内细胞（破骨细胞、成骨细胞、骨细胞、成纤维细胞）和血管（内皮细胞、周细胞）生态位。乳腺癌的骨定植部位可以是骨髓的脂肪组织。这些生态位是相当稳定的，在很长一段时间内不会发生重大重塑，导致骨转移具有较长潜伏期。例如，稳定的微血管系统可以使癌细胞保持在休眠状态，而新生血管会激活休眠细胞并加速微转移瘤增殖。同理，与合成骨的成骨细胞相比，长期静止的细胞（如骨内膜细胞）可能更有利于肿瘤细胞的长期休眠。有趣的是，在小鼠骨髓移植过程中，人类前列腺癌细胞可以直接与造血干细胞竞争骨内生态位。采用造血干细胞激活剂（如 CXCR4 拮抗剂 AMD3100 或粒细胞集落刺激因子）治疗小鼠也会导致前列腺癌细胞从骨髓向外周血转移。因此，骨髓中扩散的癌细胞可能与造血干细胞具有相似的归巢、生存和休眠机制。乳腺癌细胞一旦转移至骨，就会通过获取典型的骨细胞标志物［包括 ICAM-1、CDH11、OPN、骨连接素（SPARC）、骨钙素（BGLAP）和 CCN3］来进行部分骨模拟。这些因子通过产生 RANKL、IL-2β、IL-6、IL-11 和 TNF-α 促进破骨细胞介导的骨吸收和免疫逃逸反应。除乳腺癌之外，其他骨转移瘤（如前列腺癌和骨肉瘤）也发现了骨模拟。

（三）骨生态位的转移灶休眠和再活化

孤立性转移的原发肿瘤细胞一旦进入骨生态位，可能会立即增殖或进入非增殖的休眠状态，在骨髓中休眠长达数十年（"细胞休眠"）。最近，研究人员对肿瘤休眠机制进行了全面研究，包括其在肿瘤侵袭和转移中的作用。对于骨转移瘤，肿瘤细胞定植的命运很大程度上取决于其在骨微环境中的特定位置，其中约 20% 的骨内表面细胞经历主动重塑，另外 80% 则长期保持相对静止。骨内表面细胞的积极重塑有利于肿瘤生长和存活，而骨的静止区域会促进肿瘤休眠。研究表明，在骨微环境中，BMP-7 和 TGF-β2 通过抑制黏着斑激酶（FAK）/EGFR 信号通路来维持肿瘤细胞休眠，高 p38 MAPK/ERK 可促进细胞周期停滞并诱导休眠。

在诱导肿瘤细胞休眠机制中，特定配体/受体与骨髓生态位中成骨细胞的相互作用可能起主要作用。例如，GAS6/AXL 与成骨细胞的相互作用使骨转移的前列腺癌细胞保持在休眠状态。前列腺癌细胞表达多种 GAS6 受体（包括 AXL、MER 和 TYRO3），其中 AXL 调控肿瘤休眠，TYRO3 调控肿瘤增殖。AXL 在缺氧环境下表达稳定，因此在骨的缺氧区域不易发生转移灶。成骨细胞分泌的生长分化因子 10（GDF10）和 TGF-β2 可以激活 TGFBR3-p38 MAPK 信号转导通路，诱导前列腺癌细胞休眠。Wnt5a/酪氨酸激酶受体（如 ROR-2 或 SIAH-2）信号通路在诱导和维持骨转移的前列腺癌细胞休眠中起关键作用。除成骨细胞外，其他细胞（如间充质干细胞/基质细胞和内皮细胞）也参与调控癌细胞休眠。例如，间充质干细胞产生的外泌体可以维持转移性乳腺癌细胞的休眠，降低对化疗的敏感性。事实上，乳腺癌细胞可以诱导间充质干细胞释放含有 microRNA 的外泌体以促进休眠。此外，血管周围生态位的内皮细胞分泌血小板反应蛋白（TSP）-1 可诱导乳腺癌细胞休眠。最近研究表明，具有神经元胶质抗原 2（NG2）和巢蛋白表型的小动脉周围间充质干细胞亚群产生 TGF-β2 和 BMP-7，通过激活 MAPK 通路诱导细胞周期蛋白依赖性激酶抑制剂 1B（CDKN1B），促进转移性乳腺癌细胞的休眠。

骨生态位中的休眠癌细胞再活化受到细胞内基因表达程序改变的影响，这些变化是对外部各种因素的反应，包括休眠癌细胞所在的转移性生态位重塑及促肿瘤信号分子的分泌。研究表明，骨髓瘤细胞通过 RANKL 驱动破骨细胞的骨吸收作用，从而脱离休眠状态。据报道，通过小鼠卵巢切除术或去势诱导骨吸收能够促进乳腺癌和前列腺癌转移，通过抑制破骨细胞可阻断这一过程。转移性乳腺癌细胞异常表达的 VCAM1 可募集破骨细胞前体整合素 α4β1，通过骨吸收作用启动休眠肿瘤细胞再活化。肿瘤转移的概率可能取决于定植在骨内生态位的休眠细胞数量及破骨细胞骨吸收的速率。

破骨细胞骨吸收速率越高，休眠肿瘤细胞再活化的概率越大。除促休眠作用外，越来越多的证据表明成骨细胞有助于骨生态位中休眠癌细胞的再活化。例如，成骨细胞通过下调 TGF-β 和 GAS6 的表达使前列腺癌细胞脱离休眠状态。成骨细胞和间充质干细胞分泌的 BMP-7 减少可导致体外和体内前列腺癌细胞的增殖能力增强。值得注意的是，成骨细胞和成骨生态位细胞的直接相互作用可缩短乳腺癌细胞潜伏期，并诱导骨转移瘤增殖。特别需注意的是，成骨生态位中乳腺癌细胞产生的 CDH1 和 CDH2 之间的异常粘连可以促进循环乳腺癌细胞的骨定植，并刺激西罗莫司通路中促进微转移形成的相关靶点。此外，血管周围生态位的物理变化，例如，新生血管生成可以消除抑制信号（如 TSP-1），使肿瘤细胞脱离休眠状态并开始增殖。新生血管内皮细胞尖端释放的骨膜蛋白和 TGF-β 可促进小鼠肿瘤的快速生长。

肿瘤细胞复苏后经历 MET 并开始增殖。骨生态位生长所需的能量部分来自于骨髓的脂肪细胞，这些脂肪细胞通过释放游离脂肪酸促进肿瘤细胞增殖。骨髓中脂肪细胞也可以释放瘦素（LEP），刺激骨髓间充质干细胞进一步生成脂肪细胞。研究表明，LEP 有助于肿瘤细胞转移到骨髓生态位，并增强肿瘤细胞的增殖和迁移能力，而骨髓脂肪细胞生成的脂联素可促进肿瘤细胞休眠。

（四）重建：成骨性和溶骨性骨转移

在正常生理条件下，成骨细胞和破骨细胞介导的骨重塑在时间和空间上紧密协调，骨沉积和骨吸收处于平衡状态。然而，这种平衡在骨转移癌中被打破。根据癌症类型的不同，骨生态位中的肿瘤细胞生长不仅导致破坏骨稳态的因子产生增加，增强破骨细胞的骨溶解作用，还通过刺激成骨细胞活性导致骨硬化。尽管绝大多数的实体瘤骨转移灶同时存在溶骨性和成骨性病变，但在特定的骨转移癌中仅存在其中一种。

例如，大多数乳腺癌骨转移瘤属于溶骨性。乳腺癌细胞转移到骨的过程通常被称为"恶性循环"。该过程起始于转移性乳腺癌细胞产生 PTHrP，而后与甲状旁腺激素受体结合，刺激成骨细胞分泌更多 RANKL。RANKL 与破骨细胞前体上的受体 RANK 相互作用刺激破骨细胞生成，从而促进骨吸收。这一过程又反过来导致 IGF-1 和 TGF-β 等生长因子从骨基质中释放和激活，诱导癌细胞增殖并产生更多 PTHrP。破骨细胞活化导致持续的骨溶解，为转移性病变的发展创造条件。骨溶解也会导致钙的释放，促进表达细胞外钙敏感受体的肿瘤细胞增殖。多种肿瘤源性因子能明显加快乳腺癌的骨转移进程，包括 IL-11、纤溶酶原激活物（PLAU）、PDGF、FGF、BMP 和 TGF-β。此外，乳腺癌患者的骨源性胎盘生长因子（PGF）表达上调，导致与成骨细胞和基质细胞中糖蛋白骨保护素结合的 RANKL 生成减少，因此可通过阻断 PGF 抑制 RANKL 生成，以避免形成溶骨性病灶。

然而，"恶性循环"模型没有考虑到休眠细胞在肿瘤发展中的作用，以及肿瘤细胞和破骨细胞之间的相互依赖性。有研究提出该模型的替代方案，认为破骨细胞不仅是对肿瘤源性因子做出应答的旁观者，而且最先参与重塑骨内生态位来启动恶性循环，使生态位的癌细胞脱离休眠状态并重新活化形成微转移灶。部分研究表明，破骨性骨吸收刺激因子（如 PTHrP 过度表达、维生素 D 或钙缺失）可以促进骨转移，而骨吸收抑制因子（如骨保护素治疗或双膦酸盐）可抑制骨肿瘤生长。除促进休眠肿瘤细胞再活化外，破骨细胞还可能参与恶性循环的第二部分，此时肿瘤已经形成并开始改变微环境。

多发性骨髓瘤的骨转移灶主要为溶骨性病变，表现为成骨细胞分化抑制、骨沉积减少和破骨细胞活性增加，是肿瘤和基质细胞产生的多种破骨细胞激活因子和成骨细胞抑制因子共同作用的结果。

参与的破骨细胞激活因子包括 MIP-1α、RANKL、VEGF、TNF-α、IL-1β、PTHrP、HGF 和 IL-6。此外，在多发性骨髓瘤产生的外泌体中，双调蛋白（AREG）通过激活破骨细胞前体中 EGFR 参与破骨细胞生成。成骨细胞抑制机制包括直接下调 VLA-4/VCAM1 介导的 Runt 相关转录因子 2（RUNX2）；IL-7 生成增加；通过 DKK-1 抑制 Wnt 信号通路。

与乳腺癌和多发性骨髓瘤的骨转移瘤不同，前列腺癌的骨转移灶主要为成骨性病变。这是由于前列腺癌细胞优先归巢于骨的成骨细胞区域。前列腺癌的骨转移细胞和成骨细胞之间独特而直接的相互作用对两者均有促进作用。例如，前列腺癌细胞可分泌 BMP、TGF-β、IGF-1、PDGF、ET-1、VEGF 和 miRNA-940，促进成骨细胞分化和激活。这些因子对骨组织结构和胶原基质的形成明显不利，导致骨形成无序的海绵状结构，而不是紧凑的层状结构。活化的成骨细胞还产生激活前列腺癌细胞增殖的细胞因子。例如，VEGF、CC 类趋化因子配体 CCL2、IL-6 和 IL-8。此外，研究表明，前列腺癌细胞通过分泌 ET-1 抑制 DKK-1、激活 Wnt 信号通路和成骨细胞介导的骨沉积。活化的破骨细胞可诱导再吸收的骨基质释放生长因子，进一步促进前列腺癌进展。前列腺癌细胞产生的外泌体也有助于形成广泛的成骨性病变，将 ETS1、miRNA-940 和 miRNA-141-3p 转移到转移性骨生态位内的基质中。据报道，多种生存途径参与前列腺癌在骨生态位中的生长，包括 PTHrP、TGF-β、IGF-1、FGF-2、IL-6 和 ET-1 信号转导。

在部分乳腺癌患者中可以发现少见的成骨性/溶骨性的混合病变。这是肿瘤细胞与成骨细胞和破骨细胞的相互作用所致，肿瘤细胞可以表达不同水平的 PDGF 和 ET-1，与成骨细胞和破骨细胞上的相应受体 PDGFRα/β 和 ETAR 相互作用。这些因子的表达水平决定了骨转移瘤的病变类型。此外，β-catenin 信号通路对骨转移瘤的病变类型也有显著影响，是成骨性/溶骨性的混合病变的重要决定因素。研究表明，优先形成溶骨性骨转移的人乳腺癌细胞株表现出 Wnt/β-catenin 信号通路激活和 DKK-1 表达水平升高，从而阻断 Wnt3α 诱导的成骨细胞分化。

（五）骨微环境和骨肉瘤

骨微环境也是骨肉瘤和尤因肉瘤最常转移的部位。转移性骨肉瘤细胞可以进入骨微环境并定植和扩散，其发生机制与上述上皮癌和多发性骨髓瘤非常相似。

骨肉瘤起源于骨间质谱系。成骨细胞祖细胞的基因突变（例如，*TP53*、*RB* 或 *CDKN2A* 缺失，非整倍体），以及表观遗传变异会导致恶性类骨质和未成熟骨组织的产生。此外，骨肉瘤细胞通过分泌 CCL2、CXCL1 和 TGF-β 将正常骨髓间充质干细胞吸引到肿瘤基质，促使其转化为癌症相关成纤维细胞（CAF）。因此，当肿瘤微环境中 CCL2、CXCL1、IL-6 和 IL-8 表达上调时，通过激活 Ras 同源家族成员 A（RhoA）可诱发骨肉瘤细胞间质发生阿米巴样改变，增强其运动、侵袭和跨内皮迁移能力。转移的骨肉瘤细胞通过表达脂肪酸合酶和潜在相关分子（包括 p-ERK1/2 和 Bcl-xL）来抵抗失巢凋亡（脱离诱导的细胞死亡）。此外，间充质干细胞通过分泌细胞外囊泡作为载体运输促转移的 microRNA（例如，miRNA-21 和 miRNA-34a）、蛋白质（例如，PDGFR-β、金属蛋白酶组织抑制剂 TIMP-1 和 TIMP-2）和生物活性脂质（例如，鞘磷脂、谷氨酸和乳酸等代谢物）到肿瘤细胞，从而促进骨肉瘤的侵袭和转移。

正常骨形成和骨吸收之间的平衡也取决于骨微环境的酸度。缺氧和间质性酸中毒能够部分激活肿瘤相关间充质干细胞分泌 IL-8、IL-6、NF-κB1、CSF-2、CSF-3、BMP-2、CCL5、CXCL5 和 CXCL1，在骨肉瘤的骨转移过程中发挥关键作用。缺氧还可以诱导分泌低氧诱导因子（HIF）-1α，直接影响转移性肿瘤细胞的迁移和侵袭。HIF-1α 受骨肉瘤细胞中多种因子的调控，包括 TGF-β1、 miRNA-20b 和 miRNA-33b。除 pH 外，PI3K/Akt 是调控骨肉瘤细胞运动、黏附、生长和转移的重要信号节点之一。该信号通路可以与 MAPK/ERK、hedgehog 和 Wnt 通路相互作用。Wnt/β-catenin 通路可以使 RUNX2 的表达上调，促进转移相关基因的表达，从而有利于骨肉瘤细胞转移。具体而言，BMP-2 介导的 β-catenin 激活和 RhoC/Rho 相关激酶 ROCK1/MAPK/Twist1 信号通路可促进骨肉瘤增殖和上皮 – 间充质转变。

在尤因肉瘤中，特异性癌基因 *EWS-FLI1* 可调控 IGF-1、PDGF、VEGF、Wnt 和 TGF-β 等多种生物学途径，诱导肿瘤细胞的分化停滞、增殖、血管生成和免疫逃逸。*EWS-FLI1* 活性水平的增加也可促进尤因肉瘤发生 EMT，增强其转移潜能。这可能是嵌合蛋白表达调控或者 STAG2 缺失导致 *EWS-FLI1* 结合区域的 3D 染色质改变所致。实验研究表明，*EWS-FLI1* 可以上调 EMT 中多个关键调控因子的活性，包括主调控因子 SNAI1/SNAI2 和 ZEB1、机械门控通路转录辅助因子 YAP/TA，以及与 YRPW 基序蛋白 1（HEY1）相关的 NOTCH 效应蛋白和转录抑制因子 Split 多毛增强子。循环尤因肉瘤细胞通过上调 IL-1 受体辅助蛋白（IL-1RAP）来抵抗失巢凋亡，从而实现转移扩散。在归巢至骨后，尤因肉瘤细胞通过产生破骨细胞激活因子（例如，IL-6 或 TNF-α）诱导破骨细胞分化和激活，导致广泛的骨溶解。此外，*EWS-FLI1* 和 EZH2 表达的 mRNA 以外泌体为载体从肿瘤细胞中脱落，不仅可以结合并阻断肿瘤细胞分泌 RUNX2，还可以抑制肿瘤间充质细胞的成骨性分化，从而将转移性骨生态位的平衡转变为破骨细胞活化。此外，当破骨细胞吸收骨时，可以释放储存在骨基质中的生长因子（IGF-1、TGF-β、PDGF 等），进而激活肿瘤细胞增殖，形成恶性循环。对于转移性尤因肉瘤，上述骨转移机制仍需进一步证实。

（六）儿童骨外实体瘤的骨转移

在儿童恶性软组织肿瘤中，骨髓是最常见的颅外实体瘤神经母细胞瘤的主要转移部位，而横纹肌肉瘤和视网膜母细胞瘤的骨或骨髓转移相对少见。与神经母细胞瘤进展相关的最具特征的不良预后因素是 *MYCN* 癌基因扩增，导致蛋白激酶 C（PKC）调节异常，进而造成多种生长因子受体的磷酸化及影响细胞黏附的 CDH2 表达下调。由于表观遗传沉默，在人类神经母细胞瘤中通常可以发现 *MYCN* 过表达和 caspase8 缺失联合诱导 EMT 和炎症相关基因表达，并下调 miRNA-7a 和 miRNA-29b，在神经母细胞瘤小鼠模型中能够明显促进骨髓转移。在神经母细胞瘤细胞中，骨源性神经营养因子受体原肌球蛋白受体激酶 B（TRKB）过表达，通过上调多种 MMP（例如，MMP-1、MMP-2、MMP-3、MMP-9），以及丝氨酸蛋白酶类尿激酶和组织纤溶酶原激活物（PLAU），进而抑制 ECM 和促进骨髓转移。CXCR4（特别是 47kD 亚型）和 CXCR7 的共表达显著增加了神经母细胞瘤向骨髓转移的趋向性。炎症过程或受损细胞中渗漏的缓激肽和 ATP 可以刺激趋化因子 CXCL12/CXCR4/CXCR7 相互作用，促进神经母细胞瘤细胞向骨髓转移。此外，CXCR5/CXCL13 和 CXCR1/CXCL1 的相互作用也可能促进神经母细胞瘤细胞通过骨髓内皮细胞迁移，有利于神经母细胞瘤的骨髓特征性转移。在神经母细胞瘤细胞产生的半乳凝素 -3 刺激下，间充质干细胞生成 IL-6 进一步促进骨髓转移。反过来，骨髓间充质干细胞产生的分泌体可促进 47 kD CXCR4、MMP-9、整合素 α3 和整合素 β1 表达，从而增加神经母细胞瘤细胞的侵袭潜力。

最近的一项研究表明，转移性神经母细胞瘤细胞改变了骨髓基质细胞的数量和功能，增强了其向成骨细胞谱系分化的能力，该过程由肿瘤细胞分泌的 miRNA-375 部分介导。其中，CD146⁺ CD271⁻ 间充质干细胞是神经母细胞瘤骨髓转移的特异性亚群。神经母细胞瘤细胞的骨髓浸润能够促进淋巴细胞和骨髓细胞，以及分泌的微泡中 CD203a 和 CD73 表达。CD203a（一种外核苷酸 – 焦磷酸酶 –

磷酸二酯酶）和 CD73 催化从烟酰胺腺嘌呤二核苷酸生成免疫抑制腺苷的最后步骤，抑制 T 细胞增殖和免疫逃逸。此外，利用抗 GD2 单克隆抗体对通过免疫磁性富集从转移性疾病患者骨髓中分离出的神经母细胞瘤细胞进行分析，发现神经母细胞瘤细胞可通过以下途径适应骨髓微环境：下调趋化因子（C-X3-C 类）1（CX3CL1）、血管紧张素原（AGT）和 Na^+/K^+–ATP 酶 α2（ATP1A2），上调骨髓常驻细胞表达 S100A8 和 A9（钙卫蛋白）、CD177、CD3 和 CXCL7。骨髓浸润性神经母细胞瘤细胞也表达 CD271 和人类白细胞抗原（HLA）–G。总之，这些研究证实宿主微环境和浸润的肿瘤细胞在骨或骨髓转移中存在相互作用。

二、骨转移的治疗

骨转移的治疗主要是姑息性的，旨在缓解疼痛和改善生活质量。在制订骨转移的治疗决策时，需要考虑肿瘤受累部位、患者的一般状况及既往接受的治疗，通常采取局部治疗和全身治疗相结合的策略。

手术方案的可行性与骨转移瘤的大小和数量相关，不适用于多发性转移患者。在骨转移瘤的生长过程中，骨量逐渐减少会导致病理性骨折的发生风险增加。病理性骨折多为长骨骨折或椎体塌陷，并可能发生脊髓或脊神经受压。这种情况通常需要骨科或神经外科医生紧急治疗。在大多数情况下，对于即将发生的病理性骨折，通常需要进行内固定手术或采用骨水泥对转移瘤切除后的空腔进行填充。如果无法进行手术，可以使用伸展器、矫形器或紧身胸衣来稳定肢体或脊柱。对于存在疼痛缓解不充分、手术禁忌证或手术稳定后进展风险的患者，可采用介入放射技术将聚甲基丙烯酸甲酯骨水泥或组织黏合剂注射到受影响区域。这种技术在应用于椎体转移瘤时称为椎体成形术，在长骨转移瘤时称为骨水泥成形术，其疼痛缓解率可达到 75%。该技术的优点是不会对患者造成过多手术负担，并可以与其他治疗方法相结合。

放疗联合镇痛药是晚期骨转移性瘤的基本治疗方案，可以有效缓解疼痛。放疗不仅可以杀死肿瘤和炎症细胞以防邻近神经损伤，还通过破坏破骨细胞促进骨化，从而稳定骨结构。放疗优点是副作用小，可以直接治疗骨痛根源。对于骨转移瘤的姑息性放疗，最佳剂量分割方案的疗效、安全性和成本效益方面仍存在争议。当无法实施常规放疗时，可采用放射性药物作为替代方案，如镭 –223。放射性药物进入新骨并发射 α 和 β 粒子来杀死附近癌细胞。研究表明，放射性药物优先积聚在成骨性骨转移瘤中，可以延长前列腺癌和乳腺癌患者的生存期和提高生活质量。但由于骨髓抑制，放射性药物不适用于溶骨性骨转移瘤。

对于骨转移瘤患者，可通过手术和（或）放疗进行局部治疗后联合全身新辅助或辅助抗癌化疗。对于前列腺癌患者，有丝分裂抑制剂紫杉烷类（多西他赛和卡巴他赛）是唯一可选的化疗药物。对于乳腺癌骨转移患者，通常采用化疗药物联合手术切除原发肿瘤和转移瘤的治疗方案，化疗药物包括蒽环类药物（DNA 和 RNA 合成抑制剂）、长春瑞滨（微管破坏剂）和卡培他滨（胸苷酸合酶抑制剂）。在没有任何经证实的替代方案的情况下，骨肉瘤骨转移患者的化疗方案与原发肿瘤相同，采用 3 种化疗药物：甲氨蝶呤、顺铂和多柔比星。同样，尤因肉瘤骨转移的标准化疗方案与原发肿瘤一线治疗的主体方案相同，但在 HSC 移植后增加清髓药物剂量的有效性仍存在争议。

镇痛治疗也是骨转移瘤姑息治疗的组成部分。镇痛治疗属于支持性治疗，如果治疗得当，可以将肿瘤性疼痛降低到可耐受水平，从而改善患者的整体状况和生活质量。对于神经性和混合性疼痛，建议将镇痛药与抗抑郁药或抗惊厥药联合使用。对于剧烈疼痛，主要采用强效阿片类药物。除镇痛剂外，皮质类固醇也可用于治疗多种骨转移瘤引起的疼痛。

（一）生物靶向治疗

靶向骨转移治疗的临床前研究需要合适的模型来概述转移生态位的生物学特点。在传统研究中，基于细胞株或患者来源的异种移植物（PDX）在很大程度上保留了人类肿瘤在啮齿动物宿主中的基因表达模式和临床特征，其仍被认为是金标准模型。然而，物种特异性因素可能会阻断人类肿瘤细胞归巢到啮齿动物骨骼，肿瘤细胞接种部位也会严重影响器官趋向性，因此这些模型的适用性受到限制。皮下人类骨植入模型对过去的模型进行改进，使接种的转移瘤细胞能够归巢于小鼠体内的人类骨骼微环境中。还可以将成熟成骨细胞组成的人造基质附着在胶原羟基磷灰石基质上，然后通过皮下植入 SCID 小鼠。该模型可用于构建易获得的人类骨微环境，以便开展肿瘤细胞移植和抗骨转移治疗研究。尽管存在局限性，但异种移植模型已成功揭示肿瘤分泌的外泌体在骨转移过程中的作用，骨源性白血病抑制因子（LIF）和 Wnt5 分别促进乳腺癌和前列腺癌骨转移细胞的休眠。乳腺癌细胞产生的 IL-1 和前列腺癌细胞产生的 G 蛋白偶联受体 C 类 5 组成员 A（GPRC5A）和 NOTCH3 都具有促进骨转移的作用。异种移植模型也可应用于临床前抗骨转移药物开发，如双膦酸盐、RANKL 靶向单克隆抗体地舒单抗、可溶性 RANK（RANK-Fc）、骨保护素 -Fc（联合或不联合多西他赛）、酪氨酸激酶受体抑制剂（达沙替尼、萨拉卡替尼和 KX2-391）和整合素 α5β3 靶向抗体 etaracizumab。

近期发表的一篇综述对双膦酸盐和地舒单抗治疗骨转移瘤的作用机制进行了全面阐述。双膦酸盐和地舒单抗不仅可以直接或间接（抑制 PDGF 和 VEGF 生成）抑制破骨细胞活性（图 11-2），还可通过破坏促肿瘤生长的肿瘤相关巨噬细胞来改善治疗效果。最新研究表明，双膦酸盐（尤其是唑来膦酸）不仅具有骨保护作用，还具有抗血管生成、免疫调节和抗肿瘤作用。双膦酸盐可以改善骨代谢，抑制骨转移瘤的形成、生长和扩散，并具有镇痛作用。目前正在测试地舒单抗与双膦酸盐联合治疗乳腺癌和前列腺癌骨转移的临床效果，近期开展的Ⅲ期临床试验将唑来膦酸纳入骨肉瘤和尤因肉瘤的标准化疗方案中，但未能改善患者生存期。尽管双膦酸盐和地舒单抗能够抑制破骨细胞活性和肿瘤诱导的骨溶解，但不能促进骨形成。

鉴于泛素 - 蛋白酶体系在控制各种骨相关蛋白降解中的关键作用，以及泛素化调控在癌症转移中的重要性，研究人员开始关注蛋白酶体抑制剂在改善骨合成代谢方面的潜在应用价值。其中，硼替佐米、卡非佐米和伊沙佐米可通过多种机制刺激成骨细胞分化和骨愈合。例如，硼替佐米通过增加成骨细胞中 BMP-2 的表达来增强 RUNX2 活性并上调 BGLAP、血清碱性磷酸酶和胶原蛋白Ⅰ，从而促进骨形成。硼替佐米还通过 IRE1α/XBP1 信号通路促进内质网应激，导致各种成骨细胞标志物的表达增加。在接种了乳腺癌细胞的小鼠中，硼替佐米治疗被证实可减少溶骨性病变并促进骨形成。据报道，硼替佐米通过抑制含有 WW 结构域的 E3 泛素蛋白连接酶 1（WWP1）和 Smurf 连接酶来预防前列腺癌细胞的骨转移，这两种连接酶在骨转移患者中常表达上调。由于蛋白酶体抑制剂以非特异性方式发挥作用，其作为骨合成代谢疗法的应用价值相对有限。有研究提出，将硼替佐米与双膦酸盐结合形成骨特异性纳米颗粒，从而选择性地将蛋白酶体抑制剂递送至骨，从而避免全身性副作用。为改善骨的完整性，目前已经开展了多次针对 BMP、PTH 或 OPG 的试验性研究。此外，生物相容性聚合物可能促进骨转移患者的骨愈合，这是一种新的治疗策略。

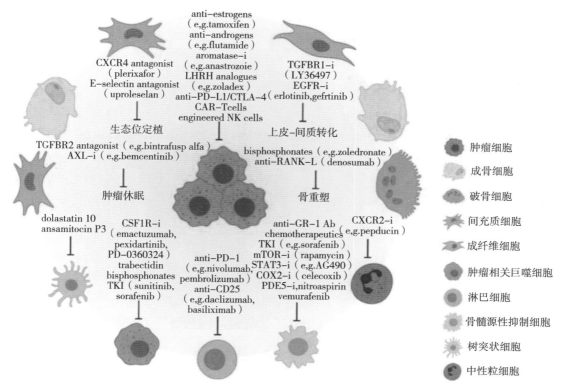

图 11-2　骨转移的靶向药物选择

对于大规模抗转移药物的筛选，异种移植模型的适应性受到限制。骨移植和基于仿生器官和 3D 生物打印技术的可扩展 3D 体外模型已成为目前临床前研究的重点。尽管缺乏血管，但这些模型至少部分再现了其来源组织的物理、细胞和空间复杂性，并保留了原始肿瘤的遗传和功能异质性。研究表明，人类前列腺癌骨转移形成的仿生器官对抗雄激素治疗表现为不敏感，与患者的骨转移瘤表现一致。体外肿瘤 / 骨共培养模型证实，CXCL5/CXCR2 生物轴能够促进乳腺癌的骨转移定植。此外，3D 打印过程中使用的生物墨水包含骨特异性基质成分。利用这种方法已成功建立用于乳腺癌骨转移和转移性神经母细胞瘤的 3D 生物打印和骨芯片模型。

在传统的靶向治疗中，激素治疗用于前列腺癌和乳腺癌骨转移的姑息性治疗，这一过程依赖于性激素信号转导。对于雌激素受体依赖性乳腺癌患者，可采用抗雌激素（他莫昔芬、氟维司群）和芳香化酶抑制剂（阿那曲唑、来曲唑、依西美坦）进行治疗。也可行卵巢切除术或通过促性腺激素释放激素［促黄体素释放激素（LHRH）］类似物（如诺雷德）进行化学去势。对于前列腺癌患者，主要采用睾丸切除术或 LHRH 类似物治疗。如果治疗失败，则采用抗雄激素药物（如抑制雄激素摄取的氟他胺或雌激素）。尽管激素治疗有抗转移作用，但也会导致骨质疏松症等不良反应。

上述治疗方案旨在针对已确定的转移灶，而抑制 EMT 是阻止肿瘤细胞早期转移扩散的一种治疗方法。诱发 EMT 过程的信号通路可能会成为骨转移的潜在治疗靶点。EMT 过程受 TGF-β、EGF 和 PDGF-β 信号调节，目前开展的骨转移瘤临床试验对 TGF-β 1 型受体抑制剂（如 LY364947）和 EGFR 1 型抑制剂（如厄洛替尼和吉非替尼）进行测试。最近的两项研究描述了乳腺癌的早期转移机制，对关闭 MAPK 和打开 HER2 信号通路如何激活肿瘤的 EMT 过程进行阐述。基于 MMTV-HER2 乳腺癌小鼠模型，只有具有以下特征的早期乳腺癌细胞亚群才能够扩散和转移：HER2 阳性、Skp2 高表达、Tpl2 低表达、MAPK 磷酸化低表达、CDH1 低表达或 HER2 阳性、CK8/18 阳性，Wnt 高表达，

MAPK 磷酸化低表达，Twist1 高表达，CDH1 低表达。研究表明，MAPKα/β 激酶和激活转录因子 2（ATF2）在癌症进展早期具有拮抗 HER2 信号通路的作用，ATF2 可以阻断 β- catenin 活化。此外，ZEB1 是 EMT 和转移前体病变形成的关键参与者，受到 miRNA-1199-5p 和 miRNA-200 家族成员的双重负反馈调节。总之，这些机制的发现可能为靶向治疗早期肿瘤细胞转移和预防骨转移开辟新的途径。

支持癌细胞在新环境中长期生存的骨转移生态位形成和归巢过程也可以作为潜在治疗靶点。在乳腺癌细胞归巢到骨的过程中，E- 选择素起着关键作用。在临床前模型中，通过使用小分子 E- 选择素拮抗剂 GMI-1271（uproleselan），可以明显抑制乳腺癌细胞进入骨髓。因此，目前正在考虑将该药物用于实体瘤的临床试验。整合素对转移性生态位的形成至关重要，整合素 α5β3 和 α4β1 等分子可促进肿瘤细胞与 ECM 黏附。此外，ANXA2 及其受体在癌细胞与成骨细胞的黏附和信号转导中起关键作用。因此，这些分子也可以作为骨转移的潜在治疗靶点。重要的是，研究表明，转移性肿瘤细胞归巢到骨髓的过程是可逆的，提供了一种有吸引力的治疗选择，有可能将癌细胞从骨髓生态位中去除。实验研究表明，普乐沙福（CXCR4 拮抗剂）可以将扩散的癌细胞从生态位逆转回血液中。普乐沙福通过抑制 CXCL12/CXCR4 来减弱 ERK1/2 信号传递，从而降低转移性肿瘤细胞的增殖和侵袭能力。

针对转移性生态位形成机制和癌细胞休眠状态的活化因子也可能是骨转移的治疗靶点，如 AXL 和 TGF-β2 信号通路抑制剂。对于前列腺癌细胞，ANXA2/ANXA2R 通路和 GAS6-AXL 相互作用均可诱导骨微环境中癌细胞休眠，其可能是骨转移治疗的理想靶点。

如前所述，成骨细胞和破骨细胞在转移性癌细胞休眠和再激活之间的转换过程中发挥重要作用。然而，保持肿瘤细胞休眠和调控休眠肿瘤细胞重新激活转移的机制仍然是一个谜。目前尚不清楚成骨细胞如何从"促休眠"状态转变为"促转移"状态。近期研究表明，乳腺癌骨转移细胞可以诱导骨髓生态位中的成骨细胞进行重塑，从而产生一定数量的核心蛋白聚糖和 CCN3，通过上调 p21 表达来抑制肿瘤细胞增殖。OPN 高表达、平滑肌肌动蛋白（SMA）低表达、成骨细胞 IL-6 低表达的肿瘤亚群可能诱导早期转移的乳腺癌细胞进入休眠状态。成骨细胞无疑是靶向治疗的理想靶点，能够抑制骨生态位中的转移瘤生长。当前的难点在于如何在临床上将这种短暂的休眠转变为永久性休眠状态。

（二）免疫疗法的潜力

骨髓是一个特殊的免疫微环境，由复杂的免疫细胞组成，其实际上可能为扩散的肿瘤细胞提供免疫特权生态位。免疫细胞和骨骼系统之间的多种相互作用已在其他研究中进行大量综述。肿瘤细胞可以创造骨转移的免疫抑制微环境，从而对不同的癌症治疗方法反应低下。骨髓生态位中的免疫细胞大致包括 T 细胞、巨噬细胞、树突状细胞、自然杀伤（NK）细胞和骨髓源性抑制细胞。例如，细胞毒性 CD8+T 细胞通过释放 TNF-α 和 IFN-γ 以杀死肿瘤细胞。癌症患者的肿瘤和血液中存在 CD4+CD25 高表达的调节性 T 细胞提示预后不良。在前列腺癌骨转移患者的骨髓中，调节性 T 细胞的数量显著增加。因此，去除骨微环境中的调节性 T 细胞可能是一种预防骨转移的方法。

NK 细胞是具有肿瘤杀伤作用的重要免疫细胞类型，通过颗粒酶 B 和穿孔素介导的细胞凋亡或 Fas-Fas 配体相互作用来介导这一功能。NK 细胞的缺失会导致肿瘤无限增殖和转移。因此，利用修饰的 NK 细胞识别癌细胞表面特异性抗原并产生细胞因子 IL-2 和 IL-15，从而增强其存活和增殖能力及抗肿瘤活性，是骨转移的又一种治疗选择。NK 细胞刺激因子（IL-2、IL-12、IL-15 和 IL-

21）、抑制 NK 细胞功能的拮抗剂（抗 KIR/ 抗 PD1 单克隆抗体、调节性 T 细胞耗竭）和增强肿瘤细胞识别能力的试剂（单克隆抗体、双特异性 / 三特异性靶向试剂、嵌合抗原受体）可能在未来 NK 细胞介导的抗转移治疗中发挥作用。

肿瘤相关性巨噬细胞通过 CCL2/CCR2 或 CSF-1/CSF-1R 信号通路促进肿瘤细胞的骨转移。在动物模型中，通过阻断 CCL2/CCLR2 信号通路可以抑制肿瘤中肿瘤相关性巨噬细胞积累，并减少骨转移。研究表明，CSF-1/CSF-1R 信号通路的靶向单克隆抗体（emactuzumab、cabiralizumab 和 PD-0360324）和小分子培西达替尼（PLX3397）可减少肿瘤相关性巨噬细胞的数量，从而抑制多种实体瘤骨转移。此外，据报道，曲贝替定、氯膦酸盐和唑来膦酸等通过诱导细胞凋亡来消耗巨噬细胞。通过酪氨酸激酶抑制剂舒尼替尼和索拉非尼或芬维 A 胺 [4- 羟基（苯基）维甲酰胺] 可将极化巨噬细胞的功能重塑为杀死肿瘤细胞，这些抑制剂可抑制巨噬细胞中 STAT3 或 STAT6 表达，阻断 IL-10 分泌。

树突状细胞通过产生多种分子来抑制细胞毒性 CD8$^+$T 细胞，如精氨酸酶 I、一氧化氮、TGF-β 或 IL-10。通过微管失稳剂（dolastatin 10 和 ansamitocin P3）可将功能失调的树突状细胞转化为功能性树突状细胞，通过激发树突状细胞的表型和功能成熟将其从免疫抑制转化为免疫激活。接种载有肿瘤抗原的树突状细胞疫苗也可以激活免疫反应以抑制肿瘤骨转移。

骨髓源性免疫抑制细胞通过释放 IL-6、VEGF、FGF-2 和 MMP-9 等趋化因子，促进癌症进展和骨转移。骨髓源性免疫抑制细胞靶向治疗方法包括以下几种：抗 GR-1 抗体；化疗药物（氟尿嘧啶、紫杉醇、吉西他滨、顺铂、多西他赛和鲁比卡丁）；磷酸二酯酶 5（PDE5）抑制剂（西地那非、他达拉非和伐地那非）；威罗非尼和唑来膦酸，诱导骨髓源性免疫抑制细胞凋亡；mTOR 抑制剂西罗莫司；STAT3 抑制剂（AG490、CPA7、S3I-201 和 stattic），诱导骨髓源性免疫抑制细胞失活；全反式维 A 酸（ATRA）或维生素 D，促进骨髓源性免疫抑制细胞分化为非抑制性巨噬细胞和树突状细胞；COX-2 抑制剂塞来昔布和非甾体抗炎药（阿司匹林）；TKI（舒尼替尼和索拉非尼）；趋化因子受体（CCR2、CXCR2 和 CXCR4）或趋化因子（CCL2、CXCL5 和 CXCL12）拮抗剂，阻止骨髓源性免疫抑制细胞向肿瘤微环境募集。

肿瘤相关的中性粒细胞能够释放 CXCR4、VEGF 和 MMP-9，促进肿瘤骨转移。针对这些免疫细胞中任意一个的细胞疗法也是潜在的癌症治疗方法。通过抑制 CXCR2 或 IL-17 能够抑制中性粒细胞向肿瘤迁移，或者通过抗 TGF-β 途径诱导中性粒细胞从 N2 型转变为 N1 型，从而获得抗肿瘤活性。

针对小鼠肿瘤模型和乳腺癌患者的近期研究显示，抑制 RANK 信号通路可诱导由 CD8$^+$T 细胞介导的抗肿瘤免疫反应。在抑制 RANK 信号通路后，肿瘤细胞可能对抗程序性死亡配体 1（PD-L1）和（或）抗细胞毒性 T 淋巴细胞相关蛋白 4（CTLA-4）更敏感。该研究建议使用 RANK 通路抑制剂来启动乳腺癌的免疫治疗。TGF-β 分子可促进骨转移，由破骨细胞激活的肿瘤可产生过量 TGF-β 完全重塑骨表面，是另一个有应用价值的免疫治疗靶点。研究表明，抗 TGF-β 治疗可恢复 Th1 细胞功能，从而促进免疫治疗开展并抑制肿瘤增殖。

目前已经开发出多种免疫治疗方法来抑制骨转移，包括嵌合抗原受体（CAR）-T 细胞疗法，单独使用抗 CD25 抗体（如达珠单抗和巴利昔单抗）或与环磷酰胺、氟达拉滨和紫杉醇的化学疗法相结合以消除 Treg，针对免疫抑制 CTLA-4 的抗体（如易普利姆玛和曲美木单抗）。事实上，目前仍然缺乏明确的证据表明骨转移患者能够从免疫细胞靶向治疗中受益。需要注意的是，免疫疗法可能引发骨相关并发症，如脊髓受压或由骨吸收增加引起的骨折和损伤。最近，骨免疫肿瘤学这一新概念将骨微环境中肿瘤细胞、免疫细胞和骨细胞之间的相互作用纳入其中，为未来开发更有效的抗骨转移免疫疗法奠定基础。

三、结论

骨转移是癌症患者常见且致命的并发症。恶性肿瘤骨转移会导致患者生活质量下降，相关并发症发病率和死亡率增加。现有的治疗方式难以根除骨转移瘤，还可能造成肿瘤进一步扩散和疾病耐受性进展的风险增加，这是肿瘤细胞与骨生态位的微环境之间复杂的相互作用结果。因此，在骨转移早期阶段阻断肿瘤细胞与宿主各种细胞和非细胞成分之间的信号转导是治疗骨转移的有效方法。为此，有必要充分了解骨转移的早期步骤，如转移前生态位的形成，肿瘤细胞从原发部位的逃逸及骨定植。通过识别可靠生物标志物，可以实现骨转移的早期阻断。特别是，如何延长或维持肿瘤细胞休眠以防止出现明显转移是未来研究的重要领域。尽管存在诸多挑战，但随着对骨转移过程的深入了解，目前已开发出多种有前景的针对骨细胞和（或）骨微环境的靶向治疗方法。近年兴起的免疫治疗也可能为骨转移瘤患者带来希望，但仍需进一步了解肿瘤骨转移（特别是肉瘤）的免疫逃逸机制。此外，还应重点关注免疫微环境在控制疾病进展和治疗不敏感方面的作用。新开发的治疗方法需要在骨转移的临床前模型中进行测试验证，目前还无法完全适用于所有骨转移瘤类型。虽然用于骨转移癌的基因工程动物模型很少，但新的源自患者的异种移植模型，以及模拟骨生态位的体外器官和支架模型正逐渐投入使用，进而加速骨转移靶向药物的研发。这需要工业界和学术界之间的多学科联合努力才能最终取得成功。

第 12 章　疼痛性骨转移瘤的概念与治疗

　　乳腺癌、肺癌及前列腺癌可发生骨转移，其他癌症如甲状腺癌、肝癌及肾癌也可出现明显的骨转移。骨转移能引起难治性疼痛等一系列临床并发症，患者伴有生活质量、能动性和自主性的显著降低。据报道，约 50% 或更多地被诊断为癌症的患者会遭受恶性骨痛。然而，不是所有的骨转移患者都有疼痛，约 83% 的骨转移患者的疼痛主诉在类型和严重程度上有很大的差异。

　　疼痛性骨转移（painful osseous metastases，POM）的治疗不但要求能够减轻患者的疼痛，而且还要能够改善患者的生活质量和自主性/能动性，同时降低溶骨性病变、病理性骨折、脊髓受压和其他"骨相关事件"的发生。POM 的治疗包括以下方法：全身镇痛、鞘内镇痛、糖皮质激素、放疗（外照射和放射性药物）、消融技术（射频消融术和冷冻消融术）、双膦酸盐、化疗药物、骨靶向制剂（地舒单抗/地诺单抗）、激素疗法、介入微创技术（椎体后凸成形术）及手术内固定方法。Payne 和 Janjan 提出癌症中心跨学科的骨转移诊所对 POM 的治疗很有帮助。

　　转移性骨病变可以分为溶骨性病变和成骨性病变两大类，因此骨转移可分为溶骨性骨转移和成骨性骨转移。溶骨性骨转移破骨活动强，以明显的骨破坏为特点；相反，成骨性骨转移通过激活成骨细胞，以骨组织过度增殖为特点。临床上溶骨性骨转移更为常见，但多数病变性质介于成骨和破骨两种病变之间（图 12-1）。

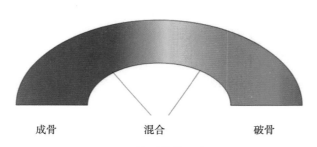

成骨　　　　　　　　混合　　　　　　　　破骨

图 12-1　不同性质骨转移瘤疾病光谱

一、骨转移的病理生理学

　　癌细胞首先转移到骨髓，而骨髓主要由造血干细胞组成，同时存在成骨和血管微环境两种不同的生物环境。成骨细胞、造血干细胞与其他肿瘤干细胞的联系主要通过化学趋向因子（SDF-1）和造血干细胞上的基质细胞受体 CXCR4 驱动。肿瘤细胞和骨髓造血干细胞之间的联系对骨转移极为重要。在 CXCR4 因子驱动下，SDF-1（也称作 CXCL12）结合于 CXCR4，对于肿瘤和骨骼之间的相互作用起着重要的作用。破骨细胞对骨骼/胶原蛋白的黏附很大程度上是由于整合素 αvβ3 促进。从胶原蛋白到整合素 αvβ3，是通过组织蛋白酶 K 暴露 RGD 序列产生的。破骨细胞的激活会

导致溶骨性损害 / 侵蚀和疼痛。在与整合素结合及 RANKL-RANK 相互作用后，c-Src 激酶的活性增高，并且活性增高的 c-Src 与破骨细胞功能激活有关。

骨转移的发生是一个多步骤的过程，其发生顺序如下：①肿瘤生长、肿瘤细胞分离和组织基质损伤；②新生血管生成；③肿瘤细胞从组织内渗入血管；④肿瘤细胞在循环中生存；⑤肿瘤细胞在骨髓内皮血管壁中的化学趋向和吸引（对接和锁定）；⑥肿瘤细胞的溢出；⑦通过肿瘤细胞和骨细胞之间的交叉效应建立转移微环境（成骨细胞转移）。

肿瘤细胞通过趋化吸引单核-巨噬细胞系统的破骨细胞前体细胞（前破骨细胞）引起局部骨吸收，并刺激成熟破骨细胞的融合和形成。这种破骨细胞生成的过程是通过 OPG-RANKL-RANK 系统调节的。RANKL 主要在成骨细胞表面表达，但其受体（RANK）却在破骨细胞的前体中表达。RANKL 的刺激又是通过其配体诱导的破骨细胞的形成和激活来实现的。可溶性糖蛋白骨保护素是一种结合于 RANKL 的诱导受体，因此能抑制 RANKL-RANK 间的相互作用。使用骨保护素能显著降低前列腺癌源性骨转移的进展，因为它能抑制肿瘤细胞的迁移和骨吸收。

尿激酶纤溶酶原激活物的直接蛋白酶活性或尿激酶纤溶酶原激活物间接介导的纤维蛋白溶酶形成，以及分泌的尿激酶纤溶酶原激活物在成骨细胞表面结合其受体（uPA-R），在靠近成骨细胞的位置激活蛋白水解活性，并导致局部蛋白水解活性增高。随后，基质金属蛋白酶被激活。

二、骨吸收的病理生理学

骨转移可通过疼痛介质（细胞因子、前列腺素 E、缓激肽、5-羟色胺和 P 物质）经疼痛感受器的刺激而致痛；痛敏结构如神经、脉管系统的侵蚀、牵拉，骨膜的压迫及微骨折亦可致痛。骨转移侵蚀痛也可源自"薄弱骨"的不稳定，或骨内高压（> 50mmHg）。

虽然很多因素可导致骨转移性疼痛，但疼痛在很大程度似乎与破骨细胞的骨吸收有关。破骨细胞溶解无机物（羟基磷灰石）并利用半胱氨酸蛋白酶降解有机基质（Ⅰ型胶原蛋白）。骨吸收发生在一个酸性微环境中，这种微环境是在破骨细胞膜中通过质子经空泡质子 ATP 酶分泌产生的。

骨吸收过程的第一步是破骨细胞黏附于骨表面，这种黏附经特定的细胞膜受体介导。黏附于骨骼而开始破骨过程的伪足由整合素和细胞支架蛋白质（黏着斑蛋白和裸蛋白围绕肌动蛋白微丝）组成。主要的黏附位置是玻璃体结合蛋白受体（整合素 $\alpha v\beta 3$），它在各种骨基质蛋白（骨桥蛋白、玻璃体结合蛋白和唾液蛋白）中识别 RGD 序列。整合素的激活似乎会引起在依赖 Pyk2 的情况下 c-Src 被募集至细胞膜，并导致 c-Src 和 Pyk2 的激活；随后在 c-Src 的 C 端残基 Y638 处，引起依赖 c-Src 的微量酪氨酸磷酸酶（cyt-PTPe）非受体同种型的磷酸化，并维持破骨细胞的黏附和激活，以及维持破骨细胞的固有结构、稳定性和伪足动力。

骨吸收期间，高度复杂的细胞膜被称作皱褶缘和缝合区而出现在破骨细胞中。骨表面伪足首先积累并伴有配体结合玻璃体结合蛋白受体，随后形成紧密的密封区，此区是破骨细胞酸性蛋白酶识别一些因子并形成一个由黏着斑蛋白和裸蛋白围绕核心 F 肌动蛋白的"双环"。

为了有效"吸收"无机骨基质组成成分（羟基磷灰石），至少需要两种主要因素：①酸（盐酸）；②能量 [三磷酸腺苷（ATP）]。破骨细胞利用 H^+ 和 Cl^- 通过碳酸酐酶Ⅱ（CA Ⅱ）催化二氧化碳 $[CO_2]$

和水 [H_2O] 生成碳酸，碳酸反之又分解为氢离子 [H^+] 和碳酸氢根离子 [HCO_3^-]。HCO_3^- 然后通过基底外侧局部阴离子交换剂 2（Ae2）与 Cl^- 交换，而提供的 Cl^- 在吸收腔隙内被酸化 [HCl]。在封闭区内部，经专门的需要 ATP 的空泡型 ATP 酶（V-ATP 酶），质子分泌到骨表面而诱导骨吸收，V-ATP 酶包含 α3 亚基和经氯离子通道被动转运的氯离子 [ClC-7]。盐酸将 pH 降低到约 4.5，引起无机骨基质的溶解（图 12-2）。

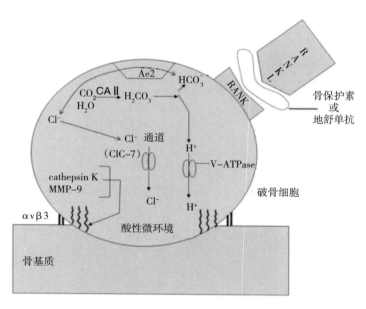

图 12-2　破骨细胞介导的骨吸收

RANKL. NF-κB 受体激活蛋白配体；　RANK. NF-κB 受体激活蛋白；CA Ⅱ. 碳酸酐酶 Ⅱ；cathepsin K. 组织蛋白酶 -K；MMP-9. 基质金属蛋白酶 -9；ATPase. ATP 酶；CLC-7. 氯离子通道 7；αvβ3. 整合素 αvβ3

　　空泡型 H^+-ATP 酶和碳酸酐酶的参与，对随后伴随溶骨性病变产生的骨"吸收"至关重要。c-Src 可引起骨吸收，部分通过以下途径：①阻止降钙素对破骨细胞功能的抑制效应和促进破骨细胞的活性；②促进破骨细胞肌动蛋白细胞骨架的构成，有助于"皱褶缘"的形成（c-Src 被募集到浆膜后）；③从伪足稳定地黏附于肌动蛋白应力纤维到更多的动力性伪足聚集的转变来促进伪足的活力；④通过在线粒体内将细胞色素 c 氧化酶磷酸化，从而增强细胞色素 c 氧化酶的活性，随后产生高水平的 ATP，产生的 ATP 用于破骨细胞的骨吸收活动。通过 c-Src 诱导的细胞色素 c 氧化酶活性产生的 ATP 可被 V-ATP 酶所利用，在骨表面为质子泵分泌的氢离子提供能量。此外，ATP 产生并结合嘌呤受体（P2X2/3 和 P2X3）后可导致伤害性反应（图 12-3）。

　　Ⅰ 型胶原纤维的断裂主要通过半胱氨酸蛋白酶组织蛋白酶 K 介导，半胱氨酸蛋白酶组织蛋白酶 K 在低 pH 中活性高，并且完全可以清除 Ⅰ 型胶原纤维。MMP 与骨有机基质的降解有关，但它们的确切作用仍不清楚。目前，更多的潜在新型治疗药物将 POM 作为主要治疗目标。

　　居于骨内的转移性肿瘤细胞不能直接破坏硬骨组织，但能维持生存并在骨内生长。相反，通过旁分泌因子如甲状旁腺激素相关蛋白和白介素 -6，可直接或间接刺激破骨细胞的分化和激活。

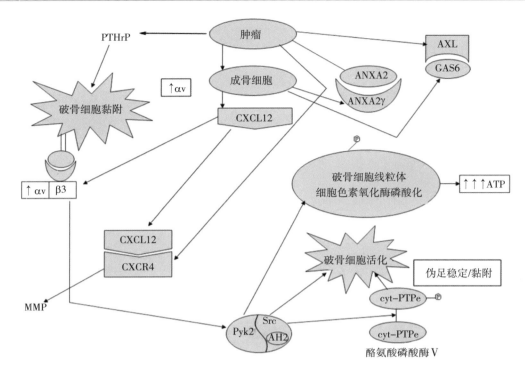

图 12-3　c-Src 及其他信号

PTHrP. 甲状旁腺激素相关蛋白；CXCL12. 趋化因子配体 12；CXCR4. 趋化因子受体 4；MMP. 基质金属蛋白酶

三、疼痛性骨转移治疗的药理方法

POM 治疗或疼痛缓解的"标准"或"传统"的药理方法可以依照世界卫生组织（WHO）癌症疼痛的阶梯镇痛指南。1982 年，Kathleen Foley 医生在纪念斯隆·凯特琳癌症中心主持并召开了关于癌症疼痛的国际专家委员会，并在 1986 年发表了 WHO 癌症疼痛缓解的专著论文。Zech 等至今已发表了大量的 WHO 指南前瞻性试验，其中，2118 例癌症患者中的 76% 获得了良好的疼痛控制，这些患者中有已接受 10 年以上的治疗者。WHO 指南中的镇痛药包括对乙酰氨基酚、传统的或非选择性非甾体抗炎药（NSAID）、COX-2 抑制剂、抗抑郁药、肌松药、α_2 肾上腺能受体激动剂、N- 甲基 -D- 天冬氨酸受体激动剂和阿片类 / 类阿片类镇痛剂（表 12-1）。

表 12-1　疼痛性骨转移缓解的主要过程及治疗 / 潜在治疗药物

项目	过程	治疗 / 潜在治疗药物
CRCR4	联系（肿瘤和造血干细胞）	CRCR4 拮抗剂
整合素 $\alpha v\beta 3$	黏附破骨细胞（整合素 $\alpha v\beta 3$）和骨 / 胶原蛋白（RGD）	整合素 $\alpha v\beta 3$ 拮抗剂
组织蛋白酶 K（暴露 RGD）		组织蛋白酶 K 抑制剂
RANKL-RANK 结合	破骨细胞激活	地舒单抗
Src 异戊烯化		双膦酸盐
Src		Src 抑制剂
空泡 H^+-ATP 酶	骨吸收 - 酸性微环境；质子分泌 - 无机基质分解	空泡型 ATP 酶抑制剂（即巴佛洛霉素 A1）-$\alpha 3$ 亚基

项目	过程	治疗 / 潜在治疗药物
碳酸酐酶		碳酸酐酶抑制剂
CLC-7（氯离子通道）		CLC-7 抑制剂
Ae2（阴离子交换剂）	骨吸收；蛋白质水解 - 胶原纤维的清除	Ae2 抑制剂
组织蛋白酶 K		组织蛋白酶 K 抑制剂
MMP-9		MMP-9 抑制剂

因缺乏确切的临床证据，癌症诱导骨疼痛中使用传统的（非选择性）NSAID 已被质疑。2 项随机 NSAID 试验没有区分骨转移，而 6 项非随机试验中虽提到了骨转移但没有记录与之伴随的疼痛。因 COX-2 抑制剂具有抗癌和抗血管生成特性，理论上其在优选患者中具有很好的治疗潜能。POM 的动物模型中，高选择性 COX-2 抑制剂的早期治疗能缓解运动造成的疼痛，而长期治疗可额外降低肿瘤负担和减少破骨细胞的破坏。口服 NSAID 会引发胃肠道、心血管、肾、血液及肝脏等不良反应。Barkin 等发表了一篇文献回顾，对于老年人 NSAID 要慎重使用，因他们很可能发生心血管疾病、出现与年龄相关的肾功能下降，以及服用多种与 NSAID 潜在相互作用的药物。

罗美昔布（COX-189，鲁米昔布）是一种高选择性 COX-2 抑制剂，因肝脏相关性不良反应，在美国、加拿大、澳大利亚、英国及其他一些国家还未批准上市。与双氯芬酸相比，罗美昔布与 COX-1 的亲和力显著降低（接近 300 倍）。罗美昔布的 pK_a 为 4.3，所以在低 pH 环境中会更有效，这在转移性骨破坏部位（局部环境在自然状态下为酸性）对骨疼痛的缓解有着潜在的益处。

加巴喷丁与普瑞巴林被认为对 α-2-δ-1 亚基发挥作用，加巴喷丁是一种电压门控性钙通道阻滞剂。加巴喷丁能缓解 POM 自发性和运动相关性疼痛，而且加巴喷丁被报道对治疗神经性癌症疼痛有效，可作为阿片类药物的一线辅助用药。Caraceni 等发表了一篇有趣的报道，描述了因骨转移而引发疼痛的 6 例患者，这些患者连续使用加巴喷丁治疗而完全未使用阿片类药物。另外，加巴喷丁在休息时能显著改善疼痛，但在活动时可加重疼痛，这种情况能持续长达 3 个月。加巴喷丁主要以原形通过肾脏排泄，因此可参考肾功能指标来指导用药剂量。对于转移瘤相关的慢性骨疼痛，临床试验已在评估普瑞巴林的效果，其不良事件包括体重增加、外周水肿、QT 间期延长、血小板减少及中枢神经系统事件。托吡酯是一种抗癫痫药，可能也适用于 POM 的治疗。因为除了多种作用机制外，它也可作为碳酸酐酶抑制剂而起作用。托吡酯是钙通道、钠通道和谷氨酸阻滞剂及 γ- 氨基丁酸催化剂，并且可能影响 N- 甲基 -D- 天冬氨酸受体复合物。因为有形成潜在的磷酸氢钙肾结石的风险，建议给予足够水化。托吡酯可引起感觉异常。

POM 的最主要治疗药物是阿片类镇痛药。虽然长效类阿片类药物（羟吗啡酮缓释片）被用于 POM 的基线维持治疗，但起效快的阿片类（超短效阿片类）药物尤其适用于暴发痛，这种暴发痛多发生于晚期 POM。已被 FDA 批准的起效快的阿片类药物包括芬太尼透黏膜口含剂、芬太尼颊膜片、芬太尼舌下喷雾剂及芬太尼舌下含片。未来潜在起效快的阿片类药物包括芬太尼鼻喷雾剂、芬太尼果胶鼻喷剂及芬太尼干粉肺内吸入剂。目前虽然已有将静脉注射用鲑降钙素用于 POM 镇痛的试验报道，但已有大量回顾性研究表明，在骨转移患者中静脉注射相对较高剂量的鲑降钙素对于 POM 的镇痛仅有潜在的辅助治疗作用。2003 年，Martinez 等报道，当前有限证据尚不支持使用降钙素能够控制骨转移所引起的疼痛；2006 年该研究团队更新并报道了同样的观察结果。

四、双膦酸盐

双膦酸盐是一种通过阻断破骨细胞介导的骨质破坏从而抑制骨溶解的药物，但实际上其是通过刺激骨保护素的产生而抑制破骨细胞的活性来实现的（虽然双膦酸盐的作用仅占小部分）。

第一代不含氮原子的双膦酸盐（氯膦酸盐和依替膦酸盐）能黏附于骨骼而被破骨细胞所代谢，代谢产物即细胞毒 ATP 类似物，能干扰线粒体膜电位，导致破骨细胞凋亡。第二代、第三代含氮原子的双膦酸盐（帕米膦酸二钠、伊班膦酸盐、唑来膦酸）可通过不同的机制抑制破骨细胞。它们被破骨细胞内在化而非代谢化，随后抑制一种叫作法尼基焦磷酸（FPP）的合成酶，FPP 能为一些小 GTP 酶包括 Ras、Rho 和 Rac 等翻译后修饰（异戊烯化）产生所必需的中间体（类异戊二烯脂质）。这些小 GTP 酶需要合适的细胞囊泡转运，否则在骨表面破骨细胞不能形成牢固的封闭区或皱褶缘。此外，含氮原子的双膦酸盐可使焦磷酸盐聚积，后者能与一磷酸腺苷结合形成一种内源性 ATP 类似物，进而抑制线粒体腺嘌呤核苷酸转位酶并引起破骨细胞凋亡。在美国，不用于骨质疏松症的双膦酸盐包括唑来膦酸（用于乳腺癌、前列腺癌、非小细胞癌、肾癌及其他癌症等骨转移性实体瘤）、帕米膦酸（用于乳腺癌和多发性骨髓瘤）、伊班膦酸盐（用于乳腺癌）和氯膦酸盐（未被批准）。

多项研究已证实了双膦酸盐在降低骨转移引起的骨骼并发症和疼痛方面的有效性。唑来膦酸是最有效的含氮双膦酸盐，静脉注射唑来膦酸具有广阔的临床应用前景。与其他双膦酸盐如氯膦酸盐、帕米膦酸相比，唑来膦酸在抑制 FPP 活性、降低骨吸收和缓解疼痛等方面均显示出良好的效果。唑来膦酸是唯一能显著降低骨相关事件的双膦酸盐类药物，可治疗包括前列腺癌患者在内的转移性骨疼痛。Fulfaro 等证实了 75% 的前列腺癌患者骨痛降低与唑来膦酸治疗骨转移患者中的 C 端肽修饰水平相关。唑来膦酸还具有直接的抗肿瘤特性，能够诱导肿瘤细胞凋亡、抑制癌细胞扩散，并且在超高剂量下能限制内脏组织中转移性肿瘤的外生性生长。癌症患者中，唑来膦酸的治疗伴随着促血管生长因子、血管内皮生长因子在循环中的下降，唑来膦酸介导的血管内皮生长因子水平的下降导致骨相关事件发生时间的延迟、破骨性疾病进展时间的增加，以及发展至体力状态恶化时间的延迟。

Saad 等进行了一项 422 例前列腺癌骨转移的随机安慰剂对照试验，该试验证实唑来膦酸能显著降低骨相关事件的发生，Rosen 等在肺癌的研究中也得出类似结果。此外，在一项包含 1130 例乳腺癌患者的随机试验中，唑来膦酸被证实在降低骨相关事件方面优于帕米膦酸。唑来膦酸终末半衰期为 146 小时，分布并结合于骨组织。唑来膦酸在体内不经过生物转化，主要以原形经肾脏排泄。唑来膦酸能引起类感冒样症状，可用标准治疗来处理。由于能引起医源性肾功能恶化，建议进行肾功能监测。肌酐清除率 ≤ 30ml/min 的患者应避免使用唑来膦酸。长期使用双膦酸盐有一定的颌骨坏死风险。因而，在使用之前还需牙科评估和随后的随访，以监测可能发生的颌骨坏死。

五、非阿片类／非甾体镇痛药疗法及综合治疗的举措

POM 的患者会有高度焦虑（广泛性焦虑症）和抑郁障碍（重度抑郁症）等，精神障碍（广泛性焦虑症和重度抑郁症）和 3 种疼痛综合征（糖尿病周围神经痛、纤维肌痛综合征、慢性肌肉骨骼疼痛）的患者目前均可获得规范的药物治疗。FDA 批准的度洛西汀可帮助那些尤其是想维护自尊但又否认疼痛相关的抑郁和（或）焦虑，并且因此可能拒绝抗抑郁药或抗焦虑药治疗的患者。此外，这些患者可获益于心理治疗和物理治疗。有效的镇痛治疗应该是以加强对特定患者的关注且以患者为中心

提供个性化服务的治疗。对于慢性疼痛的综合治疗和干预可促进癌症患者快速恢复功能、提高身心健康水平。

六、POM 的激素治疗 / 内分泌治疗

某些肿瘤如乳腺癌、前列腺癌对激素治疗 / 内分泌治疗有一定程度的反应。同时，任何激素治疗 / 内分泌治疗在获得抗肿瘤治疗效果的同时也具备某种程度的镇痛特性。去势类激素药物有促性腺激素释放激素（GnRH）激动剂（亮丙瑞林、乙基酰胺、戈舍瑞林、组氨瑞林、曲普瑞林）、细胞色素 P450 酶 17A1（CYP17A1）抑制剂（激素合成抑制）（非选择性 CYP17A1 抑制剂）、酮康唑（芳香化酶抑制剂、氨鲁米特）、选择性 CYP17A1 抑制剂（醋酸阿比特龙、TOK-001 和 TAK-700）、激素受体拮抗剂（比卡鲁胺、尼鲁米特、氟他胺、MDV3100、BMS-641988）、5α 还原酶剂抑制剂（将睾酮转换成更多且有效的二氢睾酮，如非那雄胺），以及其他药物如 GnRH 阻滞剂（地加瑞克）、糖皮质激素（类固醇生成抑制剂）及雌激素（己烯雌酚，通过降低促黄体素来抑制类固醇生成，释放激素分泌并间接影响促黄体素的产生）。

抗雄激素（氟他胺或比卡鲁胺）治疗可通过阻滞前列腺癌细胞中睾酮结合雄激素受体来抑制睾酮激增，但此方法不总是有效而且有一定副作用。其他针对前列腺癌的内分泌治疗包括雌激素、抗雄激素单一疗法及抗雄激素结合 GnRH 受体激动剂的完全雄激素阻滞等。然而，这些方法因有心脏毒性及肝毒性等副作用，临床上并不常用。

Ⅲ期临床试验表明，GnRH 受体阻滞剂地加瑞克与 GnRH 激动剂一样有效和可耐受，且可立即起效。重复注射地加瑞克后，睾酮和前列腺特异抗原可快速被抑制而无睾酮升高，其药理作用与手术去势相似。其效果是临床复发危险度降低、无须抗雄激素和组胺释放降低。有证据表明去势抵抗性前列腺癌（castration-resistant prostate cancer，CRPC）的发生与激素水平相关，瘤内类固醇合成和随后的雄激素受体信号均可刺激肿瘤生长。一些针对雄激素受体信号的新药如阿比特龙和 MDV3100 已在评估。在多西他赛治疗后的晚期 CRPC 患者中，阿比特龙醋酸盐的Ⅲ期临床试验已显示出较高的总体生存率。MDV3100 是一种雄激素受体拮抗剂，能阻滞雄激素结合于雄激素受体，并阻止配体受体复合物的核移位和活化因子积聚，同时诱导肿瘤细胞凋亡且无激动活性。Sche 等研究发现 CRPC 患者中，MDV3100 抗肿瘤活性较强。

七、放射治疗（放疗）

放射放疗（radiation therapy，RT）可以改善 POM 患者疼痛，增加或恢复步行能力，改善患者功能，减少镇痛剂使用，以及降低骨折风险。通常在初始放射治疗时间 10 ~ 14 天，约 80% 接受放疗的骨转移患者可获得完全或部分疼痛缓解。当然，接受放疗后疼痛缓解的程度与骨转移的部位有关。身体的上部分或下部分接受 6 ~ 8Gy 剂量的单次放疗，剩余部分 4 ~ 6 周后再接受 6 ~ 8Gy 剂量的放疗，约 80% 的患者整个身体经连续放疗后 POM 可获得成功治疗。有试验表明，单次放疗剂量 8Gy 是获得良好镇痛效果的最低剂量，曾有 meta 分析证实了这一结果。Wu 等在一项包括 3260 例患者的 meta 分析中发现，分次放疗与剂量为 8Gy 的单次放疗相比，治疗效果基本相同。

另一项来自 Sze 的 meta 分析（12 项随机试验 621 例患者）也观察到类似的结果。单次放疗的

完全反应率为 34%（508/1476），分次放疗的完全反应率为 32%（475/1473）（$P > 0.05$）。总体反应率分别为 60%（1080/1814）和 59%（1060/1807）（$P < 0.05$）。Chow 等的 meta 分析中的 16 项随机试验中列入了 5000 例患者，结果显示单次放疗（大多 8Gy/f）和多次放疗（大多 20Gy/5f 或 30Gy/10f）的总体反应率分别为 58%（1468/2513）和 59%（1466/2487）。

八、放射性药物

放射性药物比放疗具有更多优势：①可静脉注射；②可治疗分散部位的病灶且骨髓抑制较轻；③副作用如恶心、呕吐、腹泻和组织损伤较少。放射性药物相对来说容易应用，但要由在核医学科培训过的医师来操作。虽然每个患者放射性药物治疗的准备和步骤不同，但存在某些共同的原则。运用放射性药物的绝对禁忌证包括妊娠和患者拒绝治疗。多种放射性药物的共同作用会给 POM 带来叠加的镇痛效果。

（一）氯化锶 – 89（^{89}SrCl）

锶离子为二价阳离子，^{89}Sr 是一种骨特异性放射性核素，静脉注射后在骨骼中与羟基磷灰石结合。^{89}SrCl 是 FDA 第一个被批准的缓解 POM 的放射性药物。^{89}Sr 是一种钙类似物，最先沉积于骨组织，而骨转移瘤可比正常骨髓多吸收 10 倍的 ^{89}Sr。^{89}Sr 是一种最常用的长半衰期 β 射线放射物，临床上对治疗 POM 有效。^{89}Sr 可产生非常低的 γ 射线而不会成像，其很快经肾排泄而被清除或者被吸收而成为骨盐。建议剂量为 0.04 mCi/kg 或每人 4 mCi。

疼痛缓解常始于治疗后的 2 周，6 周可达到最大疗效，并且能持续 4～15 个月。80% 以上的患者会出现轻度的血小板或白细胞减少。通常，血小板水平比治疗前降低 15%～30%，但能在 2～3 个月完全恢复，有时血小板恢复到基线水平需 6 个月；此外，15%～20% 的患者会发生白细胞降低。快速注射 ^{89}Sr 后可立即出现自限性的短暂面部潮红；有些患者骨痛可短暂增加（≤ 20% 的报道）。

Kraeber-Bodere 等使用不同方法评估 ^{89}Sr 的有效性。他们观察 ^{89}Sr 治疗的前列腺癌骨转移与治疗反应的关系，并根据骨转移程度评估了 94 例患者（117 次 4 mCi 注射）对治疗的有效性。结果发现 78% 的患者疼痛减轻（31% 完全缓解），65% 的患者生活质量得到改善，60% 的患者减少了镇痛药使用。患者疼痛减轻效果明显（$P=0.005$）并且减少了镇痛药的使用（$P=0.018$），中度骨转移患者比广泛骨疾病患者的缓解期长（$P < 0.0035$）。Finlay 等研究得出 ^{89}Sr 治疗 POM 后完全缓解率为 32%（8%～77%），无缓解率为 25%（14%～52%）。44% 的患者 ^{89}Sr 的治疗后，疼痛有一定程度的缓解，平均整体缓解率为 76%。

（二）磷酸磷 –32（磷酸铬磷 –32）

Friedell 和 Storaasli 于 1942 年开始采用 ^{32}P 治疗广泛性 POM，发现 83% 的患者疼痛明显缓解。骨组织吸收 ^{32}P 很快是因为羟基磷灰石晶体是骨的组成成分。^{32}P 完全发射 β 射线而不会成像，静脉用药后平均渗透 2～3mm（最深 8mm）。由于具有较高的 β 射线发射能力，骨髓抑制的风险很大，因此 ^{32}P 基本不用于 POM 的缓解期治疗。已报道使用 ^{32}P 可发生包括急性淋巴细胞白血病在内的各种严重并发症和风险事件。

（三）来昔屈南钐 –153

来昔屈南钐 –153（乙二胺四亚甲基膦钐 –153，^{153}Sm-EDTMP）于 1984 年由 William Goeckler 报道，并且于 1987 年 3 月 28 日被 FDA 批准用于成骨性骨转移患者的疼痛治疗。^{153}Sm-EDTMP 是由

一种稳定的 ^{153}Sm 和 EDTMP 合成的放射性复合物，其优点是物理半衰期短，允许剂量的分次给予，γ射线能量为 103keV 而有利于核素显像，低组织渗透可降低放射毒性对骨髓的损伤，体内降解非常低，无肝或其他软组织过多的吸收。推荐剂量为静脉注射 1.0mCi/kg，给药时间需超过 1 分钟，镇痛效果持续 48 小时至 7 天，首次剂量后可重复应用 6～8 周。

Sartor 等报道了重复使用 ^{153}Sm 治疗 POM 的安全性和有效性。4 周内头 3 次给药、接着 4 周内再 2 次给药后疼痛得分均显著降低（$P < 0.002$，$P < 0.003$），但之后疼痛得分不再降低。4 周内头 3 次给药后疼痛得分分别降低 70%、63% 和 80%。现有数据证实，^{153}Sm 重复治疗 POM 是安全且有效的。

九、POM 消融治疗

POM 病灶消融（射频消融术或冷冻消融术）治疗的适应证：①中度或重度疼痛，10 小时疼痛中至少有 4 小时最严重；②局部疼痛仅限于 1～2 处，且与异常的影像学表现相对应；③ POM 病灶必须易于消融治疗设备的使用。典型的溶骨性、混合溶骨 / 成骨性或软组织病灶可给予消融治疗。射频消融术治疗的禁忌证：病灶距离脊髓、运动神经、脑、腰膨大动脉、直肠、膀胱等重要脏器在 1cm 之内。

虽然冷冻消融术可有效治疗硬化骨病灶，但传递到硬化骨或其他完整骨的能量较弱。与射频消融术相比，冷冻消融术对治疗 POM 具有一些独特的优势：①消融区易被 CT 或 MRI 间断监测；②产生的冰球在 MRI 各序列及界限清楚的 CT 上显示为低衰减区；③允许一次性同时采用多探针对大病灶（约 8cm 直径）进行完全消融，此方法避免了探针分次连续消融时残留肿瘤的可能；④因冷冻消融产生的冰球比射频消融刀头作用范围大，冷冻消融术治疗的病灶相应较大。

十、椎体增强术

脊柱转移和椎体病理性压缩骨折的发生率不断上升，并常伴有轴向疼痛、进行性脊髓神经根病和力学不稳定。POM 导致的难治性疼痛可严重影响患者的生活质量，并且患者也因为独立性、能动性和功能性的丧失而变得封闭和孤单。椎体增强术如经皮椎体成形术和经皮椎体后凸成形术能为病理性椎体压缩骨折患者提供即刻的疼痛缓解。

（一）椎体成形术

经皮椎体成形术是在影像学引导下向椎体内注入骨水泥（图 12-4）。其于 1987 年首先被报道，目的是缓解椎体由压缩骨折造成的疼痛及增强椎体稳定性。适应证：非手术治疗失败、无神经根症状和体征、2 个椎体水平之内、较为严重的难治性脊柱中轴性疼痛。绝对禁忌证：凝血功能障碍、椎体后部结构受累的不稳定骨折及已发生定位穿刺困难的严重椎体塌陷。相对禁忌证：①预期术中不能耐受 1～2 小时的俯卧位；②缺乏手术或监护设备；③椎体塌陷或肿瘤压迫引起神经症状和体征。

局部麻醉透视下，经皮经椎弓根路径、经椎弓根旁路径或经肋椎间路径将 11～13 号针穿入椎体，再将骨水泥缓慢充分地注入至椎体前 2/3，均匀分布于椎体两边。

Lee 等采用经皮椎体成形术治疗 19 例乳腺癌、前列腺癌、肺癌和肾癌椎体转移患者。其中，孤立性椎体转移 10 例患者（53%），2 节段椎体转移 3 例（16%），3 节段椎体转移 6 例（31%）。短期和长期随访发现大部分病例（84%）症状获得改善。Saliou 等发现采用经皮椎体成形术治疗平均年龄 62.5 岁的 51 例（74 个椎体）脊柱转移压缩性骨折患者效果确切，并发症较少。

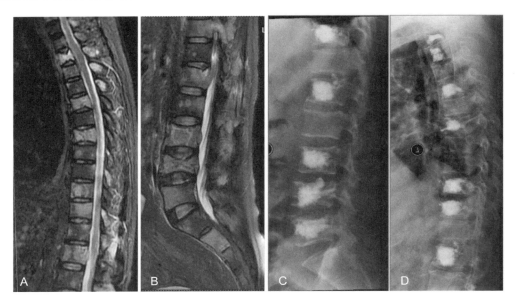

图 12-4　胸腰椎多发脊柱转移瘤行经皮椎体成形术

患者，男，52 岁，肺癌胸腰椎多发脊柱转移瘤，行胸 2、胸 3、胸 5、胸 7、胸 10、胸 11、腰 1、腰 3、腰 4、腰 5 经皮椎体成形术（A、B. 术前 MRI T_2WI 抑脂矢状位片提示胸腰椎多发溶骨性骨转移伴多个椎体病理性骨折；C、D. 术后 X 线前后位及侧位片）

　　Mikami 等对 141 例采用经皮椎体成形术治疗的 POM 回顾性研究发现，视觉模拟评分（VAS）得分自术前 7.3 分降低到出院时的 1.9 分，平均改善率为 73.3%。49% 的患者出现无症状骨水泥渗漏，未出现邻近椎体骨折。但 Chew 等进行了一项脊柱转移瘤经皮椎体成形术有效性和安全性系统性研究后发现疼痛缓解率为 47% ～ 87%，严重并发症发生率高达 2%。

（二）椎体后凸成形术

　　椎体后凸成形术由椎体成形术演变而来，术中首先通过球囊装置的膨胀恢复椎体高度，形成的腔洞更便于骨水泥注入。

　　Qian 等对 48 例采用椎体后凸成形术治疗的多发性脊柱转移瘤回顾性研究发现，平均椎体前高度自术前 52.7°±16.8° 升高到术后 85.3°±13.2°（$P < 0.001$）；后凸角度自术前 16.4°±4.7° 减小到术后 8.4°±2.5°（$P < 0.001$）；平均 VAS 得分自术前（7.4±2.1）分降低到术后（3.8±1.6）分（$P < 0.001$）；SF-36 量表得分改善显著（$P < 0.05$）。研究者认为椎体后凸成形术治疗转移瘤椎体病理性骨折能显著缓解疼痛、改善功能、阻止脊柱后凸畸形进一步加重，甚至适用于存在椎体后壁缺损的 POM。

十一、脊柱转移瘤内固定手术

　　脊柱不稳定常引发严重疼痛。正常人体脊柱的稳定性由两大部分来维持。一是静力性平衡，包括椎体、椎弓及其突起、椎间盘和相连的韧带结构；二是动力性平衡，主要为脊柱两侧肌肉的调节与控制，它是脊柱运动的原始动力。与创伤和退行性变相比，脊柱转移瘤椎体不稳的机制是相对复杂的，脊柱不稳定时通常不能完全保护其中的脊髓和神经，异常的运动常刺激脊柱中的神经结构，并发畸形时则更进一步加重这种损伤。除了对内源性稳定结构的破坏外，异常的骨代谢活动还改变了骨骼的材料特性。研究表明转移瘤的大小、部位、受累椎体节段、横截面骨缺损、脊柱载荷、骨密度、椎体后凸角度等因素均影响椎体稳定性。此外，脊柱转移瘤骨微环境中成骨细胞和破骨细胞的异常活动造成骨沉积和骨吸收，导致骨密度的改变，同样影响着脊柱稳定性。溶骨性骨破坏比成骨性和混合性骨破坏更不稳定。

　　10% 转移性骨疾病患者由于脊柱不稳定而引起机械性腰背部疼痛。患者只能通过卧位才能保持舒适，任何活动都会诱发剧烈疼痛。即使使用脊柱支撑物，患者也不能坐起、站立和行走。疼痛是由脊柱不稳定引起的，所以使用放射治疗或全身药物治疗无效。脊柱不稳定的理想治疗模式是通过前路、后路或前后联合入路完成的脊柱内固定融合术。当涉及转移性长骨骨折或长骨邻近骨折时，同样需要固定才能缓解疼痛。对于预期生存期较短的脊柱转移瘤患者不要求椎体间融合，经皮椎弓根螺钉内固定技术已可用于转移瘤所致的脊柱不稳定。从生物力学的角度考虑，长节段椎弓根螺钉内固定可以将应力分散到更长的脊柱，因此更为安全（图 12-5）。计算机导航技术也可应用于椎弓根螺钉经皮置入的微创治疗。

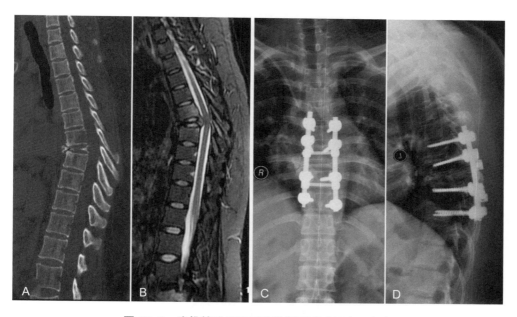

图 12-5　胸椎转移瘤行后路椎管环形减压内固定术

患者，男，62 岁，肺癌胸 8 椎体转移瘤病理性骨折脊柱不稳定伴硬膜外脊髓压迫症，行胸 8 椎体肿瘤部分切除椎管环形减压长节段内固定术（A. 术前 CT 矢状位片提示胸 8 椎体病理性骨折伴后凸畸形，椎体压缩 > 75%；B. 术前 MRI T_2WI 抑脂矢状位片提示胸 8 椎体病理性骨折伴后凸畸形，相应节段硬膜外脊髓压迫；C、D. 术后 X 线前后位及侧位片）

十二、POM 鞘内镇痛

　　鞘内镇痛药的使用对很多慢性癌症疼痛患者来说是一种重要的治疗方法。对于其他治疗失败的，以及肠内或肠外高剂量镇痛治疗有副作用的患者，鞘内镇痛可作为 POM 疼痛缓解的一种重要选择。

　　Smith 等对 202 例癌症患者进行了一项随机、前瞻性研究来评估鞘内镇痛。其研究结果显示阿片类药物可引起毒性反应如疲乏、镇静及认知缓慢。与接受其他镇痛药物治疗的患者疼痛得分相比，鞘内镇痛治疗的患者疼痛得分也获得改善，将近 2/3 的鞘内给药患者的得分低于 4 分。鞘内药物的选择应由专家共识与指南指导。第一线鞘内镇痛药包括吗啡、氢吗啡酮和齐考诺肽，但也可选择其他药物。

十三、POM 治疗展望

（一）RANK-RANKL 系统抑制剂

RANK-RANKL 系统在破骨细胞成熟与功能方面起着重要的作用，因此它在骨转移的发生和发展方面也起着重要的作用。RANK-RANKL 系统可作为溶骨性疾病（包括骨转移瘤）的治疗靶点。一些骨转移病灶源性疼痛可能继发于破骨细胞的活性效应，因此镇痛治疗应首要包括抑制破骨细胞的活性。近年来发现破骨细胞的骨吸收活性依赖于肿瘤坏死因子（TNF）家族的几个新成员——OPG、OPG 配体（OPGL）和 RANK，其在调节破骨细胞的形成和活化方面起关键作用。OPG 是一种分泌的可溶性 TNF 受体分子，结合于 OPGL 的 RANK 活性位点，它作为一种"模拟"或者"饵"受体能阻止 OPGL 结合并激活破骨细胞的 RANK 受体。OPG 配体（OPGL，表达于激活的 T 细胞和成骨细胞）与 RANK 结合。RANK 在破骨细胞前体细胞和成熟的破骨细胞中表达。阻碍 OPGL-RANK 相互作用的任何治疗均会削弱 RANK 活性，从而抑制骨细胞的活性和骨吸收。

地舒单抗是一种全人源单克隆抗体，又被称为地诺单抗，是 RANKL 抑制剂即破骨细胞分化因子抑制剂，被认为抑制破骨细胞生成和骨质溶解比双膦酸盐更加有效。一项比较地舒单抗和唑来膦酸的随机、双盲临床研究（$n=5723$）证实了地舒单抗的安全性和有效性。其中，一组研究对象包括乳腺癌患者，另一组研究对象包括前列腺癌患者，第三组研究对象包括其他多种癌症患者。观测指标包括癌症导致病理性骨折或者脊髓压迫发生的时间，或者需要放疗或手术控制骨疼痛的开始时间。在乳腺或前列腺癌患者中，地舒单抗在延迟骨相关事件发生方面优于唑来膦酸。在前列腺癌患者中，地舒单抗的骨相关事件发生的中位时间为 21 个月，而唑来膦酸为 17 个月。另一项以前没有接受过双膦酸盐治疗的乳腺癌骨转移患者的 II 期研究揭示，骨相关事件能使 uNTX 水平下降到与静脉注射双膦酸盐相近的程度。重要的是，该药耐受性好且骨相关事件发生的风险较低。一项乳腺癌骨转移患者 III 期随机、双盲研究揭示：地舒单抗在延迟或者阻止骨相关事件发生方面优效于唑来膦酸，但两者在骨相关事件、肾毒性、颌骨坏死发生率及总体生存期方面效果相差不大。Cleeland 等分析晚期乳腺癌和骨转移性患者的 III 期试验数据，比较了地舒单抗和唑来膦酸对疼痛（影响日常生活能力的疼痛）治疗的区别。患者在试验中填写总分为 11 分的简易项目表格，据此评估患者与一般活动、行走、工作、生活情绪、人际关系和睡眠等相关的疼痛及疼痛的严重程度。该研究分析了地舒单抗治疗的患者（$n=1018$）和唑来膦酸治疗的患者（$n=1011$）并显示地舒单抗在缓解活动相关疼痛（PIWA）的时间方面比唑来膦酸短（中位时间 70 天和 86 天；$P=0.09$）。同样，地舒单抗 PIWA 逐渐恶化时间要比唑来膦酸长（中位时间 394 天和 310 天；$P=0.13$）。运用地舒单抗治疗无疼痛或者仅有轻微疼痛的患者（进入试验时）显示改善 PIWA 的时间有变短的趋势，PIWA 逐渐恶化的时间有变长的趋势。同样，在地舒单抗治疗的患者中，阿片类镇痛药的使用很少从无或低剂量转变至高剂量。Fizazi 等比较了 2 倍剂量的地舒单抗（180mg/4 周或 180mg/12 周）与持续静脉注射双膦酸盐（唑来膦酸或帕米膦酸）在减少骨质流失和骨相关事件发生率方面的疗效。试验持续 175 天，与双膦酸盐组相比，地舒单抗组骨相关事件发生率明显降低（地舒单抗组为 2/38，双膦酸盐组为 6/35）。高剂量地舒单抗诱导 uNTX（一种骨质流失标志物）水平降低 78%，而静脉双膦酸盐治疗组仅降低了 33%。一项接受唑来膦酸治疗但 NTX 水平仍超过 50nmol/L 肌酐患者的 II 期研究提供了一个范例，即以骨吸收标志物水平作为一个终点。地舒单抗能使 NTX 含量下降至小于 50nmol/L 肌酐的水平，下降患者的比例明显比静脉接受唑来膦酸治疗的患者大得多。骨吸收标志物水平在指导治疗中也有价值，如

BISMARK 研究比较了每 3～4 周静脉注射唑来膦酸 4mg 标准剂量方案与基于 NTX 更新水平的骨吸收标志物水平指导方案。Amgen 研发了一种重组 OPG-Fc（AMGN-0007）来治疗多发性骨髓瘤和乳腺癌骨转移。Ⅰ 期试验结果令人鼓舞，因为 OPG-Fc 耐受性好并且它对骨吸收的抑制疗效与唑来膦酸、帕米膦酸相近。但由于地舒单抗（AMG-162，全人源单克隆抗体特异性中和 RANKL）在抑制骨吸收方面的卓越疗效，同时又考虑到 TNF 相关的诱导细胞凋亡的配体介导的危害性凋亡（OPG 治疗的副作用），Amgen 停止了进一步研发 AMGN-0007。

2010 年 11 月 19 日，FDA 批准了地舒单抗来帮助那些已有骨转移并有骨质破坏的癌症患者预防骨相关事件，目前地舒单抗已被多个医学组织，如美国临床肿瘤学会（ASCO）、美国国立综合癌症网络（NCCN）、国际骨髓瘤工作组（IMWG）、中国临床肿瘤学会（CSCO）写入治疗实体瘤骨转移和多发性骨髓瘤骨病的共识与指南。

（二）组织蛋白酶 K 抑制剂

组织蛋白酶 K 是与破骨细胞骨质吸收相关的关键酶，在骨质流失过程起重要作用。组织蛋白酶是一种球状溶酶体蛋白酶，属于木瓜样半胱氨酸蛋白酶家族。这种半胱氨酸蛋白酶在骨基质降解中起着关键作用。组织蛋白酶 K 在破骨细胞中高度表达并与骨胶原（Ⅰ 型胶原）螺旋和末端肽域的剪切有关。通过降解 Ⅰ 型胶原，组织蛋白酶 K 不仅能促进破坏骨细胞外基质主要成分，而且会使胶原中隐藏的 RGD 序列（此序列对破骨细胞黏附于细胞外基质很重要）暴露。

一些组织蛋白酶 K 抑制剂 [MK-0822（奥当卡替）、AAE581（巴利卡替）、ONO-5334 及 SB462795（若拉卡替）] 是目前临床试验中治疗骨质疏松症、骨关节炎和骨转移的药物。一个临床前治疗方案（癌细胞接种后运用组织蛋白酶 K 抑制剂 18 天）证实组织蛋白酶 K 抑制剂使溶骨性病灶减小了 66%；在预防性治疗方案中（癌细胞接种的同时运用组织蛋白酶 K 抑制剂）溶骨性病灶大小减小了 61%。然而，由于皮肤的副作用，除了奥当卡替，其他的组织蛋白酶 K 抑制剂的临床研发已终止。

在绝经后的健康女性中，奥当卡替显著降低了骨吸收标志物水平。研究者已经完成了一项 Ⅱ 期对照研究：给予乳腺癌骨转移女性患者每日 5mg 奥当卡替持续 4 周或者单次 4mg 静脉注射唑来膦酸，发现两组患者骨吸收标志物水平（包括 uNTX 水平）下降的水平相近。在一项 Ⅱ 期对照研究中，乳腺癌骨转移女性患者随机接受奥当卡替（5mg）或者单次 4mg 静脉注射唑来膦酸治疗，结果表明治疗 4 周后骨形成标志物水平（uNTX 水平）均降低。

有两项 Ⅲ 期研究在招募患者之前已经取消，第一项是为了评估奥当卡替（高度选择性组织蛋白酶 K 抑制剂）在降低乳腺癌女性患者骨转移风险方面的安全性、耐受性及有效性；第二项是探究奥当卡替在延长 CRPC 男性患者第一次骨转移时间的疗效。

（三）Src 抑制剂

Src 是非酪氨酸激酶受体家族的经典成员，即 Src 家族激酶。Src 有许多重要的细胞功能，包括介导调节细胞的形成、生长、增殖及分化、黏附、迁移和存活，介导复杂的细胞骨架重组。Src 可激活 AKT CXCL12 和缩短乳腺癌细胞生存期。此外，Src 的活性被证实在抑制转移性乳腺癌细胞促凋亡（TNF 相关的诱导凋亡的配体介导的）效应中起关键作用。当通过同源重组敲除小鼠的此种基因时，破骨细胞失活仅为表型的改变。当破骨细胞黏附于骨基质并结合整合素后，激活 c-Src 并启动骨吸收。在 TRAF-6 被募集到 RANK 胞内域后，RANKL-RANK 相互作用也可激活 c-Src。c-Src 与 TRAF-6 结合并募集一些信号蛋白，包括 Cbl、Pyk-2 和皮层蛋白，从而介导细胞极化以及肌动蛋白环和细胞皱褶缘的形成，但至今没有完全弄清这个过程。Src 缺乏的破骨细胞不能形成褶皱缘且产生 ATP 的能力下降，而 ATP 和褶皱缘对产生骨吸收均是必需的。在骨转移中，已经证实 Src 活性抑制剂能抑制前列腺癌在骨骼中的生长。因此，Src 可能是骨转移的一个治疗靶点。

c-Src 抑制剂包括基于嘧啶-氨噻唑的 BMS-354825（达沙替尼）、基于喹唑啉的 AZD0530、基于喹啉的 SKI-606（博舒替尼）、基于吡啶并嘧啶酮的 PD180970、基于吡唑并嘧啶的 PP1 及基于吡咯并嘧啶的 CG76030。目前临床试验中有 7 种治疗实体瘤的 Src 抑制剂（达沙替尼、波舒替尼、SKI-606、AZD-0530、XL-999、KX2-391、XL-228），临床前研发阶段的 Src 抑制剂则有更多。其中，仅 KX2-391 是 Src 特异性的抑制剂（KX2-391 是一种蛋白质底物结合位点在 Src 而不是在 ATP 结合位点的靶向小分子）；其余的 Src 抑制剂可抑制多种 Src 家族激酶，另外也可抑制酪氨酸激酶。

达沙替尼是目前研究得最好的 c-Src 抑制剂。临床前研究显示这种药物能降低骨转移能力并能在一些恶性肿瘤中（胰腺、头颈部及肺部癌症）诱导细胞凋亡。乳腺癌细胞体外试验和动物模型体内试验均已观察到抑制 Src 表达和活性可抑制骨转移的进展。Ⅱ期和Ⅲ期临床试验明确了达沙替尼和其他 Src 抑制剂（如博舒替尼、AZD-0530、XL-999）单独或联合唑来膦酸在治疗骨转移中的价值。目前已批准达沙替尼治疗伊马替尼抵抗的慢性粒细胞白血病和费城染色体-急性淋巴细胞白血病。塞卡替尼（AZD-0530）是一种口服的活性小分子，可抑制 c-Src 和 BCR-Abl。两项Ⅰ期临床试验已证实了它具有抑制骨吸收的疗效。目前，前列腺癌或乳腺癌患者的早期临床试验正在研究达沙替尼、塞卡替尼和博舒替尼。达沙替尼联合多西他赛治疗进展性 CRPC 患者的Ⅰ/Ⅱ期研究已经报道了结果，即骨标志物（uNTX，BAP）降低，前列腺特异性抗原下降，以及 RECIST 部分应答。CGP76030（一种 c-Src 抑制剂）降低了发病率和致死率，同时也抑制了接种有 MDA-MB-231 乳腺癌细胞的小鼠转移瘤诱导的骨溶解。

（四）整合素 αvβ3 抑制剂

整合素 αvβ3 介导细胞基质相互作用。一种能阻滞人类和兔整合素 αvβ3 的人单克隆抗体——vitaxin 正在被研究应用于治疗转移性黑色素瘤和前列腺癌。vitaxin 能通过削弱破骨细胞的黏附来降低骨吸收，但不影响破骨细胞的多核性。数据显示，改变 αvβ3 构象的因子能调控 vitaxin 对破骨细胞的抑制效应。

（五）内皮素途径

内皮素（ET）是含有 21 个氨基酸的多肽，可由多种正常细胞产生如内皮细胞、血管平滑肌细胞和各种上皮组织。ET-1 起初被认为是一种强效的血管收缩剂，现在又发现其具有其他诸多作用，包括血压调节、肾钠排泄、心室重构和疼痛感受。ET 家族包含 4 种亚型。无活性前体经蛋白水解后，可转变成有活性的 ET-1 形式，这是体内控制 ET-1 水平的主要调控步骤。内皮素以不同的亲和力结合于 2 种不同的 G 偶联蛋白受体 [ET A 受体（ETAR）和 ET B 受体（ETBR）] 发挥作用。

前列腺上皮细胞分泌大量的 ET-1，但大多数前列腺癌细胞系也分泌 ET-1。与有局部疾病的男性或者年龄匹配对照组相比，晚期前列腺癌患者血浆中 ET-1 浓度升高。骨微环境中，前列腺癌骨转移释放的 ET-1 激活成骨细胞 ETAR，进而导致成骨细胞增殖和骨密度增加。并且，增生的成骨细胞在骨微环境中释放刺激癌细胞存活和生长的因子。癌细胞源性 ET-1 通过抑制 DKK-1 合成来刺激成骨细胞功能。ETAR 拮抗剂可降低骨转移的进展并且在晚期前列腺癌男性患者中可降低骨吸收标志物水平。

阿曲生坦（一种 ETAR 抑制剂）可阻止小鼠体内成骨性转移的形成。在无症状激素难治性前列腺转移癌男性患者中，一项安慰剂对照的 II 期试验表明，与安慰剂组相比，阿曲生坦显著延迟了疾病进展的时间；随后用转移性前列腺癌患者进行安慰剂对照的 III 期试验，结果显示阿曲生坦（10mg/d）不会降低疾病进展的风险和癌症诱导的骨疼痛，或者延长总体生存期。最近，为了探究特异性 ETAR 抑制剂（ZD4054）的安全性和有效性，在无疼痛或者轻微疼痛的转移性去势抵抗性前列腺癌患者中进行了 II 期研究。患者随机分为 3 组，分别每天口服一次 ZD4054 片剂 10mg，或 15mg，或安慰剂。此项研究虽未获得进展的主要终点时间，但是在两阳性治疗组中患者总体生存期均有延长。zibotentan（ZD4054）是一种口服的特异性 ETAR 抑制剂，目前正在采用一项 3 组随机双盲试验 [ENTHUSE（ENdoTHelin A USE）M0、M1 和 M1c203] 对其进行临床评估。

十四、导致 POM 的多种受体

（一）瞬时电位香草酸离子通道 1（TRPV1）/ 酸敏感性离子通道 -3 受体

人类和动物研究提示：破骨细胞在肿瘤诱导的骨质丢失中发挥重要作用，是导致骨骼癌性疼痛的病因。破骨细胞是最终分化了的、多核和单核细胞系细胞，它通过在破骨细胞矿化的骨骼表面维持细胞外微环境的酸性 pH（4.0 ～ 5.0）进行骨质吸收。

破骨细胞介导的骨重建会产生大量的细胞外质子，细胞外质子是痛觉感受器的强效激活物。因此，破骨细胞产生的酸性微环境可能通过激活酸敏感性感受器（分布于骨髓、矿化骨及骨膜）而导致明显的骨骼癌性疼痛。

研究显示感觉神经元表达不同的酸敏感性离子通道。痛觉感受器表达的两种酸敏感性离子通道分别为 TRPV1 和酸敏感性离子通道 -3。破骨细胞使 pH 降低至 4.0 ～ 5.0 时可激活和驱动这些通道。

组织酸过多可通过多种机制激活分布于骨骼的痛觉感受器，但是 TRPV1 在酸诱导的痛觉感受器激活中起着主要作用。肉瘤注射后 14 天以剂量依赖的方式全身应用强效 TRPV1 拮抗剂（5- 碘代树脂毒素）可降低小鼠骨骼癌性疼痛，而不产生任何显著的副作用。药理研究已经显示在骨骼癌性疼痛小鼠模型中选择性 TRPV1 拮抗剂显著降低了正在进行的和运动诱发的疼痛相关行为，但没有观察到任何的副作用。并且，吗啡和 TRPV1 拮抗剂（SB366791）的联合对骨骼癌性疼痛有强效的镇痛效果，因为 SB366791 增强了吗啡下降的镇痛作用。

（二）神经生长因子受体

神经生长因子可能导致 POM 的痛觉感受过程。在一些明确的骨转移中，肿瘤和（或）肿瘤基质细胞分泌的神经生长因子可结合于原肌球蛋白受体激酶 A（TRKA）受体进而促进痛觉感受。

用两种骨癌动物模型评估小鼠抗神经生长因子单克隆抗体的镇痛效果。这两种模型包括高水平表达神经生长因子的主要溶骨性小鼠骨肉瘤株和不表达神经生长因子的主要成骨性犬类 ACE-1 前列腺癌。在这两种模型中，已经证实抗神经生长因子抗体在降低早期和晚期骨骼癌性疼痛相关行为方面均是有效的，并且其疼痛相关性行为下降的程度要大于硫酸吗啡 10mg/kg 急性期给药。在缓解晚期乳腺癌和前列腺癌患者骨骼癌性疼痛方面，当研究者完成评估神经生长因子全人类单克隆抗体的临床试验时将有希望获益。

实际上，已经揭示了抗 NGF 的小鼠单克隆抗体（对神经生长因子高度特异）和其他神经营养因子之间没有交叉反应。Jimenez-Andrade 等证实早期 / 持续应用抗神经生长因子会显著降低荷瘤骨骼 CGRP+ 和 NF200+ 神经纤维的萌生。在犬前列腺癌细胞株中，运用高敏感度逆转录聚合酶链式反应

（RT-PCR）分析法未能找到可检测的编码神经生长因子的 mRNA。这明显提示神经生长因子主要来源不是癌细胞而是肿瘤相关的炎症、免疫和（或）基质细胞。并且，TRKA 阻滞越早癌症疼痛的控制和肿瘤诱导的感觉神经纤维的重塑就越有效。应用 TRKA 抑制剂可抑制肉瘤诱导的神经生长、神经瘤形成和骨骼癌性疼痛。

（三）嘌呤受体

给大鼠口服 AF-353（一种选择性 P2X3 和 P2X2/3 受体拮抗剂），发现 AF-353 能明显减弱和消除大鼠的骨骼癌性疼痛行为。虽然能减弱此种行为，但疾病并无明显改善，因为 AF-353 并没有明显改善大鼠 MRMT-1 肉瘤细胞诱导的骨质破坏。体内运用电生理学方法发现：骨癌动物的脊髓中直接给 AF-353 后，背角神经元高兴奋性（电、机械及热刺激诱发）会有剂量依赖性的下降，这提供了中枢作用部位的证据。MRMT-1 肉瘤细胞内三磷酸腺苷的胞外释放也提示了外周作用的部位。此外，在背根神经节，AF-353 能明显抑制磷酸化的细胞外信号调节激酶的表达（用共培养 MRMT-1 肉瘤细胞诱导其表达上升）。这些数据提示在外周和中央痛觉感受器的终端阻滞 P2X3 和 P2X2/3 受体有镇痛作用。因此，能渗入中枢神经系统的系统性 P2X3 和 P2X2/3 受体拮抗剂为骨骼癌性疼痛提供了一个具有前景的治疗手段。

（四）大麻类受体

大麻类受体-2（CB2）激动剂在急、慢性及神经病理性疼痛中起着镇痛作用，并且患者不会因 CB2 激动剂的使用出现副作用。

CB2 激动剂不但有抗疼痛感受和抗炎疗效，而且能增加骨密度。CB2 激动剂可增加成骨细胞数量并抑制破骨细胞的产生，整体升高骨完整性。剔除小鼠 CB2 基因可加速骨小梁骨质丢失和骨皮质扩张，进一步证明内源性 CB2 在介导骨骼稳态中的重要性。卵巢切除的小鼠会加速骨质丢失，运用持续 CB2 激动剂治疗这些切除卵巢的小鼠时会抑制破骨细胞生成和增加成骨细胞的活性，骨完整性整体得到提高。免疫细胞上 CB2 受体的激活会减弱炎症因子诱导的细胞因子。CB2 激动剂也可能通过降低中枢神经系统小胶质细胞活性而起作用。

在小鼠骨癌模型中，CB2 激动剂（AM1241）可减少小鼠的自发性疼痛行为。将肉瘤细胞或细胞培养液注射到股骨髓内，第 7 天开始，将载体或 AM1241［腹腔注射（i.p.），3mg/kg，2 次／日］注射到动物体内。给药后用小鼠的畏缩和防范行为评估其自发性疼痛。与载体治疗荷瘤小鼠相比，AM1241（i.p.）治疗的小鼠畏缩次数减少以及防范行为减弱。CB2 激动剂（AM1241）急性治疗能缓解自发性和刺激性的骨骼癌性疼痛，这可被 CB2 拮抗剂（SR144528）阻滞。在小鼠骨癌模型中，CB2 激动剂（AM1241）能减弱刺激性疼痛行为。通过检测触觉异常性疼痛和运动引起的疼痛发现，与对照组载体治疗的肿瘤诱导的小鼠相比，AM1241（i.p.）治疗肿瘤诱导的小鼠在第 10 天和第 14 天时可阻滞触觉异常性疼痛，在第 14 天时可显著缓解运动引起的疼痛。AM1241 可显著降低肉瘤诱导的骨质丢失及单皮质骨折数量。

十五、POM 多方位治疗展望

越来越多的数据表明，CXCL12/CXCR4 主要参与骨转移的进展。与此一致，用中和性抗体或合成肽抑制剂对 CXCR4 进行阻滞，可降低表达 CXCR4 的乳腺癌细胞或前列腺癌细胞的实验性乳腺癌和前列腺癌的进展。Smith 等观察到 CXCR4 的 RNA 干扰可降低小鼠原发肿瘤部位负荷，并且在移植有 CXCR4 的 RNA 干扰癌细胞的动物体内，癌细胞不能发展成肉眼可见的转移瘤。

CTCE-9908（一种 SDF-1 肽类似物和 CXCR4 竞争性抑制剂）的日常治疗能降低源于 MDA-MB-231 细胞或者骨转移瘤亚群衍生（将癌细胞注射入裸鼠左心室）的骨转移瘤病灶的发生率和大小。目前，临床试验正在探索将普乐沙福（AMD3100，小分子 CXCR4 抑制剂）作为一种刺激造血干细胞和祖细胞，以及具有抗癌作用的药物治疗淋巴瘤、白血病和多发性骨髓瘤的疗效。同样值得注意的是，CXCR4 信号能介导吗啡诱导的触觉性痛觉过敏。因此，阿片类联合 CXCR4 抑制剂（AMD3100）可能对治疗 POM 有益处。

十六、结论

骨转移性疾病是众多癌症最终导致的严重破坏性并发症，它使患者卧床不起或需要轮椅，并给患者带来难以忍受的疼痛。虽然骨转移发生的基本机制仍未完全清楚，但肿瘤和骨微环境之间似乎有着重要的双向作用。POM 的病理生理知识一直在不断更新，治疗方法一经获批便将付诸实践。更好地理解 POM 的病理生理学，有助于更好和更多地选择靶向镇痛治疗药物。双膦酸盐的出现不但为 POM 患者提供了一种缓解疼痛的药物，而且降低和（或）延迟了骨相关事件发生的风险。地舒单抗抑制 RANKL 是一种新的治疗方法，也可阻止或延迟骨相关事件的发生和缓解疼痛。POM 的未来潜在治疗将会给目前的镇痛方法带来革新，能以患者疼痛的最大缓解和药物最小的副作用而取得最佳疗效。

第13章　骨转移瘤外科治疗的策略与原则

骨骼是恶性肿瘤的第三大常见转移部位，仅次于肺和肝。约70%死于乳腺癌或前列腺癌的患者已发生骨转移。肺癌、甲状腺癌和肾癌也有骨转移的倾向。约47%的晚期甲状腺癌患者和30%晚期肾癌患者发生骨转移。骨相关事件包括骨骼疼痛、脊柱和长骨的病理性骨折、脊髓受压和高钙血症等。据报道，9%～29%的转移瘤患者发生病理性骨折，90%的骨折需要手术。这些均会造成脊柱转移瘤患者并发症发生率的上升和生活自理能力的受限，极大地降低了患者的生活质量。近年来，随着医疗水平的进步，癌症患者（尤其是前列腺癌和乳腺癌患者）的存活时间不断延长，因此骨科医生有责任通过预防和治疗骨相关事件维持骨转移瘤患者的生活质量。

最近几十年，影像学、检测技术、放射治疗、靶向药物与外科手术均取得迅猛发展。骨转移瘤的治疗早已突破了肿瘤内科的传统化疗，更不仅仅是外科手术的简单减压固定。骨转移瘤的治疗是外科手术学、肿瘤内科学、肿瘤放疗学、神经外科学、药理学、介入医学和康复医学等的多学科团队协作。本章总结了骨转移瘤外科治疗的最新指南和最优策略，有助于临床医生了解和掌握骨转移瘤外科治疗的原则和方案。

一、影像学检查

骨转移瘤的影像学分类传统包括溶骨性、成骨性和混合性。据评估，当溶骨性病灶可以在X线片上发现时，骨矿物流失至少已达25%～75%。因此，X线片上一旦发现溶骨性病灶则提示骨质已经开始变脆弱。骨质破坏程度和范围有助于评估病理性骨折的风险。研究发现，当骨皮质的溶骨性病灶大于50%时，将造成骨的承重能力下降60%～90%，极大地增加了病理性骨折的风险。此外，有研究者描述了一种骨质疏松性骨转移瘤病灶，X线片表现为骨质"退化"，但没有骨皮质破坏或骨密度增高区域。

基于X线骨皮质的破坏程度，一些病理性骨折预防性固定的标准和评分已被提出。1973年，Fidler提出对于骨皮质周径破坏大于50%的长骨应进行预防性手术固定。1982年，Harrington阅读了Fidler的文献，在原有预防性固定标准的基础上增加了一些新标准，包括病灶长度大于2.5cm、邻近小转子的股骨近端病理性骨折和放疗后局部疼痛仍持续。1989年，Mirels提出一个包括部位、疼痛、病灶和大小4个因素构成的评分系统（表13-1）。评分＞9分，推荐进行预防性固定；评分＜7分，骨折风险较低（33%）。虽然此评分不是绝对准确且特异性低，但随后的研究证实了此评分系统具有敏感性高的优点。

显然，更精准的评分系统需运用CT扫描来评估骨质破坏的程度和骨密度。已经有报道将CT用于评估小儿良性肿瘤骨折的风险。基于CT的有限元模型也曾被应用预测长骨病理性骨折的风险。已经尝试运用 MRI、双能 X 线成像技术（DEXA）和定量 CT 来准确评估椎体骨折风险。尽管预测骨折风险的评分系统不胜枚举，然而目前为止 Mirels 评分系统仍然是预测骨折风险最简单且最实用的标准。临床上，休息和活动时疼痛是预测病理性骨折风险唯一最敏感的症状。部分临床医生仅依赖此症状的严重程度做出决策，而不拘泥于模棱两可的评分。

表 13-1　Mirels 评分

评分	部位	疼痛	病灶	大小 b
1	上肢	轻度	成骨性	< 1/3
2	下肢	中度	混合性	1/3 ～ 2/3
3	转子间	功能性 a	溶骨性	> 2/3

a 功能性活动时疼痛，如下肢承重时；b 大小是圆形皮质受累程度
注：Mirels 评分 > 9 分，骨折风险高；< 7 分，骨折风险低

CT 和 MRI 能对 ^{99m}Tc 骨扫描的可疑发现进行细致评估，并且能提供较高的空间分辨率、准确的骨骼三维解剖信息及多层次的软组织受累情况。骨皮质病灶尤其是不规则骨的病灶评估首选 CT（图 13-1），而骨松质的病灶评估则首选 MRI。MRI 虽然敏感性高，但对肿瘤、感染所致的椎体压缩性病理骨折和单纯椎体骨折有时并不容易鉴别，这些病灶可表现出相似的骨髓信号改变。MRI 通过呈现异常骨髓，对骨扫描发现不了的骨盆小骨转移瘤的诊断有重要价值。全身 MRI 作为一种系统全面的检查工具，没有放射副作用且解剖分辨率高，有助于筛查骨髓瘤骨转移，但并不能用来评估治疗反应。

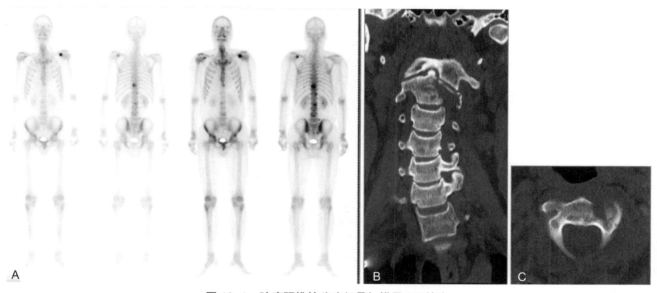

图 13-1　肺癌颈椎转移瘤行骨扫描及 CT 检查
A. 全身骨扫描未发现颈椎有明显放射性浓聚；B、C. CT 冠状位和横断位片提示寰椎左侧侧块溶骨性骨破坏

一旦被诊断为转移性疾病，临床医生需要弄明白病灶是孤立性的还是多发性的。^{99m}Tc 全身骨扫描敏感性高，费用相对低廉，因此 ^{99m}Tc 骨扫描是检查骨转移瘤的首选影像学方法。^{99m}Tc 显像剂聚集于局部成骨活动增强、代谢旺盛和血流增多区域，可以可靠地识别成骨性转移病灶。然而，骨扫描不能识别高度侵袭性和快速生长的溶骨性肿瘤（如骨髓瘤、肺癌等），因为它们的成骨活性极低。溶骨性病灶在 ^{99m}Tc 全身骨扫描上可以表现为"冷"缺失（图 13-2，图 13-3），必须引起临床医生高度重视。

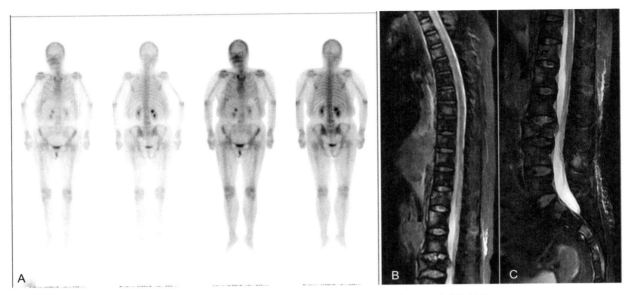

图 13-2　肺癌胸腰椎多发溶骨性转移瘤骨扫描表现为"冷"缺失

A. 骨扫描提示脊椎骨及全身其余骨未见明显放射性浓聚, 脊柱溶骨性病灶在全身骨扫描上表现为"冷"缺失; B、C. 胸椎及腰椎 MRI 抑脂 T_2WI 矢状位片提示多发脊椎转移伴腰 3 椎体病理性骨折

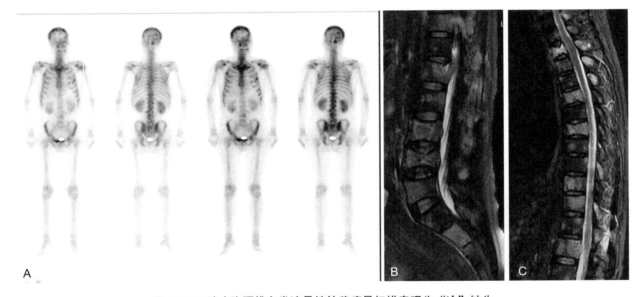

图 13-3　肺癌胸腰椎多发溶骨性转移瘤骨扫描表现为"冷"缺失

A. 全身骨扫描提示脊椎骨未见明显放射性浓聚, 脊柱溶骨性病灶在全身骨扫描上表现为"冷"缺失; B、C. 胸椎及腰椎 MRI 抑脂 T_2WI 矢状位片提示多发脊椎转移伴胸 2、胸 7、腰 3、腰 4 椎体病理性骨折

　　当病灶造成正常骨骼 5% ~ 10% 的变化时, 就可以通过骨扫描识别。与 X 线片相比, 骨扫描在恶性肿瘤病灶出现前 2 ~ 18 个月就可以被发现。因此, 有骨转移倾向的恶性肿瘤患者应定期进行骨扫描筛查。据报道, 骨扫描诊断骨转移瘤的敏感度为 62% ~ 100%, 特异度为 78% ~ 100%。骨扫描假阳性可见于骨质高度流失的任何情况, 如创伤、感染或关节病。在骨扫描的表现为模棱两可的情况下(如孤立性"热点"或没有病灶), 为了提高骨转移瘤诊断的特异度, 骨扫描必须结合 X 线、CT 或 MRI 等影像学检查。软骨肉瘤病灶、骨岛样病灶或愈合的非骨化纤维瘤病灶可以呈现出热点, 需要与转移性病灶相鉴别。这些病灶在 X 线上一般较明显, CT 有时能更准确地鉴别病灶。单电子发射 CT(SPECT)将热点叠加于 CT 影像可以发现小骨转移瘤病灶, 提高了 ^{99m}Tc 骨扫描的敏感度和特

异度。SPECT 识别的聚焦热点溶骨区应高度怀疑转移瘤。结核（尤其是脊柱结核）难以与转移瘤鉴别，有时甚至与转移性疾病共同存在。虽然感染和关节病也可以出现多聚焦区域，但是恶性肿瘤患者出现多发性病灶强烈提示骨转移。任何可疑的病灶均需进一步进行局部 X 线、MRI 或 CT 检查。当仅有微小的骨质破坏时，MRI 更准确、敏感性更强。

　　氟代脱氧葡萄糖（FDG）可准确反映体内器官/组织的葡萄糖代谢水平，是目前正电子发射断层成像（PET）显像的主要显像剂。恶性肿瘤细胞由于代谢旺盛，其对葡萄糖的需求增加，因此静脉注射葡萄糖类似物 FDG 后，大多数肿瘤病灶会表现为对 FDG 的高摄取。氟代脱氧葡萄糖正电子发射断层成像（FDG-PET）基于肿瘤摄取葡萄糖的原理，可以发现没有任何骨质破坏的早期转移瘤。尤其是，FDG-PET 可以发现骨扫描阴性的溶骨性病灶，因为这些病灶糖代谢比正常组织高。同样，FDG-PET 特异性差，并且解剖分辨率低，因此常需 CT 和 MRI 进一步检查。同骨扫描一样，FDG-PET 通过显示肿瘤活性的降低有助于评估治疗后反应。肿瘤的侵袭性可影响 FDG-PET 发现骨转移瘤的敏感性。FDG-PET 虽然在发现溶骨性转移病灶方面具有优越性，但是在识别成骨性骨转移方面的敏感性没有 ^{99m}Tc 骨扫描高。因此，FDG-PET 通常在识别骨髓瘤、乳腺癌和肺癌等侵袭性骨转移病灶时的敏感性比骨扫描高，而在识别前列腺癌骨转移病灶时的敏感性比骨扫描低。^{18}F 氟化钠（^{18}F-NaF，正电子发射骨扫描示踪剂）骨骼 PET 进一步改善了 PET 的运用。与 ^{99m}Tc 骨扫描和 SPECT 相比，^{18}F-NaF PET 发现骨转移瘤（尤其溶骨性骨转移瘤）的敏感性和特异性更高，但费用更高，放射剂量更大。此外，CT 的局部高分辨率极大地提高了 PET/CT 的运用价值。然而，需要注意的是 PET/CT 自动分割成像区域通常没有包括下肢全长，这可能会导致股骨近端以远病灶的漏诊（图 13-4）。PET/MRI 是将 PET 的分子成像功能与 MRI 卓越的软组织对比功能结合起来的一种新技术。它不但可以对在软组织中扩散的疾病细胞进行成像，也有助于消除放射及可能的副作用，而且生物影像能力仍然卓越。有关 PET/MRI 系统检测的实用性和有效性研究正在探索之中。

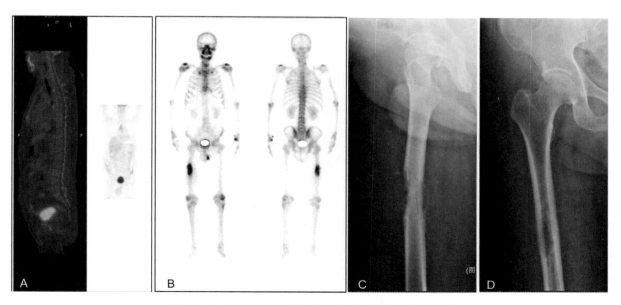

图 13-4　PET/CT 自动成像未能显示股骨干中段病变

A. PET/CT 自动成像区域的骨骼未发现浓聚灶；B. 全身骨扫描提示右侧股骨干中段浓聚灶，考虑肿瘤骨转移；C、D. X 线侧位及前后位片提示股骨干中段溶骨性骨转移

二、组织活检和肿瘤标志物

组织活检是证明病灶是转移性的必要检查，任何骨病灶治疗前都应进行组织活检。如果原发恶性肿瘤诊断明确，影像学上发现多处病灶，高度怀疑转移瘤，病灶内姑息性手术前应进行病理活检。当患者有明确的原发肿瘤病史且确认存在骨转移时，此时出现新的骨病变，可以不进行穿刺活检。如果没有原发肿瘤病史，或虽有原发肿瘤病史但原发肿瘤治疗后已长期不活跃且先前无转移，此时出现新的骨病变，则必须进行组织活检以明确诊断，以除外新的原发肿瘤转移或原发骨肿瘤引起脊柱病变的可能。尤其对于有化疗或放疗史的患者，发生第二种肿瘤的可能性更大。

一般穿刺活检能满足大多数病灶病理诊断的需要，可以给 90% 以上的病例提供诊断。影像学（超声 /CT/C 形臂）引导下，精确刺取病灶组织至关重要。进入骨骼的活检需要运用 Jamshidi 骨活检针或其他套管针。对于软组织肿块，Trucut 针穿刺活检已经足够，并且操作简单。除了细胞形态分析，免疫组化更有助于明确转移性病灶的原发部位。如果原发恶性肿瘤病理诊断明确，也可以运用单纯细针穿刺细胞学检查（FNAC）明确转移。如果骨科医生不熟悉穿刺活检方法或病理科医生无法明确报道穿刺活检诊断（常见于缺乏经验的医疗单位），建议患者最好就诊肿瘤专科医院。

肿瘤标志物主要发现于体液（血液 / 血清 / 尿液）或组织（肿瘤 / 骨髓 / 骨骼），肿瘤标志物代表某一特定恶性肿瘤的独特遗传学标识，有助于肿瘤的诊断、筛查和监测治疗反应及肿瘤复发。然而，肿瘤标志物不是肿瘤诊断的唯一依据，肿瘤确诊一定要有组织或细胞病理学的诊断依据。同时，某些肿瘤标志物在某些生理情况下或某些良性疾病中也可以异常升高。研究发现，尽管进行了肿瘤标志物、PET/CT 和病理免疫组化等全套检查，但仍有 3% ～ 5% 的转移性疾病患者的原发肿瘤不明。常用的一些肿瘤标志物见表 13-2。

表 13-2　常用肿瘤标志物

肿瘤标志物	疾病类型	作用
β_2 微球蛋白	多发性骨髓瘤、慢性淋巴细胞性白血病	预后和反应评估
β-hCG	绒毛膜癌、睾丸癌	复发和反应评估
CA15-3/CA27、CA29	乳腺癌	复发和反应评估
CA19-9	胰腺癌、胆囊癌和胆管癌	复发和反应评估
CA125	卵巢癌	复发和反应评估
降钙素	髓样甲状腺癌	复发和反应评估
CEA	直肠癌和乳腺癌	复发和反应评估
免疫球蛋白	多发性骨髓瘤、巨球蛋白和微球蛋白瘤	复发和反应评估
LDH	胚细胞肿瘤	复发和反应评估
PSA	前列腺癌	复发和反应评估
甲状腺球蛋白	甲状腺癌	复发和反应评估

注：PSA. 前列腺特异性抗原；LDH. 乳酸脱氢酶；CEA. 癌胚抗原；hCG. 人绒毛膜促性腺激素；CA. 糖类抗原。

三、临床表现和检查

（一）没有任何肿瘤病史或治疗史的病理性骨折／即将骨折／疼痛性骨病灶

这类患者常首诊于骨科。脊柱是最常见的部位，无或伴有椎体骨折／神经功能缺失。股骨近端和肱骨近端是长骨中常见的病理性骨折部位，但任何长骨均有可能受累。检查流程汇总于图 13-5。需要强调的是原发肉瘤早期阶段、感染性脊柱炎和骨质疏松症患者，临床表现可与转移性病灶相似。把原发肉瘤患者诊断为转移性疾病并进行病灶内手术对患者而言无疑是巨大的灾难。不幸的是，这常发生于股骨近端早期软骨肉瘤（并不总是矿化）患者。同理，感染性脊柱炎与骨质疏松性椎体压缩性骨折（图 13-6）患者也不能被诊断为脊柱转移瘤。除非同时合并硬膜外脊髓压迫并出现脊髓损害的症状，病理性骨折不属于急诊，任何治疗性手术之前都有必要进行全面系统的检查。

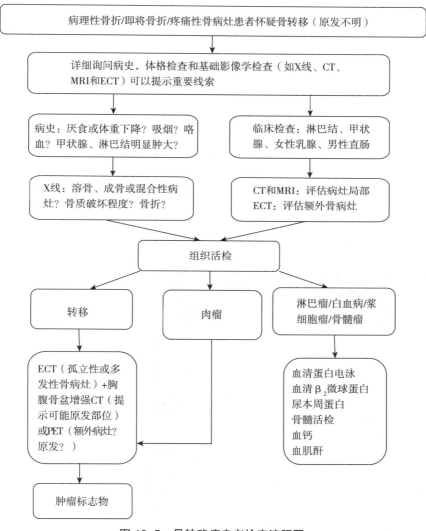

图 13-5 骨转移瘤患者检查流程图

ECT. 发射计算机断层显像

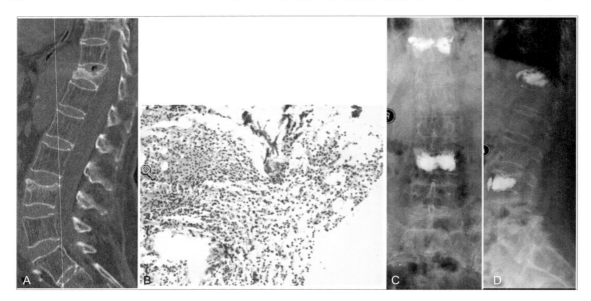

图 13-6 肾盂癌患者并发骨质疏松性椎体压缩性骨折

A. 术前 CT 片提示胸 12、腰 4 椎体压缩性骨折；B. 术中穿刺活检病理结果提示病灶内骨及骨髓组织中未发现异型性细胞；C、D. 胸 12、腰 4 椎体压缩性骨折椎体成形术后前后位及侧位 X 线片

（二）原发疾病已知，骨病灶发现于首诊流程检查 / 周期性随访期间

这类患者更加常见，尤其是当骨扫描或 PET/CT 常规应用于恶性肿瘤患者的检查时，常在流程检查或随访期间发现无症状的骨病变，有时是恶性肿瘤患者出现了骨相关事件进行相应检查时，才发现骨病变。没有症状的病灶往往比较小，是治疗的最佳时机。然而，即使原发肿瘤诊断已知，在没有对新发骨病变进行穿刺活检前，外科医生不能想当然认为骨病灶是原发肿瘤转移来源，因为感染、良性病变、原发骨肉瘤或浆细胞瘤（图 13-7）、淋巴瘤、骨髓瘤等均可混淆诊断。

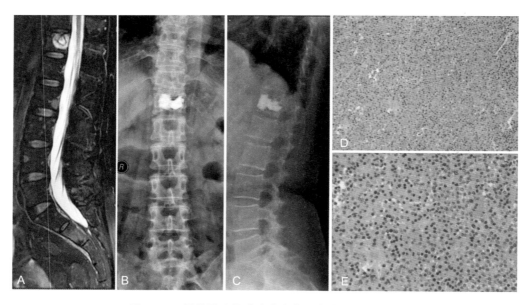

图 13-7 原发肺癌及乳腺癌患者继发脊柱浆细胞瘤

患者，女，56 岁，肺癌病史 11 年，乳腺癌病史 7 年，腰痛 2 个月，行胸 12 椎体成形术结合病变穿刺活检术。A. 术前 MRI 抑脂 T_2WI 矢状位片提示胸 12、骶 2 椎体病变；B、C. 胸 12 椎体转移瘤椎体成形术后前后位及侧位 X 线片；D、E.（D 为 ×100 倍）（E 为 ×200 倍）术中穿刺活检病理结果提示，镜下见中等大小的浆样细胞弥漫浸润，免疫组化显示浆样细胞呈单克隆性增生，符合浆细胞瘤

四、骨转移瘤治疗

骨转移瘤的治疗目的是维持或改善患者生活质量、控制疾病和尽可能治愈。检查发现的无症状骨转移瘤患者需要接受肿瘤内科系统性治疗和（或）放射治疗，目的在于控制疾病进展和预防骨相关事件的发生（包括骨骼疼痛、脊髓受压和病理性骨折）。对于有症状的转移性病灶，治疗目的在于缓解和控制疼痛、维持和恢复脊髓神经功能、稳定骨折。对于每一个骨转移病例，需由多学科团队协作共同做出治疗决策，确定是否需要应用镇痛药、放射治疗和系统性内科治疗（化疗、激素治疗、靶向治疗或应用骨靶向制剂），或选择微创手术（射频消融、骨水泥增强、微波治疗）还是进行开放性手术［后路减压"分离"手术、整块切除和（或）内固定手术］。患者治疗原则选择应个体化，但是仍然要基于循证原则。近年来，随着骨转移早期诊断率的提高，以及肿瘤内科系统性治疗、放射治疗和经皮微创治疗的发展，转移瘤开放性手术的需求已在下降。理论上，对椎体病理性骨折和（或）脊髓受压瘫痪预期开放手术无效的病例，也可以考虑微创治疗手段。

（一）预防骨相关事件

研究发现双膦酸盐类药物对溶骨性、成骨性和混合性骨转移病灶均有效。双膦酸盐类药物改变了溶骨性和成骨性骨转移瘤的进程，它通过预防骨质流失产生许多有益效应，预防骨相关事件（包括降低溶骨和相关高钙血症、减少微小骨折和不全骨折及相关疼痛，以及预防椎体病理性骨折导致的脊髓受压），最终能降低患者住院率，改善生活质量。唑来膦酸和帕米膦酸是焦膦酸类似物，可通过抑制法尼基焦膦酸合酶（生物合成甲羟戊酸途径的关键酶）导致破骨细胞溶解和凋亡而发挥作用。有证据提示双膦酸盐具有直接抗肿瘤效应，并且已广泛地运用于乳腺癌、多发性骨髓瘤、肺癌和前列腺癌（也有一定的破骨细胞活性）骨转移瘤患者。唑来膦酸治疗前应检查血清肌酐水平，肾功能不全患者需要调整剂量。双膦酸盐的主要副作用包括贫血、胃肠道症状（恶心、呕吐、腹泻或食欲缺乏）、疲劳、发热、无力、关节疼痛、肌肉痛和低钙血症（少见）。双膦酸盐的另一个相对严重并发症为颌骨坏死，但发病罕见，常见于氨基双膦酸盐。定期牙科检查和预防性牙科治疗可以降低颌骨坏死发生率。双膦酸盐可以降低维生素 D 水平，因此推荐双膦酸盐治疗前和治疗期间补充维生素 D 和钙片。

已经批准地舒单抗用于治疗绝经后骨质疏松及实体肿瘤源性骨转移瘤和多发性骨髓瘤患者骨相关事件的预防。临床随机试验研究发现地舒单抗预防骨相关事件优效于唑来膦酸。并且，地舒单抗只需皮下注射，使用更加方便，没有肾毒性，疼痛和流感样症状等急性时相反应比双膦酸盐类药物少得多，而颌骨坏死的发生率相似。地舒单抗的低钙血症发生率稍高，因此必须补充维生素 D 和钙。目前费用高昂是地舒单抗治疗唯一的缺点。推荐骨转移瘤和多发性骨髓瘤患者的剂量为 120mg，每 4 周 1 次，上臂、大腿或腹部皮下注射。

放疗在缓解转移瘤疼痛和肿瘤局部控制方面具有重要作用。放疗的形式包括传统外放射治疗（多次或高剂量单次）、调强适形放疗和立体定向放疗（包括射波刀）等。二维和三维适形放疗、影像引导下调强放疗和立体定向放疗等智能方法提高了放疗的精准度并且最大限度地降低了放疗的副作用。

原则上，肿瘤的症状，病灶的部位、大小和治疗的目的（姑息性缓解疼痛 vs 中期肿瘤控制）决定放疗剂量和次数。证据表明对于姑息性缓解疼痛的大多数病例，常规 30Gy/10f 与 8 ~ 10Gy/f 的疗效等效。相比于常规多次放疗组，单次大剂量放疗组虽然再次放疗率显著升高，但是方便施行并且疼痛缓解迅速。脊柱 vs 非脊柱及组织学的再分层没有统计学意义。患者预期生存期和患者期望值决定治疗方式，预期生存期＜3 个月的患者最有可能从高剂量的单次放疗中受益。

　　放射性核素治疗又称为放射性同位素治疗，是利用某些放射性元素或其放射性核素经过衰变所发出的射线来治疗某些特殊疾病。放射性核素治疗骨转移瘤是利用放射性同位素的趋骨作用，其浓聚在骨组织代谢活跃和成骨细胞修复活跃部位发射 β 射线，对肿瘤进行内照射，达到镇痛和破坏肿瘤组织的目的。放射性核素治疗特别有助于治疗肿瘤晚期的多发成骨性骨转移瘤。目前，放射性核素是甲状腺癌骨转移瘤标准治疗的一部分。目前已应用于临床的核素包括锶 –89、钐 –153 和磷 –32。锶 –89 是一种具有高度亲骨性的放射性核素，与钙同族，进入体内后同钙一样参加骨矿物质的代谢过程。静脉注射后，锶 –89 在骨转移病灶中的数量是正常骨的 2 ～ 25 倍，并滞留在癌灶中，其在骨肿瘤病灶内的滞留时间为 100 天，发射射线来杀伤癌细胞，具有缩小病灶、局部镇痛作用。放射性核素治疗属于靶向治疗，治疗方法简便，直接静脉注射即可，射线在组织中的作用距离仅为 2.4mm，不会对周围正常的组织或器官有损伤。然而，锶 –89 治疗骨转移癌，可发生一过性骨髓抑制。20% ～ 30% 的患者治疗后可有白细胞和血小板的减低。虽然多数在 2 ～ 3 个月后可恢复到治疗前的水平，但在反复和高剂量治疗的患者中副作用也许更加严重。因此，应用锶 –89 治疗骨转移癌是相对安全的。最近一个 Cochrane 综述表明不同放射性核素在症状缓解和骨髓抑制方面等效。

（二）微创技术

　　超过 30% 的骨转移患者放疗后疼痛没有得到充分缓解。现代经皮治疗方法，包括骨水泥椎体增强技术、射频消融术、冷冻消融、高强聚焦超声及微波，可以缓解局部疼痛和（或）提高骨骼强度，并且没有开放手术的风险。如果原发肿瘤属于放射敏感肿瘤，则手术只需对脊柱转移瘤受压的脊髓进行减压，而不必整块切除肿瘤。在这种情况下，肿瘤部分切除减压"分离"手术就可以以较小的创伤获得与广泛或边缘切除手术相同甚至更好的疗效。

　　骨水泥椎体增强技术（图 13-8）是脊柱外科的一类微创技术，通过将聚甲基丙烯酸甲酯（PMMA）骨水泥填充强化椎体，达到稳定骨折、恢复椎体力学强度、防止椎体进一步塌陷、明显缓解疼痛、减低镇痛药物需求、改善患者生活质量等目的，是当前最流行的脊柱转移瘤微创治疗方法。肿瘤射频消融术是将电极针插入肿瘤组织内部，通过射频消融电极产生射频电流，使肿瘤组织内部产生高速度粒子运动和摩擦，产生热量后形成高温并向外传导，使肿瘤组织蛋白质变性、坏死、凝固、缩小，是治疗肿瘤较好的微创方法。目前，已有研究将骨水泥增强术和射频消融术联合应用于治疗骨转移瘤，尤其是运用于髋臼病灶。结果发现超过 80% 的患者局部疼痛和活动能力能得到明显改善，治疗后能够独立行走，且并发症少。

　　微波是热射频的另一种形式，目前正处于研究之中，射频剂量更高，射频时间更短。与射频消融和微波相比，冷冻消融方法更加具有应用前景。冷冻消融通过多刀联合，消融范围更大，镇痛效果更好。术中 CT 扫描冰球清晰可视，边界清晰，没有热损伤，安全性最好，术后加重和疼痛者少。高强度聚焦超声治疗的原理是将超声波进行聚焦后，穿透到人体内，通过瞬间高温等一系列复合效应来消灭肿瘤组织。高强度聚焦超声在 MRI 引导下可实现精确可视化。Joo 等通过使用磁共振（MR）引导下的超声聚焦刀治疗骨转移瘤，结果显示患者因转移瘤所致的疼痛均在 2 周内得到有效缓解，疼痛缓解时间可长达 1 年以上。然而，由于后方椎管的阻挡，脊柱转移瘤并非高强度聚焦超声治疗的适应证。

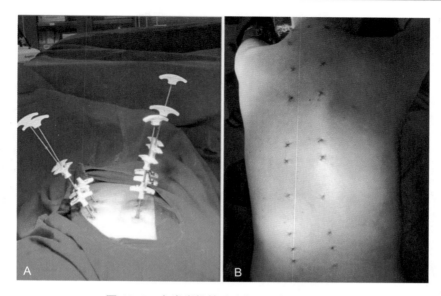

图 13-8　多发脊柱转移瘤行经皮椎体增强术

患者，男，59 岁，肺癌多发脊柱转移瘤行经皮椎体增强术。A. 术中；B. 术后

（三）决策因素和术前考虑

病理性骨折或即将发生的病理性骨折或脊髓神经功能缺失需要早期或急诊手术的情况比较少见。只有所有检查（包括病理活检）都完成后，才可制订治疗计划和方案。即使需要急诊手术，MRI 引导下椎旁软组织的冷冻切片病理活检能在很短的时间内给出诊断。如果原发疾病已知，影像学上已发现多处骨破坏病灶，临床高度怀疑骨转移瘤，病灶内姑息性手术前或手术的同时应常规行病理活检（图 13-9）。但是，可切除的孤立性骨转移瘤是冷冻切片病理活检的禁忌证，因为冷冻切片病理活检有误诊为感染、原发骨肉瘤和其他非转移性病灶的风险。手术最常见的指征是脊髓压迫、脊柱失稳、病理性骨折或即将骨折，非手术治疗失败的局部剧烈疼痛也是手术的适应证。手术者必须评估手术是否可以改善患者生活质量。对于生存期有限且预计手术后仍无法行走的疼痛性病理性骨折，如果疼痛在药物或其他非手术方法治疗后仍不能缓解，可仅行内固定治疗。

治疗决策的制订首先需要明确治疗的目的是治愈还是姑息性。例如，可切除的肾细胞癌患者如果出现孤立性脊柱或股骨转移瘤病灶，这类患者的两处孤立性转移瘤病灶均需行切除术。但是，如果可切除的肾细胞癌患者出现多发性骨转移或脊柱转移时，则仅需进行病灶内姑息性治疗。此外，预期生存期也是一项重要的决策因素。预期生存期长的患者宜行切除术而不是刮除术，病灶内手术增加了生存期较长患者肿瘤局部复发的风险，因此宜进行病灶切除术。例如，对于激素敏感乳腺癌多发骨转移合并股骨颈即将骨折的患者，建议行股骨近端病灶切除肿瘤假体置换术。由于转移瘤术后复发的再手术风险较大、失败率高，并可使患者一般状况迅速恶化，骨转移瘤患者不太可能进行再次手术。因此，对于恶性肿瘤骨转移患者而言，高估生存期要比低估生存期好。为骨转移瘤患者制订手术计划前一定要意识到患者生存期内有术后复发的可能。此外，病灶的部位与原发肿瘤的放射敏感性也很重要，接近关节的病灶可行切除重建，但发生于骨干的病灶切除后重建则较为困难。放射抵抗性肿瘤，如肾细胞癌，更可能需要整块切除。一般状况差、凝血功能异常或高钙血症患者也不宜进行手术。帕金森病患者难以执行限制性负重，因此更有可能选择非手术治疗。最后，手术者的经验、专业能力，以及所在医疗机构医疗设备和条件也影响治疗方案的选择，如没有肿瘤栓塞条件的医疗机构不适宜进行甲状腺癌股骨近端转移瘤病灶内手术。

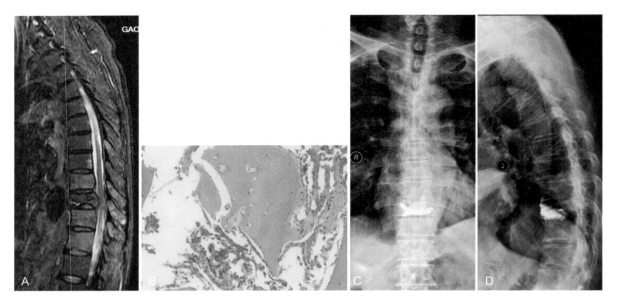

图 13-9 脊柱转移瘤椎体成形术中同时行病理活检

患者，男，78岁，肺癌多发脊柱转移瘤伴胸10椎体病理性骨折行胸10椎体成形术，术后病理证实肺腺癌来源。A. 术前 MRI T_2WI 矢状位片提示多发脊椎病变伴胸10椎体压缩性骨折；B. 术后病理结果提示胸10椎体病灶组织内发现异型性细胞，免疫组化提示肺腺癌来源；C、D. 胸10椎体压缩性骨折椎体成形术后 X 线前后位及侧位片

　　一旦考虑手术，还必须考虑到影响患者预后的其他因素。首先是患者的一般状况，必须能经受住手术应激刺激。事实上，多数癌症患者一般状况较差，60% 的患者术前有各种合并症，术后生理恢复能力明显受损（尤其在接受化疗的状态下）。手术前手术医师和麻醉师对患者的评估至关重要，围术期患者死亡与发生于肺部的并发症关联性最高。此外，肾衰竭患者的围术期非致命性并发症风险也非常高（60%），尤其是合并高钾血症、肺炎和低血压的患者。检测血清白蛋白是筛查患者营养状况的快速方法，血清白蛋白 < 20g/L 提示严重营养不良，术后伤口不愈合风险高。而电解质紊乱的风险和重要性经常被低估，癌症患者特别是化疗患者经常发生钙、镁、钾、钠和磷的电解质紊乱，高钙血症的风险尤其高（5% ～ 20%）。Ewer 和 Ali 基于体格检查、实验室检测、心功能、动脉血气和通气动力学提出了肿瘤患者特异性风险分类。此外，患者的医保状况、家庭状况和经济状况也是手术前必须考虑的因素（图 13-10）。对肿瘤特异性高风险及经济状况差的患者推荐选择非手术方法治疗。

　　骨转移瘤患者手术期间常需输血。肿瘤患者免疫抑制，易感染血液传播的病原菌，尤其是巨细胞病毒。采用一定剂量的放射线（γ 射线、X 线）辐照过的血制品可降低血液传播性病原菌感染风险。尽管，采用白细胞滤器的自体血液回输可以降低对库存血的需求，然而其安全性仍受质疑。此外，部分患者需要血小板和新鲜冰冻血浆纠正围术期凝血功能紊乱。术前 24 ～ 36 小时进行选择性肿瘤血管栓塞（尤其对于原发肿瘤为肾癌和甲状腺癌的富血供肿瘤）可以明显降低骨转移瘤开放手术的术中失血量和输血量。此外，深静脉血栓也是恶性肿瘤和不能活动患者常见的并发症，需充分预防，一旦发生需要在手术前放置下腔静脉滤网。

　　长骨转移瘤需行髓内钉固定术或关节置换术，术中骨髓栓塞导致的心肺功能紊乱和低血压的风险通常被低估，这些并发症可能是致命的，但通常可以避免。栓塞主要是由血管活性、炎症和血栓形成等物质从髓腔内释放所致。股骨髓腔加压操作后发生系统性低血压的风险为 5% ～ 50%。Choong 报道骨髓栓塞后低血压的发生率为 20%，低血压所致死亡率达 10% 或以上。术中避免骨髓栓塞发生的方法包括通过反复灌洗去除髓腔内组织和血管活性物质，以及使用小直径钻头有利于髓内物质从股骨髓腔流出。此外，髓腔远端和近端打孔可以降低髓腔内操作时的压力。同时，通过增加氧气吸入和降低挥发性麻醉药的浓度维持正常的血氧浓度，运用血管升压素（如去甲肾上腺素）维持动脉灌注压。此外，建议选择在麻醉师和手术者状态最佳时的正常工作时间段进行手术。

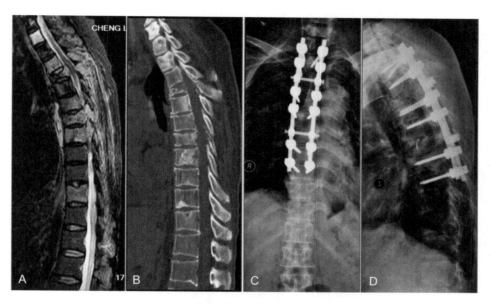

图 13-10　胸椎转移瘤行椎管环形减压内固定术

患者，女，58 岁，肺癌多发性胸椎转移瘤胸 4、胸 7 椎体病理性骨折伴不全瘫，动脉栓塞后行胸椎后路胸 4、胸 7 肿瘤部分切除椎管环形减压内固定术，术后患者放弃进一步治疗，疾病迅速恶化。A. 术前 MRI T_2WI 矢状位片提示多发胸椎转移瘤伴胸 4、胸 7 病理性骨折脊髓压迫；B. 术前 CT 矢状位片提示多发胸椎转移瘤伴胸 4、胸 7 病理性骨折病灶呈混合性；C、D. 动脉栓塞术后行胸椎后路胸 4、胸 7 肿瘤部分切除椎管环形减压内固定术后正侧位 X 线片

　　对于邻近病理性骨折的骨转移瘤，选择非手术治疗，虽然避免了开放性手术的风险，但需要拐杖或助行器进行保护性负重。即使这样，病理性骨折仍可能发生，而且也许没有任何前兆。只有影像上显示骨折愈合才能完全负重，此前则一直需用支具或矫形器。

（四）脊柱转移瘤手术

　　脊柱是骨转移的最常见部位，其中胸椎最为常见，其次为腰椎、颈椎和骶骨。尸检研究表明高达 70% 的肿瘤患者发生脊柱转移。有研究报道肿瘤患者中脊柱转移瘤脊髓受压的发生率为 5%～14%。绝大多数转移病灶位于硬膜外，有时病灶也可以发生于髓内，髓外硬膜内的转移瘤病灶罕见。手术的目的主要是缓解疼痛、恢复神经功能、维持脊柱稳定及控制疾病。

　　MRI 能够评估硬膜外疾病的范围和脊髓受压情况，也能明确是硬膜外肿瘤浸润还是病理性骨折骨块后移导致的脊髓受压。一些肿瘤对放疗极其敏感，不进行开放性手术也有机会恢复。例如，白血病、淋巴瘤、骨髓瘤和精原细胞瘤对放疗高度敏感，即使在脊髓受肿瘤压迫的情况下也可以采用放疗进行治疗；同时，白血病、淋巴瘤、骨髓瘤等血液淋巴系统恶性肿瘤和尤因肉瘤对化疗等系统性全身治疗的反应也很快（图 13-11）。小圆细胞肿瘤，如尤因肉瘤和淋巴瘤对类固醇激素敏感。乳腺癌和前列腺癌对激素治疗和内分泌治疗高度敏感。并发脊柱不稳的脊椎转移瘤需要手术固定，因为放疗和系统性全身治疗不可能恢复脊柱的稳定性，脊柱不稳定的症状主要表现为与活动相关的疼痛。超过 50% 的椎体塌陷、双侧关节突和椎弓根受累或脊柱任何部分的半脱位均可能导致脊柱不稳。脊柱交界区域发生转移，如枕颈交界区、颈胸交界区、胸腰交界区和腰骶交界区，以及脊柱可活动区域（$C_3 \sim C_6$ 及 $L_2 \sim L_4$）的脊柱转移瘤，更有可能发生不稳定。

脊柱转移瘤术前考虑的因素：患者的临床表现、肿瘤学状态与分期、一般健康状况及手术方案的可行性。患者的临床表现主要包括神经症状、疼痛和机械性不稳定。

1. 临床表现及手术适应证　疼痛是脊柱转移瘤患者最主要和最先出现的症状，根据产生机制可分为局限性或生物性疼痛、神经根性疼痛和机械性疼痛。采用非甾体抗炎药为基础的多模式镇痛和糖皮质激素类药物治疗肿瘤的生物性疼痛十分有效；放疗能缩小肿瘤范围并减少炎症介质，也可以减轻生物性疼痛。糖皮质激素类药物及能有效减小肿瘤大小的治疗可以缓解神经根性疼痛，包括化疗/靶向治疗、内分泌治疗和放疗。骨水泥增强术或脊柱内固定可以有效治疗由脊柱不稳定引起的机械性疼痛。

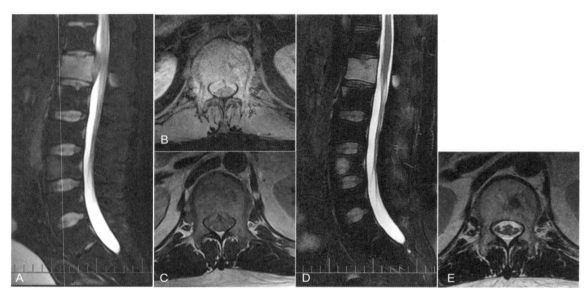

图 13-11　化疗后白血病椎管内浸润完全消失

患者，男，38 岁，急性髓性白血病腰 1、腰 4 椎体浸润伴腰 1 椎体病理性骨折硬膜外脊髓压迫，化疗后硬膜外脊髓压迫完全消失。A. 化疗前腰椎增强 MRI 抑脂 T_2WI 矢状位片提示腰 1、腰 4 椎体高信号伴腰 1 椎体病理性骨折硬膜外脊髓压迫；B、C. 化疗前腰椎增强及非增强 MRI 抑脂 T_2WI 横断位片提示腰 1 椎体节段硬膜外脊髓压迫，硬膜外脊髓压迫分级 2 ～ 3 级；D. 化疗后腰椎增强 MRI 抑脂 T_2WI 矢状位片提示腰 1、腰 4 椎体高信号减弱并缩小伴腰 1 椎体节段椎管内硬膜外脊髓压迫完全消失；E. 化疗后腰椎增强 MRI 抑脂 T_2WI 横断位片提示腰 1 椎体椎管内硬膜外脊髓压迫完全消失

脊柱转移瘤患者可能出现的神经症状：感觉和运动异常、二便功能障碍、自主神经功能紊乱。硬膜外脊髓压迫是神经症状最常见的原因，此外还要考虑到肿瘤髓内转移、颅内转移和硬膜外血肿或感染的可能。对于实体肿瘤源性脊柱转移引起的脊髓压迫，早期进行减压内固定手术并配合术后放疗的效果优于单纯放疗；减压内固定术后配合放疗是已出现神经功能损害的高级别（硬膜外脊髓压迫六级分级 2 级或 3 级）硬膜外脊髓压迫症的最佳治疗方案。除非存在严重的脊柱结构不稳，对于硬膜外脊髓压迫级别低（1c 级或以下）的患者，手术并非必需。

肿瘤性脊柱结构不稳是指随着肿瘤的进展而出现的脊柱稳定性的丧失，并由此出现与活动有关的疼痛、有症状或逐渐进展的畸形和（或）在生理负荷情况下出现的神经损害。尽管放疗和靶向、内分泌等系统性综合治疗对局部肿瘤的控制是有效的，但它们对脊柱稳定性的贡献微乎其微。因此，明显的肿瘤性脊柱不稳一般需要手术治疗。肿瘤性脊柱不稳评分系统（SINS）主要包括 6 个参数：受节段、疼痛、脊柱影像学 X 线（有无出现畸形）、病变性质、椎体塌陷及椎体后外侧结构受累情况。通常认为 SINS 评分较低（0 ～ 6）的转移性脊柱病变是稳定的；SINS 评分位于中等水平（7 ～ 12）时，提示有潜在不稳定可能，可能需要做经皮骨水泥增强手术；SINS 评分较高（13 ～ 18）时，则提示脊柱不稳定，可能需要做脊柱稳定手术。

2. 肿瘤学状态及生存期评分　脊柱转移瘤生存期评分系统一般以临床上较为常用的肿瘤学指标作为参数。目前，临床上较为常用的评分系统主要为 Tomita 评分系统及修正 Tokuhashi 评分系统。Tomita 评分系统（总分 10 分）纳入的指标包括原发肿瘤类型、内脏转移情况及骨转移情况。Tomita 评分 2 ～ 3 分者，患者预期寿命较长，外科治疗以长期局部控制为目的，建议采取广泛性或者边缘性肿瘤切除；4 ～ 5 分者，外科治疗以中期局部控制肿瘤为目的，可行边缘性或者囊内肿瘤切除；6 ～ 7 分者，外科治疗以短期姑息治疗为目的，可行减压稳定手术；8 ～ 10 分者，则以临床关怀支持为主，不宜手术。修正 Tokuhashi 评分系统最高得分为 15 分，评分越高越建议对肿瘤进行切除手术。纳入的指标包括全身情况、脊柱外骨转移灶数目、受累脊椎数目、主要脏器转移情况、原发肿瘤部位及脊髓损害的严重程度。虽然，上述生存期评分系统为指导脊柱转移瘤的治疗提供了重要参考。但是，上述传统的评分系统未能将患者对靶向、激素、内分泌等治疗的反应纳入其中。在考虑脊柱转移瘤的治疗方案时，对患者尚未使用过的治疗方法的预期疗效及既往治疗如放疗或者靶向治疗史，都会影响最终的治疗决策。

3. 手术方案的可行性　手术治疗（尤其是全身麻醉下开放手术治疗）是脊柱转移瘤所有治疗中创伤最大的一种。手术可能带来的风险和并发症需控制在可接受的范围内。在为脊柱转移瘤患者制订手术方案时，充分评估和改善患者一般健康状况将会帮助医生避免轻率做出手术决策，减少手术并发症。术前常规评估的风险因素包括高龄、营养不良、肺部感染、胸腔积液、腹水、糖尿病、骨密度低、长期使用糖皮质激素、骨髓抑制、白细胞减少、血小板减少、凝血障碍等。

4. 治疗流程与手术决策　脊柱转移瘤两个常用的治疗流程为 Boriani 团队的脊柱转移瘤治疗指南和 NOMS 决策流程框架。然而，任何决策流程体系都无法完美处理所有患者，同时每个机构在执行自己的治疗流程时也只能根据各自现有的治疗手段和条件进行选择。手术决策通常分为两大步骤：第一个重要的步骤是评估患者的整体情况，目的是评估患者是否能耐受麻醉和手术（能不能做）。在 Boriani 流程中，该过程被称为手术耐受程度的评估；而在 NOMS 决策流程框架中则称为系统评价。第二个重要因素是临床表现（该不该做）。除非肿瘤组织学特性对化疗或传统放疗高度敏感，通常神经受累程度和脊柱稳定性决定了患者是否需要手术治疗。

5. 手术方案　当脊柱转移瘤患者最终选择手术治疗时，需认真制订手术方案。手术医生要考虑的问题：第一，如何切除肿瘤转移部分，是病灶内切除还是整块切除？第二，如何选择手术入路，医生应该选择最合理、最熟悉的入路，并且医生不希望在既往接受过放疗或手术的区域进行手术操作；第三，如何进行脊柱的重建和固定；第四，判断伤口的愈合能力。

脊柱转移瘤脊髓压迫症的开放手术可分为整块切除术和肿瘤部分切除椎管减压的姑息性手术。整块切除技术主要有 3 种，椎体切除术、矢状位切除术和后方附件切除术。整块全脊椎切除术在技术上要求更高，围术期并发症发生率更高，但术后局部复发率更低且生存率更高。WBB（Weinstein-Boriani-Biagini）外科分级系统在确定整块切除手术的可行性及手术入路上十分有用。在横断面上，椎体被沿顺时针分为 12 个扇形区域（1 ～ 12 区）；在矢状位上，从椎旁到脊髓由外向内又分为五层（A ～ E）。对于孤立性转移瘤且原发肿瘤恶性程度较低、预期生存期较长（如乳腺癌）的患者，更建议行病灶整块切除。肾细胞癌孤立性转移瘤患者容易发生放射抵抗，也适宜进行整块切除而不是单纯的肿瘤部分切除减压。然而，脊柱转移瘤的整块切除手术是公认的难度最大、风险最大的一类手术，外科医生通常开展此类手术的专业技能和经验不足。并且，目前的脊柱转移瘤的治疗也必须是在多学科团队协作模式下进行。同时，真正的孤立性转移瘤临床并不常见。目前，多学科团队协作模式下脊柱转移瘤减压"分离"手术的应用更受推崇。

　　脊柱转移瘤的开放手术绝大多数是姑息性手术。姑息性手术的主要指征是进行性神经功能损害、常规治疗无效的难治性疼痛及脊柱不稳定。手术入路和固定方式的选择，除了取决于病灶的具体部位外更多取决于手术专家的能力和经验。手术的目的是以最小的损伤使患者尽可能实现无痛性下肢行走。因操作相对简单、路径熟悉，后路手术最受骨科医生的欢迎。目前，单纯后路手术几乎能满足胸腰椎脊椎转移瘤肿瘤部分切除椎管环形减压内固定术及椎体整块切除手术的所有操作要求。后路椎管减压分离手术（图 13-12）配合术后立体定向放疗，完全可以达到脊髓减压、椎体稳定和肿瘤局部控制的目的。术前选择性肿瘤动脉栓塞术有助于降低术中出血和输血等相关并发症，尤其对于富血供肿瘤，如肾细胞癌、甲状腺癌、干细胞瘤、黑色素瘤、巨细胞肿瘤和神经内分泌瘤等（图 13-13）。术前栓塞更有利于清晰暴露手术视野，安全高效地完成手术。

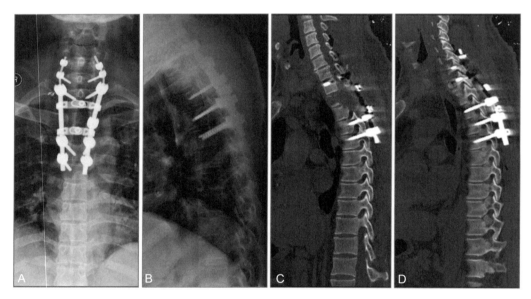

图 13-12　胸椎转移瘤行后路分离手术

患者，男，59 岁，肝癌胸 2 椎体转移瘤伴右侧椎旁软组织肿物突入胸腔壁层，选择性肿瘤动脉栓塞术后行后路胸 2 椎体肿瘤切除椎管环形减压内固定术。A、B. 术后 X 线前后位及侧位片；C、D. 术后 CT 矢状位片

　　微创技术有希望能够在获得相同手术疗效的前提下减少手术出血、减轻周围组织损伤、降低术后疼痛、缩短康复和住院时间、降低术后感染等并发症。常用的微创技术包括经皮椎体内固定术和椎体增强技术、射频消融或冷冻消融等。椎体增强技术结合术后全身系统靶向治疗或椎体增强技术结合激素、内分泌等治疗，可能成为今后更为流行的治疗模式。

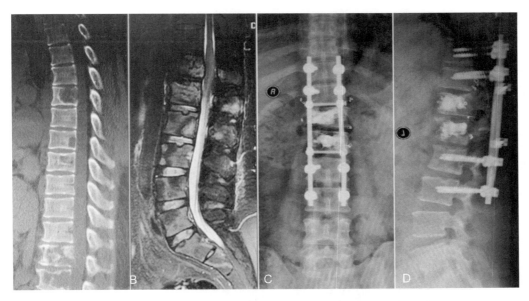

图 13-13　神经内分泌瘤脊柱转移减压内固定术前行动脉栓塞术

患者，男，35 岁，神经内分泌瘤胸 5、胸 12、腰 1 椎体转移瘤，胸 12、腰 1 椎体病理性骨折伴脊髓压迫，胸 5、胸 12、腰 1 椎体成形术中发现转移瘤为极富血供肿瘤，动脉栓塞术后行胸 12、腰 1 肿瘤部分切除椎管环形减压内固定。A. 术前胸椎 CT 矢状位片提示多发胸椎转移瘤伴胸 12、腰 1 病理性骨折病灶呈溶骨性；B. 术前腰椎 MRI 抑脂 T_2WI 矢状位片提示多发腰椎转移瘤伴胸 12、腰 1 节段脊髓受压；C、D. 术后正侧位 X 线片

（五）四肢骨转移瘤手术

四肢骨转移瘤常规手术包括髓内钉 / 钢板 / 骨水泥或非骨水泥内固定和关节假体置换术。对于原发肿瘤预期生存期长的孤立性骨转移瘤患者，理论上切除孤立性病灶可以延长患者无瘤生存期，甚至"治愈"肿瘤。如果 PET/CT、重点部位 MRI、病理活检、肿瘤标志物全套、蛋白电泳等检查完成后，原发肿瘤来源仍不明，在患者可以接受的情况下，仍建议行孤立性病灶切除重建术而不是进行病灶内刮除术。手术方式的选择还取决于预计病灶对全身系统性治疗和放疗的反应、骨转移的部位及骨质破坏的程度（图 13-14）。建议对系统性治疗反应差的转移瘤行病灶切除术，以最大限度地降低肿瘤局部复发和进展的风险。对于关节周围病灶，有条件的患者可行病灶切除和关节假体置换重建术；对于骨干病灶，也可行病灶切除和骨干肿瘤假体置换重建术，但对于这类病灶常行病灶内手术，并依据骨质流失程度决定是否使用骨水泥填充。生物力学上，髓内钉同时起载荷分担作用，而固定于骨外的钢板仅起维持复位和骨折固定作用。作为一般准则，下肢长骨病理性骨折行髓内钉固定，上肢长骨病理性骨折行钢板固定。在可能的情况下，尽可能长地固定长骨，以最大限度地降低潜在转移灶生长导致再骨折和内固定失效的风险。对于即将发生的长骨病理性骨折行闭合髓内钉固定时，应尽可能采用较粗的髓内钉压实病灶（尤其是对于放疗抵抗性病灶），以降低肿瘤局部进展髓内钉断裂的风险。骨水泥填补骨质缺损区域后辅助性稳定效果明显，且能分担承载植入物的压缩力，可使患者术后获得即刻运动能力。同理，骨水泥型关节置换术优于非骨水泥型关节成形术。同时考虑到术后局部放疗会抑制骨愈合，应避免采用骨移植填充转移性病灶的骨质缺损区。理论上讲，骨质破坏严重的患者应优先选择切除术，而对于预计切除重建术后仍不能达到稳定的患者，应首选姑息性放疗。据报道，病理性骨折愈合率，骨髓瘤为 67%，肾细胞癌为 44%，乳腺癌为 37%，肺癌为 0%。因此，手术者需将每一例病理性骨折均按生存期内不愈合来处置。高估生存期要好于低估生存期，内固定时也必须选用经久耐用的植入物，甚至尽可能推荐行双内固定。术者必须谨记，骨转

移瘤术后一旦发生植入物失效和肿瘤局部复发等并发症，再手术的概率也许很小。

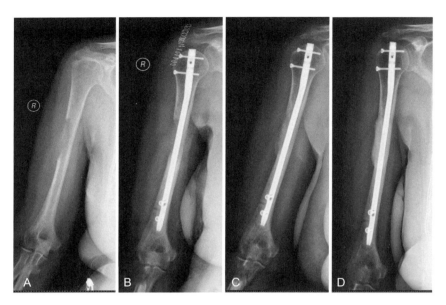

图 13-14 肱骨干病理性骨折行髓内钉固定术

患者，女，54 岁，肺腺癌伴右肱骨干骨转移即将骨折行闭合髓内钉固定术，术后局部放疗，右肱骨干溶骨性病灶逐渐成骨。A.X 线前后位片提示右肱骨干骨转移病灶呈溶骨性，骨皮质破坏 > 2/3 周径，长度 > 4.5cm；B. 内固定术后 X 线前后位片；C. 术后 3 个月 X 线前后位片提示右肱骨干溶骨性病灶逐渐成骨；D. 术后 5 个月 X 线前后位片提示右肱骨干溶骨性病灶明显成骨且愈合

1. 股骨近端　采用哪种手术技术取决于骨破坏的程度和病变部位。术前应该使用放射线检查、CT、MRI 或骨扫描来获得股骨全长影像。CT 对确定是否需要进行预防性干预治疗非常有帮助。

股骨颈和转子间区域严重的转移性破坏会使病理性骨折的风险显著增高，对这些患者应进行积极预防性干预治疗。内侧骨皮质的破坏（包括小转子病理性骨折）通常会导致股骨转子间骨折，因为外侧骨皮质不能承受压应力。

如果术前 MRI 未显示转移瘤累及髋臼，可以采用非骨水泥髋臼假体的人工髋关节置换术，对于预期寿命短的患者行半髋关节置换术就已足够。术后接受放射治疗时，须遮挡非骨水泥型髋臼假体。如果术前转移瘤已累及髋臼，则应安放骨水泥型髋臼假体；如果髋臼转移瘤不严重且软骨状况满意，可以考虑使用单极或双极人工股骨头关节假体。幸运的是髋臼转移瘤并不常见，并且通常可以使用放疗和其他非手术疗法进行控制。

放疗后骨不连和肿瘤溶骨效应可以导致非骨水泥柄早期松动，因此推荐使用骨水泥柄。对于股骨矩发生病变的患者，适合使用带股骨矩置换的假体柄。如果转移瘤已经出现在股骨干，应该使用加长柄股骨假体。如果检查发现股骨远端同时也出现病灶，可以根据病灶的特征随后处理。对于生存预期长的患者，如乳腺癌骨转移瘤，应该考虑使用加长柄股骨假体，因为加长柄股骨假体将会预防性固定因将来可能发生的因转移瘤进展而造成的新的股骨干病理性骨折。

考虑到使用骨水泥型加长股骨柄会导致骨髓栓塞的风险增加，因此建议在骨水泥固定假体柄过程中要在股骨远端钻孔来排出髓内容物。术中彻底冲洗，将髓腔抽吸干燥，缓慢地将加长柄假体控制性置入，会将骨水泥相关栓塞的发生率降到最低。对于已有心肺损害和预期生存期短的患者，可使用标准长度的股骨假体或中等长度的股骨假体，将术中骨髓栓塞发生的可能性降到最低。

转子间骨转移瘤的治疗更有争议，治疗选择分为钢板或髓内钉固定和关节假体置换。髓内钉固定的优势在于手术创伤小，困难在于骨水泥重建股骨距空隙，术中可通过近端外侧的螺钉孔先将骨水泥置入到转子间区域。如果使用髓内钉固定，必须明确股骨头和股骨颈是否能够提供足够的把持力。如果选择关节假体置换术，术中将病灶全部或几乎全部切除，可以降低局部肿瘤复发风险。对于转子间的转移瘤可以使用带股骨矩置换的股骨假体柄治疗，对于整个股骨近端广泛破坏的患者，可选择股骨近端定制型肿瘤假体。术中结合使用单极股骨头或限制性内衬将关节假体脱位的风险降到最低。

　　转子下区域承重是体重的 6 倍，对内固定装置的强度要求更高，植入物的选择可考虑髓内钉或假体。能充分固定的小病灶宜采用髓内钉固定，骨质破坏严重的病灶宜采用假体置换或髓内钉联合长钢板内固定（图 13-15）。

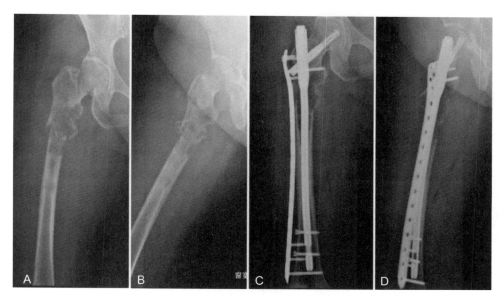

图 13-15　股骨转子下病理性骨折行髓内钉联合长钢板内固定

患者，女，57 岁，乳腺癌股骨转子下病理性骨折行髓内钉结合倒置股骨髁锁定钢板内固定术。A、B. 术前正侧位 X 线前后位及侧位片；C、D. 术后 X 线前后位及侧位片

　　2. 股骨和胫骨　股骨干骨转移病灶最好采用髓内钉固定，髓内钉不仅可以连接整根股骨，而且可以同时固定股骨头和股骨颈。确保股骨头和股骨颈没有受累，并且骨质良好能够承受主钉刀片的锚合力。少数孤立性病灶，可采取切除和重建术，重建方法包括全股骨干假体置换、髓内钉＋骨水泥填充缺损和骨移植重建（依据缺损的长度选择同种异体骨移植或自体骨移植）。对于股骨远端骨转移病小病灶，可用刮除和骨水泥填补术，结合或未结合内固定；对于股骨远端骨转移病大病灶，宜采用切除和假体重建术。

　　胫骨骨转移病灶比股骨骨转移病灶少见，治疗原则和方法与股骨类似。胫骨近端行病灶刮除或切除的不同手术方式选择取决于病灶的大小。有时候，为了恢复行走功能，宜采用胫骨近端病灶切除和假体重建术。例如，骨髓瘤患者股骨远端病理性骨折伴胫骨近端病灶，宜行股骨远端假体置换结合胫骨近端病灶刮除骨水泥填充定制型长柄胫骨假体置换术。

　　3. 上肢骨　与下肢骨相比，上肢骨非承重骨，假体置换重建的需求小。一般情况下，对于上肢骨大多数骨转移病灶骨水泥填充钢板螺钉内固定已经足够，对于肱骨近端病理性骨折和（或）骨质严重破坏的骨转移病灶则需行肿瘤切除假体置换重建。依据残存骨量决定选择标准 Neers 型假体还是肿瘤型假体。肱骨近端肿瘤切除术后一般需要特制的肿瘤型假体置换。行肿瘤型假体置换与术后肩关节功能差相关，主要是由于正常附着于肩袖的肌肉和韧带被手术切断。关节盂保存下来的肩关节可以采用反向肩关节假体，因为不会损伤到三角肌和腋神经。反向肩关节假体可以提供相当的稳定性和一定的内收和外展功能。对于肩胛骨骨转移病灶，选择切除术时，一般行部分或全部的肩胛骨切除。对于肱骨干骨转移瘤病灶，推荐选择尽可能长的钢板或双钢板固定以避免将来再发生骨折（图13-16）。发生于远端肱骨和尺桡骨的骨转移病灶罕见，只有范围较大的病变或孤立性病灶需要做切除术。特定环境下，定制型植入物能改善前臂骨转移切除术后患者的功能和预后。

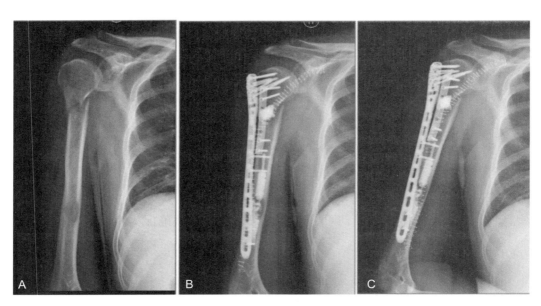

图 13-16　肱骨近端病理性骨折双钢板内固定

患者，男，52 岁，肺腺癌肱骨近端病理性骨折伴肱骨干骨转移行病灶刮除骨水泥填充肱骨干双钢板内固定术。A. 术前 X 线前后位片；B、C. 术后 X 线前后位片

（六）骨盆和髋臼周围骨转移

　　骨盆和髋臼的转移灶常发生于肿瘤的进展期且预期生存期较短的人群中。虽然骨盆的其他部位也会出现骨转移，但是髋臼周围的病变通常会引起严重疼痛并限制负重活动，因此严重影响患者的生活质量。臼顶、内壁、后柱的破坏会导致关节面的塌陷、髋臼内陷或骨折。骨盆和髋臼骨转移的并发症还包括高钙血症和血栓性疾病，须同时得到诊断与治疗。

　　单纯骨盆转移一般可通过疼痛管理、放射治疗及保护性负重进行治疗。髋臼周围骨转移的治疗包括上述的非手术疗法、栓塞治疗和手术治疗。栓塞介入治疗对于富血供的转移瘤（尤其是肾细胞癌、骨髓瘤和甲状腺癌）是一种特殊而有效的方法，它能改善疼痛和延缓病情进展。此外，终极手术治疗前也可以进行选择性动脉栓塞。髋臼周围骨转移的手术指征包括病理性骨折导致的机械性失稳、即将出现的病理性骨折，以及非手术疗法和微创治疗，如化疗、双膦酸盐类药物、放射治疗、激素治疗、免疫治疗、热疗、乙醇疗法、射频消融、冷冻消融和髋臼骨水泥成形术均无效的溶骨性病灶。手术治疗的目的是缓解疼痛、在最短的有限时间内最大限度地恢复功能、预防和治疗病理性骨折，并且避免治疗相关性并发症。70% 的患者通过手术能够减轻疼痛且改善功能。对于考虑行手术治疗的患者，建议进行 CT 和 MRI 检查。使用 MRI 能够对肿瘤侵犯软组织的程度及骨盆和骶骨外其他部位的转移瘤进行综合评估。CT 对不规则皮质骨病变程度和范围的诊断有一定优势。选择何种手术技术取决于缺损所在解剖部位和骨破坏的程度。重建的原则是恢复骨盆稳定性，将负重应力从病变的骨转移部位转移到仍然完整的骨盆上，且通常与髋关节置换相结合。例如，恢复骨盆稳定性可以通过跨髋臼病灶进行近端和远端的固定；或者通过彻底刮除瘤体和病变的骨质，使用带重建环的臼杯假体、抗内陷支撑架、斯氏针，或螺钉将缺损部位的应力转移到骨盆的整块骨上，然后使用骨水泥充填缺损部位，使之与假体成为一体。多孔钽金属假体已被成功应用于严重骨丢失和（或）骨盆不连续的髋臼骨缺损重建。这些假体移植物有望帮助患者即刻获得承重能力，但有时需要使用定制的髋臼或骨盆假体。孤立性甲状腺癌或肾细胞癌骨转移患者适合行广泛的整块切除手术，但是比例很少。所有这些患者应进行联合肿瘤内科学和放射肿瘤学专家的多学科团队协作治疗。

五、总结

随着肿瘤患者生存期的延长，骨转移瘤的发病率也相应增高。骨转移瘤检查和治疗有其特殊的策略和原则。须强调的是病理性骨折不是急诊，任何手术干预前必须进行恰当和全面的检查。术前检查应包括骨扫描、局部 MRI 及病理活检。高估患者预期生存期比低估患者预期生存期对治疗方式的选择更有利，骨科医生须假定骨折不愈合并据此制订手术方案。骨水泥增强、射频消融及冷冻等多种经皮技术可以缓解疼痛、控制肿瘤，且没有开放性手术的并发症。对于选定的患者，尤其是孤立性转移瘤患者，宜进行切除术。任何可能的情况下，医生应该确保为患者提供的是最优的选择和最好的治疗，即使不能治愈，恰当的手术治疗也能极大地改善骨转移瘤患者的生活质量。

第14章 肢体长骨转移瘤的手术治疗

肢体长骨包括下肢长骨（股骨、胫骨和腓骨）和上肢长骨（肱骨、桡骨和尺骨）。长骨转移瘤占骨转移瘤的 20%～60%，长骨病理性骨折常见部位依次为股骨、肱骨和胫骨，以股骨近端和肱骨近端受累为主，而膝关节和肘关节远端骨转移瘤少见。在两种情况下，可能会发生由恶性肿瘤骨转移引起的病理性骨折：患有已知的恶性肿瘤，病理性骨折通常提示病情加重，生存预后恶化；患者没有已知的恶性肿瘤，在这种情况下，应常规考虑肿瘤可能是长骨骨折的原因之一，特别是必须排除原发性骨肿瘤。

一、手术策略

外科医生在治疗肿瘤患者时应遵循完整的肿瘤分期和肿瘤学原则，通常建议如下。

转诊至专门治疗骨转移瘤的骨科中心或骨肿瘤中心。四肢长骨转移是否需要手术干预主要取决于患者的预期寿命，而手术方式的选择除了要考虑患者的预期生存期外，还应考虑解剖学部位（骨干或骨端）、骨转移瘤数目、骨破坏程度（骨折或即将骨折）、植入物机械稳定性及肿瘤对非手术治疗的反应等（图 14-1）。

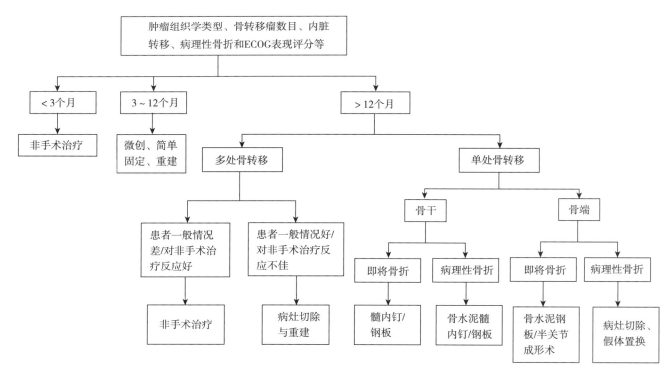

图 14-1 不同部位长骨转移瘤治疗方式的选择

通常认为少于 6 周的预期生存期是任何即将发生或实际已发生的病理性骨折尤其是上肢病理性骨折手术治疗的相对禁忌证。对于预期生存期 3 ～ 12 个月的患者，推荐选择侵入性较小不需要长时间康复的手术重建方法，如简单的内固定。而对于较长预期生存期（12 个月以上）的患者，即使需要更长的康复时间，推荐选择更积极、更复杂的手术治疗，如整块切除骨转移灶；同时选择耐久的手术重建方法，如肿瘤假体置换重建。

对于预期预后良好患者的干骺端转移性骨折，应通过切除肿瘤的根治性手术或根治重建手术来处理；对于预期预后不良的干骺端转移性骨折，应进行接骨内固定手术。对于预后良好且对辅助治疗预期反应不佳的骨干转移性骨折，建议进行根治性手术。对于预期预后不良但对非手术治疗预期反应良好的骨干转移性骨折，计划进行接骨内固定手术。对于不适合手术治疗的患者，微创治疗如骨水泥成形术可能有助于非手术治疗无效的骨转移灶疼痛的控制。

二、长骨即将骨折预测分析

据统计，超过 1/3 的长骨转移瘤患者发生病理性骨折，48.2% 的患者有前驱症状，83.8% 的前驱症状表现为疼痛。因此，恶性肿瘤患者出现四肢剧烈疼痛，应高度警惕长骨病理性骨折的可能。病理性骨折给患者生理和心理造成极大负担，骨折后往往需要较长的时间愈合，甚至 50% 的病理性骨折最终不愈合（尤其对于接受放疗的患者），并且骨折后肿瘤突破骨间室，助长肿瘤播散至软组织，增加术后局部肿瘤复发的可能，打击患者医治信心。因此，长骨转移瘤骨折预测研究对指导治疗具有重要意义。及早识别与干预即将发生的长骨骨折（图 14-2）可以降低术中出血量、缩短住院时间，并能更好地恢复机体功能、延长患者生存期，且手术相对容易。Mirels 评分系统是预测长骨骨折风险最常用的评分系统，主要包括 4 个参数：病灶部位、大小（累及骨皮质的周径）、类型和疼痛程度，总分 12 分（表 13-1）。如果得分小于 8 分，骨折的概率小于 15%，不需要预防性固定；如果得分大

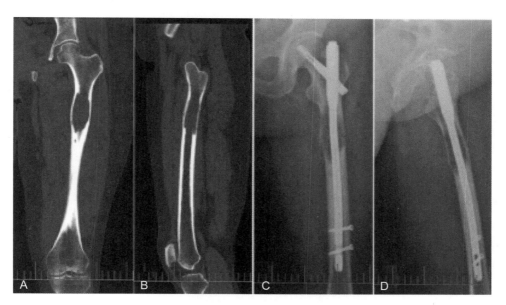

图 14-2　股骨干即将病理性骨折行预防性内固定

患者，女，56 岁，乳腺癌股骨干转移即将骨折 Mirels 评分 11 分，行预防性加长型交锁头髓髓内钉固定术。A、B. 术前 CT 冠状位和矢状位片显示股骨干中上段溶骨性改变，病灶直径大于 30mm，累及 90% 骨皮质周径；C、D. 术后 X 线前后位及侧位片

于 8 分，则骨折的可能性大于 30%，建议预防性固定；如果分数等于 8 分，原文献没有推荐。Mirels 评分系统可靠性高、重复性强，且已得到验证，值得推广。Van der Linden 等的一项前瞻性研究发现，只有溶骨性骨转移病灶累及股骨轴长 30mm 以上和 50% 以上周径的皮质时，才能发生病理性骨折。而一些中心正在使用与另一侧对比的基于 CT 的结构刚度分析来量化骨骼，早期结果显示与 Mirels 评分相比具有更好的敏感性和特异性。

三、围术期处理

（一）实验室检查

必须常规检测血钙水平，发生高钙血症最常见的恶性肿瘤：血液系统来源的恶性肿瘤（骨髓瘤、白血病和非霍奇金淋巴瘤）、乳腺癌、肾癌和任何部位的上皮来源癌，而在胃肠道、神经系统或前列腺来源的恶性肿瘤患者中少见。血清钙水平升高至 3.5mmol/L 以上时，需要持续监测心脏功能和肾脏功能，并立即给予补充容量、糖皮质激素治疗和双膦酸盐治疗。常规确定外周血细胞分析，评估肝肾功能，并进行凝血功能检查。这些实验室检查的结果可能会影响手术计划和决策，如需要在手术前输血或计划在手术期间提供血液制品。

（二）镇痛

疼痛控制是紧急治疗的另一个目标，应该给予第 1 到第 3 阶梯的镇痛药。如果需要，可以使用局部和区域麻醉。夹板、石膏或牵引装置的外固定也有助于减轻长骨病理性骨折导致的疼痛。

（三）肿瘤动脉栓塞

栓塞术常作为辅助性治疗，由于肾癌和甲状腺癌的骨转移病灶高度血管化，术中极易出血。这些肿瘤可以在手术前 48 小时内进行选择性肿瘤动脉栓塞。术前栓塞可以有效降低骨转移瘤患者术中出血量。Pazionis 等对 118 例骨转移瘤患者进行病例对照研究（术前栓塞组 53 例，术前未栓塞组 65 例），原发肿瘤均来源于肾癌、甲状腺癌、多发性骨髓瘤及肝癌等富血供肿瘤。结果发现，与术前未栓塞组相比，术前栓塞组患者术中出血显著减少，手术时间显著缩短，且肿瘤大小与术中出血量呈正相关（P=0.003）；而栓塞术中阻断血管的程度、栓塞与手术之间的时间间隔与出血量无显著相关，且栓塞治疗对患者肾功能无影响。此外，选择性肿瘤动脉栓塞也是姑息性治疗骨转移瘤患者一种安全有效的方法，栓塞术可以单独应用于放疗不敏感富血供骨转移病灶，能明显持续地缓解患者疼痛，缩小肿瘤，阻止疾病进展。

（四）预防性抗生素治疗

治疗转移性病理性骨折的外科手术围术期常规进行预防性抗生素治疗。常规使用第二代头孢菌素行预防性抗生素治疗；对于在过去 1 个月有抗生素治疗史、长期住院或携带多药耐药微生物的患者，应改用抗真菌药物。

（五）预防性抗血栓治疗

病理性骨折的制动和固定会增加血栓形成的风险，特别是原发为肺癌的患者，围术期应加强基础、物理和药物联合预防性抗血栓治疗。

四、长骨常见转移部位

（一）股骨近端

股骨近端是人体主要的承重部位，行走时承重达体重的 3 倍，上楼梯时承重达体重的 7 倍。由于独特的解剖学特点，股骨近端接受的机械扭曲力也很大。因此，该部位转移性病理性骨折的发生率远高于人体其他长骨。相应，对手术的解剖复位和负重功能重建的要求也较高。对生存期大于 3 个月的股骨近端即将骨折和病理性骨折患者，推荐手术治疗。由于股骨近端机械性扭矩和轴向负重较大，可以根据患者的生理解剖特点定制个体化的肿瘤假体（图 14-3），以最大限度地迅速恢复承重和行走功能。术前对整个股骨和骨盆进行 MRI 和 CT 检查，对手术计划和设计具有重要指导意义。

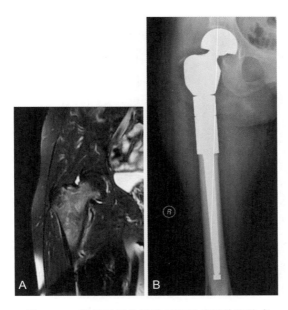

图 14-3　股骨近端骨转移瘤行肿瘤假体置换术

患者，男，58 岁，肺癌股骨近端骨转移行瘤段切除股骨近端肿瘤假体置换术。A. 术前 MRI T$_2$WI 冠状位片显示股骨近端存在广泛骨转移病灶；B. 术后 X 线前后位片

1. 股骨头颈区　原则上，股骨头颈部位的骨转移需要进行肿瘤切除和假体重建。如果髋臼完整无缺损破坏且患者的预期寿命较短，则可以植入股骨头假体或双极股骨头假体。如果患者的预期寿命较长且髋臼已受累，则应进行需要植入带翼的加强杯假体或髋臼重建杯的全髋关节置换，并根据破坏缺损的程度进行髋臼重建，术后接受髋部放疗以防肿瘤进展引起髋臼过早松脱。也可采用从髂骨翼到髋臼缺损插入大直径斯氏针或螺钉结合骨水泥填充的侵入性有限的 Harrington 方法，以重建髋臼的稳定性。假体重建手术具有脱位率高的风险，因此股骨双动头假体通常是合适的选择。如果病灶局限于股骨头或股骨颈，也可采取头髓髓内钉或钢板螺钉进行姑息性固定。如果病灶局限于转子间应采用骨水泥型长头髓髓内钉或近端股骨干置换；如果股骨头颈与股骨转子间同时受侵犯，则采用股骨近端肿瘤假体置换或股骨距替代型髋关节假体置换。

如果选择骨水泥型假体重建，应考虑标准长度的假体柄，因为使用长柄骨水泥假体可能导致更多的并发症，且并不能防止早期失败。一项回顾性研究观察了采用不同长度的股骨骨水泥假体进行治疗的 206 例股骨近端病变，术后仅 5 例出现了新的远端病变（2.4%），而长柄股骨假体的并发症发生率远高于短柄股骨假体（28% vs 16%）。

2.股骨转子区　股骨转子区手术适应证在很大程度上取决于原发肿瘤对辅助治疗的敏感性，以及患者的预期寿命和一般状况。放射敏感性转移性病理性骨折可以通过内固定治疗，然后进行局部放疗以获得骨愈合（例如，乳腺癌骨转移）。如果患者的整体状况和营养状况较差，结合或不结合骨水泥的重建髓内钉固定（如伽马钉、股骨近端加压髓内钉）是一个不错的选择。如果远端股骨干存在转移，则应选择加长型头髓重建髓内钉固定。如果选择钢板螺钉固定，最好使用能同时固定股骨头颈的钢板。

而对于一般状况良好但尚无有效辅助治疗方法的患者，以股骨近端肿瘤假体置换或股骨距替代型髋关节置换可实现术后更早的负重和功能恢复。术中应尽可能将大转子固定于假体上，以改善髋关节功能并降低髋关节脱位的风险。如果同时合并髋臼的破坏缺损，则应采用带翼的加强杯假体或髋臼重建杯和股骨头假体进展重建。

肿瘤假体除了个体化定做以外，还应注意插入股骨髓腔的假体柄要足够长以预防骨转移进展和植入物的失败。关于是否需要骨水泥辅助固定假体柄目前还存在争议。骨水泥能填充骨缺损，加强内固定，采取骨水泥枪高压注射至股骨远端和整个股骨髓腔可以防止应力集聚于骨水泥假体柄尖端。然而，骨水泥一旦使用必须特别小心，高压注射容易导致脂肪栓塞等并发症。建议使用低黏度的骨水泥和最小的加压，注射前需对骨髓腔进行仔细清理，并对股骨髁上皮质进行打孔引流减压，同时请麻醉师予以患者足够的水化，以降低脂肪栓塞的发生率。

目前肿瘤假体置换存在的主要问题是髋关节重建术后的不稳定和脱位［原因是手术损伤和（或）切除附着于股骨近端的肌肉和韧带］。下列方法可以加强肿瘤假体置换髋关节的稳定性：①术中选用大直径（28～32mm）的股骨头假体；②术中尽量减少关节囊损伤，切口闭合前修复后关节囊和股骨外旋肌群的附着点，必要时采用材料修补；③同种异体移植物假体复合重建（allograft-prosthetic composite reconstruction，APC）；④术后佩戴固定保护装置1个月。APC与肿瘤假体最大的区别是，APC是将已分离出的同种异体肌腱和韧带缝合至假体。Benedetti等比较了股骨近端APC（$n=10$）与肿瘤假体（$n=10$）的临床效果：手术后两组患者的步行速度均下降，以肿瘤假体组患者更加明显，术后APC组肌肉康复更为有效。APC因韧带的生理解剖得以恢复重建，在恢复患者行走功能方面应更接近正常。但是，APC重建术的并发症发生率高，这与骨转移瘤患者以缓解症状和预防并发症为目的的手术初衷相违背，因此仍推荐常规的肿瘤假体置换。

少数患者因假体断裂而需要翻修，常规股骨假体翻修术中从髓腔取出假体柄及骨水泥比较困难。针对这个问题，有研究者根据假体断裂后髓腔内假体柄固定的牢固程度及髓腔外柄的长度设计了股骨近端和远端翻修术，进行有限翻修。翻修假体由套筒部和关节部组成，材质及关节部外形与原假体相同。翻修时保留原假体髓腔内柄，将翻修假体套接于残留的髓腔外柄，采用骨水泥及挤压螺钉固定，同时更换磨损的配件。套接式翻修假体可以保留固定牢固的髓腔内假体柄，从而降低了手术难度，有利于肢体功能的尽快恢复。

（二）肱骨近端

尽管肱骨不承重，但是上肢的旋转与扭曲力量作用于肱骨近端，这是导致肱骨近端骨折的主要原因。肱骨近端骨松质含量高，尤其对老年骨质疏松患者，难以实现稳定的固定。因此，推荐肩关节成形术治疗肱骨近端转移瘤。若病灶局限于肱骨头，推荐采用肱骨头半关节置换术；若病灶位于骨端，推荐采用常规肩关节假体置换；若病灶侵袭至干骺端，推荐使用肱骨近端肿瘤假体。然而，肩关节成形手术过程中需切除肩袖且有损伤腋神经导致三角肌萎缩的风险，这使得重建后的肩关节常向前上方脱位。切除肿瘤过程必须遵守肿瘤学原则，不能为了保留肩关节功能而牺牲肿瘤切除范围；人工肱骨头直径应小于 40mm，重建后的肱骨近端长度较术前宁短勿长。下列方法可以增强重建后肩关节的稳定性和提高手臂功能：①用不可吸收线将肩袖、三角肌和胸大肌准确缝合附着于假体，但是并不总能达到防止术后肩关节脱位的效果。②手臂肩峰悬吊绷带。③使用聚丙烯非降解人工补片重建盂肱关节囊。补片重建时应注意：将盂肱关节周围剩余的肌肉组织包裹缝合于补片上。

涉及肱骨头和结节部位的骨折通常可以修复。如果结节部位的病变范围广泛和（或）骨折愈合是不切实际的目标，则反向肩关节置换术是首选方案，因为即使肩袖功能不足，反向肩关节置换术手术也可以恢复功能。如果病变还包括肱骨干，则可以使用组合式反向关节肿瘤假体重建。对于关节盂也有广泛病变的患者，Tikhoff–Linberg 型切除 – 重建是首选治疗方法。切除盂肱关节，并将肱骨悬于锁骨或第 2 肋骨。尽管此种肱骨近端肿瘤切除手术后肩关节功能不佳，但肘部和手部功能尚可保留。肱骨近端肿瘤切除成形手术仅适用于一般情况不足以耐受大手术的患者。

骨水泥填充钢板固定是文献中较少使用的方法。钢板稳固固定需要在病灶远端和近端至少固定 3 枚螺钉，对肱骨干的骨质要求高，且保护肱骨的长度有限。然而，此方案可以在肱骨的所有位置使用，该方法总是在刮除溶骨性病灶后进行骨水泥填充，既可控制局部肿瘤，又可提供即刻的机械稳定性（图 14-4）。

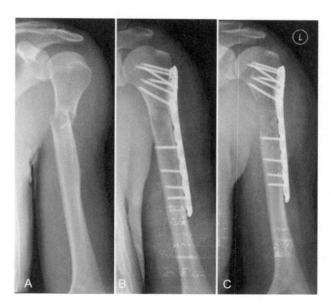

图 14-4　肱骨近端病理性骨折行钢板内固定术

患者，男，56 岁，甲状腺癌肱骨近端骨转移伴发病理性骨折行切开复位钢板内固定术，术后 8 个月骨破坏加重。A. 术前 X 线前后位片显示肱骨近端病理性骨折；B. 术后 3 个月 X 线前后位片显示骨破坏加重；C. 术后 8 个月 X 线前后位片显示肱骨近端溶骨性破坏继续加重，内侧皮质缺损

（三）长骨干

长骨干骨转移比长骨近端少见，但因承重疲劳（股骨）也易发生病理性骨折。髓内钉是首选的内固定方法，髓内钉的直径应尽可能大、长度应尽可能长。没有证据表明扩髓可能导致转移性扩散，尤其是向肺的远处转移；因此，扩髓不是股骨病理性骨折髓内钉固定的禁忌证。建议选择使用带有

远近端锁定螺钉的静态固定模式。对于股骨，应进行近端的股骨颈部锁定螺钉固定或采用带有股骨头螺钉的髓内钉（头髓髓内钉），以防止髓内钉固定后期股骨颈病理性骨折的发生。当转移位于髓内钉进钉点附近时，可以将骨水泥注入髓腔以增加结构的稳定性。

一般状况差、预后不良但对放疗敏感的患者宜进行单纯骨折固定术，不再切开刮除病灶。由于手术显露有限，因此常使用闭合髓内钉固定（图14-5）。手术切口远离病灶部位，术后可以立即进行放疗以控制肿瘤进展。一般情况好、对辅助治疗不敏感的患者可以选择更加激进的手术，如病灶刮除骨水泥填充髓内钉或钢板固定术。植入髓内钉前，将骨水泥高压注射至髓腔有利于加强固定和预防疾病进展（图14-6）。术中止血带捆绑在肢体溶骨病灶水平可以防止骨水泥从病灶突破骨皮质外漏至软组织，提前对股骨髁上皮质进行钻孔引流减压可以预防骨水泥高压注射时可能导致的栓塞并发症。临床研究证实，双钢板固定技术或锁定钢板联合髓内钉固定技术大大增加了内固定结构的稳定性（图14-7）。也可以采用骨干肿瘤假体进行重建，其具有与骨水泥填充髓内钉固定术相似的指征，并且假体的长期效果更加可靠。然而，高昂的肿瘤假体费用及复杂的手术过程，均限制了此类假体的运用。

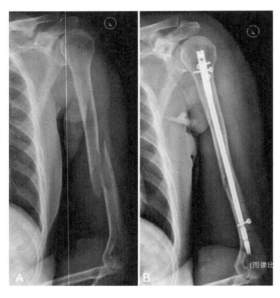

图 14-5 肱骨干病理性骨折行闭合髓内钉固定术
患者，女，48 岁，乳腺癌肱骨干骨转移伴发病理性骨折行闭合复位非骨水泥型交锁髓内钉固定术。A. 术前 X 线前后位片显示肱骨干中下段长螺旋形骨折；B. 术后 X 线前后位片

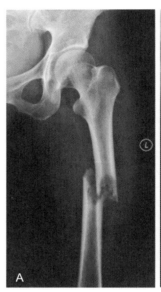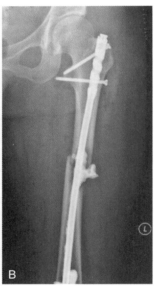

图 14-6 股骨干病理性骨折行骨水泥填充髓内钉固定术
患者，男，65 岁，肝癌股骨干骨转移合并病理性骨折行骨水泥填充髓内钉固定术。A. 术前 X 线前后位片；B. 术后 X 线前后位片

临床上，当存在较大的骨缺损或预计不可能实现骨折愈合时，最好的选择是采用结合骨水泥填充的内固定（髓内钉或钢板）。当进行钢板固定时，首先对肿瘤进行病灶内刮除；接着采用持骨钳将骨折端在钢板下复位，同时骨折端采用一枚或两枚螺钉固定；然后使用注射器（尺寸适合于髓腔的大小）将混合庆大霉素的骨水泥在缺损的任一侧和缺损处注入髓腔内；最后将钢板固定螺钉拧进聚合后的骨水泥中。理想情况下，最终转移灶上方和下方的骨干至少应有 3 枚螺钉固定。当进行髓内钉固定时，首先检查髓内钉是否容易进入髓腔；然后取出髓内钉，在髓腔内注入骨水泥；最后重

新插入髓内钉。在这种情况下，不应将骨水泥注入很远的距离或大量注入。如果一开始髓内钉就很难插入，则最好在髓内钉插入到位后再注入骨水泥。对于肱骨干，可以在使用或不使用骨水泥的情况下进行髓内钉固定，骨水泥填充钢板固定是另一种选择。

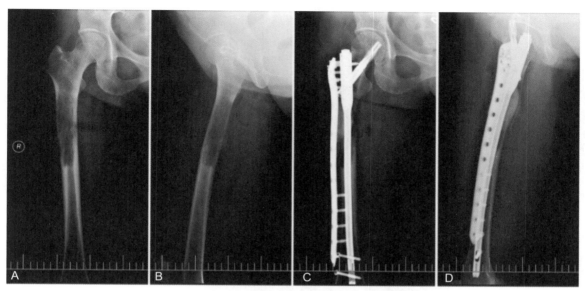

图 14-7　股骨干病理性骨折行髓内钉联合长钢板内固定

患者，男，76 岁，肺癌股骨干中上段骨转移即将病理性骨折 Mirels 评分 11 分，行病灶刮除骨水泥填充头髓髓内钉固定术 + 股骨远端 LISS 钢板倒置经皮内固定术。A、B. 术前 X 线前后位及侧位片提示右股骨干骨转移病灶呈溶骨性，骨皮质破坏周径 > 3/4，轴向皮质受累 > 6.5cm；C、D. 术后 X 线前后位及侧位片

已有在骨水泥中添加抗肿瘤药物的建议。一种方法是每包骨水泥中添加 100 ～ 150mg 的甲氨蝶呤，这种情况需要在术后第 3 天注射叶酸；另一种方法是每包骨水泥最多加入 200mg 的顺铂，这种情况被认为可增强术后放疗的效果，但需要术后有足够的水化，以最大限度地降低肾衰竭风险。同种异体骨移植物可以与髓内钉或肿瘤假体结合使用来填补缺损，但因并发症风险较高，很少使用。

（四）股骨远端

与股骨近端转移一样，肿瘤对辅助治疗的敏感性和患者的整体状况影响治疗决策。锁定钢板固定可用于预期寿命短（用骨水泥加强）患者的姑息治疗，或者作为对接受辅助治疗后可能发生骨折病例的一种很好的治疗选择。其他的选择是对于局限于软骨下区域的骨转移性病变切除后行骨水泥型膝关节置换术，或者对于更大的病变切除后行肿瘤假体膝关节置换重建术，以获得即刻负重和良好的功能。

膝关节和踝关节承受的机械性负重主要为压缩力，拉伸和旋转力比股骨近端低，因此病理性骨折的风险也比股骨近端低。病灶范围累及股骨远端干骺端横径 1/2 以下，宜采用病灶刮除 + 骨水泥填充钢板固定术（图 14-8）；病灶范围累及干骺端横径 1/2 以上，提倡进行瘤段切除 + 肿瘤假体重建（图 14-9）。胫骨远端的病变切除后，目前没有合适的假体装置能替代胫骨远端踝关节。运用胫骨髓内钉固定，并用自体或异体骨移植融合踝关节最为常用。髓内钉近端固定于胫骨近端，远端固定于距骨和跟骨，以利于早期负重。

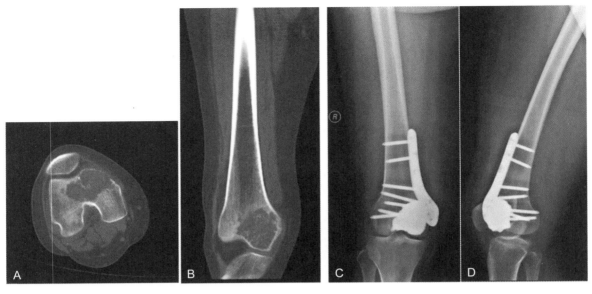

图 14-8　股骨远端骨转移行骨水泥填充钢板固定术

患者，女，57 岁，右股骨远端骨转移行病灶刮除＋骨水泥填充钢板固定。A、B. 术前 CT 横断位和冠状片位显示股骨远端干骺端内侧溶骨性病灶范围＞横径的 1/2；C、D. 术后 X 线前后位及侧位片

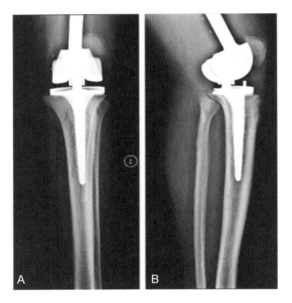

图 14-9　股骨远端骨转移瘤行瘤段切除膝关节肿瘤假体重建
A、B. 术后 X 线前后位及侧位片

（五）肘关节

上肢前臂骨虽不承重，骨折风险低于下肢骨，但患者基本日常生活自理能力的维持需要上肢骨及关节具有相应的功能。髓内钉固定不适于肱骨远端和桡尺骨近端骨转移（图 14-10）。假体置换能明显改善肘关节的功能预后，提高患者的生活质量，但同时手术风险高，适用于预期生存期较长的患者。骨水泥增强小 T 型钢板能有效固定骨折部位，缓解患者疼痛，改善功能预后，但术后复发概率较大，需辅助术后放疗。不适宜接受手术的患者可以接受单纯放疗和姑息性护理。

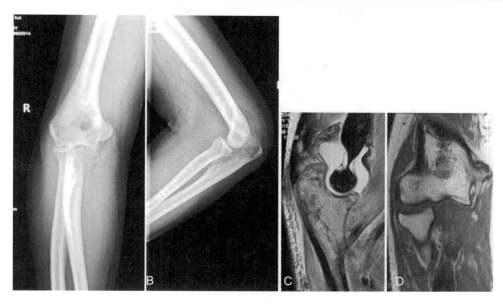

图 14-10　肺癌尺骨近端骨转移瘤

A、B. X 线前后位及侧位片显示尺骨鹰嘴溶骨性破坏；C.MRI T$_2$WI 矢状位片显示肘关节大量积液、尺骨鹰嘴溶骨性破坏；D.MRI T$_1$WI 冠状位片显示肘关节大量积液、尺骨鹰嘴溶骨性破坏

长骨转移瘤手术方式选择见表 14-1。

表 14-1　长骨转移瘤手术方式选择

长骨	部位	即将骨折	病理性骨折
股骨	近端	髓内钉或骨水泥型半髋关节成形	头或颈：近端股骨肿瘤假体置换或股骨距代替型髋关节置换 转子间：骨水泥长髓内钉或近端股骨肿瘤假体置换
	骨干	长髓内钉	骨水泥型长髓内钉
	远端	股骨远端钢板或长逆行髓内钉	远端股骨肿瘤假体置换、骨水泥股骨远端钢板
胫骨	近端	胫骨近端钢板	骨水泥胫骨近端钢板、近端胫骨肿瘤假体置换
	骨干	长髓内钉	骨水泥长髓内钉
	远端	胫骨远端钢板	胫骨远端钢板
腓骨	近端	非手术	非手术
	骨干	非手术	非手术
	远端	腓骨远端钢板或逆行髓内钉	腓骨远端钢板或踝关节融合术
肱骨	近端	肱骨近端钢板或长肱骨近端髓内钉	肱骨近端肿瘤假体置换或骨水泥肱骨近端钢板
	骨干	髓内钉	骨水泥髓内钉
	远端	远端肱骨钢板	肘关节肿瘤假体成形术或骨水泥肱骨远端钢板
桡骨	近端	小 T 型钢板或桡骨头成形术	桡骨近端肿瘤假体置换或骨水泥小 T 型钢板
	骨干	3.5mm 窄钢板或弹性髓内钉	骨水泥 3.5mm 窄钢板或弹性髓内钉
	远端	桡骨远端钢板	骨水泥远端桡骨钢板或腕关节融合术
尺骨	近端	鹰嘴解剖钢板	骨水泥鹰嘴钢板或肘关节肿瘤假体成形术
	骨干	3.5mm 窄钢板或弹性髓内钉	骨水泥 3.5mm 窄钢板或弹性髓内钉
	远端	3.5mm 窄钢板	骨水泥 3.5mm 窄钢板或瘤段切除

五、总结

患者预后决定治疗选择：一般认为预期生存期＜6周是手术的相对禁忌证，应以非手术治疗为主；预期生存期3～12个月，可进行简单固定与重建，提倡进行恢复期较短的微创手术；预期生存期＞1年，宜进行病灶扩大切除与重建。对于一些即将骨折的患者需要进行预防性固定。微创技术目前仅作为辅助性治疗或单纯姑息性治疗手段。目前长骨转移瘤尚无统一的预后预测系统。在未来，需要更多前瞻性的临床试验研究来确定最合适的手术技术、手术时机和测试更新的生物材料，以满足此类患者的临床需求，为长骨转移瘤这种致残性疾病提供更标准化的治疗方法。

第 15 章　肱骨转移瘤的治疗

肱骨是长骨转移瘤第二大常见部位。肱骨可以分为 3 个区域：肱骨近端、肱骨干和肱骨远端（髁上）。肱骨转移病灶以肱骨近端受累最为常见（54.2%），其次为肱骨干（32.2%）。肱骨转移瘤原发肿瘤主要为乳腺癌、肾癌和肺癌，3 种类型的癌症导致近 80% 的肱骨近端骨转移。值得注意的是，很多情况下肱骨近端骨转移是肾癌的第一个征兆。疼痛、病理性骨折和残疾是肱骨转移瘤的主要临床表现。恶性肿瘤病史患者出现剧烈骨骼疼痛往往提示即将骨折。病理性骨折是肱骨转移瘤的主要并发症，也是导致上肢残疾的主要原因。由于不需要负重，肱骨近端的生物力学特征与下肢的生物力学特征明显不同。然而，由于肩袖、三角肌、胸大肌和背阔肌的作用，肱骨近端仍承受较大的旋转力矩和弯曲力矩。肱骨转移瘤的治疗以提高患者生活质量为中心，主要包括最大限度缓解疼痛、维持或重获肢体功能、阻止疾病进展。

一、生存期和骨折风险的预测

临床上患者的预期生存期对是否选择手术和不同手术方式的选择具有重要指导意义。Katagiri 等提出了一个骨转移瘤患者生存期和治疗选择评分系统，对肱骨转移瘤患者的治疗同样具有指导意义（表 15-1，表 15-2）。评分 ≤ 3 分，为实现长骨转移瘤的长期控制推荐病灶切除与重建术，且因术后复发率高，推荐术后放疗；评分 ≥ 7 分，推荐微创性手术或者简单内固定治疗；评分 4 ～ 6 分，推荐对下肢长骨转移瘤进行病灶切除与重建或者骨水泥填充的内固定治疗；但对上肢骨转移瘤病灶没有说明。早期识别与干预即将发生的病理性骨折可以降低术中出血量、缩短住院时间、更好地恢复功能及延长患者生存期。Mirels 评分系统是临床上常用于评估长骨转移瘤患者骨折风险的系统，评分 ≥ 9 分的患者提示骨折的可能性超过 33%，需要进行预防性手术；评分 ≤ 7 分提示骨折的可能性为 5% 左右，可以进行非手术治疗；评分 8 分，没有说明。然而，轴向皮质受累 > 30mm 且周向皮质受累 > 50% 预测长骨转移瘤病理性骨折更为临床医师所接受，轴向皮质受累 < 30mm 或周向皮质受累 < 50% 宜接受非手术治疗。肱骨干骺端以松质骨为主，皮质骨刚度低，并且该结构受旋转和扭曲力大。当骨破坏大于骨骼横截面的 75%，肱骨仅保留一侧皮质时，病理性骨折的风险就很大。

表 15-1　Katagiri 骨转移瘤预后因素与评分系统

预后因素		评分
原发部位	慢速生长性肿瘤	0
	中速生长性肿瘤	2
	快速生长性肿瘤	3

续表

预后因素		评分
内脏转移	结节性内脏或脑转移	1
	播散性转移	2
实验室数据	异常	1
	致命性	2
ECOG 评分	3 或者 4	1
先前化疗		1
多发性骨转移瘤		1
总计		10

注：慢速生长性肿瘤包括激素依赖性乳腺癌和前列腺癌、甲状腺癌、多发性骨髓瘤和恶性淋巴瘤；中速生长性肿瘤包括分子靶向药物敏感性肺癌、激素非依赖性乳腺癌和前列腺癌、肾癌、子宫内膜癌和卵巢癌、骨肉瘤和其他；快速生长性肿瘤包括分子靶向药物不敏感性肺癌、结直肠癌、肝细胞癌、胆囊癌、宫颈癌和原发肿瘤不明的癌症。异常：$CRP \geq 0.4mg/dl$，$LDH \geq 250U/L$，或者血清白蛋白 $< 3.7g/dl$。致命性：血小板 $< 10 \times 10^9/L$，血钙 $\geq 10.3mg/dl$，或总胆红素 $\geq 1.4 mmol/L$。ECOG：美国东部肿瘤协作组。

表 15-2　Katagiri 骨转移瘤预后评分与 6、12 和 24 个月生存率

预后评分	生存率（%）		
	6 个月	12 个月	24 个月
0 ~ 3	98.1	91.4	77.8
4 ~ 6	74.0	49.3	27.6
7 ~ 10	26.9	6.0	2.1

　　应特别警惕借助拐杖或助行器行走的多发性长骨转移瘤患者，或者合并脊柱转移瘤翻身和行动不便的瘫痪患者，这类患者自主行走或因卧床接受护理时的手臂受力比一般患者大很多，导致肱骨近端病理性骨折的可能性明显增高。

二、肱骨成形术

　　肱骨成形术是一种透视下将骨水泥填充于肱骨溶骨性病灶的经皮微创手术，手术原理类似于经皮椎体成形术。肱骨成形术能即刻加固肱骨、缓解疼痛、降低病理性骨折风险和改善患肢功能。优点是组织创伤小、术中失血少、手术和住院时间短并且术后可以立即接受放化疗。肱骨成形术常运用于手术风险高、不能耐受全身麻醉、预期生存期短或放疗抵抗性疼痛的患者。然而，单纯肱骨成形手术骨水泥的稳定能力有限，术后病理性骨折的发生率仍较高。Kim 等运用经皮 Ender 钉＋骨水泥成形术治疗 15 例预期生存期短的肱骨转移瘤患者。结果发现，平均疼痛评分从术前 9.6 分降低到术后 3.6 分（$P < 0.001$）；肌肉骨骼肿瘤协会（MSTS）功能评分从术前 10.6 分升高至 19.9 分（$P < 0.001$）；未出现骨水泥渗漏、置入失败或伤口不愈合（即使在早期术后放疗和化疗的情况下）等并发症。该研究认为弹性髓内钉联合骨水泥成形术成功率高、可以明显缓解患者疼痛和改善患肢功能，是不能耐受手术的终末期肱骨转移瘤患者的一种有效选择。经皮克氏针联合骨水泥成形治疗肱骨转移性破坏病灶是经皮微创技术的另一种模式。Kelekis 等运用 25 ~ 50 根不锈钢微型针联合骨水泥成形术治疗 1 例触觉神经母细胞瘤孤立性肱骨近端转移患者，X 线显示病灶广泛累及肱骨头并侵及肱

骨颈。患者术后仅住院 1 天，疼痛获得缓解、功能逐渐好转。Sun 等运用骨水泥成形术联合骨水泥带孔导管填充治疗 2 例预期生存期短且放疗抵抗性疼痛的多发性肱骨转移瘤。1 例患者术后疼痛缓解可以入睡，日常活动能力获得改善，3 个月后患者死于肿瘤进展，其间没有病理性骨折和疼痛的复发。另 1 例患者术后疼痛明显改善，VAS 评分降低了 1 ～ 2 分，5 个月后患者死亡，没有发生病理性骨折，疼痛控制尚可。

三、治疗

（一）治疗策略

骨转移有不同的治疗选择。化疗和放疗是敏感肿瘤的恰当治疗方法。地舒单抗和双膦酸盐等骨修饰剂可用于减少乳腺癌、前列腺癌和多发性骨髓瘤的骨相关事件并发症发生。肱骨病理性骨折的手术治疗通常优于夹板或石膏等非手术方法。事实上，Flemming 和 Beals 发现非手术治疗的患者中 50% 的病例出现骨不连，88% 的病例疼痛控制不充分。预期寿命是决定手术治疗和非手术治疗的一个强有力决策因素；几乎所有预期寿命超过 3 个月的患者都被建议手术治疗，而超过 1/3 预期寿命低于 3 个月的患者被建议非手术治疗。此外，肱骨转移瘤的原发组织学类型、转移瘤数目、具体部位和骨质破坏程度均决定手术方式和植入物的选择。

当病变累及肱骨近端时，CT 扫描评估肱骨近端和大结节剩余骨量是决定手术方式的重要步骤。实际上，该部位的骨转移有 3 种手术方式可供选择：关节假体重建手术、骨水泥填充的锁定钢板技术，以及采用骨水泥填充的髓内钉固定技术。然而在骨转移的情况下，骨端广泛的溶解性破坏意味着植入物的稳定性不可预测。同时，患者预期寿命的延长，肿瘤的局部进展容易导致常规内固定装置的失效。因此，这些患者被建议进行更彻底的肿瘤切除和假体重建。瘤段切除假体重建术的指征是肱骨近端存在广泛骨破坏以及传统钢板或髓内钉固定手术的失败。此外，预期寿命较长的孤立性转移性瘤患者，也可能需要进行根治性肿瘤切除和模块化肿瘤假体的置入。如果肱骨头中有足量的骨储备，骨水泥填充强化的锁定髓内钉固定技术在肱骨溶骨性干骺端骨转移瘤中也是可行的。在肱骨干，常规外科手术策略是髓内钉和（或）钢板固定，较大的骨缺损需要结合骨水泥填充。骨水泥不仅可以改善髓内钉或钢板的固定的效果，而且可以对残余在骨干的肿瘤微转移灶起到抑制作用。如果骨质破坏严重更宜选择髓内钉固定。然而，采用直接或经皮方法对肿瘤破坏区域进行骨水泥填充也是有争议的。与标准的闭合复位顺行髓内钉固定相比，结合骨水泥填充增强的髓内钉即刻镇痛及对肿瘤局部复发的控制效果更好。骨水泥的局部填充也使病理性骨折丧失了最终修复和愈合的机会。

（二）手术方式

外科手术治疗骨转移的目的是预防或稳定病理性骨折，缓解疼痛，避免局部复发并允许手术后的肢体获得令人满意的功能，以达到可接受的生活质量。由于肱骨不是承重骨，主要的手术指征是放疗后仍残留疼痛或伴有明显症状的完全性病理性骨折，此外手术还适用于顽固性疼痛和即将发生或已发生的病理性骨折。肱骨干病理性骨折是最常见的手术原因，手术器械的选择主要包括髓内钉、钢板和假体。

1. 髓内钉 / 钢板固定　髓内钉和钢板可以有效地治疗肱骨干病理性骨折。髓内钉固定是最常用的手术方法，又可以分为闭合性和开放性，顺行或逆行。顺行髓内钉固定可以贯穿肱骨骨髓，保护整根肱骨干，置入后失败的风险较低，但是顺性髓内钉需要切开肩袖，且有肩峰撞击的风险。逆行髓内钉固定技术简单，但对整个肱骨干固定效果不足，因此适应证有一定限制，目前已被更可靠的顺行髓内钉固定所取代。闭合性髓内钉一般不需要骨水泥填充，手术创伤小，术后可立即进行放疗（图15-1）。但如果骨质破坏严重骨缺损超过 3 ～ 6cm，则宜采用开放性髓内钉技术（暴露并刮除病灶，髓内钉置入骨水泥填充）（图15-2）。当骨转移病灶弥漫性扩散至肱骨干，无扩髓静态锁定顺行髓内钉技术是最佳的选择。肱骨远端病灶难以处理，再次手术率高。鹰嘴窝2 ～ 4cm 的病灶最好采用锁定钢板固定技术。Bauze 等强调了髓内钉置入的几个风险：①逆行置入的危险；②扩髓导致脂肪栓塞的风险；③在远端反复锁定时削弱肱骨远端强度，造成医源性骨折的风险。

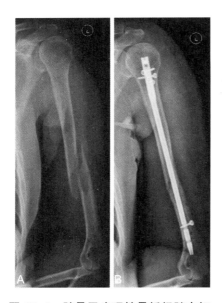

图 15-1 肱骨干病理性骨折行髓内钉固定术

患者，男，54 岁，肺癌左侧肱骨干骨转移病理性骨折行闭合复位髓内钉固定术。A. 术前 X 线前后位片显示左侧肱骨干骨转移长螺旋形骨折，骨折移位明显；B. 术后 X 线前后位片

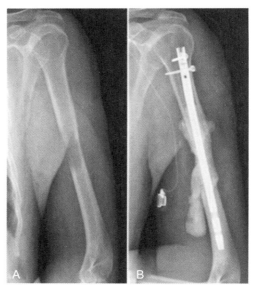

图 15-2 肱骨干即将病理性骨折行骨水泥填充髓内钉固定术

患者，男，64 岁，肺癌肱骨干骨转移瘤即将骨折，Mirels 评分 9 分，行病灶刮除骨水泥填充髓内钉固定术（骨水泥发生渗漏）。A. 术前 X 线前后位片显示左肱骨干骨转移溶骨性破坏，轴向皮质受累＞30mm 且周向皮质受累＞75%；B. 术后 X 线前后位片

　　闭合复位顺行髓内钉固定治疗肱骨干骨转移性病理性骨折是一种微创、安全、有效的方法，甚至可以运用于疾病晚期的患者。Ofluoglu 等运用闭合性顺行髓内钉技术治疗 23 例肱骨干转移性病理性骨折患者，21 例患者术后早期疼痛即得到成功缓解，20 例患者在术后第 4 周可以使用上肢进行日常活动，肌肉骨骼肿瘤协会评分为正常上肢功能的 64%，仅 1 例患者固定失败。该研究术后早期即对患者进行了放疗（20Gy/5f），说明疼痛缓解和功能恢复可能是手术联合放疗的共同结果。开放性顺行髓内钉可以降低肿瘤负荷，一旦骨折修复则更加稳定，减缓肿瘤进展，但是因手术需显露肿瘤骨皮质缺损窗口，被认为切口等并发症发生率高。然而，Chen 等运用切开复位病灶清除骨水泥填充顺行髓内钉固定治疗 7 例骨质破坏明显的肱骨干转移性病理性骨折患者，无 1 例手术相关并发症发生。与切开复位髓内钉固定相比，闭合复位髓内钉固定的手术时间短（40 分钟 vs 160 分钟），住院时间短（4 天 vs 10.5 天），平均生存期相近（11.4 个月 vs 11.7 个月）。目前，髓内钉固定时是否采用骨水泥填充还没有形成共识，一些学者认为局部肿瘤的控制仍依赖于术后辅助放疗，骨转移瘤即使原

发于肾癌也能被证明接受辅助放疗是有效的。综上所述，切开复位顺行髓内钉固定可以运用于骨质破坏严重的肱骨骨干转移瘤患者，考虑到治疗的中心目的仅为提高患者生活质量，闭合复位顺行锁定髓内钉固定被推荐治疗大多数肱骨干转移性病理性骨折。

　　骨水泥填充钢板固定是文献报道中最不流行和使用最少的方法。虽然钢板固定不损伤肩袖，但手术失血多，神经损伤风险大，保护肱骨的长度有限，术后肿瘤进展钢板失效的风险大。并且，钢板稳固固定的获得需要在病灶远端和近端至少固定 3 枚螺钉，对肱骨干的骨质要求高。钢板固定的优点是可以在肱骨的所有位置使用，只要在病理性骨折近端和远端骨端中有一定长度的松质骨允许锚固多个螺钉即可；术中刮除溶骨性病灶后进行骨水泥填充，既可控制局部肿瘤，又可立即提供机械稳定性（图 15-3，图 15-4）。术前栓塞降低了术中出血的风险（尤其是肾癌）。双钢板固定技术或锁定钢板联合髓内钉固定技术大大增加了内固定结构的稳定性。

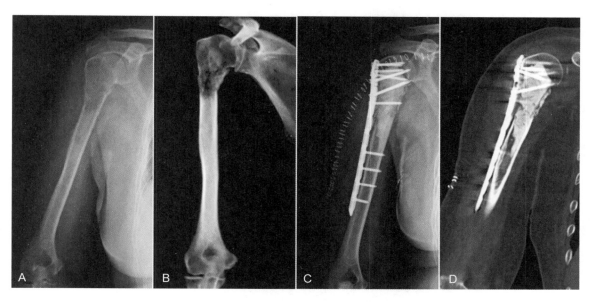

图 15-3　肱骨近端即将病理性骨折行骨水泥填充钢板内固定术

患者，女，66 岁，多发性骨髓瘤右肱骨近端即将骨折，Mirels 评分 9 分，行病灶刮除骨水泥填充钢板内固定术，术后局部放疗。A. 术前 X 线前后位片显示右肱骨近端广泛溶骨性破坏；B. 术前 CT 三维重建片显示右肱骨近端骨破坏轴向皮质受累 > 30mm 且周向皮质受累 > 75%；C. 术后 X 线前后位片；D. 术后 CT 冠状位片

　　2. 假体重建　肱骨近端骨松质含量高，理论上髓内钉和钢板难以实现稳定的固定。传统认为肱骨近端假体置换是治疗肱骨近端转移瘤的适应证。肩关节假体重建指征的主要标准是肿瘤扩展到骨端、干骺端和肩袖内。在肱骨近端，当肱骨头和大结节由于骨转移骨量明显破坏时和（或）肩袖受到侵犯或缺损时，建议行肿瘤广泛切除假体重建。根据是否存在关节盂骨溶解或肩胛骨骨溶解，选择植入反肩关节假体或大头肩关节植入物。瘤段切除肿瘤假体重建是肱骨近端转移性病理性骨折和即将骨折患者的首选（图 15-5）。如果可以保留肩袖，则可以植入传统的肿瘤假体。模块化肿瘤假体允许进行肿瘤的根治性切除，如改良的 Tikhoff-Linberg 手术，但不能进行关节重建。当必须切除肩袖时，肩关节假体的功能结果通常不能令人满意。相反，保留软组织可能导致不充分的非根治性治疗。具有高度模块化功能的肿瘤假体允许个性化重建治疗。Scoti 等回顾性分析了 40 例肱骨近端转移瘤切除模块化肿瘤假体重建患者，其中 12 例肱骨近端病理性骨折，18 例即将骨折，5 例难以控制的疼痛，5 例肱骨近端孤立性病灶。术后 Enneking 评分的平均功能预后为 73.1%，反向肩关节假体

的功能预后更好，平均生存期 24.4 个月。2 例患者早期伤口感染，3 例患者肱骨头脱位，1 例患者假体脱位盂球松弛。Piccioli 等依据发现，与髓内钉固定相比，关节置换术可获得更好的 MSTS 评分，尤其是在保留了三角肌的情况下。

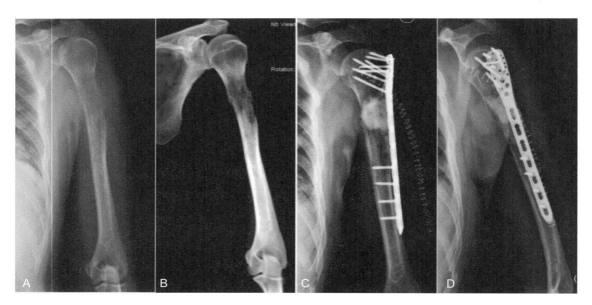

图 15-4　肱骨干病理性骨折行骨水泥填充钢板内固定术

患者，男，51 岁，肝癌左肱骨干转移性病理性骨折行病灶刮除骨水泥填充钢板内固定术，术后局部放疗。A、B. 术前 X 线前后位片及 CT 三维重建片显示左肱骨干中上段溶骨性骨破坏轴向皮质受累＞30mm 且周向皮质受累＞75%；C、D. 术后 X 线前后位及侧位片

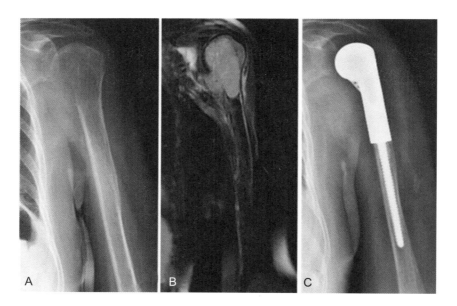

图 15-5　肱骨近端病理性骨折行瘤段切除假体置换重建术

患者，男，54 岁，肺癌左侧肱骨近端骨转移病理性骨折，Mirels 评分 9 分，行瘤段切除肿瘤假体置换重建术。A. 术前 X 线前后位片显示左侧肱骨近端溶骨性破坏，轴向皮质受累＞30mm，周向皮质受累＞75%；B. 术前 MRI 抑脂 T_2WI 冠状位片显示肱骨近端骨端广泛溶骨性破坏；C. 术后 X 线前后位片

　　当必须切除肩袖、关节囊和韧带时，可以植入反向肩关节假体。在反向肩关节假体中，肱骨端被转换为盂窝，而关节盂被转换为球头，从而为盂肱关节的活动提供了稳定的支点。这是通过最大化

三角肌和剩余袖带肌肉组织的长度 – 张力关系来实现的。使用反向肩关节假体，即使仅保留了三角肌，也可以获得良好的功能效果。通过降低和调节肩肱关节的旋转中心，可以延长三角肌的杠杆臂，并增强其功能。此类植入物的短期至中期效果令人鼓舞，患者不但表现出上肢良好、早期活跃的活动性，且没有假体向近端移位的风险。当近端肱骨截骨平面高于三角肌附着水平时，这种治疗肱骨近端转移瘤的手术策略尤其可靠，可获得有效的疼痛缓解和良好的功能恢复。反向肩关节置换术不依赖于肩袖肌肉组织的功能，因此应在可能伴有肩袖炎或术中肩袖需要切除的患者中应用。反向肩关节假体设计带来的另一个好处是，术后的活动性不需要像内固定术或标准全肩置换术那样需要严格的保护。在骨肿瘤患者手术治疗基本上是姑息性的情况下，术后的早期活动显然是符合这一特殊患者群需要的。当进行辅助性局部放射治疗时，盂肱关节松动的风险很高。因此，当术后计划进行放疗时，则不再建议反向肩关节假体设计。Streitbuerger 等回顾性分析了 18 例反向肱骨近端假体置换（inverse proximal humerus endoprosthetic replacement，IPHP）患者，5 例为骨转移瘤，13 例为肱骨原发骨肉瘤或骨巨细胞瘤。结果发现与解剖形假体植入相比，IPHP 能明显保存腋神经和肩关节功能，然而 IPHP 并不推荐运用于三角肌无功能或功能减弱的患者。Scotti 等在回顾性分析了 40 例肩关节置换术病例（反向或解剖型）后，发现反向肩关节置换术时关节盂的并发症发生率较高，如果肩袖缺损或切除，建议改用大头解剖型关节假体，而不推荐反向肩关节置换。迅速原型（rapid–prototype，RP）假体置换适用于全肱骨置换或关节附近骨端受累的患者。RP 假体个体化定制、经久耐用、生产时间短且费用合理。Pruksakorn 等运用 RP 假体置换治疗 16 例上肢转移瘤患者，其中 9 例肱骨近端置换，4 例全肱骨置换，2 例肱骨远端置换，1 例尺骨近端置换。术后 6 个月肌肉骨骼肿瘤协会评分为 55%，Mankin 评分良好占 64%，一般占 36%。仅 1 例患者出现术后即刻并发症（桡神经麻痹），术后 6 个月 3 例患者出现盂肱关节半脱位。

研究发现，与其他亚专科骨科医生相比，骨肿瘤亚专科医生更多推荐假体重建和钢板螺钉固定，而较少推荐髓内钉固定，这可能与骨肿瘤亚专科骨科医生接受过骨与软组织肿瘤、肿瘤样疾病、髋关节发育不良和髋关节缺损重建的专科培训相关。因此，他们可能更愿意通过骨转移病灶的切除、肿瘤假体的重建、钢板螺钉固定骨水泥增强或同种异体骨的填充重建骨缺损。此外，骨肿瘤亚专科医生比其他亚专科骨科医生更清楚肿瘤辅助治疗的选择与结合。同时，骨肿瘤亚专科骨科医生可能更经常面对外科治疗的局部并发症（如肿瘤的进展和复发），因此更倾向于积极治疗转移性病变。由于骨肿瘤亚专科骨科医生在重建骨缺损方面及辅助治疗方面的专业优势，在一个包括经验丰富的骨肿瘤亚专科专家的团队中术前讨论转移性肱骨病理性骨折是非常有价值和意义的。

四、手术预后分析

肱骨转移瘤患者手术的失败率约为 9%，失败的原因主要包括骨不连、深部感染、应力骨折、操作错误和疾病进展。术后并发症发生率约为 2%，主要包括感染、假体脱位和神经损伤。在对放疗反应较差的肿瘤中，肿瘤切除假体重建后的并发症发生率要低于髓内钉、钢板固定手术。然而，手术过程切除肩袖及损伤腋神经导致三角肌萎缩是术后肩关节假体易向前上方脱位的主要原因。髓内钉固定的再手术率也较低，大多数再手术是由于病理性骨折不愈合或肿瘤进展，随着时间的推移内植物疲劳性骨折所致。肱骨远端 1/3 处病理性骨折的并发症发生率最高。在这些情况下，有关骨转移瘤手术方式的选择和辅助治疗的决定最好咨询经验丰富的肿瘤中心骨科医生或骨肿瘤亚专科骨科医生。

手术的重要一点是考虑到术后病理性骨折再次发生的风险，而不只是患者的预期寿命。实际上，所有术后局部复发的患者都有可能再发生病理性骨折或者内固定失效。显然，预期寿命应该比手术的恢复期要长。

Wedin 等回顾性分析了 208 例肱骨转移瘤患者（214 例病灶的手术治疗包括 148 例髓钉固定术，35 例假体置换术，21 例钢板内固定术，10 例其他）术后并发症、失败的风险因素和生存期。肱骨远端的失败率最高，达 33%；肱骨干失败率 8%；肱骨近端失败率 7%。各类固定装置中钢板内固定的失败率最高（图 15-6，图 15-7），达 22%；髓内钉固定失败率 7%；假体置换失败率 6%。完全骨折的失败率比即将骨折的失败率高（11% vs 4%）。多变量 Cox 回归分析表明原发肿瘤为前列腺癌与手术失败的风险增高相关（$HR=7$；$P < 0.033$）。1 年术后累积生存率为 40%（95% CI 34% ～ 47%），2 年累积生存率为 21%（95%CI 15% ～ 26%），3 年累积生存率为 16%（95%CI 12% ～ 19%）。原发肿瘤为肺癌、Karnofsky 功能状态（KPS）评分差或评分一般、超过 3 处骨转移瘤和内脏转移是术后死亡率高的危险因素。

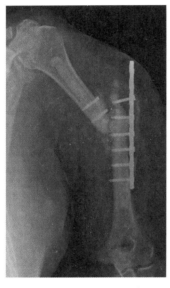

图 15-6　右肱骨干病理性骨折钢板内固定失败

患者，男，47 岁，胃癌右肱骨干转移性病理性骨折行病灶刮除骨水泥填充钢板内固定术后 X 线前后位片显示近端螺钉断裂固定失效，断端移位

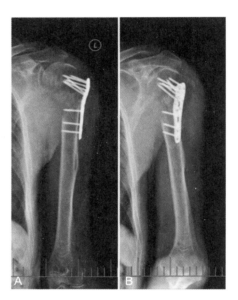

图 15-7　术前未明确诊断的肱骨近端骨折行钢板内固定术后肿瘤进展

患者，男，57 岁，原发不明肝样腺癌转移性左肱骨近端病理性骨折，术前未行穿刺活检，行钢板内固定术，术后局部肿瘤进展。A、B.术后 X 线前后位片

五、放疗

放疗可以缓解疼痛、控制疾病进展，为手术创造机会。Mirels 评分 ≤ 7、轴向皮质受累 < 30mm 或周向皮质受累 < 50%、不能耐受手术的患者宜接受放疗和（或）联合其他非手术治疗（图 15-8）。放疗也是术后重要的辅助疗法。微创手术和创伤小的髓内钉固定术后可立即进行放疗以控制肿瘤进展，而常规开放性手术后需待切口基本愈合后（2 ～ 3 周）再行放疗。据报道，骨转移患者放

疗后疼痛缓解率可达 70%，30% 的患者 1 个月内疼痛可以完全缓解。立体定向放疗提高了肿瘤周围正常组织耐受再次放疗的可能性。第一次放疗效果不佳或出现新的疼痛性病灶时还可以进行再次放疗。美国肿瘤放疗协会《肿瘤骨转移姑息性放疗指南》推荐 30Gy/10f 或 8Gy/f 为标准的放疗方案。Walling 等认为患者生存期 < 6 个月适宜接受单次 8Gy 放疗；年龄大且每次放疗需长途旅行的患者宜接受单次 8Gy 放疗；而超过 10 次的放疗都是不合理的。Khmelevsky 等发现乳腺癌和前列腺癌患者预期生存期 > 1 年适宜 19.5Gy/3f；肺癌和肾癌患者适宜 26Gy/4f。关于放疗最佳次数和剂量仍需要大型前瞻性试验来证实。

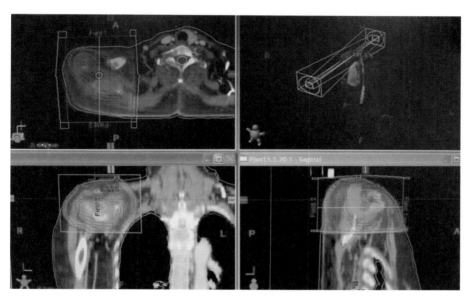

图 15-8　肱骨近端骨转移瘤行调强放疗

六、药理学制剂

唑来膦酸、帕米膦酸和地舒单抗是治疗骨转移瘤的有效药理学制剂，FDA 均已批准上市。唑来膦酸是临床上最有效的双膦酸盐制剂，能明显缓解疼痛、延迟骨转移瘤患者第一次骨相关事件的发生时间及降低骨相关事件发生率。唑来膦酸主要适用于多发性骨髓瘤和实体肿瘤源性骨转移瘤患者，肾毒性、颌骨坏死、发热、恶心、便秘、贫血、呼吸困难、低钙血症是主要的副作用。地舒单抗是一种全人源单克隆抗体，在延迟骨相关事件方面优效于唑来膦酸，主要用来预防实体肿瘤源性骨质破坏严重的骨转移瘤患者发生骨相关事件。

七、展望

肱骨转移瘤患者已经可以从有效的肿瘤综合治疗中受益。患者预期生存期指导患者的治疗选择。早期识别及干预即将发生的病理性骨折可以延长患者的生存期。如何更加准确地预测生存期和即将骨折是值得继续探索的课题。即将骨折的预测系统应加入 CT 定量以便能更加准确地评估骨质破坏和骨密度。闭合性顺行髓内钉固定术可以有效地固定肱骨干病理性骨折。假体置换术主要运用于肱骨近端骨转移瘤，新兴的反向肩关节假体置换术和模块化肿瘤假体置换术已经运用于临床。但是，目前临床上的试验主要是回顾性分析，因此迫切需要有说服力的、能明确各种治疗手段对患者生活质量和功能影响的前瞻性研究。

尽管近年来原发性恶性肿瘤的治疗有所进展，然而美国国家外科手术质量改进计划（NSQIP）数据库中 2009～2017 年接受肱骨近端病理性骨折手术治疗患者的人口统计学变化很小。同样，同一时间段大多数肱骨近端病理性骨折术后短期结果并没有明显改善。在 NSQIP 数据库中登记的 700 多家参与医院的肱骨近端病理性骨折病例中，髓内钉固定手术率正在增加，而人工关节假体重建手术率正在下降。鉴于在大多数情况下，骨肿瘤亚专科专家更倾向于支持假体重建，此结果提示，更多的医疗机构已经开始了肱骨近端病理性骨折的治疗。多学科团队协作包括了进行肱骨近端病理性骨折手术治疗的骨科其他亚专科成员与骨肿瘤亚专科专家之间的交流和沟通。

第 16 章　股骨近端骨转移瘤的评估与治疗

　　长骨转移瘤容易发生在骨骺或干骺端，1/3 的长骨转移瘤病灶发生在股骨近端，这是由这些部位的血管系统非常发达所致。约 10% 股骨近端骨转移瘤发展为病理性骨折，远高于其他解剖部位（根据股骨近端解剖力学特点，其在行走时负重达体重的 3 倍，上楼梯时达体重的 7 倍）；其中，以股骨颈病理性骨折最为常见（50%），其次为转子下区域和转子间区域的病理性骨折。病理性骨折作为股骨近端转移瘤常见严重并发症，对患者的生活质量影响极大，主要表现为明显畸形、严重疼痛及行走功能障碍。遗憾的是肿瘤内科医生常不能早期识别骨转移发生的迹象，导致骨转移瘤患者很难较早地得到骨科专家的治疗，通常只有当病理性骨折症状出现时才做出诊断。据报道，65% 的病理性骨折患者需要手术治疗。手术是股骨近端转移瘤最主要的治疗选择。根据骨折的部位可以把股骨近端病理性骨折分为股骨颈骨折、股骨转子间骨折和股骨转子下骨折。治疗因骨折具体部位而异，股骨转子间和转子下骨折的治疗目前仍存在较多争议。

一、治疗决策前的评估

　　患者治疗选择应综合考虑多种因素，包括患者预期寿命，原发肿瘤类型，对其他治疗的反应，转移瘤数量、位置，以及骨骼受累程度等。其中，局部骨皮质缺损情况、患者预期寿命和 Mirels 评分最常考虑。

　　一般认为，影像学上显示股骨皮质受累＜ 50% 周径和病灶直径＜ 2.5cm 建议行非手术治疗，患者预期寿命＜ 6 周宜行非手术治疗。Mirels 评分标准的 4 个参数分别为病灶位置、病灶大小、行走时疼痛和溶骨或成骨性病灶。每一个参数均分为 1、2 或 3 级。因股骨转子间和转子下位置病灶比上下肢其他位置病灶的病理性骨折风险均高，所以股骨转子间和转子下病灶位置得分高。此外，溶骨性病灶、病灶较大（超过 2/3 周径的皮质受累）和行走时疼痛（功能性疼痛）得分高。得分≥ 9 分提示骨折的可能性超过 33%，建议行预防性手术（图 16-1）；得分≤ 7 分提示骨折的可能性为 5% 左右，建议行非手术治疗。Damro 等对 Mirels 的评分系统进行了验证，显示该评分系统的敏感度为 91%，特异度为 35%，结果证明其有实用价值，值得推广。外伤性小转子撕脱骨折常合并股骨近端骨折与高强度运动损伤相关。成人非创伤性孤立性小转子撕脱骨折最常与恶性肿瘤相关（图 16-2）。

二、非手术治疗

　　非手术治疗的指征：①影像学显示股骨皮质受累＜ 50% 直径；②病灶直径＜ 2.5cm。非手术治疗主要包括放疗、化疗和双膦酸盐与地舒单抗等骨靶向药物治疗。

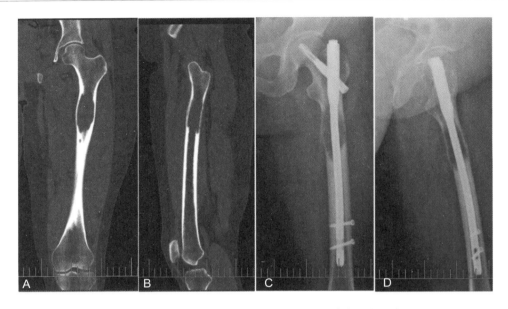

图 16-1　股骨近端即将病理性骨折行预防性内固定手术

患者，女，37 岁，乳腺癌股骨近端溶骨性骨转移病变，股骨皮质受累＞ 2/3 周径，病灶轴径＞ 2.5cm，Mirels 评分 11 分，行闭合复位加长型股骨近端防旋髓内钉（PFNA）固定。A、B. 治疗前 CT 冠状位及矢状位片；C、D. 治疗后 X 线前后位片

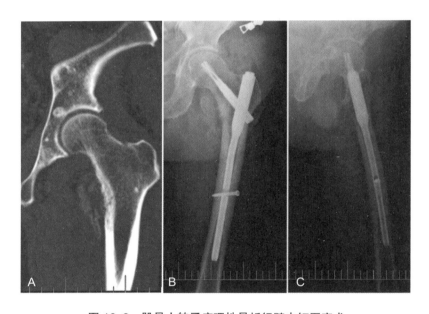

图 16-2　股骨小转子病理性骨折行髓内钉固定术

患者，男，68 岁，肺癌股骨转子间骨转移瘤合并小转子病理性骨折，Mirels 评分 9 分，行闭合复位 PFNA 固定。A. 治疗前 CT 冠状位片；B、C. 治疗后 X 线前后位及侧位片

（一）放疗

放疗可以控制疼痛、降低肿瘤局部进展和复发的风险（图 16-3）。然而，放疗后的手术治疗增加了伤口延迟愈合和感染的风险。一般情况下，不能手术的即将骨折及肿瘤切除关节假体置换术后应立即进行放疗；切开复位内固定术后应等到有骨折愈合证据时再进行放疗。总剂量 20Gy/5f、30Gy/10f 或者 35Gy/14f 作为治疗骨转移瘤病灶的基础剂量方案，此剂量的放疗几乎没有副作用。治疗疼痛性骨转移瘤美国最常推荐的放疗方案是 30Gy/10f。放射治疗肿瘤协会（RTOG）对骨转移瘤患者（n=898）进行了一项随机试验，比较了 8Gy/5f 放疗和 30Gy/10f 放疗的疗效区别。结果显示

8Gy/5f 放疗组的患者反应率（50%）与 30Gy/10f 放疗组（48%）相似，而且两组 3 个月内患者耐受和疼痛缓解也是等效的。因此，关于最佳放疗剂量和次数目前还没有定论。

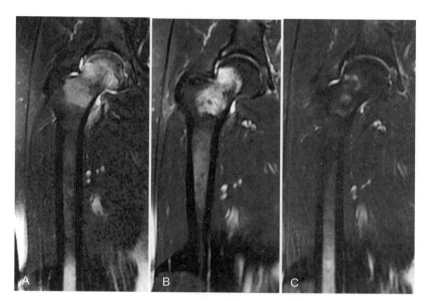

图 16-3　股骨近端骨转移瘤行局部放疗

患者，男，65 岁，肺癌股骨近端骨转移瘤行放疗 Dt30Gy/10f，放疗后局部疼痛及病灶消失。A. 放疗前 MRI T_2WI 矢状位片；B. 放疗 3 个月后 MRI T_2WI 矢状位片；C. 放疗 15 个月后 MRI T_2WI 矢状位片

放疗是与切口深部感染和血栓栓塞并发症相关的最重要因素，因为受影响的皮肤和肌肉组织会变得特别脆弱，并伴有慢性缺血坏死。尽管有研究发现放疗在人工关节置换术后会增加感染的风险，然而术后 10 ～ 14 天开始的低剂量照射并不会阻碍软组织或骨的愈合。如果术前已发生病理性骨折或采用髓内钉固定长骨，建议对全股骨进行照射。有学者对这些患者术前使用低剂量放疗，这使得这些患者在手术后伤口延迟愈合和感染的风险增加。

（二）化疗与激素治疗

化疗与激素治疗主要用于敏感肿瘤，其常作为辅助治疗。乳腺、甲状腺和小细胞肺癌通常对化疗敏感，而胃癌、肠癌、肺鳞状细胞癌和肾细胞癌的化疗敏感性较差。活检获得的肿瘤病理可以预测肿瘤对于激素治疗的敏感性。例如，活检证实的乳腺癌骨转移，根据其是否表达雌激素受体来决定雌激素受体调节剂是否可以辅助治疗。值得注意的是，在一些转移性前列腺癌患者中可出现"激素逃逸"现象，即原来的肿瘤病理为激素敏感，但治疗后却转变为去势抵抗性肿瘤。这主要是因为激素治疗杀死了激素敏感性前列腺癌细胞而保留了去势抵抗性前列腺癌细胞，留存的去势抵抗性前列腺癌细胞大量增殖而产生对激素治疗的总体抵抗性。

（三）双膦酸盐与地舒单抗

FDA 已经批准了唑来膦酸和帕米膦酸治疗骨转移瘤。已经证实唑来膦酸能够延迟骨转移瘤患者第一次骨相关事件发生时间、降低骨相关事件发生率及显著缓解疼痛。目前认为唑来膦酸是临床上最有效的双膦酸盐制剂。地舒单抗是 RANK 配体的全人源单克隆抗体，能有效抑制破骨细胞生成及骨质溶解。2010 年，FDA 批准了地舒单抗运用于有骨质破坏的骨转移瘤患者骨相关事件的预防。一项大型安慰剂对照的随机试验比较了地舒单抗与唑来膦酸的有效性，发现地舒单抗在延长和预防多种原发肿瘤来源的骨转移瘤发生骨相关事件方面优效于唑来膦酸。双膦酸盐和地舒单抗治疗骨转移瘤的安全性和有效性也是值得肯定的。

三、经皮股骨成形术

股骨成形术是一种类似于椎体成形术的微创经皮骨水泥增强术，是股骨近端转移性疾病治疗的一种有益选择，可为患者提供即刻镇痛和更好的生活质量。股骨成形术最早在人类尸体股骨中进行了实验研究；可以预防性增强近端股骨的骨质疏松性骨痛，从而保护股骨近端免于发生骨质疏松性骨折。经皮骨水泥成形术可以治疗疼痛性骨转移瘤，降低股骨近端转移性病变发生病理性骨折的风险，改善预期寿命差的股骨骨转移瘤患者的生活质量。股骨近端骨水泥成形术需要在局部或全身麻醉下经皮透视下微创进行，住院时间短。当全身性治疗（即化疗、靶向治疗或内分泌治疗）及放疗不足以控制股骨疼痛性骨转移瘤，且预测发生病理性骨折的风险较低时，可进行经皮骨水泥成形术。初步研究结果表明，股骨近端骨水泥成形术在预防病理性骨折方面具有可行性、安全性和有效性。股骨近端骨水泥成形术已成为减轻骨转移瘤患者疼痛、降低病理性骨折风险、提高生活质量的一项有前途的微创手术方法。由于单独使用骨水泥成形术稳定性不足，建议使用骨水泥成形术的同时使用内固定装置以预防长骨转移瘤病理性骨折。对于预期寿命较短的患者而言，外科开放手术的风险和不良影响可能已超过其临床获益。而对于那些一般状况良好且预期寿命更长的患者，疼痛的缓解和行走能力的改善对于提高生活质量至关重要。

Plancarte 等对 80 例股骨近端转移瘤患者行股骨成形术。纳入标准：①年龄＞18 岁；②股骨近端骨转移瘤伴疼痛；③病理性骨折风险高（Mirels 评分＞8 分）；④严重骨质疏松（KPS 评分＞50 分）。排除标准为已发生股骨骨折的患者。所有患者术后 7～30 天疼痛得到缓解，生活质量得到提高。VAS 和 KPS 评分改善均有统计学意义（$P < 0.001$）。2 名患者发生骨水泥外漏，但没有出现临床或功能性不良的影响。Deschamps 等对 16 名股骨近端转移瘤有病理性骨折风险的患者行骨水泥成形术，目的是评估病理性骨折发生的风险因素。结果发现 7 名患者（40.6%）1 年内发生了病理性骨折。骨折风险在骨皮质受累＞30mm（$P=0.0005$）和已有小转子骨折（$P=0.009$）的患者中显著增高。因此，对股骨近端骨转移瘤进行骨水泥成形术应该满足以下条件：①骨皮质受累＜30mm；②没有同时发生的小转子病理性骨折。否则，病理性骨折发生的风险高，为股骨近端骨水泥成形术的禁忌证。单纯骨成形术在生物力学方面有其固有缺陷。若仅行经皮股骨成形术，1 年后病理性骨折的发生率为 40.6%，特别是骨皮质破坏大于 30mm 或者已有小转子骨折的患者。有学者选取 6 例不能耐受外科开发性手术且即将发生病理性骨折的股骨近端转移瘤患者，应用经皮内固定联合骨成形术治疗。6 例手术均获得成功，患者直至死亡或者末期随访均未出现手术部位的病理性骨折。此手术的优点：①失血和损伤少；②可以在局部麻醉下进行；③与其他开放性外科手术相比，可以明显缩短卧床以及住院时间；④手术过程中，可以联合其他治疗方法，对病变部位进行诊断和治疗，如穿刺活检、射频消融和其他骨转移性病灶的成形术。综上，目前的证据支持股骨成形术，它能有效缓解疼痛，提高患者生活质量，主要适用于皮质受累＜30mm 及没有小转子病理性骨折的患者。（经皮）内固定联合骨成形术克服了单纯骨成形术生物力学缺陷，是股骨近端骨转移瘤即将病理性骨折患者的良好选择。

四、内固定和假体置换的手术指征与类型

在计划手术时，Damron 的骨转移瘤手术治疗目标仍然成立：①缓解疼痛；②保留 / 恢复功能；③即刻稳定性"负重"而非"载荷分担"；④骨转移瘤患者翻修手术的风险增加，因此必须假定任何病理性骨折都不会愈合，拟选用植入物的"生存期"要长于患者的生存期；⑤组织学诊断应始终在手术时确认 / 已确认；⑥预防性稳定手术的成本明显低于治疗急性病理性骨折的成本。目前，公认的手术指征：①病理性骨折或者即将骨折（Mirels 评分≥ 9 分）；②难治性疼痛；③行走功能障碍。预期生存期＜ 6 周是手术禁忌证。手术的目的主要是缓解疼痛、恢复行走功能及避免长时间卧床导致的并发症，最终改善患者的生活质量。值得注意的是，术前对富血供肿瘤（如原发性肾癌和甲状腺癌）的溶骨性病灶和多发性骨髓瘤在病理性骨折处进行血管栓塞能有效地减少术中失血和手术时间。

股骨近端病理性骨折开放手术主要有 3 种类型：①假体置换；②髓内钉固定；③切开复位接骨板内固定。据报道，三者的失败率，接骨板内固定最高，髓内钉其次，假体置换最低。失败的主要原因：①疾病进展（影像学上病灶增大，伴有疼痛和功能受限）；②骨不连（手术后 6 个月影像学上没有显示骨质连接）（图 16-4）；③骨折移位或者即将移位；④内固定装置失效（螺钉脱出或者接骨板折断）；⑤感染；⑥脱位。股骨近端骨转移瘤术后感染的发生率为 1.2% ～ 19.5%。与感染风险相关的重要因素之一是术前放疗。放疗后会直接出现患者免疫功能下降、贫血、凝血功能紊乱等现象。放疗还会导致局部皮肤和肌肉组织血管受损，组织变脆，甚至慢性缺血坏死。开放手术接骨板内固定治疗病理性骨折，由于存在骨折不愈合或疾病进展导致植骨失败的风险，目前已较少单独使用，即使使用骨水泥辅助填充，开放手术接骨板内固定手术的失败率仍较高。

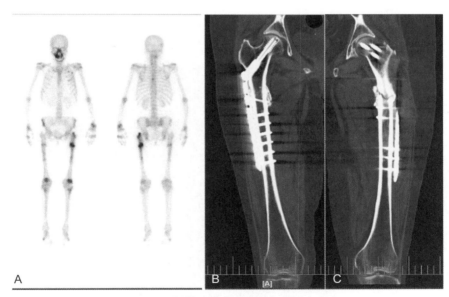

图 16-4　股骨近端病理性骨折术后未愈合

A. 骨扫描提示左侧股骨近端局部浓聚；B. CT 矢状位片提示右侧股骨近端骨折后行动力髋螺钉固定，骨折愈合；C. CT 矢状位片提示左侧股骨近端病理性骨折后行切开复位股骨近端锁定解剖钉板固定，术后骨折未愈合

总之，股骨近端病理性骨折的患者可以从手术中明显受益。手术不能直接改善生存率，因此缩短手术康复时间、改善肢体功能、降低手术并发症对于股骨近端骨转移瘤患者至关重要。与髓内钉相比，假体置换治疗股骨近端骨转移的效果更好，患者术后可立即获得负重并降低手术后内固定

失效的风险，适用于一般情况和预后相对较好、预期寿命较长的患者。然而，假体置换费用较高，且肿瘤假体置换髋关节重建手术操作程序复杂，应仅在专业的骨科肿瘤中心进行。髓内钉固定因具有较小的手术创伤、更快的康复速度和更好的早期肢体功能等优势，使其成为一般状况较差、预期寿命有限的股骨近端病理性骨折患者的最佳选择。开放手术接骨板内固定治疗病理性骨折，由于存在骨折不愈合或疾病进展导致植骨早期失败的风险，已被较少使用。即使使用骨水泥辅助，开放手术内固定的失败率也相对较高。

五、股骨近端不同部位病理性骨折的手术治疗

（一）股骨颈病理性骨折

一般情况下，如果转移性股骨颈和股骨头病灶骨量足够，能够支持植入物，可以优先考虑使用重建髓内钉；假体置换适用于股骨颈病理性骨折的患者（图 16-5）。因病理性骨折局部骨质差且往往伴有骨缺损，切开复位和内固定术失败率高，假体置换是其最好的选择（图 16-6）。骨水泥型半髋关节置换术能有效缓解局部疼痛和改善肢体功能。Rinkes 等对 34 例急性或即将发生股骨颈病理性骨折的患者行骨水泥型半髋关节置换术，所有患者术后疼痛均得到缓解，27 名患者（79%）术后 9天内可以行走，并发症主要包括假体松动（1 例）和脱位（2 例），平均生存期 17 个月。有学者对20 例股骨近端转移瘤病理性骨折进行外科手术治疗，7 例股骨颈骨折行骨水泥型半髋关节置换术。所有患者术后局部疼痛症状均即刻缓解，2 周内均可持拐下地，3 周左右均能弃拐行走、生活自理。假体置换（半关节置换术或全髋关节置换术）治疗股骨颈病理性骨折的疗效值得肯定，当髋臼受累且存在严重的骨破坏和缺损时，通常行全髋关节置换术。转移瘤患者由于愈合能力降低且髋关节周围肌力减弱，术后假体脱位的发生率更高。

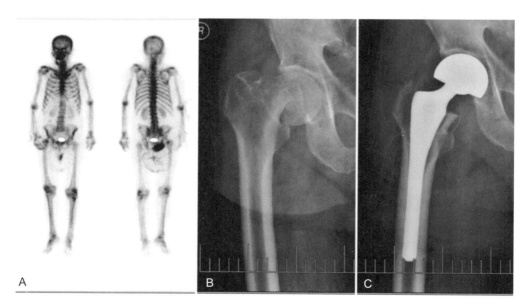

图 16-5 股骨颈转移性病理性骨折行人工股骨头置换术

A. 术前全身骨扫描提示右侧股骨颈浓聚；B. 术前 X 线前后位片提示右侧股骨颈病理性骨折；C. 右侧人工股骨头置换术后 X 线前后位片

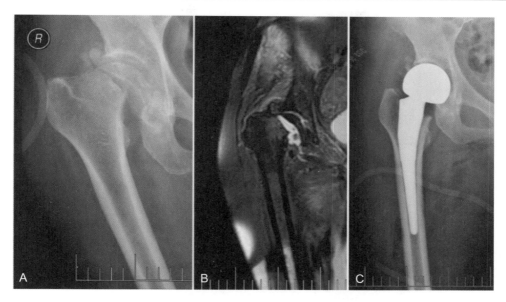

图 16-6　股骨颈转移性病理性骨折行人工股骨头置换术

A. 术前 X 线前后位片提示右侧股骨颈骨折伴骨吸收；B. 术前 MRI 抑脂 T_2WI 矢状位片提示右侧股骨颈骨折伴骨吸收；C. 术后 X 线前后位片

（二）股骨转子间和转子下病理性骨折

1. 髓内钉固定　骨转移瘤病灶切除骨水泥填充髓内钉或锁定接骨板固定是长骨转移瘤病理性骨折外科治疗的通用方法。因为股骨转子间和转子下骨折切开复位接骨板内固定的失败率很高，所以转子间和转子下病理性骨折（图 16-7，图 16-8）主要采用髓内钉或假体置换的手术方式治疗。髓内钉治疗的主要潜在问题是肿瘤进展导致内固定失效。因此，选择髓内钉治疗的患者要求骨皮质缺损并不严重，或者是对放疗敏感和对系统性肿瘤内科治疗有效的肿瘤，以便髓内钉治疗后能采用放疗或者系统性肿瘤内科治疗有效地控制肿瘤进展。Tanaka 等报道了 80 例采用重建髓内钉治疗的股骨近 1/3 骨转移瘤，术后所有患者均接受全骨放疗，3 例术后早期发生了致命性肺栓塞，髓内钉植入物和患者的术后 3 年生存率分别为 94% 和 8.4%。Piccioli 等同样报道了使用股骨近端髓内钉治疗 80 例股骨近端病理性骨折。所有患者均获得了局部疼痛的缓解，以及功能状况和生活质量的改善。患者 1 年、2 年和 3 年的生存率分别为 40%、25% 和 15%。结果提示，采用髓内钉治疗股骨转子间和转子下骨折病理性骨折可以获得较好的疗效。

长骨病理性骨折内固定失败的机制包括局部肿瘤进展、骨折不愈合、骨折移位或即将发生的骨折进展为病理性骨折、植入物断裂和深部感染等。考虑到术后一年内的各种并发症风险和手术失败的风险，即使进行肿瘤病灶刮除结合或不结合骨水泥填充的髓内钉和接骨板内固定术等简单手术，也必须进行患者一般状态的全面评估和手术适应证的严格选择。虽然同时固定股骨颈的重建髓内钉最常用于股骨近端转移瘤，但与假体重建手术相比，髓内钉植入物的耐久性值得关注。即使髓内钉固定手术成功，患肢也很少能承受躯体的全部重量。预期生存期长的患者可能会为此承担髓内钉固定失败或内固定装置断裂的风险。风险分析研究显示髓内钉植入物 5 年内翻修手术的累积发生率为 9%，而 5 年内患者的总生存率仅为 5%。这表明，对于大多数股骨近端转移瘤患者而言，髓内钉植入物在患者的剩余生存期内是安全有效的。而总体生存期较长（超过中位数生存期 7 个月）的患者因髓内钉植入物机械性能失败进行假体翻修手术的可能性增大，且翻修手术率与原发肿瘤的组织学无关。总之，对于不影响股骨头的中等大小的股骨近端转移病灶而言，同时固定股骨头颈的重建髓内钉是一种合理的选择。固定股骨颈的重建髓内钉累积再手术率与患者的总体生存率相比是可以接受的，肿瘤切除和假体置换手术对于大多数股骨近端转移瘤患者可能并不合适。因为对于大多数股骨近端骨转移瘤而言，髓内钉植入物在患者有限的生命周期内可实现稳定股骨近端骨转移性病变的目的。生存时间对植入物机械性能的评估尤其重要，患者生存时间越长，髓内钉植入物翻修手术的风险就越大。多发性骨髓瘤患者的总体生存期最长，肺癌患者的总体生存期最短，然而尚没有研究证实哪种特定肿瘤的再手术累积发生率更高。

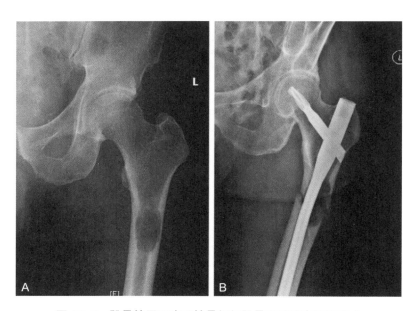

图 16-7　股骨转子下病理性骨折行股骨近端髓内钉固定术

A. 术前 X 线前后位片提示股骨转子下溶骨性病灶累及股骨轴长＞ 30mm；B. 闭合 PFNA 固定术后 X 线前后位片

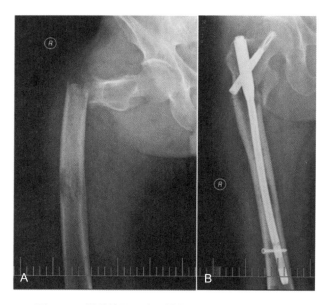

图 16-8　股骨转子下病理性骨折行 PFNA 内固定术

A. 术前 X 线前后位片提示股骨转子下病理性骨折合并股骨中下段骨转移；B. 加长型 PFNA 内固定术后 X 前后位线片

2. 假体置换　假体置换的优势是不依赖骨的愈合，特别适用于股骨近端骨质破坏严重，但全身状况较佳的股骨近端病理性骨折患者。瘤段切除假体重建手术为股骨近 1/3 骨转移瘤患者提供了无翻修复风险生存的最佳选择。而关节假体重建术后早期较高的并发症发生率的劣势可通过植入物的长期存活的优势得以抵消。骨水泥型半髋关节置换术可以治疗转子间病理性骨折（图 16-9），转子下病理性骨折则需行股骨近端肿瘤假体置换术（图 16-10）。

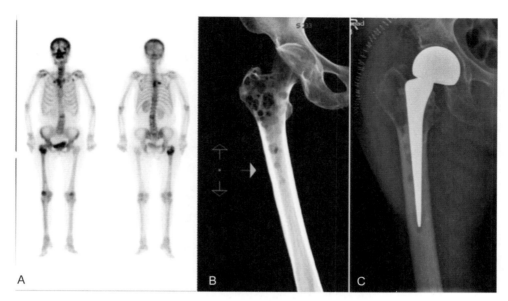

图 16-9　股骨转子间骨转移行人工股骨头置换术

患者，女，54 岁，胆管细胞癌全身多发骨转移伴右股骨转子间骨转移，行右侧骨水泥型人工股骨置换术，术后行局部放疗 Dt30Gy/ 10f。A. 术前全身骨扫描提示右髋关节浓聚；B. 术前 CT 三维重建片提示右髋关节多灶性溶骨性改变；C. 右侧骨水泥型人工半髋关节置换术术后 X 线前后位片

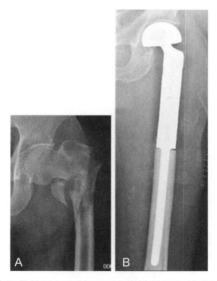

图 16-10　肺癌股骨转子间和转子下病理性骨折行肿瘤关节假体置换术

A. 术前 X 线前后位片提示股骨转子下和转子间病理性粉碎性骨折；B. 瘤段切除、肿瘤关节假体置换术后 X 线前后位片

　　转移性病变的最佳治疗结果是在即将而实际没有发生病理性骨折的患者中获得的，因为此时行肿瘤广泛切除时包被的健康组织边缘很宽。这些患者也很少会出现肿瘤局部复发、植入物断裂或其他围术期高危并发症。根治性骨转移瘤切除术后患者的平均生存期可达 37 个月，而且根据肿瘤恶性程度、疾病分期和治疗方法的不同，患者的平均生存期也有所不同。在治疗富血供骨转移瘤（肾癌和甲状腺癌）时，必须考虑术中出血的风险，选择性肿瘤动脉栓塞应该在手术前 48 小时内进行。

股骨近端骨转移瘤患者的一年总体生存率仅为 42%～75%。因此，提高骨转移瘤手术患者内植物的存活率对于有限寿命的肿瘤患者至关重要。Steensma 和 Healey 报道了肌肉骨骼肿瘤协会（MSTS）成员进行的一项在线调查结果，该研究选用髓内钉或假体重建技术来治疗股骨近端病理性骨折。结果发现，骨肿瘤专科医师在股骨近端骨转移瘤手术方式的选择上存在重大差异，这可能是由缺乏前瞻性循证医学证据和指南所致。股骨近端骨转移瘤外科手术的最佳目标是为患者提供疼痛的即刻缓解并能立即和不受限负重，而决定手术方式选择的最重要因素之一是基于多学科团队协作治疗模式下患者的预期寿命。恶性肿瘤患者的再次手术通常是复杂的，甚至可能致命（如更换植入物的手术）。二次翻修术显著增加了手术失败的风险，进一步损害了患者的健康状况。Jacofsky 等报道了 42 例股骨近端病理性骨折内固定失败后的患者接受髋关节置换翻修术。局部重大和全身并发症的发生率为 12%，包括深部感染、心肌梗死、脑血管意外和急性加重的充血性心力衰竭等。因此，骨转移性疾病患者内固定植入物的生存曲线应始终高于患者的总体生存曲线。Wedin 等报道了斯德哥尔摩卡罗林斯卡大学医院在两个不同时期（1986—1995 年、1996—2003 年）192 名长骨病理性骨折手术病例，失败率仅为 9%，且与术后存活时间相关。在一项有关 142 例长骨病理性骨折的研究中，内固定手术后失败率约为 16%，人工关节置换重建术后的失败率约为 8%。20% 病理性股骨近端骨折而接受内固定治疗的患者需要在 3 个月内进行翻修。研究者由此建议，一般不宜通过病灶内手术治疗预后良好患者的长骨病理性骨折。后期可能的翻修手术增加了围术期并发症的风险，特别是感染性并发症的风险。由于乳腺癌、前列腺癌、肾癌、肠癌、甲状腺癌或骨髓瘤转移患者的生存期较长，使用模块化肿瘤假体置换治疗长骨转移性疾病被认为是一种更为合理的选择。

标准假体置换术（图 16-11）和模块化的肿瘤假体置换术后通常可以获得良好的肿瘤学和功能学结果。臀肌功能受损并不会成为特别的问题，大多数患者走路不需要拐杖。患者甚至不会注意到关节置换术后下肢长度的细微差异，更不影响其行走。前列腺癌骨转移患者的假体置换术的并发症更少。

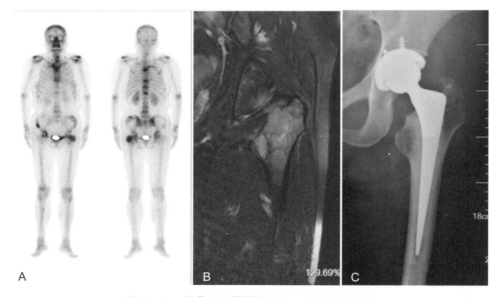

图 16-11 股骨近端骨转移行人工全髋关节置换

患者，女，54 岁，乳腺癌全身多发骨转移伴右股骨近端骨转移 Mirels 评分 10 分，行右侧标准骨水泥型假体人工全髋关节置换，术后行局部放疗 Dt30Gy/10f。A. 术前全身骨扫描提示全身多处核素浓聚；B. 术前右髋关节 MRI T$_2$WI 冠状位片显示右股骨近端骨转移病灶；C. 术后 X 线前后位片

Selek 等对 44 例股骨转子间或转子下病理性骨折患者（28 例急性骨折和 16 例即将骨折）行股骨近端肿瘤假体置换术或骨水泥型半髋关节成形术。72% 的患者术后早期能够行走，所有患者疼痛得到缓解。假体置换主要存在的问题是脱位或假体松动导致的失败，也可能导致骨质流失的加速和其他并发症，如肺栓塞、感染和金属致癌。文献报道，股骨近端病理性骨折假体重建术后脱位率为3% ～ 22%。脱位的高风险是由术中需要去除肿瘤浸润的软组织、损伤肌肉附着及关节的动态不稳定所致。与原发性恶性骨肿瘤相比，转移性骨肿瘤疾病术中需要去除的软组织较少，但是在病理性骨折的情况下，出于肿瘤原因仍有部分软组织必须去除。所幸的是假体脱位后很少需要通过手术进行假体的翻修。股骨近端骨转移瘤关节置换术选用长柄或标准长度的股骨假体柄仍然存在争议。Xing等研究发现假体柄长短与肿瘤局部进展导致的翻修手术之间没有相关性。然而，长柄股骨假体置换组术中心肺并发症的发生率（18%）明显高于短柄和普通长度柄股骨假体置换组（7.5%）。然而，即使有学者由于患者并发心搏骤停等风险的增加而反对采用长柄股骨假体置换，仍有学者支持采用长柄的骨水泥型股骨假体以减少假体周围骨折的风险。此外，为了降低心肺并发症的发生率术中使用非骨水泥型假体或使用较少的骨水泥也非常重要。Pala 等报道了骨水泥型假体和非骨水泥型假体治疗的患者 60 个月总体生存率分别为 64% 和 78%。然而，仍有学者建议在骨转移瘤患者的假体重建中使用骨水泥型股骨假体柄以减少假体松动的发生。

3. 髓内钉与假体置换　既往认为髓内钉相对经济,对组织的损伤小,预后也要好于假体置换。然而,最近关于股骨近端骨转移瘤髓内钉与假体置换手术后患者行走功能、生存期、移植物生存期和术后并发症的比较研究，得出了不同的结论。

杨毅等对 88 例股骨近端转移性肿瘤患者进行手术治疗，其中假体置换组 55 例，髓内钉 / 接骨板内固定组 33 例。结果表明两组患者手术时间、并发症和术后早期功能等围术期指标统计学均无显著性差异。假体置换组患者术中出血量显著低于髓内钉 / 接骨板内固定组。同时认为，髓内钉 / 接骨板内固定的远期失败率较高，对预期生存期较长的患者来说假体置换是更好的选择。Zacherl 等对 59 例64 处转子周围病理性骨折进行手术。其中，对 33 处行髓内钉固定术，31 处进行瘤体切除和假体置换术，术后两组行走能力、平均生存期（均为 12.6 个月）和并发症均无统计学意义。Norah Harvey 等对158 例 159 处股骨近端转移瘤病灶进行了手术治疗，66 处转移瘤接受髓内钉固定，113 处接受假体置换。结果发现髓内钉和假体的可使用期限在任何区间均比患者的生存期长，并且，假体的失败率更低，可使用期限更长。两者之间的肌肉骨骼协会功能评分相似（髓内钉，24/30；假体，21/30，$P < 0.28$）。术后 1 年髓内钉固定组的并发症比假体固定组高(67% vs 6%),髓内钉组有 12 个并发症需要手术干预，包括 10 例骨不连，1 例深部感染，1 例末端连锁。Steensma 等对 298 例即将骨折或急性病理性转子间或转子下骨折的手术治疗进行研究，其中，82 例接受了髓内钉手术，197 例接受了假体置换手术，19 例接受了切开复位接骨板内固定术。结果显示假体置换组失败率（3.1%，主要原因为脱位）比髓内钉组（6.1%，主要原因为骨不连和疼痛进展）和切开复位接骨板内固定组（42.1%，主要原因为骨不连和疼痛进展）均低（$P < 0.01$）；因局部肿瘤复发需要更换植入物的概率假体置换组（0.5%）也明显比髓内钉组（6.1%）和切开复位内固定组（42.1%）低。彭浩等对 57 例股骨近端骨转移瘤患者进行假体置换或者内固定术。结果表明：假体组失败率为 8.3%；内固定组失败率为 13.6%。2 年内的再手术率的风险：假体组为 18%，内固定组为 27%。Steensma 等报道了 298 例因即将发生或急性股骨近端病理性骨折而接受治疗的患者。结果发现与髓内钉组和切开复位接骨板内固定组的植入系统相比，假体置换手术组翻修手术的需求率显著降低。Angelini 的系列研究发现，与髓内钉和传统

假体相比，模块化肿瘤假体总体生存率较高而再手术率较低。然而，最近的一项大型研究报道了相反的结果：128 例患者即将发生或急性股骨近端病理性骨折内固定手术患者的并发症发生率约为 3%，与 142 例假体置换手术患者的并发症发生率相当。

研究发现，使用髓内钉固定时，患者合并心肺并发症的死亡率为 1% ～ 10%，而假体置换术组有更高的并发症风险（6% ～ 35%）。假体置换术组系统性并发症（肺栓塞、脑卒中、多器官衰竭）和早期局部并发症（脱位、感染、神经损伤）发生率较高。关节假体的高脱位风险是由于假体周围附着的肌肉损伤且缺乏动态稳定。此外，在肿瘤切除过程中通常会切除一些肌肉，肌肉肌腱复合体重建后新的附着点很少在其原解剖位置，即使剩余肌肉被缝合到假体或网孔上的特殊附着点，原有的功能和力量也无法全部恢复。

综上，股骨近端病理性骨折髓内钉和假体置换两组手术方式的行走功能、患者的生存期和术后短期并发症的比例均相似，两种移植物的使用期限也均明显长于患者的生存期。瘤段切除人工关节置换术被认为比髓内钉固定具有更可靠的长期疗效，因为瘤段切除术后肿瘤负荷减少，疾病局部进展减慢，植入物的稳定性更佳。虽然，与内固定手术方式相比，假体置换早期并发症的发生率要高得多，然而因内固定植入失败而接受翻修手术的患者，其并发症的发生率更高。置换术（股骨头成形术或人工全髋关节假体）显示出更好的植入物存活率和更低的手术翻修率。然而，据报道，由于深部感染、机械故障和无菌性松动的发生率较高，肿瘤假体置换的失败率高于传统的关节置换手术。因此，有理由认为假体置换手术（图 16-12）治疗股骨近端病理性骨折可预防远期并发症，假体置换手术在成功率和植入物可使用期限方面均优于髓内钉固定。

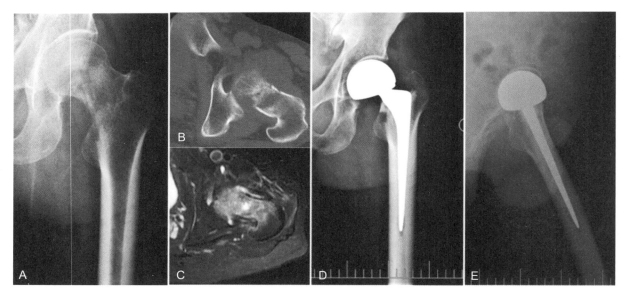

图 16-12　股骨近端病理性骨折行人工股骨头置换术

患者，男，60 岁，肺癌左股骨近端骨转移伴病理性骨折，行骨水泥型股骨假体人工股骨头置换术。A. 术前髋关节前后位片提示左股骨颈病理性骨折；B、C. 术前左侧股骨头 CT 横断位片与 MRI T_2WI 横断位片提示左股骨颈溶骨性骨转移合并病理性骨折；D、E. 左股骨颈病理性骨折人工股骨头置换术术后左髋关节 X 线前后位及侧位片

六、总结

髋关节置换术和髓内钉固定术在治疗股骨近端骨转移瘤的疼痛缓解、功能和步行能力改善和生存

率提高等方面具有可比性。这两种技术有着不同的、不矛盾的适应证：髋关节置换术单独适应于股骨颈部或头部的病变，对于股骨转子间和转子下骨转移两种技术则各有优势。髋关节置换术是创伤较大的复杂手术，尤其需要考虑到肿瘤患者的一般健康状况和预后。其优点是能够尽可能多地切除肿瘤，并允许立即负重。目前的临床研究均为对少数病例的回顾性研究，其缺陷为回顾性试验无法做到随机化、试验对象数目少、缺乏代表性、临床上的患者在手术后常还接受其他的治疗，如放疗、分子靶向治疗、化疗、激素疗法。不能明确患者疼痛的缓解是手术原因，还是其他治疗的原因，若两者都起作用，各自所起作用的比例是多少。因此，现在急需设立一个大型的规范化的前瞻性随机临床对照研究，以更合理地评估手术对提高股骨近端转移瘤患者生活质量的疗效，以及手术前后放疗、化疗等系统性治疗等对外科手术的影响。这需要多个肿瘤研究中心合作才能完成，未来国际研究的信息化和信息共享将为这样前瞻性研究提供便利。

第17章 股骨干骨转移瘤的诊断与治疗

骨的症状性转移通常被称为转移性骨病。转移性骨病可伴有高钙血症、骨痛、脊髓或神经根受压，以及即将发生或已发生的病理性骨折。骨转移最常发生的部位是脊柱，14%位于骨干。股骨是长骨最常发生转移的部位，其次是肱骨，然后是胫骨，而股骨近端是股骨病理性骨折最常累及的部位。股骨干是人体主要承重部位，机械承重力大。股骨干转移瘤的临床表现主要为机械性承重能力的下降和骨痛。骨骼疼痛主要表现为阵发性疼痛或者"夜间"痛，疼痛具有持续性、渐进性，严重影响患者睡眠，并且与体位无关，而负重性疼痛或剧烈疼痛提示即将骨折。病理性骨折是股骨干转移瘤的主要并发症，骨折可以导致患者机械性承重能力的丧失、残疾和长期卧床。骨转移瘤患者的残疾和骨骼疼痛严重影响患者的生活质量。治疗的目的以提高患者的生活质量为中心，主要为缓解患者疼痛、恢复患肢功能和阻止疾病进展。骨转移瘤的治疗需要外科手术学专家、肿瘤放射学专家和肿瘤内科学专家等多学科团队会诊共同决策。治疗的方法主要有手术治疗、微创治疗、放疗、化疗和（或）靶向治疗或内分泌治疗等。

一、诊断

对已经确诊为癌症的患者，在没有证据支持的情况下，不能做出转移性疾病的假设，因为治疗方案大不相同。Bickels等建议进行全身骨扫描以排除其他部位的病变。如果没有发现其他部位的病变，则应该像处理原发性肿瘤一样进行活检以明确诊断。其他骨痛部位也应做基本的X线检查。

对既往无肿瘤病史的患者，全面系统的病史询问和检查至关重要。推荐的影像学检查方式包括X线检查、MRI和核素骨扫描，以确定是一个孤立性的病灶还是属于广泛性的病变。CT对诊断疾病的原发病灶也很重要，并可以用来量化骨质破坏的程度和制订手术计划。然而，从肿瘤学角度来看，组织病理学诊断最为关键，并能指导患者的最终治疗。如果影像学不能排除原发性病变，则更需要活检，特别是对那些目前不适合手术或没有急诊手术指征的骨病变。

肢体长骨转移瘤活检通常可以在手术过程中在病理性骨折和骨病变的部位获取组织学标本。如在进行关节置换手术或组配式股骨近端肿瘤假体置换的手术中，可将股骨病变的切除部分送交病理科以进行适当的组织学分析。对于那些股骨远端病变，如采用髓内钉进行治疗，扩髓过程中可实现组织学标本的获取。然而这种用扩髓铰刀获取病变组织的方式会影响病理学诊断的阳性率，因为扩髓时铰刀可能会产生大量的热量。因此，如果有可能，在进行任何正式干预性治疗之前，无论是手术还是其他方式的治疗，通过空芯针活检的组织学诊断都是有益的。这使医生能够就决定治疗的多个重要因素进行多学科团队的会诊决策。

二、骨折预测分析

转移性病理性骨折的风险主要发生在股骨，一旦股骨发现转移性病变，即需要使用评分工具来量化评估病理性骨折的风险。病理性长骨骨折是大多数患者手术的明确指征，确定有骨折风险的病变仍具有一定的挑战性。Harrington 最初在 1986 年开发并确定了用于预测这种风险的 4 个标准，包括骨皮质破坏＞周向 50%、股骨近端病灶直径＞2.5 cm、股骨转子下区域的破坏，如小转子病理性撕脱性骨折和放疗后仍持续疼痛。先前研究指出，符合一种或多种标准被认为是股骨预防性固定手术的指征。然而，至今可用来描述这些标准预测长骨病理性骨折的敏感性、特异性和可重复性数据有限。Mirels 在 1989 年开发了另一种评分系统，目前已被广泛应用于预测长骨的病理性骨折。该评分系统由病灶部位、大小、类型及疼痛程度 4 个参数组成，每个参数的评分为 1 ～ 3 分。Mirels 建议对≤ 7 分的患者进行放疗，对≥ 9 分的患者进行预防性固定手术。研究证实 Mirels 的评分系统的敏感度和特异度分别为 91% 和 35%。根据 Harrington 的标准，即将发生的骨折中只有 13.9% 最终放疗后发展为股骨病理性骨折。同样，Mirels 评分≥ 9 分的股骨骨折率仅为 11.8%，即使在得分为 11 分的股骨中，骨折发生率也仅为 20.8%。这些结果与 Linden 等的结果一致，后者报道 Mirels 得分≥ 9 分的股骨病理性骨折发生率为 16.7%，得分为 11 分的股骨病理性骨折率为 23.8%。因此，仅根据 Mirels 评分或 Harrington 标准确定预防性手术适应证可能会导致对部分骨转移患者进行非必要的手术干预。然而，数十年过去了 Mirels 评分系统依旧是临床上预测长骨骨折风险最经典、最常用的评分系统。2004 年，Van der Linden 等发现骨皮质轴向受累＞ 30mm 且骨皮质周向受累＞ 50%（图 17-1）预测股骨转移瘤病理性骨折比 Mirels 评分系统更有效，具有一定的临床运用价值。Mirels 评分相对简单，但总体而言观察者之间存在显著差异，尤其在 Mirels 评分较低时，观察者之间的差异较大。同时，疼痛这一重要参数较为主观，且并非在所有即将发生的病理性骨折患者中都存在。Fidler 报道了 19 例即将发生病理性骨折进行预防性固定的患者中有 9 例术前没有疼痛。Howard 等描述了 Mirels 评分观察者之间和观察者内部的差异。Van der Linden 等进行的一项针对 102 例股骨骨转移患者的研究发现，Mirels 评分的阳性预测值仅为 14%。因此，Mirels 评分系统的用途通常只是概念性的，其不是严格的手术决策工具。

目前，CT 已发展为评估即将发生病理性骨折风险的有力工具。Nazarian 等开发并验证了基于 CT 的刚度分析法（CTRA）。CTRA 与 Mirels 评分相比，敏感度为 100% vs 67%，特异度为 60% vs 48%，阳性预测率 17% vs 9.8%（Mirels 分数≥ 9）。尽管 CTRA 在评估病理性骨折方面的敏感性和特异性具有明显的优势，基于 CTRA 在识别即将发生病理性骨折方面可能比 Mirels 评分更准确，然而临床应用中 CTRA 并不总是很容易，并非在所有临床环境中都可应用。多数情况下，采用临床评估和 Mirels 评分，患者即将发生骨折的风险是显而易见的。如果 Mirels 评分尚无定论，则可以进一步采用 CTRA 以获得更多的有用信息。另有学者分析了 47 例接受放射治疗的骨转移瘤，发现长骨病理性骨折的唯一阳性预测参数是 CT 测得骨皮质周向受累≥ 30%，并推荐使用髓内钉预防性治疗病理性骨折。Yusuke 和 Shinoda 通过单因素分析揭示了股骨近端内侧皮质骨缺损、骨皮质周向受累、溶骨性病变和局部疼痛是重要预测因素。通过多变量分析，CT 图像检查股骨近端内侧皮质受累和 25% 骨皮质周向受累均为病理性骨折的显著危险因素，并根据危险比将股骨近端内侧皮质受累设定为 1 分，骨皮质周向受累≥ 75% 设定为 3 分，满分为 4 分。当得分为 2 分时，在 60 天内预测骨折的敏感度为 88.9%，特异度为 81.2%。骨皮质周向受累≥ 50% 是众所周知的危险因素；但是，如果在周向受累

25%～50% 的病例中观察到股骨近端的内侧皮质同时受累，则同样需要考虑预防性手术治疗。

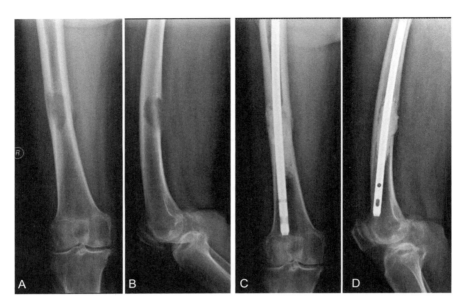

图 17-1　股骨干转移瘤行预防性髓内钉固定术

患者，男，57 岁，肝癌股骨干转移瘤 Mirels 评分 9 分行预防性病灶刮除骨水泥填充髓内钉固定术。A、B. 术前 X 线前后位及侧位片显示股骨干中段溶骨性破坏骨皮质轴向受累＞30mm 且骨皮质周向受累＞50%；C、D. 术后 X 线前后位及侧位片

此外，恶性肿瘤患者一旦出现四肢剧烈疼痛，应高度警惕长骨病理性骨折的可能。刘艳成等发现 48.2% 的患者发生病理性骨折前均有前驱症状，83.8% 的患者前驱症状主要表现为疼痛。笔者认为更为精准的评分系统应常规运用 CT 评估病灶的骨破坏程度。最近，Derikx 等提出运用股骨力量机械模型，基于定量 CT 的硬度分析和患者特异性有限元模型评估股骨力量，进而定量客观地将股骨力量运用于预测股骨病理性骨折，并有望进一步运用于临床。另外，可应用有限元分析，有限元模型首先使用 CT 获得的数据评估骨的几何形状和质量，以及骨矿物质密度的分布。尽管一些研究表明，与临床专家预测相比，有限元模型在预测病理性骨折方面具有更高的准确性，然而，采用有限元数值分析模拟人体复杂环境仍有极大的差异。此外，有限元模型需要复杂的图像处理软件，并非在所有临床环境中都有条件使用。

三、生存因素分析

影响长骨转移瘤患者的生存因素主要包括原发肿瘤的组织学类型、骨转移瘤数目、内脏转移、脑转移和病理性骨折等。临床上患者的预期生存期对手术的选择和手术方式的选择均具有重要指导意义。只有预期生存期大于手术恢复期患者才能够从手术治疗中获益。精确的生存期估计有助于实现"一劳永逸"的治疗，避免发生治疗过度和治疗不足。如果长骨转移瘤患者预期可以存活相当长的时间，则建议考虑使用假体重建或者更加坚强的内固定。但是，如果患者预期生存期为短期或中期，则建议以姑息治疗为目标。Katagiri 等提出骨转移瘤患者的生存期和治疗选择评分系统。评分≤3 分，为实现长骨转移瘤的长期控制推荐病灶切除与重建术；且因术后复发率高，推荐术后放疗；评分≥7 分，推荐微创性手术或者简单内固定治疗；评分 4～6 分，推荐对下肢骨转移瘤进行病灶切除与重建或者骨水泥填充的内固定治疗。

四、治疗

（一）手术治疗策略

与股骨近端自然骨折不同，股骨病理性骨折延迟手术时间＞48 小时似乎并不影响术后并发症的发生率，这进一步强调了对这些患者应进行仔细的术前计划和评估。制订转移性病理性骨折手术治疗计划是一个复杂的决策过程，不同医院之间的实践差异很大。

不同原发肿瘤之间的治疗方式差异也很大，原发肿瘤的不同类型肿瘤学特征同样会影响转移性病变的处理方式。血液系统恶性肿瘤（如淋巴瘤、浆细胞瘤、白血病）引起的骨转移，无明显病理性骨折时，应首选非手术治疗。这些肿瘤通常对放疗高度敏感，并且对化疗可产生快速有效的反应，因此这些肿瘤的骨浸润病灶常无须外科干预就能对内科肿瘤治疗产生迅速良好的反应。原发肌肉骨骼的恶性肿瘤（如骨肉瘤），则需要由骨肿瘤专科医生尽快进行会诊和特殊干预。一些恶性肿瘤骨转移为富血供性，如来自肾细胞癌的骨转移，可能需要术前进行选择性肿瘤血管栓塞。同样，患者的预期寿命会影响手术治疗的决策。普遍的共识是，相对简单的稳定手术，如髓内钉固定手术适合于预期寿命生存期至少为的 6 ～ 12 周的患者；而复杂的切除重建手术，适合于预期生存期至少为 6 个月的患者。其他决定手术的因素还包括病理性骨折前的肢体功能、局部疾病控制和扩散的程度等。

如果需要鉴定是否为孤立性骨转移病变则需要进行更为全面和详细的评估。理论上，局部的孤立性骨转移病灶通常希望能根治性切除，以获得较长的无瘤生存期，从而提高患者的生存率，原发肿瘤能够根治性切除的肾细胞癌孤立性骨转移尤其如此。但是，鉴于骨转移通常是全身性疾病，因此根治性切除术后往往并不能治愈。Baloch 等报道了 25 例骨转移瘤行根治性切除假体植入的病例，1 年、3 年和 5 年的累积生存率分别为 88%、54% 和 13%。对于生存预后良好的病例，采用根治性切除后的重建手术时，需要采用更加稳定耐用的植入物。

不管选用的外科手术技术如何，股骨骨转移患者都可能最终成为外科手术的候选人。手术适应证评估在转移性疾病患者中更为复杂。通常年龄并不是准确预测手术结果的独立预后因素。然而，年龄较大患者的日常活动能力和当前的功能状况与股骨干病理性骨折的预防性手术效果高度相关。需要评估骨转移之前患肢的功能状态及原发疾病的预后，以确定手术可能的潜在获益。有严重合并症或一般健康状态极差往往表明患者不适合手术治疗。此外，患者的选择始终是决定治疗方式的重要因素。

（二）手术方式的选择

1. 髓内钉　目前钢板固定长骨干骨折正逐渐退出历史舞台，髓内钉固定取而代之。与钢板固定相比，髓内钉手术侵入性小，创伤少，且具有更广泛的适应证，更容易固定整根长骨以预防病理性骨折。并且，随着肿瘤治疗的进展，骨转移瘤患者的生存期逐渐延长，翻修手术的可能随之增加。髓内钉比钢板固定的翻修术相对容易。此外，髓内钉手术入路远离病灶骨折部位，术后可以立即放疗。髓内钉与机械承重轴相近，推荐在股骨近端和远端用螺钉进行锚定。因此，锁定髓内钉是目前用于治疗涉及股骨大转子区域和（或）股骨干区域转移性病理性骨折的标准方法，包括静态锁定模式插入的股骨近端标准或抗旋转的头髓髓内钉（PFN、PFNA 或 LAFN、Synthes）或股骨顺行髓内钉。

股骨干转移性病理性骨折和即将骨折都应积极采取手术治疗，尤其是甲状腺癌或肾癌孤立性股骨干骨转移病灶。髓内钉适用于预期生存期较短（＜6 个月）的股骨干病理性骨折。手术方法主要为骨水泥型髓内钉固定或非骨水泥型髓内钉固定。骨不连和肿瘤生长造成的假体断裂和松动的并发症往往发生于术后 6 ～ 12 个月，因此对于预期生存期较短（3 ～ 6 个月）的患者，髓内钉固定是足够的。然而，如果肿瘤软组织肿块影响股骨颈梨状窝，即使骨折位于转子间区，髓内钉也不应使用。而对于生存期较长的患者（Katagiri 评分≤ 3 分），则推荐进行肿瘤切除假体重建。虽然肿瘤假体长期效果可靠，然而肿瘤假体费用高昂，手术过程复杂，这些都限制了股骨肿瘤假体的运用。临床上，对于生存期较长的股骨干骨转移患者，可以采用联合长锁定钢板固定的髓内钉固定术（图 17-2），能明显提高患肢的负载能力，术后辅助放疗。肿瘤切除全股骨肿瘤假体置换只应用于预后良好的患者（图 17-3）。Varady 等发现 2009 ～ 2017 年，股骨病理性骨折手术患者中髓内钉的使用有增加的趋势，表明骨转移的治疗策略可能也在发生改变。

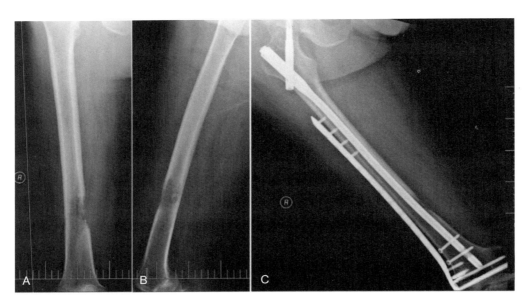

图 17-2　股骨干骨转移瘤预防性行髓内钉长钢板内固定术

患者，男，肝癌，56 岁，股骨干中远段骨转移 Mirels 评分 11 分，行预防性长头髓重建髓内钉固定结合股骨远端经皮长锁定钢板螺钉内固定。A、B. 术前 X 线前后位和侧位片显示股骨干中远段骨转移溶骨性破坏骨皮质轴向受累＞ 30mm 且骨皮质周向受累＞ 2/3；C. 术后 X 线前后位片

尽管髓内钉治疗股骨病理性骨折历史悠久，但文献中评估髓内钉手术最合适的植入技术证据有限。从生物力学上讲，与未扩髓的髓内钉相比，扩髓髓内钉提供了更稳定的结构。大直径的髓内钉增加了机械稳定性，减少了植入物断裂的风险，为患者提供了早期疼痛减轻的最佳机会。正因为如此，有学者认为尽管扩髓髓内钉增加了心血管并发症的风险，术中仍然应该进行适当的扩髓。然而，Cole 等认为扩髓髓内钉并非最佳，未扩髓髓内钉可以明显减少术中创伤、出血和手术时间。同时，扩髓取材在病理诊断上也不理想；常规使用股骨远端钻孔减压预防脂肪栓塞尚无普遍共识。股骨远端钻孔后股骨髓内压的降低不足以防止脂肪和肿瘤栓塞等并发症；尤其是，股骨远端钻孔存在促进肿瘤局部扩散的风险。目前对于髓内钉固定时是否需要骨水泥填充也存在争议。骨水泥填充能加强固定，改善预后；但也被认为会增加局部的机械应力，容易导致植入物失败及增加脂肪和肿瘤栓塞，甚至导致患者死亡的风险（图 17-4）。采取骨水泥枪高压注射至股骨远端和整个股骨髓腔可以防止应力集聚于柄尖端；高压注射前需对髓腔进行仔细清理并对髁上皮质进行打孔引流减压，以防止高压注射导致栓塞。骨水泥还有以下缺点：①热坏死易导致骨不连；②翻修术不易去除；③能承受的剪力和张力低；④常需开放性手术，创口大、术中出血多，影响伤口愈合。Bickels 等认为病灶刮除骨水泥填充髓内钉固定主要适用于明显溶骨的病灶。Morishige 等运用骨水泥型髓内钉治疗 12 例股骨干转移瘤患者的总

体效果令人满意，9 例患者预后良好并没有出现任何并发症。笔者的经验是术中行小切口肿瘤刮除骨水泥填充骨缺损，尽量避免骨水泥枪的使用（图 17-5）。

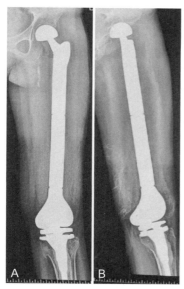

图 17-3　肿瘤切除全股骨肿瘤假体置换术

A、B. 术后 X 线前后位及侧位片

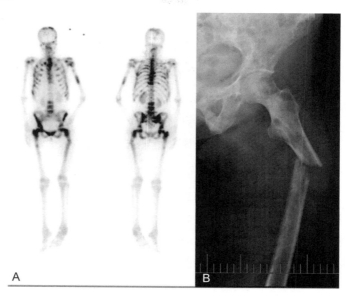

图 17-4　股骨干病理性骨折髓内钉固定术中并发脂肪栓塞

患者，女，38 岁，乳腺癌多发骨转移左股骨干中上段病理性骨折行切开复位骨水泥填充髓内钉固定，术中并发脂肪栓塞致死亡。A. 术前全身骨扫描显示全身多发骨转移左股骨干中上段病理性骨折；B. 术前前后位 X 线片显示左侧骨盆及左股骨中上段多发溶骨性改变伴左股骨干中上段病理性骨折

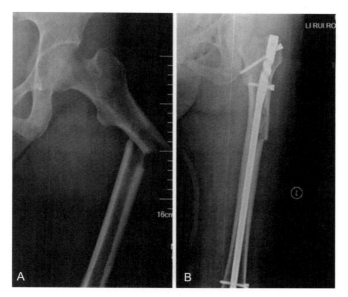

图 17-5　股骨干病理性骨折行骨水泥填充髓内钉固定术

患者，女，48 岁，乳腺癌股骨干中上段病理性骨折行闭合复位小切口肿瘤刮除骨水泥填充交锁髓内钉固定术。A. 术前 X 线前后位片；B 术后 X 线前后位片

即使髓内钉预防性固定转移性股骨病变也会产生一定的并发症。包括一般的手术风险，如感染（1%～2%）、深静脉血栓形成（4.9%～14%）、术中（1%）或术后死亡（3 个月死亡率约 13%，1 年死亡率 70%～90%），以及特殊的手术风险，如脂肪栓塞、植入失败（2%～8%）、肿瘤播种和假

体周围骨折等。整体而言，髓内钉手术相关的并发症发生率约为8%。此外，髓内钉植入对肿瘤的局部和系统性扩散的影响仍不确定。

由于病理性骨折的性质及它们普遍缺乏骨愈合能力，固定病理性骨折的髓内钉和锁定螺钉承受的应力远比普通创伤骨折更大，而且需要的使用寿命也更长。随着时间的推移，病理性骨折持续性骨不连通常会导致髓内钉和锁定螺钉的断裂。Weiss等报道了108例使用髓内钉治疗的股骨近端骨转移患者中的11例因机械性失败需要再次翻修手术。Van Doorn和Stapert发表了一项多中心回顾性分析，110例即将发生的和实际已发生的股骨病理性骨折，均采用未结合病灶刮除骨水泥填充的重建髓内装置（Gamma TM Nail，Stryker Orthopaedics，USA）固定，整体并发症发生率为5%，其中2例为植入物断裂。Wedin和Bauer评估了142例经手术治疗的股骨近端骨转移瘤，髓内钉机械性失败率为13.6%。而Sarahrudi等对142例股骨病理性骨折进行回顾性分析，髓内钉机械性失败率仅为3.2%。研究发现，随着骨转移患者生存期的延长，植入物机械性失败的风险也相应增高，转移性股骨病理性骨折固定后存活超过1年的患者植入物机械性失败的风险为3.1%～42%。另外一项在2000年1月至2015年12月期间，对5个中心的245例股骨即将发生和实际已发生的病理性骨折患者进行的髓内钉手术治疗研究发现，8%的患者（228例患者中的18例）发生了植入物断裂，6个月的累积发生率为4%（95%CI 1.4%～6.5%），翻修为5%（228例患者中的12例），近端锁定螺钉的连接处断裂率3%（228例患者中的7个）。与植入物断裂风险增加相关的独立预测因素是实际已发生的（而不是即将发生的）病理性骨折和手术以前的局部放疗；实际已发生的病理性骨折与较高的翻修风险相关，而使用骨水泥填充与较低的翻修风险相关。重建髓内钉的设计是将近端锁定螺钉锁定在近端髓内钉中，以此防止近端锁定螺钉穿过股骨头，但不可避免地导致髓内钉的力学薄弱点位于邻近近端锁定螺钉的部位。尽管这项研究不足以对髓内钉断裂的具体原因（如髓内钉的直径、近端柱状锁定螺钉的长度、用于远端锁定螺钉的类型等）进行进一步分析，但近端柱状锁定螺钉交界处主钉的频繁骨折表明选择近端直径较大的髓内钉或者同时附加股骨外侧支持钢板的固定是必要的，尤其对于预期生存期大于6个月的股骨病理性骨折。而对于髓内钉机械性失败高风险的患者，可以考虑寻求其他更为坚强的植入物和固定方法，如肿瘤切除假体重建，尤其是组合式的肿瘤假体或者选用髓内钉结合锁定钢板固定，不但同样能达到坚强固定和功能重建的效果，而且手术简单，价格低廉，术后无关节脱位的风险，易于早期康复（图17-6）。具体取决于病变部位、范围和稳定性的评估。尽管人工关节置换术机械性失败的概率较小，但技术要求较高，且具有较高的术后早期感染和脱位的风险。通常，假体植入深层感染往往较早发生，而植入机械性失败则较晚发生（超过6个月）。

2. 钢板固定　髓内钉固定是股骨干病理性骨折的首选方式，髓内装置固定优于钢板和螺钉固定。与钢板固定相比，髓内钉更适合稳定长骨，可降低潜在骨转移的部位发生病理性骨折的风险。钢板固定更适合于髓内固定有禁忌证的病理性骨折，如髓内存在致密硬化性病变、不稳定的干骺端病理性骨折或股骨假体周围骨转移导致的病理性骨折。股骨远1/3的转移性病变由于该区域骨质量较差，通常采用骨水泥填充辅助的钢板固定治疗（图17-7）。当选择长钢板固定时，可以对病变进行刮除并用骨水泥填充缺损。目前还没有对髓内钉和钢板预防性固定病理性骨折进行比较的文献报道。

3. 重建髓内钉固定　股骨是长骨转移最常见的部位，在选择股骨髓内植入物时，传统的观点是髓内钉应尽可能长，应同时使用固定股骨头颈的头髓重建髓内钉处理累及头颈段病变。其意义在于，当股头骨颈同时出现转移性病变时，传统的股骨髓内钉存在固有的不稳定性。使用固定股骨头颈的头髓重建髓内钉代替传统髓内钉预防性固定的基本理论是，术后如果股骨头颈区域再次出现转移性病变，可以控制疼痛且预防股骨颈病理性骨折。逆行股骨髓内钉在股骨病理性骨折中通常是禁忌的，因为其不能同时加固股骨颈和股骨转子间区域（图 17-8）。此外，从膝关节插入髓内钉有潜在发生膝关节腔肿瘤污染的风险，这可能需要对整个膝关节进行额外的放射治疗。van der Hulst 报道了 29 例即将发生或已发生股骨干病理性骨折的髓内钉固定患者中 5 例发生了股骨颈病理性骨折。结果提示，处理股骨干病理性骨折时，包括股骨颈的整个股骨应都获得固定并接受放疗。然而，van der Hulst 报道的股骨颈骨折均发生在股骨髓内钉固定后的 5 个月内。由此被质疑髓内钉固定时股骨颈转移可能已经存在。

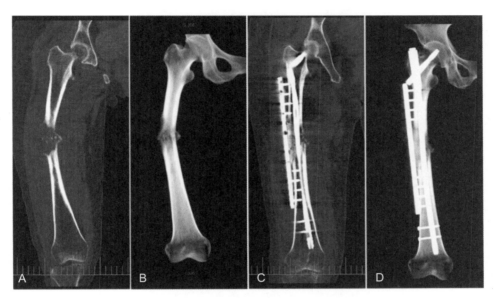

图 17-6　股骨干病理性骨折行髓内钉长钢板内固定术

患者，女，54 岁，肺癌右股骨干中段骨转移病理性骨折行闭合复位股骨头髓加长髓内钉固定 + 小切口肿瘤切除骨水泥填充长锁定钢板内固定术。A、B. 治疗前 CT 冠状位及三维重建片显示右股骨干中段骨转移病理性骨折伴外侧皮质轴向受累＞ 30mm；C、D. 术后 CT 冠状位及三维重建片

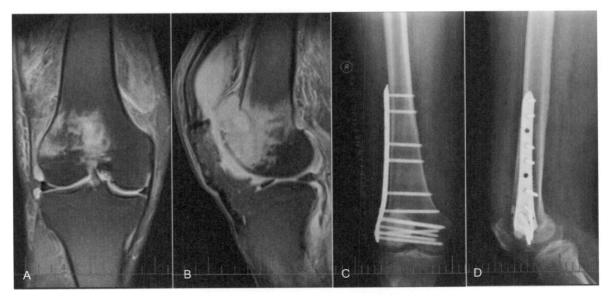

图 17-7　股骨远端骨转移瘤行骨水泥填充钢板内固定术

患者，女，54 岁，肺癌股骨远端骨转移伴股骨前方肿瘤侵犯行病灶内肿瘤切除骨水泥填充锁定钢板内固定术。A、B. 术前 MRI T_2WI 冠状位及矢状位片显示股骨远端骨转移伴前方骨皮质破坏肿瘤侵犯至髌下囊；C、D. 术后 X 线前后位及侧位片

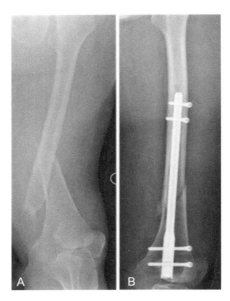

图 17-8　股骨干中下 1/3 转移性病理性骨折行逆行髓内钉固定术
A. 术前 X 线前后位片；B. 术后 X 线前后位片

已有研究开始质疑治疗股骨干病理性骨折的同时保护尚未受累股骨颈这一理论，有证据表明治疗股骨干骨转移时不需要对整个股骨的保护。Moon 等研究发现，在对采用 145 枚髓内钉固定的 141 例股骨转子下转移性病变患者的随访中未发现股骨颈发生骨转移。因此，研究者不建议在这类患者中预防性地稳定股骨颈。Alvi 和 Damron 研究使用加长型股骨髓内钉预防性保护股骨干骨转移瘤手术患者的整个股骨。结果发现，已知和被治疗的骨转移瘤进展发生率为 12%，只有 1 例患者在治疗后出现了新发骨转移病灶；股骨干骨转移灶进展的发生率远远低于使用这些植入物并发症的发生率。因此认为，对于单纯股骨干转移性病理性骨折且无股骨颈或股骨转子下受累的患者，无须同时预防性固定股骨头颈。同时，固定股骨头颈的头髓重建髓内钉的使用增加了额外的手术步骤，需要更多的术中透视和手术时间，增加了关节穿透的风险。另外，目前高质量的影像学检查大大提高了隐匿性骨转移病变灶的检出率，术前全面的影像学检查已不太可能将隐匿性股骨颈病变遗漏。同时，双膦酸盐和地舒单抗等骨靶向治疗也大大减少了需要手术治疗的骨相关事件的数量。转移性疾病患者的寿命是有限的，研究发现骨转移确诊后患者中位存活期仅为 9 个月，这进一步降低了股骨干病理性骨折固定后股骨头颈出现新的转移性病变的风险。此外，尚无证据表明，当股骨颈出现新的转移性病变时，是固定股骨头颈的锁定髓内钉可以防止病理性骨折，还是普通锁定髓内钉需要手术翻修。

尽管上述证据表明，传统的股骨髓内钉固定股骨病理性骨折已经足够。医疗价值方程在这种情况下也不支持使用同时固定股骨头颈头髓髓内钉。与同时固定股骨头颈的头髓重建髓内钉相比，传统的股骨髓内钉可减少手术和辐射暴露时间，控制医疗成本。然而，随着靶向治疗、内分泌治疗和免疫治疗等原发肿瘤治疗方法的快速进展，转移性股骨干病理性骨折患者的生存期也随之明显延长，对股骨干病理性骨折的固定模式可能依然需要考虑同时固定到股骨头颈。

（三）预防性固定

治疗即将发生病理性骨折的患者时，手术适应证是相对的。必须仔细考虑将来病理性骨折的风险、临床症状的严重程度、病变的部位和程度、患者的预期生存期及手术失败的潜在危害。

预防性治疗的主要目的是通过改善生活质量和减轻疼痛来减轻痛苦。同时，股骨即将发生病理性骨折的患者进行预防性固定具有更好的行走能力，更低的手术死亡率和更短的住院时间（图 17-9）。Arvinius 等运用髓内钉固定治疗 65 例股骨转移瘤患者（21 例即将骨折，44 例病理性骨折），发现即将骨折患者组的临床疗效和预后均优于病理性骨折患者组。即将骨折患者与病理性骨折患者术后能够行走的概率分别为 100% 和 75.9%，即将骨折患者与病理性骨折患者术后平均生存期为 14 个月和 11 个月（P=0.032），即将骨折患者平均住院时间比病理性骨折患者组短（P < 0.01）。一项对股骨干骨转移瘤患者的回顾性研究发现，与病理性骨折后手术组的患者相比，预防性固定组患者具有更低的围术期死亡率、更好的行走能力和更短的住院时间。Arvinius 等观察了 65 例固定手术治疗的股骨转移性病变，结果发现病理性骨折后手术组的短期术后并发症发生率也高于预防手术组，病理性骨折后手术组与预防性固定即将骨折的患者术后立即死亡率分别为 11% vs 5%，（P=0.041）。这种现象表明完全病理性骨折和手术引起的损伤级联反应更大，完全病理性骨折组术后较高的并发症发生率可能导致死亡风险增高。与预防性固定治疗的患者相比，完全病理性骨折组患者的住院时间更长。在样本量为 22 ～ 105 例患者的系列研究中，预防性固定治疗在住院时间、术后步行能力、生活质量甚至死亡率方面均优于完全病理性骨折组。Ward 等发现，在接受重建髓内钉治疗的转移性病理性骨折患者中，与预防性固定组相比，完全病理性骨折组患者术后出院的可能性大大降低（45% vs 74%）。此研究发现可能具有一定的社会心理意义，因为肿瘤患者和家属通常希望患者在家里且与家人在一起的时间更多，而在医院或康复中心的时间少一些。Blank 等研究发现完全病理性骨折组的平均住院时间比预防性固定组患者的平均住院时间显著延长（8 天 vs 4 天，P=0.001）。此与 Arvinius 等（16 天 vs 8.2 天；P=0.012）和 Ward 等（11 天 vs 6 天；P=0.001）学者的研究结果相一致，完全病理性骨折组较高的术后并发症发生率可以部分解释这种现象。Blank 等研究发现，肢体长骨病理性骨折的预防性固定手术的平均总成本比完全病理性骨折患者固定手术的总成本低近 25 000 美元（P=0.036）。

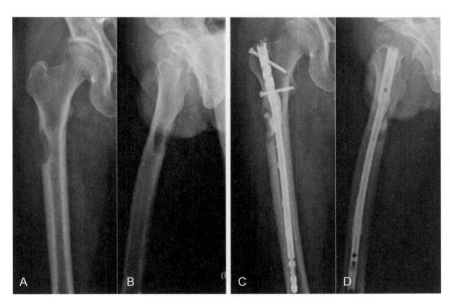

图 17-9　股骨干中上 1/3 骨转移瘤行预防性髓内钉固定术

患者，男，45 岁，肺癌股骨干中上 1/3 骨转移瘤溶骨性破坏 Mirels 评分 9 分，行肿瘤刮除骨水泥填充预防性髓内钉固定术。A、B. 术前 X 线前后位及侧位片显示股骨干中上 1/3 溶骨性破坏骨皮质轴向受累 > 30mm，周向受累 > 1/3 骨皮质，< 2/3 骨皮质；C、D. 术后 X 线前后位及侧位片

（四）微创治疗

1. 术前栓塞　作为一种临床上常用的辅助性治疗，可有效降低骨转移瘤患者术中出血量，主要适用于富血供骨转移瘤患者，包括肾癌、甲状腺癌和多发性骨髓瘤（图 17-10）。栓塞术也可以单独运用于放疗抵抗性骨转移患者，以达到肿瘤控制的目的。Pazionis 等对 118 例骨转移瘤患者（53 例患者进行术前栓塞，65 例患者不进行术前栓塞）进行病例对照研究，原发肿瘤均来源于肾癌、甲状腺癌、肝癌及多发性骨髓瘤。结果发现术前栓塞组患者的术中出血更少，手术时间更短；同时发现肿瘤大小与术中出血量呈正相关（$P=0.003$），阻断血管的程度、栓塞与手术之间的时间间隔与出血量无明显相关。

2. 股骨成形术　是一种透视下将骨水泥填充于股骨溶骨性病灶的经皮微创手术，手术原理类似于经皮椎体成形术。股骨成形术能即刻加固股骨、缓解疼痛、降低病理性骨折风险和改善患肢功能。符合手术指征的患者应满足：①患者生命体征稳定，没有严重的心肺疾病或局部炎症；②溶骨性病灶，病灶周围的皮质应相对完整（尤其病灶位于股骨距时）；③尚未发生病理性骨折。Plancarte 等对 80 例股骨近端骨转移患者进行股骨成形术，所有患者术后 7 ～ 30 天疼痛得到缓解；功能预后、VAS 和 KPS 评分改善均有统计学意义（$P < 0.001$）。股骨成形术目前在股骨近端转移瘤中的运用较为广泛，且通常需要与放疗相结合（图 17-11）。

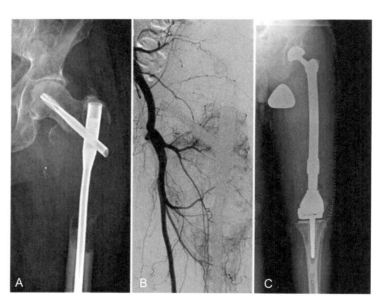

图 17-10　左股骨近端骨转移髓内钉内固定术后行全股骨肿瘤假体置换翻修术

患者，男，68 岁，左肾癌切除术后左股骨近端骨转移行股骨近端头髓髓内钉固定术后 18 个月，局部肿瘤进展，髓内钉即将断裂，股骨近端肿瘤血管栓塞术后行瘤段根切除全股骨假体置换。A. 股骨近端头髓髓内钉固定术后 X 线前后位片显示局部肿瘤进展，股骨近端严重溶骨性破坏；B. 股骨近端血管数字减影血管造影（DSA）后行肿瘤血管栓塞术；C. 行瘤段根治性切除全股骨肿瘤假体置换翻修术术后 X 线前后位片

3. 消融术　包括冷冻消融和射频热消融。冷冻消融术是在 CT 的引导下定点对肿瘤病灶冷冻消融（-40℃）。Li 等发现冷冻消融术联合唑来膦酸治疗疼痛性骨转移瘤患者的疼痛缓解率比单纯冷冻消融 / 单纯唑来膦酸治疗好（$P < 0.05$）。射频热消融是在 CT 的引导下定位病变组织，通过射频手段消融病变组织从而达到治疗目的。Di Francesco 等比较了长骨转移患者手术联合射频热消融（$n=15$）与手术联合放疗（$n=15$）的疗效，发现手术联合射频热消融 12 周时疼痛缓解率更高（53% vs 20%，$P=0.048$）。Ogura 等提出射频热消融联合预防性内固定可以预防骨转移瘤患者肿瘤播散及降低术中

出血量，且患者应满足下列所有指征：①长骨即将骨折；②需要髓内钉固定（即没有达到病灶切除＋假体置换的指征）；③骨肿瘤血管丰富（如骨髓瘤、肾细胞癌、甲状腺癌和肝癌骨转移瘤）；④放疗抵抗。射频热消融在缓解长骨转移瘤患者疼痛和肿瘤局部控制方面前景很大，但是目前仍缺乏大型的前瞻性研究报道。

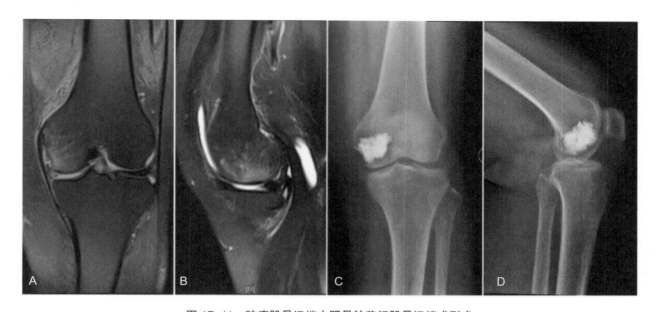

图 17-11　肺癌股骨远端内髁骨转移行股骨远端成形术
A、B. 术前 MRI 抑脂 T_2WI 冠状位及矢状位片显示左股骨远端高信号呈溶骨性改变；C、D. 术后 X 线前后位及侧位片

（五）综合治疗

1. 放疗

（1）术后放疗：放疗的主要目的是缓解疼痛和阻止疾病进展。一般手术后常规进行放疗，提倡微创手术和创伤小的髓内钉固定术后应立即进行放疗以防止肿瘤进展，常规开放性手术后应待伤口基本愈合后（2～3周）再进行放疗。第一次放疗效果不佳或出现新的疼痛性病灶时还可以进行补充放疗。立体定向放疗提高了周围正常组织耐受再次放疗的可能性。目前的随机对照试验还没有阐明最佳剂量方案，而且在评估比较单次大剂量分割与分次小剂量分割放疗的疗效方面，也没有发现疼痛、功能及并发症等结果组间的统计学差异。美国肿瘤放疗协会《肿瘤骨转移姑息性放疗指南》推荐的两组方案为 30Gy/10f 或 8G/f，临床运用最为广泛。Townsend 等研究发现单纯手术组二次手术率为15%（4/26），而手术联合放疗组二次手术率仅为 2.9%（1/34），同时手术联合放疗组一次手术与二次手术之间的时间间隔更长。结果证实术后放疗会减少植入物机械性失败的风险，同时延长首次手术和第二次手术之间的时间间隔。

（2）单独放疗：放疗目前依然是转移性骨肿瘤的主要疗法，同样，放疗也是股骨转移瘤主要疗法，可以单独用于股骨转移瘤的治疗。70% 的骨转移患者放疗后疼痛可以得到缓解，30% 的患者 1 个月内疼痛可以得到完全缓解。Katagiri 等报道，在 808 例骨转移患者中，749 例（93%）接受了非手术治疗，其中 623 例（77%）接受了放疗。然而，放疗后容易并发长骨病理性骨折。Keene 与 Mirels 的研究结果分别显示，放疗后长骨病理性骨折的发生率分别为 8.9% 和 35%。Tetsuo 与 Shimoyama 研究发现放疗后股骨病理性骨折的发生率为 7.7%，略低于其他研究；同时发现放疗后对放疗敏感性低的转移有早期出现骨折的趋势。放疗后发生股骨病理性骨折的时间文献中也有报道。Keene 等研究发现放疗后股骨病理性骨折的平均发生时间为 10 个月。Mirels 研究报道所有放疗后股骨病理性骨折发生在 6 个月内。Linden 等发现放疗后骨折发生的中位时间为 8.5 周（2～36 周），而 90% 的骨折发生在 6 个月内。Tatar 研究则发现所有放疗后骨折均在 6.6 个月内发生。在 Tetsuo 与 Shimoyama 研究发现 39.3% 的骨折在 3 个月内发生，而 63.6% 的骨折在 6 个月内发生。因骨转移破坏而减弱的股骨强度在放疗后需要几个月才能恢复。研究发现放疗完成后平均 3 个月在普通 X 线上可观察到骨骼的再生。虽然与短程放疗（8Gy/f）相比，长程放疗（20Gy/5f，30Gy/10f）被认为具有更好的局部控制效果。然而，尚未发现长程放疗和短程放疗股骨病理性骨折发生率间的差异。

2. 药理学制剂　FDA 已批准唑来膦酸和帕米膦酸特异治疗多发性骨髓瘤和实体肿瘤骨转移。目前唑来膦酸是临床上最有效的双膦酸盐制剂。唑来膦酸可以抑制血管生成，癌细胞侵袭、迁移和转移，以及骨质溶解，刺激 T 细胞活性，诱导癌细胞凋亡，因此唑来膦酸可以有效延迟骨转移瘤患者骨相关事件。双膦酸盐能否延长骨转移瘤患者的生存期一直存在争议，早期乳腺癌试验协会阐明双膦酸盐能够明显提高绝经后乳腺癌患者的生存期。与单纯去势治疗相比，唑来膦酸联合去势治疗能明显延迟前列腺癌患者第一次骨相关事件的发生（P=0.0088），但两者间生存期无明显差异。2010 年，FDA 批准了地舒单抗运用于有骨质破坏的骨转移瘤患者。地舒单抗是 NF-κB 受体激活蛋白配体的全人源单克隆抗体，能有效地抑制破骨细胞生成及骨质溶解。地舒单抗 120mg 常规皮下注射预防实体肿瘤骨转移患者骨相关事件优效于唑来膦酸，并且毒性更低。

五、总结

人口的老龄化预示着癌症和随之而来的继发性并发症（如骨转移）的发病率将继续增加。股骨干骨转移瘤已是肿瘤晚期阶段，适宜的治疗需要多科学专家会诊共同决策。骨折预测系统对即将骨折的提前干预具有重要意义，患者的预期生存期可以指导手术策略的选择。但目前仍没有统一的病理性骨折预测系统和预后预测系统。长骨病理性骨折的预防性干预措施无疑将在未来变得越来越重要，迫切需要建立一种病理性骨折的预防性治疗共识与规范，以最有效改善预后。放疗可以明显缓解大多数患者的疼痛，但是关于放疗的最佳次数和剂量目前仍没有定论。尽管骨水泥在手术中的作用还存在争议，骨水泥型或非骨水泥型髓内钉固定即将骨折和病理性骨折的整体疗效令人满意。最近，碳纤维增强聚醚醚酮（PEEK）钉被开发用于转移病灶的骨干固定，其不仅在机械强度方面有良好的强化效果，在联合术后辅助放疗方面也有益处。微创技术目前既可以作为辅助性治疗手段又可以作为单纯姑息性治疗手段。新兴的精确导航技术运用于临床将会是微创技术的又一次飞跃。不懈地探索骨转移瘤基础研究将有助于开发新型靶向药物。由于癌症治疗的复杂性尚难以建立统一的解决方案，最终的治疗取决于每个特定患者的健康状况及其特定的健康需求。

第三篇　脊柱转移瘤的外科治疗

第18章　脊柱转移瘤影像学研究

　　骨骼是转移性疾病的第三大好发部位，仅次于肺和肝。脊柱又是骨转移最常见的部位，5%～10%的癌症患者会发展为脊柱转移。不同原发肿瘤的脊柱转移发生率也不尽相同。常见易发生骨转移的肿瘤包括乳腺癌、肺癌、前列腺癌、肾癌、甲状腺癌、胰腺癌。脊柱转移瘤可以侵犯骨质、硬膜外间隙、软脊膜和脊髓。硬膜外病变占脊柱转移病灶的90%以上，可分为单纯性硬膜外病变和椎体转移累及硬膜囊的病变。硬膜内髓外转移和髓内转移较罕见，分别占脊柱转移瘤的5%～6%和0.5%～1%。早期发现脊柱转移并进行干预对患者的预后至关重要。

　　用于脊柱转移瘤的成像技术包括以X线为基础的成像技术（普通X线片和CT）和MRI，核医学手段（骨闪烁成像或SPECT、PET或PET/CT等）。然而，早期发现脊柱转移灶并与其他骨病变做出鉴别及对脊柱转移灶的发展变化进行随诊观察，需要遵循一套严格的路径方法并选择合适的影像学手段。同时，还必须强调临床评估和体格检查的重要性。如果不考虑患者临床和体检特征，则不会形成恰当的影像学检查方案。

一、X线片

　　X线片常规用于评估特定创伤和退行性变性引起的颈部和腰背部疼痛。当怀疑存在脊柱转移瘤时，应当首先行脊柱X线片检查。然而X线片敏感性较低，仅能发现直径1cm以上的病灶和50%以上的骨盐丢失，而高达40%的病变可能无法通过X线发现。在骨转移起始阶段，X线片常表现为骨量减少，当肿瘤引起50%以上骨皮质破坏时，X线片可以粗略地评估骨质破坏的程度和病理性骨折的风险。其对肿瘤入侵椎旁和椎管的判断同样相当困难。硬膜外病变可能表现为椎体后缘或椎弓根的骨质破坏，30%的硬膜外转移瘤病例中X线片可见椎体后缘或椎弓根的虫蚀样改变。X线片的椎弓根征（椎弓根破坏消失）是脊柱转移瘤溶骨性骨转移的特征性表现（图18-1，图18-2）。

二、骨扫描

　　核素骨显像（骨闪烁成像技术）是一种基于放射性示踪剂的成像方法，可监测转移灶附近成骨细胞活性增加引起的骨代谢和骨结构的病理变化，已成为筛查全身骨转移的标准影像学检查方法，是目前诊断骨转移瘤的首选方法。骨扫描的原理是将一定剂量的锝亚甲基双膦酸盐（^{99m}Tc-MDP）经静脉注入体内，通过血液循环到达骨骼，^{99m}Tc-MDP以化学吸附方式与骨骼中的羟基磷灰石晶体和非晶体磷酸钙结合。用单光子发射断层成像仪在体外探测^{99m}Tc发射的射线，探测骨骼病灶功能形态，并从分子水平反映人体的骨代谢变化。示踪剂聚集在由病变引起的反应性新生骨形成处，聚集的量与血流供应相关。虽然骨显像的敏感性较高但其特异性较低，示踪剂可以浓聚在任何骨代谢增高的部位，如创伤、感染、退行性关节病、骨质疏松。核素的高摄取主要位于中轴骨，可见点状放射性浓聚病灶，但是很多良性病变，如外伤、炎症、骨质增生也发生核素浓聚的假阳性。假阴性则常见于多发性骨髓瘤（25%）、白血病、未分化癌，因此骨扫描不适用于多发性骨髓瘤患者的初始诊断。单光子发射计算机断层扫描（single photon emission computed tomography，SPECT）（图 18-3）提高了核素骨显像的特异度和敏感度，尤其对于侵犯骨皮质的较大病灶，某些情况下对病灶的显示能力优于 CT、MRI、X 线片。

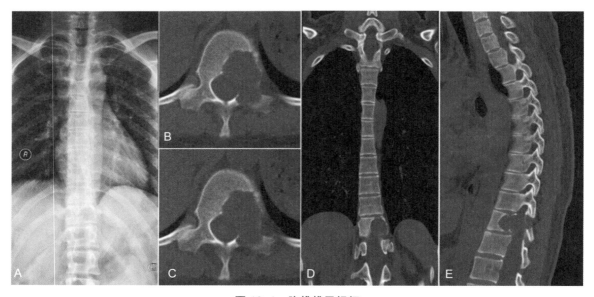

图 18-1　胸椎椎弓根征

患者，女，34 岁，乳腺癌胸 11 椎体转移瘤。A.X 线前后位片显示胸 11 椎体左侧椎弓根征；B ～ E.CT 横断位、冠状位及矢状位片显示胸 11 左侧椎弓根溶骨性改变

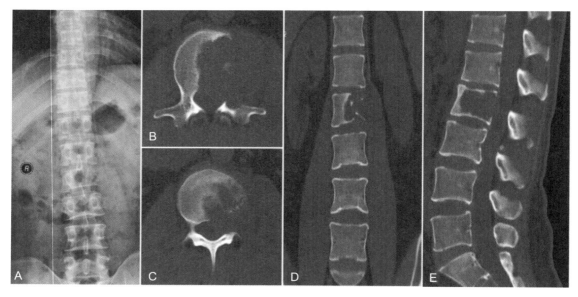

图 18-2　腰椎椎弓根征

患者，男，36 岁，肝癌腰 2 椎体转移瘤。A.X 线前后位片显示腰 2 椎体左侧椎弓根征；B ～ E.CT 横断位、冠状位及矢状位片显示腰 2 左侧椎弓根溶骨性改变

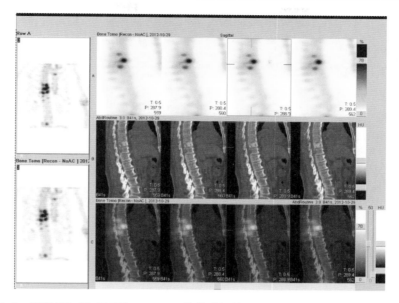

图 18-3　SPECT-CT 显示胸 10 ～ 12 椎体放射性摄取增加，椎体后缘骨皮质不连续

　　核素骨显像（图 18-4）扫描范围大，可以区分单发与多发病灶。在已知原发肿瘤的患者中，骨显像如果显示存在多个高浓聚区时提示骨转移；而单一部位的浓聚即使在肿瘤患者中也只有 50% 存在骨转移。单发或多发性病灶可见于肿瘤骨转移、多发性骨髓瘤、Paget 病、感染，偶尔可见全骨髓转移导致骨骼摄取 ^{99m}Tc-MDP 弥漫性增加的"超级影像"。尽管大部分骨转移灶表现为热结节，但部分侵袭性较强的转移瘤因缺乏反应性新骨，而单纯溶骨性病变对示踪剂摄取极少，可表现为冷结节。由于缺乏特异性，骨扫描阳性的患者应结合其他放射显影技术来判断病情变化。

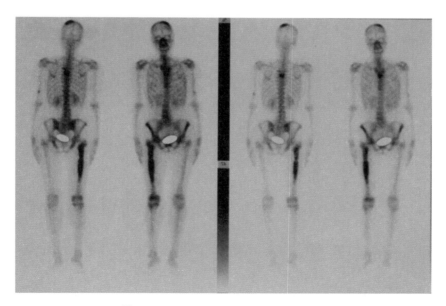

图 18-4　全身 ^{99m}Tc 骨显像显示胸 6 椎体及右侧股骨干中上段骨转移

三、计算机断层扫描

　　计算机断层扫描（computed tomography，CT）能够评估骨皮质和骨小梁的完整性，并呈现脊柱

的空间结构，同时有助于区分骨转移瘤和血管瘤。尽管有研究显示计算机断层扫描的敏感度只有 77.1%，近似于骨扫描（75.1%），明显低于 PET（86.9%）和 MRI（90.4%），CT 的特异度 85% 明显低于 PET（97%）、MRI（96%）和 SPECT（93%），但其仍是治疗前必要的检查。CT 可以较好地显示骨骼结构，可以发现 2mm 左右的病灶，因此可以较 X 线片早 6 个月显示脊柱转移病灶。CT 还可观察包括椎体后壁在内的骨皮质的完整性，尤其是上颈椎骨质的改变。CT 矢状位和冠状位重建有利于术前对脊柱病理性骨折的整体评估（图 18-5）。虽然 16排 /64 排螺旋 CT 在评估骨结构时提供了出色的图像质量和较高的空间分辨率，但仍可

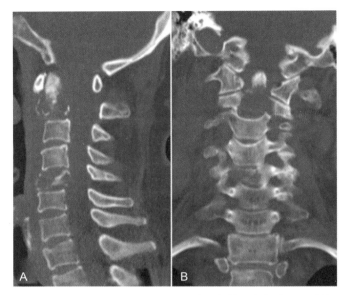

图 18-5　CT 评估骨皮质和骨小梁的完整性和脊柱的空间结构
A、B.CT 矢状位及冠状位片显示颈 2、颈 5 椎体溶骨性改变，周缘骨皮质破坏明显合并病理性骨折

能无法发现没有明显骨质破坏的病灶。Buhmann 等发现 MRI 在诊断骨转移的准确性上（98.7%）明显优于 16 排 /64 排螺旋 CT（88.8%），多排螺旋 CT（MDCT）的敏感度（66.2%）低于 MRI（98.5%）（$P < 0.0001$），特异度无明显差异（MDCT 99.3% vs MRI 98.9%）。CT 的一个不可避免的缺点是射线引起暴露部位放射损伤的风险。

四、CT 脊髓造影

CT 脊髓造影对于不宜做 MRI 检查（如安置心脏起搏器的患者，严重幽闭恐惧症的患者）而需要行椎管检查的患者是一个很好的选择。CT 脊髓造影可以显示骨的完整性和硬膜囊的结构，可以获得比 MRI 更好的软组织显影，同时还可以抽取脑脊液进行检测。转移性疾病的 CT 脊髓造影可以表现为神经根增粗、蛛网膜下腔占位或蛛网膜下腔阻塞。

五、FDG-PET/CT

^{18}F 标记的脱氧葡萄糖正电子发射断层扫描（^{18}F-labeled deoxyglucose positron emission tomography FDG-PET）可以监测到骨髓内癌细胞糖代谢的升高，成为检查骨和骨髓转移的一个较为敏感的方法。^{18}F-FDG-PET 和 ^{18}F-FDG-PET/CT 发现脊柱转移灶的敏感度分别为 74% 和 98%。有研究显示 ^{18}F-FDG-PET/CT 可以区别骨质疏松和 ^{18}F-FDG 依赖性恶性肿瘤引起的椎体压缩性骨折。Duo 等进行的一项回顾性研究表明，PET/CT 与 MRI 相比敏感度分别为 80.3%、83.7%，特异度分别为 98.9%、97.7%。PET/CT 不仅可以用于脊柱转移早期诊断、了解病灶性质，还可以通过三维重建精确定位病灶，为手术治疗提供方案（图 18-6）。PET 价格高昂，在临床运用受到一定的限制。然而，必须强调的是 PET/CT 诊断骨和骨髓转移的特异性并不是 100%，肿瘤和急性炎症在 PET/CT 均可表现为高亮信号，最终确诊仍依赖于病理活检（图 18-7）。

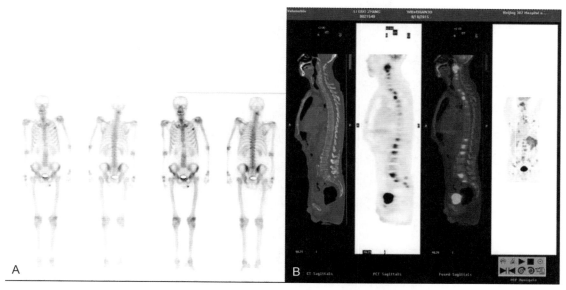

图 18-6　PET/CT对于诊断脊柱转移病灶具有高敏感性

A. 全身 ^{99m}Tc 骨显像显示左前第 3 肋点状放射状摄取增高影，颈椎上段团状放射性摄取增高影；B. PET/CT 提示颈胸腰椎、胸骨及骨盆诸骨多发放射性摄取增高灶，相应部位骨质破坏，部分椎体周围软组织肿物形成，颈 1 椎管受侵

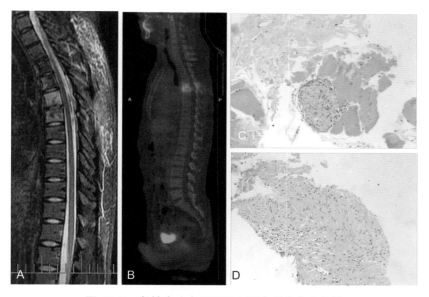

图 18-7　急性炎症在 PET/CT 可表现为高亮信号

患者，男，23 岁，非霍奇金淋巴瘤综合治疗后 21 个月 PET/CT 发现胸椎病变穿刺活检提示结核感染。A. MRI T_2WI 矢状位片显示胸 5～6 椎体信号异常伴周围软组织水肿；B. PET/CT 脊柱矢状位片显示胸 5～6 椎骨代谢活性增高，椎体骨质异常伴椎旁软组织影；C. 胸 6 椎体旁软组织穿刺活检结果提示慢性及肉芽肿性炎；D. 胸 6 椎体穿刺活检结果提示骨间纤维组织增生，伴肉芽肿性炎及干酪样坏死，坏死组织中散在抗酸杆菌，符合结核病特征

六、磁共振成像

磁共振成像（magnetic resonance imaging，MRI）作为一种较为先进的技术，比 DR、CT 更加敏感，甚至可能比放射性核素扫描更敏感。其具有直接三维成像、高软组织分辨率、能够对脊柱整体观察、准确显示肿瘤转移发生部位的优势，对骨髓早期变化能够做出诊断。一般认为椎体转移病灶存在两个阶段，即早期的代谢改变阶段和后期的形态改变阶段。骨髓替代是脊柱转移瘤早期 MRI 特

征，MRI 能敏感地显示脊髓水肿及"骨髓脂肪替代征"。MRI 还可清晰显示椎管、硬脊膜及蛛网膜下腔等结构和受累情况，也可观察脊柱转移瘤引起的椎旁软组织肿块及范围。脊柱转移瘤的 MRI 表现包括椎体周壁特别是椎体后壁向外膨胀；在椎弓根或后侧椎弓内信号异常；硬膜外浸润或硬膜外肿块；椎旁软组织肿块。良性椎体压缩性骨折和恶性肿瘤椎体病理性骨折 MRI 表现存在很大的相似性。椎体压缩性骨折急性期骨髓水肿，在 T_1WI 上表现为低信号，在 T_2WI 上表现为高信号，骨髓形态的改变可以帮助判断是良性骨折还是病理性骨折。对于判断良性骨折还是转移性病灶，表观弥散系数（ADC）定量绘图替代定性的弥散加权成像（DWI）图像可以提供更有价值的信息，已经证实转移性病灶的 ADC 值较正常组织更低。

MRI 是唯一能够直接通过高空间分辨率形象化地展示骨髓和其组成成分的显像技术。T_1WI 自旋回波序列和反转恢复序列的结合将成为对骨髓异常情况探测最有用的方法，并且能够区分良性和恶性的骨髓变化。MRI 检查的禁忌证：体内安置心脏起搏器、体内存在其他金属制品、部分患者出现幽闭恐惧症等；同时检查时间较长是其不足之处。

（一）MRI 序列

正常的骨髓包含脂肪和水。当出现病理改变时，脂肪可能以扩散、浸润或者单纯性丢失的方式消失。因为脂肪和水的构成比发生改变，所以获得的磁共振信号强度也不同。通过不同的 MRI 序列突出或抑制某些信号达到便于观察病变的目的。常用 MRI 序列包括自旋回波序列（SE）、快速自旋回波序列（FSE）、梯度回波序列（GRE）、反转恢复（IR）序列［包括水抑制（FLAIR）和脂肪抑制（STIR 与 FS）］、平面回波序列（EPI）等，其中最常用于脊柱转移瘤的显像模式为 T_1WI、T_2WI、STIR、GRE、DWI。

（二）T_1WI、T_2WI

椎体主要由骨组织、红骨髓、黄骨髓 3 种成分组成，随年龄增长红骨髓逐渐减少而黄骨髓逐渐增加，附件骨的脂肪量比椎体多，正常成人椎体由含有 25% ～ 50% 脂肪的红骨髓组成，脂肪百分比随年龄增长而增加。在 T_1WI（T_1 weighted image）上脂肪的信号比水短，因此含 80% 脂肪的多脂肪骨髓显现出一个高信号并且任何呈现低信号的病灶将很容易被发现。转移瘤病灶在 T_1WI 上相对于正常组织总是呈现低信号（图 18-8）。如果相邻椎体不进行对比，广泛的椎体骨髓病变可能被误认为是正常的显像。

在 T_2WI 上，通常认为转移瘤病灶的含水量较高，因此呈现高信号，但这并不是绝对的，临床上转移瘤病灶在 T_2WI 可表现为低信号、高信号、混合信号。国内有学者对 60 例脊柱转移瘤患者（249 椎）进行分析，显示 148 椎为高信号，87 椎为混合信号，14 椎为低信号。在 T_2WI 上，转移灶周围经常（但不是一贯的）有一个明亮的信号圈包绕着低信号病灶（月晕征）。月晕征和弥散高信号通常提示为转移性病灶（敏感度，75%；准确度，99.5%）。牛眼征（骨病变中心高信号的聚集点）是正常造血骨髓的一个特异性指标（敏感度，95%；准确度，99.5%）。

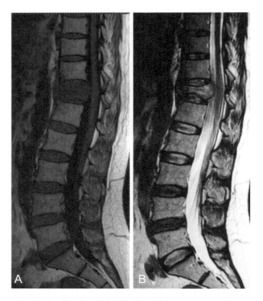

图 18-8 胸 12 椎体转移瘤病理性骨折伴硬膜外脊髓压迫 MRI 表现

A. MRI T_1WI 矢状位片显示胸 12 椎体转移瘤呈低信号；B. MRI T_2WI 矢状位片显示胸 12 椎体转移瘤呈高信号和混合信号，椎体压缩变扁，椎体后壁后凸压迫硬膜囊

增强 MRI 是在平扫的基础上通过静脉注射对比剂，而使病灶进行显影的检查方式。对肿瘤病变的增强对比十分重要，因为它可以强化硬膜外的肿瘤病变（尤其在硬膜外腔），同时可以辨别髓内和硬膜内髓外的病变（图 18-9）。然而，在 T_1WI 上，强化的转移灶和正常骨髓信号强度相当，可能被夸大。抑制正常高脂肪骨髓信号的序列可以清楚地识别强化的转移灶。通过抑制高脂肪骨髓信号明亮的背景，增强后的 T_1WI 加脂肪抑制序列可以凸显骨髓肿瘤病灶，但病灶的轮廓较模糊（图 18-10）。

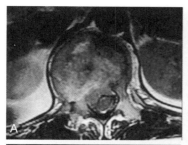

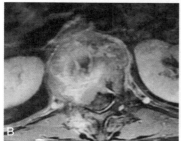

图 18-9　脊柱转移瘤硬膜外脊髓压迫 MRI 表现

A. MRI T_2WI 横断位片显示椎体呈等或稍高信号，椎体后壁突入椎管，硬膜囊压迫；B. 增强 MRI T_1WI 横断位片显示椎体呈强化高信号，突入椎管内的病椎与硬膜囊对比明显，右侧椎旁肌散在强化影

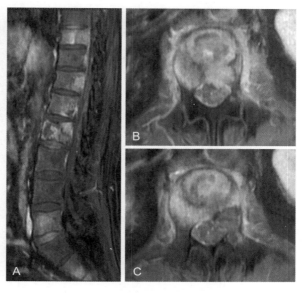

图 18-10　脊柱转移瘤增强 MRI 表现

A. 增强 MRI T_1WI 矢状位片显示多个椎体呈不均匀强化高信号，腰 2 椎体呈混杂信号合并病理性骨折；B、C. 增强 MRI T_1WI 横断位片显示腰 2 椎体呈不均匀强化高信号，病灶周围软组织强化轮廓较模糊，呈火焰状，椎体后壁不完整，脊膜可见强化

（三）脂肪抑制序列

180° 脉冲反转脉冲最初用作反转恢复（IR）序列。反转恢复序列被选择用来取消脂肪信号。这种序列可以在任何 MR 单元上获得，但遗憾是，它随时间不断损耗，仅有有限数目的切片能够捕获。这一点可以通过短反转时间反转恢复（STIR）序列来克服。

虽然在显示病灶的显著度上，脂肪抑制 T_2WI 和 STIR 显像上是相似的，但是前者序列有几个实用的优势，包括每单位时间可以获得更多的切片以及提升组织特异性。T_1WI、T_2WI 和脂肪抑制序列中的任意一个的结合对骨髓病灶的评价都非常有效（图 18-11，图 18-12）。

在脂肪抑制的 T_1WI 上，转移性疾病显示的是混合的高信号；反之，非肿瘤性的病灶信号强度较低。STIR 序列能较准确了解椎体内的肿瘤成分，对病变的发现最敏感，特别是溶骨性转移（图 18-12）。

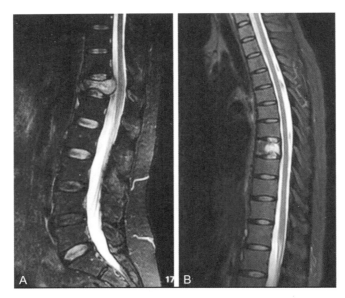

图 18-11 脊柱转移瘤 MRI 脂肪抑制像

A.MRI T₂WI 自旋回波序列矢状位片；B. MRI T₂WI 快速反转恢复序列矢状位片

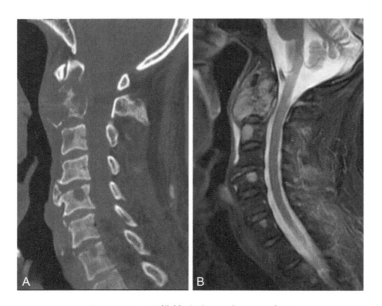

图 18-12 颈椎转移瘤 CT 与 MRI 表现

A. CT 矢状位片显示颈椎多发椎体溶骨性破坏病灶，颈 2 椎骨齿状突内骨质及周缘骨皮质破坏明显合并病理性骨折；B.MRI STIR 矢状位片显示颈椎多发椎体内高信号影，颈 2 椎体高信号椎体前壁和后壁向外膨胀，硬膜囊受压

（四）弥散加权成像

弥散加权成像（DWI）除了直接观察组织信号改变外，更重要的是能够进行 ADC 的计算，有利于对病变进行量化分析。在细胞密度较高的组织中（肿瘤），由于细胞内和细胞间膜的阻隔限制了扩散（即扩散屏障），ADC 逐渐下降。文献中对于利用 DWI 区分脊柱病灶的良恶性存在争议。Tang 等通过定量分析弥散成像的 ADC 值发现恶性骨折的 ADC 值明显低于良性骨折的 ADC 值，DWI 可鉴别良恶性脊柱骨折。骨髓对比率是将病变的信号强度与自身正常骨髓的信号强度相比较，消除了外在因素的影响，其差异是由病变本身所致，故可作为定量评价的一个指标。ADC 的定性评价应该是客观的、可比的参数以便于区分脊柱组织的良恶性。不幸的是，MRI 经常无法区分良性骨折和肿

瘤引起的恶性骨折改变。Hanna 等对比研究了 21 个 MRI 图像和组织学样本，其中 7 处为肿瘤，其他 14 处为非肿瘤。所有的肿瘤病变部位，在 MRI 上均表现异常，但是 MRI 扫描在非肿瘤区却出现了假阳性。对于成功治疗的椎体转移瘤，DWI 序列可能显示低信号。

（五）全身磁共振扫描

全身磁共振扫描作为一种新的选择可以提高转移性疾病的检出率，以及多发性骨髓瘤、骨淋巴瘤诊断的准确率。在传统的 MRI 检查台上引入一个滚动台可以实现全身扫描，FSE、T_1WI、STIR 技术的运用使得全身扫描可以在 1 小时内完成。随着平行成像技术和总矩阵线圈概念的发展，MRI 扫描在不降低空间分辨率的前提下采集时间不断缩短，更加复杂、灵活的检查也将会实现。

七、治疗手段中影像学技术的运用

无论是外科手术还是放射治疗，都需要对转移瘤病灶精确定位。与传统外放射治疗（cEBRT）相比，影像引导下的调强适形放射治疗（IG-IMRT）显著提高了放疗的精确度。脊柱肿瘤切除后路经椎弓根螺钉内固定可以达到去除肿瘤、椎管减压、稳定脊柱、矫正畸形的目的。由于椎弓根无法直视，盲打置入椎弓根螺钉技术很大程度取决于解剖标志和外科医生经验。计算机导航技术的运用很大程度避免了盲打置钉技术的不足。现在 Iso-C 三维导航已成为脊柱肿瘤治疗的重要辅助手段。有研究显示 MR 引导的高强度聚集超声（MR-HIFU）在减轻脊柱转移瘤引起的疼痛上获得较好疗效。激光间质热消融技术最初用于颅内肿瘤的消融，其也可以作为分离手术的替代方案治疗高级别硬膜外脊髓压迫。激光间质热消融的手术操作是在 MR 引导和监测下完成，在图像导航下将激光探头插入受累的硬膜外腔，通过热损伤达到肿瘤消融的目的。特定的 MRI 序列可以显示受累组织内的热量强度和扩散范围，从而对热损伤进行实时监测。

八、总结

影像学检查在评估脊柱转移性疾病上起着重要作用，X 线作为骨骼疾病的常规检查手段，敏感性、特异性均较低。骨闪烁显像技术可以全身显像，辨认单个或多个病灶，但特异性不高。CT 可以很好地显示脊柱结构的完整性和任一节段的骨质情况，MRI 具有更高的对比度和分辨率，可以早期显示骨转移。尤其 MRI 矢状位扫描时可同时观察多个椎体，具有较大的扫描野，因而易发现多发椎体转移性病变，并可较好地评估软组织受累情况。因此，当骨扫描或 PET 发现脊柱异常征象或临床怀疑脊柱转移时，应及时行 MR、CT 等检查。由此能够准确获得转移灶的分布、数目、形态、性质、大小，以及是否侵犯邻近组织等信息，为临床及时诊断治疗和预后评价提供可靠数据。影像学技术的进步不仅提高了脊柱转移瘤诊断的能力，也为其治疗带来了新的思路和选择。

第19章 脊柱转移瘤预后及预测研究

大多数情况下，恶性肿瘤死亡的发生是由于转移和并发症而不是原发肿瘤本身。脊柱转移瘤是恶性肿瘤的晚期严重并发症，其治疗以提高患者的生活质量为中心，提倡多学科联合治疗。脊柱转移瘤预后及预测研究在指导治疗决策方面意义重大。一方面，脊柱转移瘤会引起严重的骨痛和病理性骨折，脊髓受压常可导致患者截瘫，因此脊柱转移瘤的治疗需要在短期内进行。另一方面，脊柱转移瘤患者放化疗后骨髓抑制、严重神经功能损伤、尿失禁、肥胖、营养不良及皮质激素使用等不利影响因素在术前很难控制，术后切口不愈合与感染等并发症发生率较高。另外，转移性硬膜外脊髓压迫症（metastatic epidural spinal cord compression，MESCC）患者的预期生存期相对较短，脊柱转移瘤及其并发症治疗所消耗的医疗卫生护理资源及费用较大。

脊柱转移瘤的预后预测研究主要包括 3 类：预测影响整体生存期危险因素的研究；确定影响 MESCC 和（或）脊柱压缩性骨折术后及放疗后生存期危险因素的研究；评估脊柱转移瘤进展至 MESCC 和（或）脊柱压缩性骨折临床或影像学危险因素的研究。脊柱转移瘤的预期预后研究的目的：避免过度医疗，规避手术风险；在患者健康恶化之前，合理选择治疗模式；明确风险因素，降低激进性手术术后并发症发生率；为干预性治疗的选择提供依据。

一、预测影响整体生存期危险因素的研究

（一）典型的生存期预测评分系统

目前，预测脊柱转移瘤生存期的评分系统大致分为传统评分系统（2005 年或之前提出）和新式评分系统，传统评分系统包括原始 / 修订的 Tokuhashi 评分系统、Tomita 评分系统、Bauer 评分系统和 Linden 评分系统等；新式评分系统包括 Lei 和 Liu 评分系统、Bartels 评分系统、Rades 评分系统、Bollen 评分系统、Katagiri 评分系统、Mizumoto 评分系统、Dutch 评分系统、OSRI 和 RRRP 等。其中以 2005 年修订的 Tokuhashi 评分系统和 2001 年的 Tomita 评分系统使用最为广泛。1989 年，Tokuhashi 等首次运用预测模型评估脊柱转移瘤预后，提出脊柱转移瘤术后生存期评分系统，共纳入 6 个参数：一般状况（使用 KPS 评分来评价）、脊椎转移瘤数量、内脏器官的转移、脊柱外骨转移瘤数量、原发肿瘤部位和脊髓损伤的严重程度。每个参数 0 ～ 2 分，总分 12 分。9 分以上提示预后良好，< 5 分提示预后不佳。2005 年，Tokuhashi 将原发病灶部位的权重由原（0 ～ 2 分）提高至（0 ～ 5 分），修订后的 Tokuhashi 评分总分 15 分。总分 0 ～ 8 分，预计生存期 < 6 个月；总分 9 ～ 11 分，预计生存期 ≥ 6 个月；总分 ≥ 12 分，预计生存期 ≥ 12 个月。Tomita 等（2001 年）发明了一种较为简便的评分系统，包括 3 个参数：原发肿瘤位置、是否有内脏转移、骨转移数量。然而，与 Tokuhashi 评分系统相反，此系统分数越低提示预后越好。

此外，传统的生存期评分系统还包括 Bauer 评分系统（1995 年）和 Linden 评分系统（2005 年）等。Bauer 评分系统共纳入包括 5 个参数：无内脏转移，无病理性骨折，孤立性骨转移，非原发性肺癌，原发肿瘤为乳腺癌、肾癌、淋巴瘤或骨髓瘤。考虑到病理性骨折仅在四肢骨转移瘤的患者中较为多见，Leithner 等排除病理性骨折这一预后因素，重新修订了该评分系统。修订的 Bauer 评分系统将患者分为 3 组：总分为 3 ～ 4 分，提示中位生存期为 28.4 个月；2 分者中位生存期为 18.2 个月。Linden 评分系统则包括 KPS、原发肿瘤类型和内脏转移 3 项预后因素，总分 6 分，0 ～ 3 分中位生存期为 3 个月；4 ～ 5 分中位生存期为 9 个月；6 分中位生存期为 18.7 个月。

上述评分模型均为 2005 年之前提出，其有效性已得到国内外诸多研究的报道和验证。但随着癌症治疗水平的提高，尤其是靶向治疗和手术技术（椎体成形术、微创手术和经皮内固定）取得重大进展，脊柱转移瘤患者生存期也得以改善，传统评分系统的适应性备受争议，近年来越来越多的文献报道其准确性有所下降。

在新式评分系统中，Lei 和 Liu 评分系统（2016 年）共纳入 5 个预后因素：原发肿瘤类型、术前行走状态、内脏转移、术前化疗和癌症诊断时骨转移。总分 10 分，分为 3 组：0 ～ 2 分者，中位生存期为 3.3 个月，术后行走率为 35.7%，适合单纯放疗或非手术治疗；6 ～ 10 分者，中位生存期超过 12 个月，术后行走率为 95.9%，可以考虑采用更为激进的手术方式；3 ～ 5 分者则是单纯减压手术的最佳人选。值得注意的是，该评分系统考虑到了靶向治疗和激素治疗对生存期的影响，根据患者是否接受靶向药物将肺癌患者分为 2 个亚组，根据乳腺癌和前列腺癌对激素治疗的敏感性也分为 2 组。此外，评分系统还考虑了患者的功能预后。Rades 评分系统（2013 年）则包括 8 项预后因素：年龄、ECOG 表现评分、脊椎骨转移数量、步行状态、脊柱外骨转移、内脏转移、从癌症诊断到 MESCC 接受放疗的时间和进展至运动缺失的时间，并分别对乳腺癌、前列腺癌、结直肠癌、肾癌及不明原发肿瘤等接受放疗的进展期 MESCC 的生存期进行了有效预测。Bollen 评分系统（2014 年）共纳入 3 个预后因素：临床特性、KPS 和内脏转移。根据原发肿瘤的临床特征分为有利、一般和不利三组，但未涵盖原发肿瘤分类的详细信息。对于有利临床特征的原发肿瘤应考虑 KPS 和内脏 / 脑转移，而不利或一般临床特征的原发肿瘤仅需考虑 KPS 情况。该评分系统将患者分为 4 个亚组，相应的预计中位生存期为 31.2 个月、15.4 个月、4.8 个月、1.6 个月。

原发肿瘤部位与内脏器官的转移是所有的生存期评分系统中最常用的预测因素。而 Balain 等制定了只包括原发肿瘤病理（PTP）和一般状况（GC）2 个因素的最为简便的 Oswestry 脊柱风险指数（OSRI），OSRI=PTP +（2 − GC）。Fleming 等和 Whitehouse 等进行了前瞻性验证，认为这个简单的评分模型能够精准预测脊柱转移瘤患者的生存期。

此外，Rief 等研究发现病灶病理性骨折、骨转移瘤数量、额外远处转移与非小细胞肺癌的生存期相关。Lau 等发现体质指数（19 ～ 30kg/m²）、临床疼痛、术前行走、KPS 评分、放疗、原发肿瘤类型、脊柱外转移和脊椎转移瘤数量等因素均为脊柱转移瘤术后生存期的独立预后性因素；再次手术对转移瘤复发患者是一个可行选择，可为脊柱转移瘤术后复发患者提供更长的生存期。Wang 等研究发现雌激素受体、孕激素受体和人类生长因子受体 2 水平是明确乳腺癌亚型和预测患者对辅助性治疗反应的关键因素。雌激素受体 / 孕激素受体阴性和三阴性乳腺癌脊柱转移瘤患者的 Tokuhashi 评分中原发病灶部位应从 5 分降到 3 分，Tomita 评分中原发肿瘤应从低度生长调整至中度生长。

（二）单一预测评分系统的评估

Yamashita 等和 Gakhar 等均认为修订的 Tokuhashi 评分预测脊柱转移瘤患者生存期有效、可信。

Wang 等则发现 Tokuhashi 评分与修订的 Tokuhashi 评分系统预测多种脊柱转移瘤患者生存期均有意义，两种评分系统在前列腺和乳腺转移瘤组可信度更高，但修订的 Tokuhashi 评分较 Tokuhashi 评分统计学精确率更高。2009 年，Tokuhashi 等通过前瞻性验证提出修订的 Tokuhashi 评分系统的准确性为 89.7%。2018 年，Uei 和 Tokuhashi 等针对 207 例脊柱转移的肺癌患者创建了一个新型评分系统，该评分系统纳入了 4 个预后因素：患者的一般状况、瘫痪程度、肺癌的病理类型和分子靶向药物治疗，研究表明患者实际生存期和预计生存期的一致性达到 76.2%。

虽然多个研究验证 Tokuhashi 评分系统似乎是一个广泛使用的较为准确的脊柱转移瘤生存期预测工具。但部分研究也发现了相反的结果，Yu 等研究发现， Tokuhashi 评分系统在肺癌脊柱转移瘤中的预测准确性仅为 8.6%。Lee 等同样指出患者实际生存期明显超过修订的 Tokuhashi 评分系统预测的生存期。Chen 等研究发现，尽管修订的 Tokuhashi 评分系统可用于评价脊柱转移瘤患者（尤其是肝癌），但如果该评分系统纳入血清白蛋白和乳酸脱氢酶水平，则可以获得更准确的预后模型。Oliveira 等认为脊柱转移瘤预测标准的建立应基于可获得数据。一方面，Tokuhashi 评分系统的完整评估需要复杂、耗时、昂贵的影像学工具，更重要的是脊柱转移瘤 MESCC 急诊手术前，其组织学诊断和肿瘤分期数据往往不可获得。手术决定标准应基于临床和神经学损伤变化，而不只是依赖于预后性的判断。Hessler 等认为脊柱转移瘤患者的治疗结果取决于多学科间合作平台，尤其与日益改善的系统性个体化治疗相关。

（三）多个预测评分系统的评估

Tabouret 等对 148 例转移性硬膜外脊髓压迫患者进行分析研究，从而评估 Tomita 和 Tokuhashi 评分系统的准确性。研究结果显示，Tomita 评分系统预测生存期与实际生存期相差较大，无统计学意义；Tokuhashi 评分系统具有相关性，但生存期的预测准确性仅为 51%。弓伊宁等通过回顾性分析 221 例脊柱转移瘤患者的临床资料，发现在 5 种常见的病理类型中，Tomita 评分对乳腺癌脊柱转移瘤、修订的 Tokuhashi 评分对甲状腺癌脊柱转移瘤的预测准确性相对较好，分别为 43.5% 和 56.3%；两者对肺癌脊柱转移瘤的预测准确性最差，Tomita 评分和修订的 Tokuhashi 评分对其预测准确性分别为 22.2% 和 26.3%。另一项 meta 分析也显示修订的 Tokuhashi 评分系统的预测准确性为 63%，且其准确性呈逐年下降趋势。

Wibmer 等发现 Bauer 评分系统和修订的 Bauer 评分系统是 Bauer 评分系统、修订的 Bauer 评分系统、Tokuhashi 评分系统、修订 Tokuhashi 评分系统、Tomita 评分系统、Linden 评分系统和 Sioutos 评分系统 7 个评分系统中最可靠的生存期预测工具，由于修订的 Bauer 评分系统只包括 4 个预后因素，因此更加简单实用。Bollen 等通过多中心回顾性研究验证了 Bollen 评分系统的有效性，并证实 Bollen 评分系统的预测准确性高于 Tokuhashi 评分系统、Tomita 评分系统、Bauer 评分系统、修订的 Bauer 评分系统和 Rades 评分系统。这些评分系统中，Bollen 评分系统准确度高达 75%，而其他评分系统准确度均 < 70%。

此外，Tokuhashi 等对 Tokuhashi 评分系统、Tomita 评分系统、Bauer 评分系统、Linden 评分系统、Rades 评分系统和 Katagiri 评分系统等所有预测脊柱转移瘤患者生存期的代表性评分系统进行评估，发现所有评分系统的预测与实际生存期之间的一致性均不超过 90%。Popovic 等对现有的所有预测评分系统进行了系统性综述，认为目前没有一个评分系统适用于所有类型的脊柱转移瘤患者。评分系统中通常包括以下预后因素：患者的原发肿瘤部位、转移瘤扩展程度和一般状况。笔者认为年龄、神经功能缺失和对特殊患者人群的及时治疗也应是预后评分的重要因素。Choi 等通过 1469 例多中心患者对 6 个预后评分系统进行了前瞻性评估：Tomita 评分系统、Tokuhashi 评分系统、Bauer 评分系统、Linden 评分系统、Rades 评分系统和 Bollen 评分系统，同样认为这些系统均无良好的预测价值。其中 Bollen 评分系统和 Tomita 评分系统预测效果相对较好，其 Harrell C 统计量分别为 0.66 和 0.65。Smeijers 等对涵盖 5130 例患者的 17 个评分系统进行系统性评价，同样发现 Tomita 评分系统、Tokuhashi 评分系统和其他传统评分系统的预测效果相对较差。

二、确定影响 MESCC 术后及放疗后生存期危险因素的研究

（一）确定影响 MESCC 术后生存期危险因素的研究

Lei 和 Liu 等回顾性分析 73 例接受减压手术治疗的肺癌 MESCC 患者，在多变量分析中，术前行走状态、靶向治疗、受累椎骨数量、内脏转移和发生运动缺陷的时间对术后生存期有显著影响。预后评分总分 15 ～ 35 分，共分为 3 组：15 ～ 23 分、19 ～ 29 分和 31 ～ 35 分，相应的中位生存期分别为 2.6 个月、7.2 个月和 13.2 个月。Moon 等对包括年龄、性别、原发肿瘤、脊柱转移的部位和范围、原发肿瘤的确诊和出现转移性脊髓压迫的时间间隔、术前治疗、手术方法和范围、身体状态、术前 ECOG 评分、Nurick 评分、Tokuhashi 和 Tomita 评分等影响术后生存时间和行走能力预后的 12 个潜在因素进行研究。结果发现所有 182 例患者手术后的中位生存期为 8 个月。术后 6 个月死亡率 44%，1 年死亡率为 62%，2 年死亡率为 76%。术后患者步行功能改善率为 26%，没有变化的占 69%，已经恶化的占 5%。多变量分析发现，术后行走能力与术前可行走及术前 ECOG 评分显著相关；术后生存期与术前 ECOG 评分及 Tomita 评分显著相关。Zhang 等同样发现 Tomita 评分≤ 7 分是肝癌 MESCC 的正相关预后因素。Putz 等则发现 Tokuhashi 评分与 MESCC 患者术后早期神经功能呈正相关。

然而，部分研究发现了与既往研究相反的结果。Lun 等对 169 例接受手术治疗的 MESCC 患者进行回顾性分析，多变量 Cox 比例风险回归模型显示内脏转移与术后生存期之间无统计学相关性，而原发肿瘤的生长速度、术前 KPS 评分、KPS 的变化和 Frankel 分级是独立预后因素。KPS 和术后并发症与内脏转移患者的生存期显著相关，而原发肿瘤的生长速度，KPS 的变化和术前 KPS 与无内脏转移患者的生存期显著相关。Lun 等还发现孤立性和多发性脊柱转移的 MESCC 患者的预后差异，单变量分析表明，脊柱转移瘤的数量与术后生存期没有显著相关性。多变量 Cox 比例风险回归模型显示，原发肿瘤类型、发生运动障碍的时间和术前 KPS 评分是孤立性脊柱转移瘤患者的独立预后因素；而术前 KPS 评分和血清白蛋白水平是多发性脊柱转移瘤患者的独立预后因素。

Tabouret 等发现 MESCC 后路椎板切除减压内固定手术与术后神经功能改善及疼痛缓解相关，且并发症发生率较低。美国麻醉师协会（ASA）评分、KPS 评分和骨外转移与术后中位生存时间密切相关。Bollen 等认为原发肿瘤类型、术前内脏转移的存在和 KPS 评分是 MESCC 患者术后生存的重要预后因素。Majeed 等则发现修订的 Tokuhashi 评分和 Tomita 评分系统对 MESCC 患者的术后生存期的预测不全有效。MESCC 患者术后生存期的预测必须考虑原发肿瘤类型与分期，患者年龄、一般状况等因素。Vanek 等发现术前 Frankel 评分和年龄与术后生存期存在统计学联系，Tokuhashi 评分可独立预测患者的术后生存期。Frankel 分级 A ～ C 的中位生存期为 5.1 个月，Frankel 分级 D ～ E 的中位生存期为 28.2 个月；当患者年龄≤ 65 岁时，术后生存期明显增加。此外，Quraishi 等通过回顾性分析发现 MESCC 术后手术部位感染患者的生存期明显缩短。

（二）确定影响 MESCC 放疗后生存期危险因素的研究

Rades 等基于 1852 例 MESCC 患者的回顾性分析，建立了包含肿瘤类型、肿瘤诊断到 MESCC 的间隔时间、受累椎骨数目、其他骨或者内脏转移、放疗前行走状态和运动缺失时间共 6 项预后因素、3 个预后分组的 MESCC 放疗后生存期评分系统。此后，Rades 又添加了年龄、性别和美国东部肿瘤协作组体能状态评分标准（ECOG-PS）3 项预后因素，创造了一个专用以预测非小细胞肺癌 MESCC 的放疗后 9 因素生存期评分系统，并进行验证。Rief 等研究发现转移瘤病理性骨折、骨转移的数量、附加的远处转移与 MESCC 患者放疗后生存期相关。Huttenlocher 等通过单变量分析发现对 MESCC 放疗后生存期有显著影响的预后因素是体能状态、受累椎骨的数量、放疗前的行走状态、骨转移进展、内脏转移和发生运动缺陷的时间。在多变量分析中，ECOG 体能状态和内脏转移是生存期的预后因素。

（三）确定影响 MESCC 手术后辅助放疗生存期危险因素的研究

Tancioni 等探讨了包括手术方式在内的影响 MESCC 手术后辅助放疗生存期和行走能力预后的 9 个潜在因素，发现术前 KPS 评分、MSCC 症状的形成时间和内脏转移是影响 MESCC 患者治疗后生存期的独立预后因素。Pessina 等对接受手术联合放疗的 MESCC 患者进行了长期随访，在单变量和多变量分析中，女性良好的体能状态和骨外转移的存在是影响生存期的统计学因素，在单变量分析中，手术类型是影响生存期的一个因素，尤其是肿瘤刮除术和全脊柱切除术比姑息性减压预后更好，但未得到多变量分析证实。

Sioutos 等对 109 例进行手术减压和放疗的 MESCC 患者进行生存期预测，发现肾癌比乳腺癌、前列腺癌、肺癌或者结肠癌患者的生存期更长。孤立性椎体转移瘤患者的生存期比多发性椎体转移瘤长。下肢肌力在 0/5 ～ 3/5 之间、肺癌或者结肠癌和多发椎骨转移均为生存期的不利预后因素。而疾病的程度、年龄和脊髓压迫位置等因素对生存期无明显影响。

三、评估 MECC 和（或）椎体病理性骨折临床或影像学危险因素的研究

脊柱转移瘤的整体发展趋势是恶化的，MESCC 和（或）椎体病理性骨折一旦发生则有瘫痪的风险，导致患者生活质量明显下降。临床上，如果能够预测哪一脊椎节段即将发生病理性骨折或 MESCC，那么合理有效的预防性治疗也许能阻止、减少或者延迟此类不良事件的发生，因此，评估脊柱转移瘤进展至 MESCC 和（或）脊柱压缩性骨折临床或者影像学危险因素的研究意义重大。

研究发现许多因素与压缩性骨折和 MESCC 的发生密切相关，包括感觉缺失、原发肿瘤类型、椎体前方转移瘤、无法行走、深反射增强、原发肿瘤确诊后患者的生存时间、胸椎受累、肿瘤大小和椎弓根受侵犯、病灶的影像学不正常并伴有持续性神经功能损伤、患者健康状况、术前化疗和术前放疗等。此外，肿瘤椎骨转移的数量、胸腰椎的椎弓根受累、胸椎肿瘤的大小、成骨型肿瘤、破骨型肿瘤、癌性疼痛、椎骨完全受累、肿瘤侵犯椎体达＞ 50%、未分化肿瘤等也被报道与压缩性骨折和 MESCC 相关。

既往研究发现去势抵抗性前列腺癌脊柱转移瘤 MESCC 风险为 24%，高分级前列腺癌 MESCC 的风险较低分级 MESCC 大 2.37 倍。6 个以上骨转移病灶的患者发生 MESCC 风险高于少于 6 个骨转移病灶的患者。28.4% 的患者 MRI 可发现隐匿性 MESCC，隐匿性 MESCC 发展成神经功能缺失的时间中位数为 896 天。对于存在隐匿性 MESCC、高 PSA 或背部疼痛的去势抵抗性前列腺癌脊柱转移瘤 MRI 复查的最优时间为 4 ～ 6 个月，无症状患者的 MRI 复查的最优时间为 1 年。

刘耀升等通过探讨转移瘤硬膜外脊髓压迫症运动功能损害与影像学特征相关性，发现累及椎板、椎体后壁向后突出、病变脊椎位于上胸椎和（或）颈胸交界可预测转移性硬膜外脊髓压迫（MESCC）的瘫痪状态，累及椎板的 MESCC 患者最易向硬膜外间隙侵犯。此外，研究者还发现采用侵犯椎管内硬膜外间隙的影像学特征预测 MESCC 患者瘫痪状态的发生具有明显滞后性。椎体前柱骨折不能用以预测 MESCC 患者的运动功能损害。Lei 和 Liu 等通过 logistic 回归模型分析了 8 个与 MESCC 患者术后运动状态潜在相关的影像学特征：脊髓压迫部位、椎板受累、椎体后壁向后突出、受累椎骨数量、椎弓根受累、受累椎骨骨折、脊髓压迫部位的 T_2 信号和脊髓压迫圆周角（CASCC）。研究发现，脊髓压迫部位和 CASCC 与术后神经功能预后存在相关性。上胸或颈胸交界处脊柱转移或 CASCC 超过 180° 的患者，术后神经功能预后相对较差。CASCC 的角度越大，术后神经功能预后不良的风险越高。

目前临床上通常采用 SINS 评分判断患者是否存在脊柱不稳，但缺点在于该评分既不包括全身因素，如骨密度（BMD），也无法直接估计压缩性骨折概率。虽然既往研究发现骨密度较低与骨质疏松性压缩性骨折的风险增加有关，但尚未在脊柱转移患者中发现这种联系。Ehresman 等通过回顾性分析 105 例接受立体定向放疗或者手术的脊柱转移瘤患者，构建了一种新的基于 MRI 的椎骨质量评分（VBQ）。在单变量分析中，与椎骨压缩性骨折相关的因素包括吸烟史、类固醇使用时间超过 3 个月、SINS 和 VBQ 评分。在多变量分析中，只有 SINS 和 VBQ 评分是椎骨压缩性骨折的重要预测因素，两者结合后预测准确率达到 89%。Sekine 等发现非小细胞肺癌骨转移数目越多，发生骨相关事件风险越大。Sun 等则发现吸烟、无靶向药物治疗史、较低的 ECOG 体能状态评分和非腺癌组织学类型均与非小细胞肺癌骨相关事件的发生相关。

此外，Lu 等研究发现骨转移 ≥ 2 年、初始诊断时有转移性疾病、肢体客观无力表现、X 线片提示脊椎压缩性骨折为乳腺癌 MESCC 硬膜囊受压的独立预测因素，≥ 3 个预测因素时硬膜囊受压的发生率为 85%。另外，一项对进行过首次乳腺癌脊柱转移瘤手术患者的研究发现，TNM 分期、腋窝淋巴结转移、重要器官转移与骨相关事件风险相关。有骨转移瘤的患者中，82% 的患者呈现脊柱转移瘤，其中 14% 的病例发展成瘫痪。从发现骨转移瘤到发展成 MESCC 的中位时间为 4.4 个月。Hibberd 等发现疼痛、椎体内肿瘤大小、椎体终板和三柱受累、原发肿瘤生长速度和多发性椎体转移与病理性骨折风险增加有关；椎体后部和肋椎关节受累、原发肿瘤生长速度和内脏转移与 MESCC 或神经根受压有关。

四、下一代评分系统

现有的预后及预测研究中，尚无研究报道实际和预测生存期之间的一致率可达 90% 或以上。除 Tokuhashi 评分系统和 Tomita 评分系统外，其他评分系统并没有经过严格的测试和验证，因此在这些评分系统真正被临床医生接受并应用之前，可能还有很长的路要走。首先，正如 Tokuhashi 等所述，新一代评分系统应该与癌症治疗的进展相结合，应考虑到疾病分期、组织学亚型、血清标志物和多学科治疗方法。随着近年来免疫治疗和靶向治疗在癌症治疗中的应用，脊柱转移瘤的预后因素是否需要重新调整仍有待考证。当纳入这些预后因素后，评分系统的预测准确性将显著提高。但过于复杂的评分系统会导致临床实施，因此新一代评分系统应该在实用性和可靠性之间找到良好的平衡点。其次，有关生存期、MESCC 和脊柱压缩性骨折危险因素的研究大多属于回顾性研究，对于哪些因素是其相应的最佳预后因素目前仍没有定论。未来的研究中应对不确定的预后因素作进一步阐述，并通过随机对照临床试验进行严格验证。再次，脊柱转移瘤预后及预测研究主要以指导治疗决策为目的，尤其是手术和放疗方案的制订。随着外科手术技术的不断改进，未来会有更多患者适用于手术治疗。对于预期寿命相对较短的患者，微创手术或椎体成形术是更好的选择。目前，有关微创手术、经皮内固定和椎体成形术的特异性评分系统尚未建立，其预后影响因素也未明确。最后，脊柱转移瘤的特异性预后评分系统正在兴起，如 Lei 和 Liu 评分系统适用于肺癌 MESCC；Rades 评分系统适用于结直肠癌、小细胞肺癌、非小细胞肺癌、前列腺癌、肝癌、骨髓瘤、乳腺癌和食管癌 MESCC 等；Crnalic 评分系统适用于前列腺癌 MESCC；Chen 评分系统适用于脊柱转移的肝细胞癌。

五、总结

目前脊柱转移瘤的可行性诊断方式包括 X 线片、脊髓造影、MRI、CT、放射性骨扫描、SPECT 和 PET 等。所有研究中对运用 MRI 和 CT 进行 MESCC 和脊椎骨折检查的有效性认识一致。术前的一般状况、肿瘤组织学、神经学症状进展的时间、脊柱外器官受累数目、神经学状况和患者自主选择是脊柱转移瘤 MESCC 预后预测研究需考虑的要素，而神经学严重并发症的发展可能是最重要的考虑因素。手术治疗后 MESCC 患者生活质量的提高对延长生存期具有潜在性益处。脊柱不稳定也是脊柱转移瘤患者决策治疗的一个关键元素，SINS 是唯一有效可靠的肿瘤性脊柱不稳定的分级系统。然而目前文献中关于 SINS 的预测准确性仍存在争议，尤其是放疗后压缩性骨折的预测。随着对脊柱转移瘤认识的提高，运用更高质量的前瞻性研究调查和证实有关隐匿性 MESCC 进展或者脊柱塌陷的风险因素或许成为今后研究的重要方向。值得注意的是，任何治疗决策的制订不能仅依赖于预后评分系统，还需要肿瘤学、外科学和放射学等多学科紧密合作，共同制订个体化治疗方案。

第 20 章　脊柱转移瘤的治疗

癌症是人类目前第二大常见的死亡原因。肺癌、乳腺癌、结直肠癌和前列腺癌最常见，肺癌是两性中最主要的死亡原因。大多数情况下，死亡的发生是由于转移和并发症而不是原发肿瘤本身。肿瘤最常见的转移部位是肝脏，其次是肺和骨骼。转移至一个或多个脊椎骨的骨转移瘤即为脊柱转移瘤，脊柱转移瘤约占骨转移的 70%。

在成人中，最常见的脊柱转移性肿瘤的原发肿瘤是乳腺癌，其次是肺癌、前列腺癌和血液系统恶性肿瘤。在所有肿瘤中，多发性骨髓瘤具有脊柱转移的最高倾向。与成人不同的是，儿童脊柱的恶性肿瘤多表现为各种形式的肉瘤和神经母细胞瘤。

一、手术治疗

脊柱转移瘤的治疗涉及手术、放疗和药物等多种方式。鉴于肿瘤病理、疾病解剖学范围和患者一般状况的多样性，目前脊柱转移瘤标准化治疗方案尚难制定。脊柱转移瘤的治疗涉及手术学、肿瘤学、放疗学、药学、介入学和康复医学等多种专科。为了让每一个患者的治疗达到整体最优的效果，不同学科间的协作至关重要。必须强调的是，绝大部分脊柱转移瘤的治疗是姑息性的，而不是治愈性的。对大多数病例，治疗需侧重于缓解疼痛、机械性稳定脊柱和神经功能的恢复或阻止进一步恶化，以提高患者的生活质量。对于来源于肾癌或甲状腺癌的特定的孤立性脊柱转移瘤，激进性的整块切除术能够增加脊柱转移瘤患者的无瘤生存期。如果怀疑肿瘤是富血供的（如肾细胞癌、甲状腺癌、肉瘤等），则脊柱转移瘤开放术前的血管栓塞是必要的，术前栓塞可大大减少术中出血。

（一）手术方式

脊柱转移瘤手术治疗包括解除压迫的减压术、脊柱稳定和重建术（图 20-1）。肿瘤切除或神经减压的手术影响因素很多，包括受累的脊柱节段、肿瘤的位置和组织学特征。美国脊柱肿瘤研究组（SORG）已发布了对不同部位脊柱转移瘤手术治疗的专家建议。由于大多数脊柱转移性病变发生在椎体，前路手术仍在被探索用于肿瘤切除、神经减压和脊柱稳定，尤其是对于颈椎转移瘤患者。另外，改良的经椎弓根入路、经肋横横突入路、经胸腔外入路也从后路可绕过脊髓神经，到达椎体后方。而同时采用前后路联合的手术方法治疗脊柱肿瘤则更为激进。通常脊柱内固定适用于影像学或临床症状提示脊柱存在不稳定/潜在性不稳定（例如，机械性疼痛）或减压术导致的医源性不稳定（例如，小关节或者后方张力带的断裂）的患者。

除非是最激进的椎体转移瘤整块切除手术，脊柱转移瘤手术很少能够达到广泛切除并获得没有污染的切缘。因此，为了获得更好的局部控制，手术需联合其他的治疗方式，如术后放疗、靶向治疗、内分泌治疗等。手术前放疗由于可增加手术的并发症已不再提倡，手术和术后放疗的时间通常至少间隔 2 ～ 3 周，以允许软组织愈合。

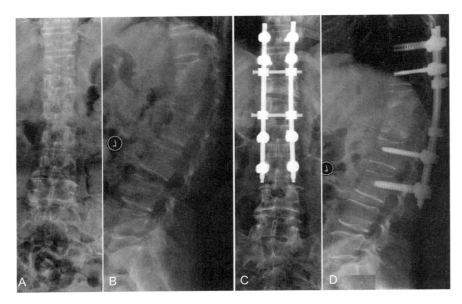

图 20-1　脊柱转移瘤行后路环形减压内固定术

患者，男，57 岁。肺癌胸 12、腰 1 椎体转移瘤脊柱不稳定伴硬膜外脊髓压迫行后路环形减压内固定术。A、B. 术前 X 线前后位及侧位片；C、D. 术后 X 线前后位及侧位片

（二）手术指征

脊柱转移瘤手术的主要目的是切除肿瘤、稳定和重建脊柱、缓解疼痛、预防和缓解神经压迫，同时可以帮助诊断原发肿瘤。手术指征：①内科治疗不能控制的严重疼痛；②脊柱不稳定［50%椎体塌陷，后凸畸形，平移畸形（半脱位），肿瘤累及前、后柱］；③不完全神经功能缺失 > 24 小时；④影像学存在明显的脊髓压迫；⑤孤立性脊柱转移瘤，无论原发和转移均可进行手术切除；⑥组织学诊断缺乏；⑦原发肿瘤对放疗不敏感（恶性黑色素瘤、肉瘤、肾癌、结肠癌）；⑧放疗期间神经功能恶化或接受放疗后局部肿瘤仍增长并潜在发生或已发生重要并发症。其中，伴有或者不伴有脊柱不稳定或潜在不稳定的疼痛（83% ～ 95% 的患者）和继发于转移性硬膜外脊髓压迫（MESCC）的神经功能障碍是脊柱转移瘤治疗的最主要两大指征。对于有临床症状的硬膜外脊髓压迫，Patchell 等的研究结果证实中来源于实体肿瘤的高级别 MESCC（2 级、3 级），手术减压是目前的最佳治疗方案。同时该研究结果表明，实体转移性肿瘤的中高级别 MESCC 患者接受手术减压联合术后辅助放疗比接受单纯放疗可获得更好的功能改善。

（三）术前规划

术前规划旨在确定手术目标、制订详尽的手术方案，同时评估脊柱转移瘤患者对外科手术的耐受能力。术前规划的依据是脊柱转移瘤患者的病史收集及检查（表 20-1）。2013 年和 2011 年分别被提出的 NOMS 与 LMNOP 是脊柱转移瘤目前最常用的两个治疗流程（表 20-2）。NOMS 治疗决策流程包括对神经功能、肿瘤性质、力学稳定性和全身情况 4 个参数的评估。LMNOP 治疗决策流程则包括评估病变部位、力学稳定性、神经功能、肿瘤性质、患者健康状况预后、对先前治

疗的反应等若干个参数。其中病变部位又包括转移程度和受累节段。这两个流程框架图都整合了硬膜外脊髓压迫神经功能和力学稳学性两个最重要因素，并可分别使用已得到验证的肿瘤性脊柱不稳评分系统（SINS）（表 20-3）和硬膜外脊髓压迫（ESCC）分级系统来进行评估。手术减压适用于 ESCC 分级评估为 3 级。当 ESCC 级别评估为 0 ~ 1C 级时，单纯放疗即可。ESCC 分级评估为 2 级时则需要在放疗和（或）分子靶向治疗和（或）椎体成形术与手术减压治疗方式间做出选择。此外，肿瘤分期是术前评估的又一关键，因为原发肿瘤的组织学类型和转移性肿瘤负担与患者术后生存期密切相关。

表 20-1　脊柱转移瘤患者初诊时的病史收集及检查

		检查项目
所有患者		颈椎、胸椎和腰椎 MRI →评估硬膜外肿瘤压迫情况以及是否需要手术减压或放疗 颈椎、胸椎和腰椎 CT 扫描→评估骨质情况以及是否需要内固定或经皮骨水泥强化手术或两者都不需要 如果既往已行内固定治疗→建议使用 CT 脊髓造影或 MRI 评估硬膜外脊髓压迫 如果考虑手术治疗→评估术前实验室检查（CBC、CMP、PT、APTT、INR、血型鉴定和交叉配血），药物（尤其是抗凝和抗血小板药物以及分子靶向药中的抗血管生成药物），既往放疗史，既往手术史，肿瘤内科治疗史
已确诊癌症的患者	急性神经压迫	行胸部、腹部和骨盆的非增强 CT →评估全身性疾病 如果考虑手术：需行标准术前检查，同时要与最近一次进食间隔足够长的时间
	神经功能正常时的肿瘤学检查	行胸部、腹部和骨盆的非增强 CT →评估全身性疾病 替代性检查：PET 扫描或 ^{99m}Tc 骨扫描→评估转移性肿瘤负荷 肿瘤标志物：如 CEA、CA19-9 肿瘤及治疗史（既往使用的全身治疗药物、脊柱转移瘤和原发肿瘤放疗史、当前免疫治疗或化疗方案） 既往使用类固醇药物（尤其是恶性血液肿瘤的患者）
未确诊癌症的患者	急性神经压迫	建议：行胸部、腹部和骨盆非增强 CT →评估全身性疾病 如果考虑手术：需行标准术前检查，同时要与最近一次进食间隔足够长的时间
	神经功能正常时的肿瘤学检查	受累椎体活检→粗针穿刺活检优于细针穿刺活检 行胸部、腹部和骨盆非增强 CT →评估全身性疾病 替代性检查：PET 扫描或 ^{99m}Tc 骨扫描评估转移性肿瘤负荷 肿瘤标志物，如 CEA、CA19-9 肿瘤及治疗史（既往使用的全身治疗药物、脊柱转移瘤和原发肿瘤放疗史、当前免疫治疗或化疗方案） 既往使用类固醇药物（尤其是恶性血液肿瘤的患者）

注：APTT. 活化部分凝血活酶时间；CBC. 全血细胞计数；CMP. 综合代谢检查；CT. 计算机断层扫描； INR. 国际标准化比值；PET. 正电子发射断层扫描；PT. 凝血酶原时间。

　　虽然开放性手术已经成为脊柱转移瘤患者的主要治疗手段，并且与 MESCC 患者生活质量的改善密切相关。然而，脊柱转移瘤开放手术并发症发生率较高，开放手术最常发生的并发症是切口不愈合与感染，发生率高达 11% ~ 20%。近年来，脊柱转移瘤的各种微创技术日益成熟。各种微创手术（如经皮骨水泥增强术）和非手术干预（如立体定向放射治疗）以其不同的手术适应证及更高的性价比受到广泛关注。

表 20-2　常用的脊柱转移瘤治疗决策流程框架图

系统	组成部分	描述
NOMS	神经功能	检查时如发现神经功能障碍需确定神经受累严重程度和压迫及神经损害时间的长短 ESCC 分级 /MRI 或 CT 脊髓造影显示脊髓压迫 ESCC 3 级需手术减压；如果肿瘤对放疗敏感或有条件使用立体定向放疗，ESCC 2 级可采用放疗
	肿瘤性质	原发肿瘤组织学类型和肿瘤对放疗、化疗和靶向治疗的敏感性 如果使用其他立体定向放疗，则不需要考虑肿瘤的放疗敏感性
	力学稳定性	是否存在受累椎体潜在的力学不稳定 / 脊椎完整性丧失的证据 脊柱转移瘤累及单个节段还是多个连续节段 SINS 评分可用于指导内固定和（或）经皮骨水泥强化的选择 对于准备内固定手术治疗的患者，需要考虑骨质问题 手术减压（如有指征）是否会导致医源性不稳定
	全身情况	转移性肿瘤的扩散程度，是否为孤立性脊柱转移瘤 患者的一般健康状况如何，是否过于虚弱而无法耐受手术
LMNOP	转移程度	病变椎体受累的形态学结构，是否存在椎体前部和（或）后部受累
	受累节段	孤立性或多发性椎体转移病灶
	力学稳定性	根据 SINS 评分，分为"稳定""潜在不稳定"或"不稳定"
	神经功能	是否存在转移性硬膜外脊髓压迫
	肿瘤性质	原发肿瘤的放疗敏感性分为"高度敏感""敏感"或"不敏感"
	患者健康状况	患者的健康状况是否可以耐受手术 重点评估患者的不良状况和并发症的严重程度
	预后	从外科接诊开始，预测患者的预期生存时间 整合目前的预后评分系统，如 NESMS 或 SORG 评分系统
	对先前治疗的反应	先前全身治疗失败（例如，化疗、免疫治疗） 既往有脊髓或其他解剖学区域的放疗

注：CT. 计算机断层扫描；ESCC. 硬膜外脊髓压迫；MRI. 磁共振成像；NESMS. 新英格兰脊柱转移瘤评分；SINS. 肿瘤性脊柱不稳评分系统；SORG. 美国脊柱肿瘤研究组。

表 20-3　肿瘤性脊柱不稳评分系统（SINS）

参量		得分	参量		得分
病变性质	溶骨性 混合性（溶骨性 / 成骨性） 成骨性	2 1 0	椎体后外侧结构受累情况	双侧 单侧 无	3 1 0
受累节段	交界区（枕骨至 C_2，$C_7 \sim T_2$，$T_{11} \sim L_1$，$L_5 \sim S_1$） 活动椎（$C_3 \sim C_6$，$L_2 \sim L_4$） 半固定（$T_3 \sim T_{10}$） 固定（$S_2 \sim S_5$）	3 2 1 0	脊住像学力线	半脱位 / 移位 新发后凸、侧弯 正常	4 2 0
疼痛	机械性疼痛 偶尔疼痛 无	3 1 0	椎体塌陷	塌陷≥ 50% 塌陷 < 50% 椎体 无塌陷，但椎体受累 > 50% 无	3 2 1 0

注：评分 0 ~ 6 分."稳定"；评分 7 ~ 12 分."潜在不稳定"；评分 13 ~ 18 分."不稳定"。

（四）决策制订

理论上所有脊柱转移瘤的手术均为姑息性的。脊柱转移瘤临床治疗指南，患者的临床表现、健康状态，以及患者个体化的治疗偏好和治疗目标都是治疗决策制订的重要考虑因素。

ESCC、SINS、NESMS 和 SORG 等辅助工具可以协助脊柱转移瘤治疗决策的制订（图 20-2）。目前多学科专家小组都建议，脊柱转移瘤治疗决策的制订更应该以患者为中心，站在患者和家属的角度，充分考虑患者的个体化治疗目标及患者自身对于高强度还是低强度治疗干预的意愿。患者不仅需要遵从专家共识或临床医生的建议，而且需要积极参与治疗决策的制订。

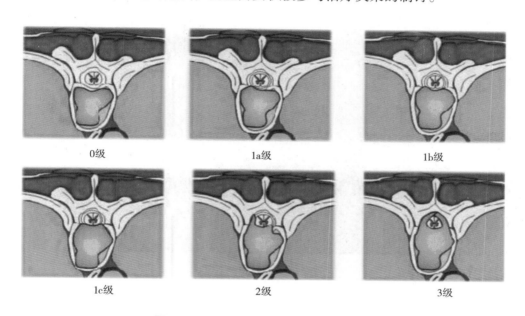

图 20-2　MRI T_2WI 横断位像 ESCC 分级

0 级：肿瘤仅局限于骨；1 级：肿瘤侵犯硬膜外但无脊髓变形；1a 级：侵犯硬脊膜，但硬膜囊无变形；1b 级：硬膜囊变形，但未触及脊髓；1c 级：硬膜囊变形且接触脊髓，但脊髓未受压；2 级：脊髓受压但脑脊液可见；3 级：脊髓受压且脑脊液不可见

（五）微创手术

1. 微创经皮椎弓根螺钉内固定术　脊柱不稳定可以引起机械性疼痛（由椎体结构性不稳定引起的位置或运动相关的疼痛，卧床休息可获得迅速缓解），但在无症状的脊柱转移瘤中也应考虑到脊柱不稳定的存在。脊柱不稳定的患者易出现神经功能障碍、剧烈的体位性疼痛、进行性畸形，这些均会严重影响患者的生活质量。美国脊柱肿瘤研究组制定了肿瘤性脊柱不稳评分系统（SINS），用以评估脊柱转移瘤引起的脊柱不稳定。Fourney 等研究证实了 SNIS 在脊柱转移瘤病理性骨折风险评估上的可靠性和稳定性。

脊柱不稳定的理想治疗模式是通过前路、后路或前后联合入路完成的脊柱内固定融合术。对预期生存期较短的脊柱转移瘤患者不要求脊柱融合，经皮椎弓根螺钉固定术可用于转移瘤所致的脊柱不稳定（图 20-3）。从生物力学的角度考虑，经皮长段椎弓根内固定可以将应力分散到更长的脊柱，因此更为安全。计算机导航技术也是椎弓根螺钉经皮置入的微创方法。

2. 微创减压重建手术　微创减压重建手术包括前路内镜（胸腔镜和腹腔镜）技术、内镜下经腹膜后入路和极外侧入路椎间融合（XLIF）等。前路内镜技术可以通过胸壁外侧的小切口（3 或 4 个）置入胸腔镜器械和内镜，理论上肿瘤切除和椎体固定等所有的操作均可以通过内镜技术完成。小切口极外侧入路（侧方 XLIF 入路）最近已被用于脊柱转移瘤的治疗。作为直接前方路的替代方案，该入路被逐渐完善，创伤更小，可以避免许多相关的并发症。随着特殊的扩张器和管状牵开器在直接外侧腹膜后经腰大肌入路的广泛的应用侧方入路可以用于从胸腰段到更上方的脊柱，还可以用于更复杂的疾病。这种方法可以通过一个小切口（36mm，取决于是否切除椎体）显露胸椎及胸腰段脊柱的侧面。手术切口与开胸手术类似，甚至更小。一般来说，可以显露同侧椎体的后部，以及其他各种可治疗的病变，尤其是脊柱肿瘤。该入路术中维持同侧肺通气和膨胀，避免了双腔气管插管的并发症。

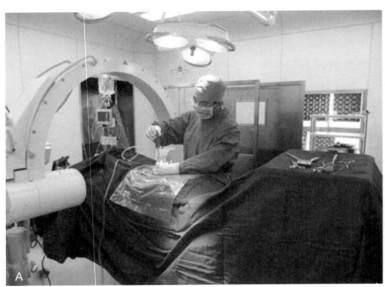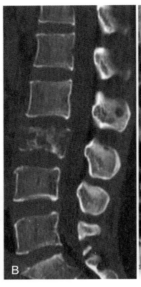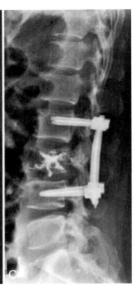

图 20-3　脊柱转移瘤不稳定行经皮微创手术

患者，男，67 岁。肺癌腰椎转移瘤 SINS 评分 10 分，行结合经皮椎体成形术的经皮椎弓根螺钉内固定术。A. 术中；B. 术前 CT 矢状位片提升腰 3 椎体病理性骨折；C. 术后侧位 X 线片

3. 椎体强化技术　经皮骨水泥强化技术包括椎体成形术（VP）、后凸成形术（KP）、Sky 后凸成形术、Shield 囊袋后凸成形术（SKP）、SpineJack 系统后凸成形术、Kiva 环系统后凸成形术和射频后凸成形术（表 20-4）。对于许多脊柱转移瘤患者而言，经皮骨水泥强化技术与经皮椎弓根螺钉固定手术类似，是开放性手术固定之外的微创选择。骨水泥强化可以稳定骨折椎体，缓解机械性疼痛，并且能最大限度地减少组织损伤。目前的相关证据已经证实椎体病理性骨折的患者接受骨水泥强化术后，功能明显改善，疼痛得到即刻缓解。椎体骨水泥成形术的绝对禁忌证包括椎体感染和无法纠正的出凝血功能障碍。经皮骨水泥强化技术可应用于脊柱任一节段，最常应用于胸腰椎病变，尤其是胸 4 水平以下。经皮注射骨水泥材料到溶骨性改变或塌陷后的椎体中，对缓解转移瘤机械性疼痛非常有效。部分文献目前似乎更支持采用球囊后凸成形术，这是因为球囊后凸成形术并发症发生率较低且能更好地恢复椎体高度。事实上，两种操作方式的区别越来越与技术相关，优良手术效果的取得很大程度上依赖于医生的技术及骨水泥的质量。目前，非球囊后凸成形术可以使用特殊的器材，这种器材能够在椎体内导向或创建渠道，将骨水泥注入所需的位置。同时，使用高黏度的骨水泥能明显降低渗漏率。近期的 meta 分析文献指出脊柱转移瘤患者经 Sky 后凸成形术后，疼痛缓解效果最好，射频消融结合后凸成形术后功能改善最佳，SpineJack 系统则更适用于矢状面矫正。

椎体成形术的相对禁忌证包括椎体后壁缺陷、脊髓压迫、严重不稳定、胸 5 以上的压缩性骨折、对骨水泥有不良反应等。因担心硬膜外骨水泥外渗，许多临床医生拒绝对没有完整后壁皮质的椎体

行骨水泥增强术，但是一些研究已证实 VP/KP 可以安全应用于此类情况。由于手术技术的提高，对于一些训练有素的专科医生，椎体后壁缺陷 / 硬膜外肿瘤压迫、上胸椎和颈椎的压缩性骨折已不再成为椎体成形术的禁忌证。然而，伴有神经功能损害、严重不稳定（半脱位、脊柱后凸畸形）的脊柱转移瘤硬膜外脊髓压迫症仍然是单独椎体成形术的禁忌证。无论是椎体成形术还是球囊后凸成形术，椎体的病理活检必须同时进行或者已经前期进行。椎体骨水泥强化技术与后路内固定技术联合使用，可以明显增强脊柱前后柱的稳定性（图 20-4）。

表 20-4　椎体强化技术

技术	详细信息
椎体成形术（VP）	单侧或双侧经双侧椎弓根入路 Jamshidi 针经在 CT 或 X 线透视引导下进针，然后放置套筒 通过套筒注入骨水泥，填充椎体前 2/3 即可 患者保持俯卧位 10 ～ 15 分钟，使骨水泥硬化 经前外侧入路可应用于颈椎椎体转移瘤增强
后凸成形术（KP）	Jamshidi 针在 CT 或 X 线透视引导下进针，然后放置套筒 将球囊置入椎体松质骨内，扩张形成容纳骨水泥的空腔 球囊塌陷并回收 将骨水泥注入空腔；骨水泥的注入量为腰椎每侧约 3ml，胸椎每侧约 2ml 患者俯卧 10 ～ 15 分钟，使骨水泥硬化
Sky 后凸成形术	将 Kessler 针插入椎体前 1/5，然后放置套筒 放置套筒后，置入 Sky 骨扩张器，顺时针旋转以扩大空间，注射骨水泥（2 ～ 3ml/ 侧），逆时针旋转折叠 Sky 器械并取出
Shield 囊袋后凸成形术	单侧入路 从椎弓根进针，然后置入 Shield 自膨囊袋式 "骨水泥导向器" 并扩张，最后向椎体的 Shield 植入物内注入高黏度骨水泥（3 ～ 6ml）
Kiva 环系统后凸成形术	单侧入路 插入镍钛合金弹簧圈导丝，沿导丝穿过 PEEK 材质的 Kiva 环，直至恢复椎体的最佳高度 外环直径为 20mm；外环堆叠高度为 12mm 时最多可插入 4 个 Kiva 环 收回镍钛合金弹簧圈导丝，注入 1 ～ 2 ml 骨水泥（插入 Kiva 环越多，注入骨水泥越少） 相对于球囊扩张椎体后凸成形术可能具有更高的性价比
可扩张 SpineJack 系统后凸成形术	双侧入路 经椎弓根穿刺进针，将 Ti6Al4V 钛合金 SpineJack 植入物置入并扩张形成可容纳骨水泥的空腔；注入骨水泥填充空腔 植入物植入直径为 4.2mm/5.0mm/5.8mm，最终长度 20mm，可扩张至 17mm
射频后凸成形术	单侧入路；必要时可选择双侧入路 经椎弓根进针，可采用柔韧的 Vertecor Midline 骨刀在椎体内开创通道 射频消融取出探针，将骨水泥直接注入通道，填充后取出穿刺套筒

注：CT. 计算机断层扫描。

4. 消融技术　脊柱转移瘤常用的消融技术包括射频消融（RFA）、激光间质热消融（LITT）、微波消融和冷冻消融，各种消融过程中的注意事项见表 20-5。消融技术（图 20-5）已成为无法耐受开放手术或稳定的脊柱转移瘤患者的理想选择。消融技术也可以与脊柱转移瘤的其他治疗联合使用，包括立体定向放疗和骨水泥强化技术。射频消融通过使用单极或者双极探针发出高频交流电，引起肿瘤细胞热坏死。同时可使用多个或者铰接探针调整被消融区的大小。射频消融技术能够有效地缓解骨转移瘤疼痛，也可以与骨水泥成形术联合治疗已发生的或者潜在的椎体病理性骨折。微波消融与射频技术类似，通过电磁微波来发挥热消融作用，更适用于高阻抗的组织，如椎骨。与热消融不同的是，冷冻消融可以实时监测肿瘤的消融范围。然而，探针刺激导致的细胞死亡早于冷冻时间，从而限制了其在病变区域内的准确性。冷冻消融更适用于可以提供高阻抗的成骨性肿瘤。激光间质热消融可以通过光纤探针定位和术中 MRI 实时监测。有学者认为激光间质热消融的可监测性可使其成为高级别 ESCC 开放手术的一种有效替代方案。据报道脊柱转移瘤激光间质热消融结合放射治疗后，1 年局部控制率接近 80%，但并发症发生率接近 20%，极易发生神经功能损伤或者医源性骨折。此外，激光间质热消融的准确性高度依赖于实时 MRI 的分辨率。

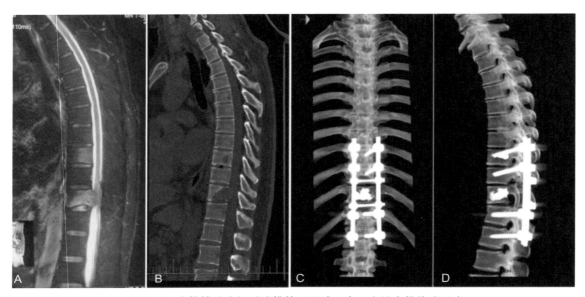

图 20-4　胸椎转移瘤行后路椎管环形减压内固定结合椎体成形术

患者，男，69 岁。肺癌胸 11、胸 9 椎体椎转移瘤伴胸 11 病理性骨折椎管内脊髓压迫症，行后路椎管环形减压骨水泥椎弓根螺钉内固定结合胸 11 椎体成形术。A. 术前 MRI T$_2$WI 抑脂矢状位片提示胸 8、胸 10 椎体转移瘤伴胸 10 椎体病理性骨折硬膜外脊髓压迫；B. 术前 CT 矢状位片提示胸 8、胸 10 椎体转移瘤溶骨性改变；C、D. 术后 CT 三维重建前后位及侧位片

表 20-5　脊柱转移瘤经皮消融技术要点

技术	详细信息
全部	患者必须符合以下标准之一：①脊柱转移瘤数量较少、病灶较小（＜ 3 处，每处病灶大小≤ 2cm）；②尽管原发肿瘤病灶稳定，但在全身治疗期间仍存在脊柱转移瘤的进展；③存在低级别硬膜外脊髓压迫或向椎旁扩散的脊柱转移瘤 无机械性不稳定，并且消融区边缘与邻近的神经结构之间距离至少 5mm 消融前须获得三维立体图像，以确保消融器械安全放置 使用 10 ～ 13 号穿刺套管针放置探头 16% ～ 20% 的病例潜在发生神经系统的损伤
冷冻消融	可获得较大的消融区域，计划的消融区域直径为 2cm×1cm 至 4cm×2cm 13 ～ 17 号探头，CT 引导下放置 病灶冷冻至 -40℃ 使用可采集每分钟序列的 3T MRI 扫描监测冰球形成（T$_2$WI PROPELLER 序列 TR=2000 毫秒，TE=113 毫秒，层厚 4mm；或 T$_2$WI TSE 序列 TR=3000 毫秒，TE=87 毫秒，层厚 3mm） 随着监测探头尖端低衰减区域的扩大，术中使用非增强 CT 进行监测

续表

技术	详细信息
激光间质热消融（LITT）	小的消融区域（光纤周围半径 5 ～ 6mm） 实时监测 400nm 石英光纤探头（1.65 mm 盐水冷却外部的聚碳酸酯导管） 探头连接到 30W、980nm 二极管激光发生器 消融是以 65% ～ 70% 能量 ×100 秒发射激光并沿肿瘤边缘重复 3 ～ 4 次 消融期间患者屏气 使用 T_2WI HASTE/TSE 序列（TR=38 毫秒，TE ＜ 2 毫秒，偏转角度 20°，层厚 3mm）和术中 MRI 进行监测 温度上限为 50℃ 操作中位误差 0.7 mm（误差范围 0.1 ～ 3.2 mm）
微波消融	2.5GHz 微波发生器 1.8mm 直径的微波消融杆插入骨质 使用 22 号热电偶针进行温度监测 基于病灶大小采用（30 ～ 70）W×（1 ～ 8）分钟的微波消融方案，如果温度超过 42℃，则在 30 ～ 90 秒停止输送能量
射频消融（RFA）	使用双极射频进行消融 实时监测 小到中等的消融区域（2 ～ 8 cm） 双侧椎弓根入路，最大的消融区域包括顶端 8 ～ 10mm 的间距 11/17 号针（单针 / 双针），配备 7mm、10mm 和 20mm 探头 平均消融时间 6 ～ 10 分钟（时间范围 2 ～ 24 分钟） 标准射频消融方案为 70℃（温度范围 50 ～ 100℃）×15 分钟

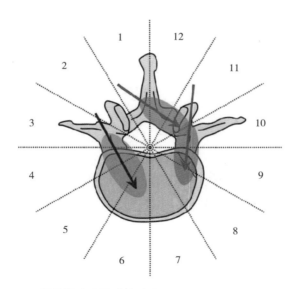

图 20-5　脊椎转移瘤硬膜外肿瘤经皮消融入路选择示意图

使用 Weinstein-Boriani-Biagini 系统将椎骨分为辐射状的 12 个扇区。局限于 1 区到 3 区和 10 区到 12 区的后方硬膜外肿瘤，可采用经椎板入路（红色区域）；局限于 3 区到 5 区或 8 区到 10 区的侧方硬膜外肿瘤，可采用经椎弓根入路（紫色区域）；局限于 4 区到 9 区椎体腹侧的硬膜外肿瘤，可采用经椎弓根入路（蓝色区域）

　　椎体强化技术结合放疗或者射频消融术是目前流行的治疗模式。对尚未发生神经损伤的转移瘤硬膜外肿瘤压迫病例（尤其是对放射敏感的肿瘤），椎体成形术后可以再续以放疗。与传统射频消融术相比，等离子射频消融术不会产生高温的副作用。这项技术使用一根等离子射频消融套管经皮穿刺到达肿瘤组织进行烧灼，使组织汽化为氮气和二氧化碳。椎体肿瘤组织被烧灼完成后再用骨水泥填充。脊柱肿瘤射频消融产生的热效应能够引起肿瘤收缩，促进骨水泥更好地分布到肿瘤床。然而，脊柱肿瘤射频消融术仅限制于在距脊髓和神经根安全距离的转移瘤病灶内使用。冷冻消融术以前被用于疼痛治疗，解除窦椎神经来源的脊柱小关节疼痛。现在经皮冷冻消融治疗椎体转移瘤的病例已有报道。

5. 生存期预测　脊柱转移瘤预测生存期时间的长短通常用于确定手术人选，开放手术患者术后的预测生存期通常需要大于 3 个月。对脊柱转移瘤患者生存期精准预测是一个长久的主题，虽然目前出现了超过数十种的预测评分系统，然而大多数预测评分系统是取自少数病例，因此具有很高的选择性偏倚风险。传统的评分系统也忽视了患者健康的系统性指标，且只有少数预测评分系统得到了有效性验证。近年来，更为先进的脊柱转移瘤预测评分系统应运而生。例如，新英格兰脊柱转移瘤评分（NESMS）和美国脊柱肿瘤研究组（SORG）评分系统。这些预测评分系统不仅包括了患者的系统性指标，同时具有良好的预测能力，并且 SORG 评分系统和 NESMS 对手术后90 天和 1 年的死亡率预测有效性已得到回顾性验证。近期 NESMS 已被前瞻性地验证为预测脊柱转移瘤患者 3 个月、6 个月和 12 个月总体生存期的有效工具。

许多研究人员开始质疑，对脊柱转移瘤患者生存期的预测研究能多大程度决定手术人选。通过对多个国际癌症中心的病例研究，近期的研究结果证实，即使是预计术后生存期小于 3 个月的脊柱转移瘤患者，术后生活质量也会得到有临床意义的改善。更为重要的是，预计生存期 < 3 个月和 ≥ 3 个月的两组患者基线功能状态参数调整后，术后 6 周的结果并没有显著差异。此外，3 个月预计生存期的建议是在现代脊柱外科微创技术（MIS）及术后加速康复（ERUS）之前提出的。MIS 和 ERUS 技术旨在减少术中出血、缓解术后疼痛、缩短住院及康复时间，同时能保证伤口愈合和术后全身治疗的迅速序贯开展。因此，目前尚不清楚预期生存期能够在多大程度上决定手术人选。正在开展的研究，如转移性肿瘤登记和预后网络系统（MTRON）正试图去解答这一问题，并证实最新的系统性指标（如肌肉减少症）可能会影响患者术后生存期。

二、立体定向放疗

放疗的目的是缓解疼痛、预防复发、阻止肿瘤生长。脊柱转移瘤放疗指征：脊柱稳定、肿瘤对放射敏感且患者的神经状态稳定、完全瘫痪 > 24 小时。几十年来，传统的外放射治疗一直是脊柱转移瘤的主要治疗手段。通过光子束将射线传递到相应的病变区域（包括椎体上下各一个节段），对没有相对禁忌证的脊柱转移瘤患者，传统的分次放疗是一种恰当的初选治疗方式。通常，放射治疗脊柱转移瘤分 10 次进行，总剂量为 30Gy。常用的剂量分配方案还包括 8Gy/f、20Gy/5f 和 36Gy/12f。传统放疗的相对禁忌证包括但不限于脊柱不稳、先前接受过放疗、组织学对放疗不敏感和（或）存在较为严重的脊髓压迫等。对于非机械性脊柱疼痛患者应该给予单次姑息性或分次放疗。对没有任何症状的患者，不应进行放疗。禁止对脊髓和其他邻近的重要结构造成超量照射，使得传统的外放射治疗的剂量受到限制。脊柱转移瘤传统外放射治疗后 1 年的局部复发率接近 70%，其中放疗不敏感肿瘤的复发率更高。

立体定向放疗采用多角度投射和聚焦束技术避开周围正常组织将高剂量射线定向高速投射到目

标组织的亚毫米级靶区，而减少周围正常组织的剂量。立体定向放疗可以作为转移瘤脊髓压迫症的主要独立治疗方式，又可作为一种辅助治疗。立体定向放疗的主要适应证为脊柱转移瘤疼痛发生之前的独立治疗，之前常规放疗失败转移瘤进展或局部复发后的独立治疗，MSCC 减压内固定手术后的辅助治疗。立体定向放疗可快速、高效地控制肿瘤并缓解疼痛；避免了对脊髓和表层组织的过多照射。立体定向放疗可以运用于对放疗不敏感的转移瘤（如肉瘤、黑色素瘤、肾细胞癌、非小细胞肺癌和结肠癌）。通常，立体定向放疗可以一次治疗 1 个或 2 个脊柱节段，对大范围多节段病变，高能定位照射目前仍不适宜。

回顾性和前瞻性研究数据显示，立体定向放疗对脊柱转移瘤手术和非手术椎体的局部控制率均达到 70%～100%。并且立体定向放疗局部控制效果并不依赖于原发肿瘤的放疗敏感性。前瞻性研究结果表明，立体定向放疗（20Gy/5f）治疗后 3 个月能够提供优于常规放疗（20Gy/5f）的完全性疼痛缓解。然而，立体定向放疗中脊柱转移瘤的最佳方案目前仍缺乏 1 级证据。对于既往未接受过放疗的脊柱转移瘤患者，立体定向放疗的剂量方案包括 16～24Gy/f、24Gy/2f、24～30Gy/3f 或者 30～40Gy/5f。而对于既往未接受放疗的脊髓及邻近重要组织的最大限制剂量包括 12.4Gy/f、17Gy/2f、20.3Gy/3f 和 25.3Gy/5f。

回顾性研究表明，当放疗靶区包括病变以外区域时，肿瘤的局部控制效果更好。基于国际脊柱放射外科协会的解剖分类方案（图 20-6），已经发表了对脊柱转移瘤手术和非手术椎体轮廓勾画的指南。通常，临床靶区不仅包括有潜在受累风险的区域，也包括病变椎体邻近的完整解剖节段。而当病变仅位于椎体前部时，此区域可为单独的放疗靶区。立体定向放疗辅助治疗也遵循相似的原则，临床靶区由病变的术前受累范围和程度来决定。

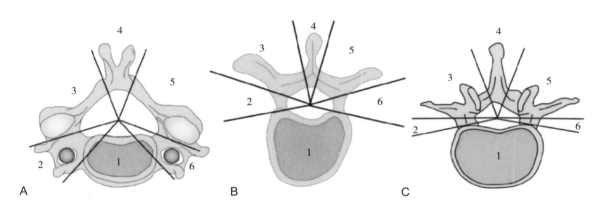

图 20-6　国际脊柱放射外科协会解剖分类方案的放疗扇区示意分布

颈椎（A）、胸椎（B）及腰椎（C）放疗扇区分布

虽然立体定向放疗已成为疼痛性有限（1～2 节）脊柱转移瘤的标准治疗方法，但对于硬膜外间隙的放射剂量不足。因此，立体定向放疗后肿瘤局部复发率主要取决于脊柱转移瘤硬膜外受累的程度。对于 Bilsky 硬膜外脊髓压迫 2～3 级的脊柱转移瘤患者，若立体定向放疗之前先通过手术成功减轻硬膜外肿瘤压迫，局部控制效果会更好。最新数据显示立体定向放疗同样适用于不能耐受手术的患者。与质子放疗和带电粒子放疗不同的是，立体定向放疗理论上适用于更精准的靶向治疗（图 20-7）。

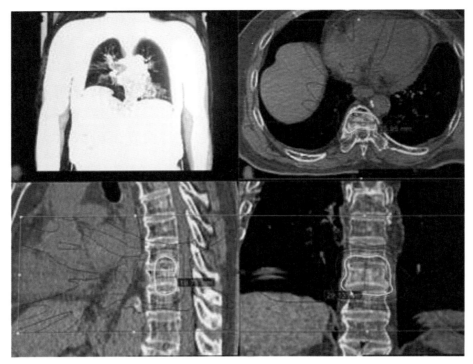

图 20-7 肺癌胸椎转移瘤立体定向放疗剂量分布图

三、放射性粒子植入

放射性粒子肿瘤内植入治疗属于放射治疗中的内放疗，是永久性植入组织间的近距离放射治疗。影像引导下将放射性粒子植入肿瘤区域，并使放射性粒子分布区域与肿瘤外形高度一致，从而使肿瘤靶区获得相当高的根治剂量，同时避免对正常组织的医源性损伤。目前放射性粒子治疗骨转移瘤已取得较好疗效，可以明显缓解患者疼痛，控制病情进展，降低肿瘤负荷及提高患者生存质量。植入的粒子种类包括 ^{125}I、^{32}P 和 ^{89}Sr 等，以 ^{125}I 运用最广泛。临床上，可以运用 CT 引导下单纯 ^{125}I 粒子植入，椎体成形术结合 ^{125}I 粒子植入或者后路减压内固定术结合术中 ^{125}I 粒子植入。单纯 ^{125}I 放射性粒子植入或结合椎体成形术的镇痛效果好，不良反应发生率低且程度轻，是一种疗效较好的治疗方法。但是，椎体成形术结合 ^{125}I 粒子植入或单纯 ^{125}I 粒子植入主要适用于不能耐受开放手术或者无开放手术适应证的患者，主要目的是缓解患者疼痛，并不能针对脊髓压迫进行减压。减压内固定术结合术中 ^{125}I 粒子植入（图 20-8）能从根源上解除脊髓压迫，适用于能耐受手术、预期生存期大于 3 个月的患者，可以避免术后放疗，更加具有运用前景。

四、放射性核素

放射性核素包括 ^{89}Sr 和 ^{186}Ra。虽然放射性核素能减轻脊柱转移瘤患者的疼痛，但潜在的风险是造成不可逆的骨髓抑制。放射性核素仅推荐用于骨髓功能良好的及没有其他治疗方法可选的脊柱转移瘤患者。

^{89}Sr 是一种生化特性与钙相近的放射性核素，经静脉注入机体后，50% 以上的 ^{89}Sr 聚集于骨组织。研究发现，^{89}Sr 能选择性汇聚于骨转移瘤区域，聚集量是正常骨组织的 10 倍左右，其在骨转移

瘤区域中的半衰期也远高于正常骨组织。^{89}Sr 通过释放 β 射线杀死肿瘤细胞，并能抑制碱性磷酸酶和前列腺素，减轻溶骨性破坏而降低血清钙。^{89}Sr 不含 γ 射线，其释放的 β 射线在骨组织的射程仅为3mm，全身辐射剂量和血液学不良反应均较小，目前已广泛应用于临床骨转移癌的治疗。^{89}Sr 能够全面抑制骨转移性癌细胞，降低血清钙，缓解患者疼痛，提高患者生活质量并延长生存期。过敏、头晕、恶心及骨髓抑制等不良反应发生率较低。主要适用于恶性肿瘤广泛骨转移，预期生存期较短暂，多部位放疗难以承受的患者（图 20-9）。

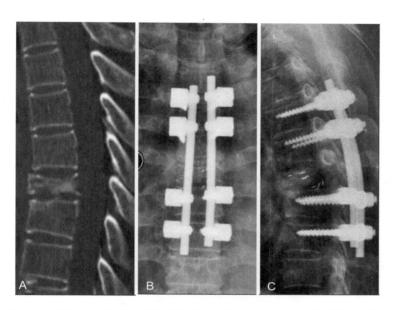

图 20-8　肺癌胸 8 椎体转移瘤行后路椎管减压内固定术结合放射性粒子植入术
A. 术前 CT 矢状位片提示胸 8 椎体病理性骨折；B、C. 术后 X 线前后位及侧位片

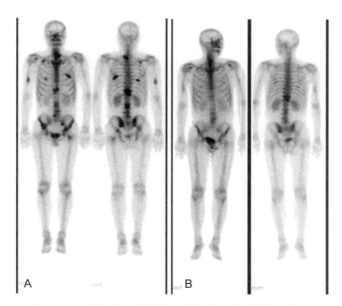

图 20-9　乳腺癌多发骨转移瘤行 ^{89}Sr 放射性核素治疗
A. 放射性核素治疗前全身骨扫描提示全身骨骼多处浓聚；B. 放射性核素治疗后全身骨扫描提示浓聚灶显影明显变淡

五、系统内科治疗

（一）乳腺癌

雌激素受体（ER）、孕激素受体（PR）和人表皮生长因子受体 2 （HER2）的表达决定了乳腺癌对激素和靶向治疗的敏感性。ER 的阳性表达提示乳腺癌对内分泌治疗敏感，通常允许初始治疗采用内分泌治疗而无须常规化疗。内分泌治疗包括卵巢化学抑制或手术切除两种方式，前者包括应用选择性雌激素受体调节剂（SERMs）（如他莫昔芬）、芳香化酶抑制剂（如阿那曲唑）、ER 拮抗剂（如氟维司琼）及其他药物。药物的选择取决于绝经状态和对特定内分泌治疗药物的反应。一旦发生多种内分泌治疗耐药，则应采用常规化疗。HER2 过表达提示乳腺癌对抗 HER2 受体单克隆抗体的靶向治疗敏感，包括曲妥珠单抗和帕妥珠单抗（图 20-10）。

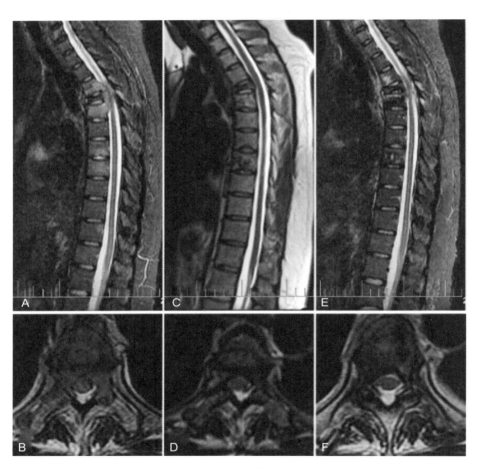

图 20 -10　乳腺癌脊柱转移瘤经皮椎体成形术结合靶向及内分泌治疗

患者，女，38 岁，乳腺癌脊柱多发转移瘤伴胸 3 ～ 5 椎体转移瘤硬膜外脊髓压迫。ER+、PR+、HER2+。曲妥珠单抗和帕妥珠单抗双靶治疗及内分泌治疗 2 个月后，ESCC 分级降级，Frankle 分级 5 级无变化。行胸 4、胸 5 椎体转移瘤椎体成形术，术后结合局部三维适形放疗。A、B. 治疗前 MRI T_2WI 抑脂矢状位及横断位片提示胸 3 ～ 5 椎体转移瘤 ESCC2 级；C、D. 双靶治疗及内分泌治疗 2 个月后 MRI T_2WI 矢状位及横断位片提示胸 3 ～ 5 椎体转移瘤 ESCC 分级降至 1c 级；E、F. 双靶治疗及内分泌治疗 3 个月经皮椎体成形手术后 1 个月 MRI T_2WI 抑脂矢状位及横断位片提示胸 3 ～ 5 椎体转移瘤 ESCC 分级降至 1a 级

受体状态不仅可以预测乳腺癌对内分泌治疗的反应，还可以预测对常规化疗（如多柔比星和环磷酰胺）的敏感性。值得注意的是，预后最好且对内分泌治疗反应最好的乳腺癌分子亚型管腔 A 型（ER+，PR+，HER2−，低增殖）反而对化疗最不敏感。这个亚型不常发生转移或复发，但当这类患

者发生转移或复发时，肿瘤对化疗的反应可能最差。相反，三阴型乳腺癌缺乏激素受体表达（ER⁻，PR⁻，HER2⁻）对化疗的反应最强，但没有完全缓解的患者生存时间最短。众所周知，乳腺癌的基因图谱可以预测生存率和对内分泌治疗或化疗的敏感性。乳腺癌组织的基因表达谱，特别是迁移细胞的基因表达谱，可以预测病程。乳腺癌基因（如 *BREAST CANCER*、*BRCA1* 和 *BRCA2*）突变可作为患者生存率和化疗反应的预后指标，包括铂类药物、蒽环类药物、紫杉烷类药物和聚腺苷二磷酸核糖聚合酶、PARP 抑制剂等。*BRCA1* 和 *BRCA2* 突变对蒽环类药物治疗的敏感性增加，而 *CHEK2* 突变对这种药物治疗的反应较差。在激素受体阴性的乳腺癌中，*BRCA1* 突变预示着对紫杉烷类的药物治疗的反应较差。

（二）肺癌

既往，肺癌一直被认为是一种治疗结果令人沮丧的疾病。然而，近 10 年肺癌患者受益于基因检测和分子靶向药物治疗的进步，患者生存时间已显著延长。大量吸烟与肺鳞状细胞癌、小细胞癌和大细胞癌亚型相关，这些亚型具有较高的 *TP53* 突变率，没有可以用靶向药物治疗的基因突变靶点。然而，肺腺癌可能出现表皮生长因子受体（EGFR）、间变性淋巴瘤激酶（ALK）和其他几种癌基因的突变，这些突变提供了靶向治疗的有效靶点。

EGFR 突变见于 15% ～ 40% 的肺腺癌，在亚洲人和不吸烟者中更为常见。与传统的基于铂类的化疗方案相比，酪氨酸激酶抑制剂（TKIs）（如吉非替尼、厄洛替尼和阿法替尼）在某些 *EGFR* 突变的病例中，不仅具有更好的客观缓解率（ORR），而且提高了总生存期。*ALK* 突变见于 3% 的肺腺癌，在从不吸烟的人群中更为普遍。此类患者中，使用克唑替尼（一种小分子 TKI）进行一线靶向治疗的 ORR 为 74%，无进展生存时间（PFS）为 10.9 个月。虽然 *EGFR* 和 *ALK* 已被证明是迄今为止最有效的肺癌基因突变靶点，但仅出现在一小部分肺癌患者中。目前已在进行包括 *MET*、*ROS-1* 和 *KRA* 在内的涉及其他潜在基因突变靶点的试验。

（三）前列腺癌

前列腺癌治疗的基础是雄激素剥夺疗法（ADT），包括化学药物去势或手术去势。一种药物去势的方法是持续服用促黄体素释放激素（LHRH），导致垂体脱敏而引起雄激素分泌的反常停止。

在治疗开始后的前 7 ～ 10 天，肿瘤可能会暴发性生长，因为在垂体脱敏之前，会刺激睾丸激素的释放。因此，评估是否进行抗雄激素内分泌治疗，是对有硬膜外脊髓压迫风险前列腺癌脊柱转移瘤患者的一个特别重要的环节。此外，与雄激素降低和抗炎作用相关的皮质类固醇通常用于治疗肿瘤相关症状。雄激素剥夺疗法的敏感性很高，在 80% ～ 90% 的晚期前列腺癌患者中起初会有反应，进展为去势素抵抗性前列腺癌通常发生在治疗开始后的 13 年。多西他赛可在药物去势抗性出现之前或之后纳入治疗方案，并被证明可延长生存期。随着研究的进一步深入，产生了包括树突状细胞疫苗 Sipuleucel-T 和免疫检查点抑制剂伊匹单抗在内的免疫治疗方案。

（四）肾细胞癌

肾细胞癌干扰素或白细胞介素为主的细胞因子治疗结果显示 ORR 为 25%，PFS 为 4.2 个月，但往往会出现严重的毒性反应。转移性肾细胞癌血管内皮生长因子受体的酪氨酸激酶抑制剂（如舒尼替尼和培唑帕尼）靶向治疗的 ORR 为 25% ～ 31%，PFS 为 10.2 ～ 10.5 个月。随着抗血管生成治疗的进展，免疫检查点抑制剂，如纳武单抗的 ORR 为 25%，PFS 为 4.6 个月，比 mTOR 抑制剂（依维莫司）的二线治疗效果进一步改善。当免疫检查点抑制剂与其他治疗方法联合应用时，可获得更高的缓解率。

（五）淋巴瘤

易发生脊柱病变的淋巴瘤组织学分型为弥漫性大 B 细胞淋巴瘤（DLBCL）。单发于脊柱的淋巴瘤（无内脏病变）为原发性骨淋巴瘤（ⅠE 或 ⅡE 期），而多个骨淋巴瘤病变可能是多灶性原发性骨淋巴瘤（ⅣE 期），或者为更常见的弥散性系统性淋巴瘤伴继发性骨病变（Ⅳ期）。这 3 种类型的淋巴瘤脊柱病变初始的系统性治疗相似，但有效率和总体预后差异显著。

一线治疗包括 R-CHOP（单克隆抗体利妥昔单抗 – 环磷酰胺，多柔比星，长春新碱，泼尼松）。完全缓解率（CR）从继发性骨淋巴瘤（Ⅳ期）的 65% 到原发性骨淋巴瘤（ⅠE 或 ⅡE 期）的 95% 不等。鉴于骨弥漫性大 B 细胞淋巴瘤对化疗、免疫治疗、类固醇治疗及放疗敏感，除非需活检或存在急性不稳定骨病变，否则很少需要手术治疗。也可对发生高级别硬膜外脊髓压迫的脊柱淋巴瘤进行手术减压；然而，与转移性脊柱转移瘤相比，目前尚不清楚脊柱淋巴瘤减压手术的疗效是否优于单纯的化疗和放疗。

（六）多发性骨髓瘤

活动性多发性骨髓瘤的全身治疗主要包括硼替佐米、沙利度胺 / 来那度胺和皮质类固醇等药物的诱导化疗，然后对符合条件的候选者进行造血细胞移植（HCT），不符合 HCT 条件的患者接受维持性化疗。患者治疗方法的选择、预期敏感性或进展时间受到风险分层模型的影响，这些风险分层模型基于对已知易位、基因表达谱、血清乳酸脱氢酶水平荧光原位杂交技术（FISH）的分析及对之前治疗反应的评估。患者通常对上述治疗方案表现出早期良好的敏感性，标准风险患者可在 25 ~ 36 个月进展，而高危患者可在 8 ~ 18 个月发生进展。治疗后早期疾病进展的其他预测因素（与之相关的是总生存期缩短）包括年龄 > 65 岁、白蛋白 < 3g/dl、血清 β_2 微球蛋白 > 4mg/dl、血红蛋白 < 10g/dl、血小板 < 150/mm^3、病变超过 3 块骨骼。

（七）肉瘤

脊柱的转移性肉瘤性病变相对少见，其全身和局部处理存在争议。然而，黏液性脂肪肉瘤确实表现出脊柱转移的倾向。8% ~ 14% 的黏液性脂肪肉瘤患者存在脊柱转移，82% ~ 83% 的黏液性脂肪肉瘤患者存在骨转移。尽管有报道称整块切除可以长期控制，治疗通常是姑息性的。与其他脂肪肉瘤亚型相比，黏液性脂肪肉瘤对常规化疗方案（包括多柔比星加用或不加用异环磷酰胺）相对敏感，部分缓解率为 48%。然而，无进展生存期较短，中位无进展生存期仅 4 个月。据报道，有希望的二线治疗药物为曲贝替定，该药物对易位相关肉瘤具有特异性疗效，多柔比星治疗无反应的黏液性脂肪肉瘤的无进展生存期为 7.3 个月。

（八）骨靶向治疗药物

双膦酸盐化合物能够抑制破骨细胞活动，因此能够减少肿瘤相关性溶骨的产生。而新近研究发现，地舒单抗（一种 RANKL 的特殊抑制剂）的单克隆抗体治疗在延迟和阻止转移瘤骨相关事件方面优于双膦酸盐化合物（图 20-11）。2000 年，美国临床肿瘤学会（ASCO）第一个公开发表了双膦酸盐治疗乳腺癌的循证临床实践指南。2010 年 6 月，FDA 批准地舒单抗 Prolia 用于治疗绝经后妇女的骨质疏松症，之后又获批用于治疗男性骨质疏松、前列腺癌的雄激素剥夺治疗导致的骨量流失及乳腺癌的芳香化酶抑制剂治疗导致的骨量流失。此后，ASCO 指南进行了更新，即纳入了地舒单抗。目前，ASCO、欧洲肿瘤医学学会（ESMO）、美国国立综合癌症网络、中国临床肿瘤学会等发布的指南指出，晚期实体瘤患者若发生骨转移，在系统性抗肿瘤治疗基础上，为预防骨相关事件的发生，可进行外科手术或姑息性放疗，并考虑使用骨靶向药物。同时，联合骨靶向药物治疗是癌源性骨骼疼痛的标准治疗。迄今为止，FDA 批准了帕米膦酸、唑来膦酸和地舒单抗用于降低晚期实体瘤骨转移患者骨相关事件发生的风险，见表 20-6。

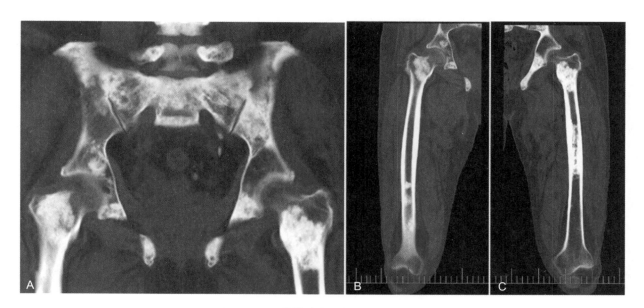

图 20 -11　骨转移瘤患者地舒单抗治疗

患者，男，59 岁，肺癌多发骨转移地舒单抗治疗 3 个月后骨转移瘤病灶成骨样变。A. 骨盆 CT 冠状位片；B、C. 股骨干 CT 冠状位片

表 20-6　FDA 批准用于降低骨相关事件风险的药物

药物	乳腺癌	前列腺癌	其他实体瘤
帕米膦酸	是	否	否
唑来膦酸	是	是	是
地舒单抗	是	是	是

2020 年 11 月，国家药品监督管理局批准地舒单抗用于预防实体瘤骨转移和多发性骨髓瘤引起的骨相关事件。ESMO 指南推荐一旦确诊骨转移则立刻开始使用双膦酸盐或地舒单抗，延缓或预防骨相关事件的发生，直至患者情况恶化。被批准的制剂包括地舒单抗（120mg 皮下注射，每 4 周 1 次）、帕米膦酸（90mg 静脉注射，2 小时内注完，每 3～4 周 1 次）以及唑来膦酸（4mg 静脉注射，15 分钟内注完，每 3～4 周 1 次）。但对于治疗的最佳维持时间缺少明确的标准，仅建议治疗满 2 年后可停用唑来膦酸，或减少输注频率（如每 12 周 1 次），适用于骨转移不具有侵袭性，且通过系统性抗肿瘤治疗获得良好控制的患者。对骨转移进展的肿瘤患者，则推荐持续治疗。2020 年 8 月，英国警告 60mg 地舒单抗停用或延迟治疗后有可能导致多发性椎体骨折的风险。因此，如果停用地舒单抗超过 6 个月，建议使用双膦酸盐（如唑来膦酸）抑制反弹性骨溶解。

六、脊柱 MESCC 的治疗

英国国家卫生医疗质量标准署（NICE）曾就关于 MESCC 或者有这种风险的成年患者的诊断和治疗发布了临床指南，并提出了 MESCC 总协调者的概念。MESCC 应尽可能早地给予可靠的治疗，最理想的治疗是在 MESCC 诊断 24 小时之内。治疗前，原发肿瘤的位置应该尽可能做出诊断，并明确病灶的范围。应运用 Tokuhashi 评分系统和美国麻醉师协会评分系统对患者的全身状态进行手术前评估。

如果没有禁忌证，对所有 MESCC 患者都应给予皮质类固醇治疗。短期内每天给予 16mg 地塞米松直到有决定意义上的治疗开始。此后，地塞米松的剂量应该在 5～7 天逐渐减量，并最终停用。而对于症状出现恶化的 MESCC 患者，地塞米松的剂量可以暂时性增加。

当 MESCC 出现进展性神经损害症状时，应进行手术治疗。传统认为仅当 MESCC 患者的生存期预计在 3 个月以上，决定意义上的开放手术方能进行。手术的目的是解除脊髓压迫、稳定脊柱和控制疼痛。对于侵犯椎体和（或）增加了脊柱不稳定风险的脊柱转移瘤，可行结合或不结合植骨融合的后路内固定。对于预期生存期＞1 年的患者，也可考虑进行前路植骨的椎体重建术。罕见情况下，对肾癌或甲状腺癌孤立性脊柱转移瘤，应进行全椎体整块切除术。

MESCC 手术前不应接受放疗。放疗抵抗型脊柱转移瘤患者一旦手术切口愈合后，为了阻止肿瘤的局部复发，均应接受立体定向放疗。对于压迫不严重、尚未发生神经损害和机械性疼痛或脊柱不稳的 MESCC 患者，放疗可作为一种恰当的一线治疗。不适合手术治疗的 MESCC 患者也应在 24 小时内接受放疗。

脊柱转移瘤的立体定向放疗因为可以将高剂量的放射线定向作用于目标组织，从而减少周围正常组织的剂量。立体定向放疗不依赖于肿瘤的组织学类型和大小，同时不需要开展广泛的瘤体切除减容术，就可以提供持久的局部肿瘤控制。但肿瘤相邻的重要危险器官（例如，脊髓）仍然可能会限制立体定向放疗的最佳放射剂量，从而增加肿瘤局部复发的风险。后路经椎弓根入路/经肋骨横突入路最常用于脊柱转移瘤椎管环形减压，这种累及关节突关节的椎体后部结构切除会导致医源性不稳定，因此通常需要同时采用后路经椎弓根螺钉内固定。"分离手术"通过环形切除脊柱转移瘤硬膜外少部分肿瘤，在脊髓和肿瘤之间建立 2～3mm 的安全间隔，实现了椎管减压而无须切除病变椎体和向椎旁延伸的肿瘤，从而解除了立体定向放疗这一限制。"分离手术"联合术后立体定向放疗的治疗方案已被证实可以为脊柱转移瘤 MESCC 患者提供持久的局部肿瘤控制，同时改善健康相关生活质量。

MESCC 患者的支持护理包括预防血栓形成、压疮的治疗、膀胱和肠道自理、循环和呼吸功能的支持护理以及便于家庭专业康复护理。对于无法进行决定意义上手术治疗的 MESCC，治疗的目的是帮助患者实现舒适的体位和理想的活动度。

七、展望

自 Patchell 等的里程碑式前瞻性研究发表以来，开放性减压（椎板切除术、经椎弓根切除术、经肋骨横突关节切除术、经腔外侧方入路手术）和（或）融合内固定手术逐渐成为脊柱转移瘤患者首选的治疗方案。手术方案的选择应充分考虑内固定的生物力学特性和相关的手术并发症（表 20-7）。手术入路的选择也应满足在病变节段减压并固定病变椎体上下各 2～3 节段。

目前，同时强调手术切除及微创理念的手术技术（例如，分离手术）可为选定的脊柱转移瘤患者提供最佳的治疗效果。脊柱转移瘤患者如果接受外科治疗，术后效益必须大于围术期风险。除了肿瘤患者的组织学类型外，患者的一般状况及内科合并症，在选择恰当的治疗方法和手术入路前均应综合考虑。脊柱转移瘤是临床医生面临的最具挑战性的疾病之一，因为他们需要对患者进行复杂的技术干预。成立由多学科组成的脊柱转移瘤治疗专业组，一定是今后脊柱转移瘤治疗的趋势。脊柱转移瘤患者的治疗必须由包括手术组、介入组、放疗组和肿瘤内科专家的多学科团队来进行。

表 20-7　脊柱转移瘤患者接受开放性减压和（或）内固定手术的注意事项

手术方面		注意事项
脊柱区域	颈椎	单节段椎体受累和序列不齐，行经前路椎体次全切除 + 硬膜外肿瘤切除 + 内固定；可能同时需要后路内固定加强前路重建 对于序列正常的环形脊椎受累或单纯后部病变，首选行后路减压手术
	胸椎	无机械性不稳定的脊髓压迫，行后路减压术 + 硬膜外肿瘤切除 存在机械性不稳定的脊髓压迫，行后路减压术 + 内固定 + 硬膜外肿瘤切除 如果切除关节突关节，则进行内固定融合（防止出现医源性不稳定） 单纯神经根 / 椎间孔压迫，行后路椎间孔切开术 脊柱不稳定但无神经压迫，行经皮后路内固定
	腰椎	无机械性不稳定的椎管压迫，行后路减压术 + 硬膜外肿瘤切除 存在机械性不稳定的脊髓压迫，行后路减压术 + 内固定 + 硬膜外肿瘤切除 如果切除关节突关节，则进行内固定融合（防止出现医源性不稳定） 单纯神经根 / 椎间孔压迫，行后路椎间孔切开术
	骶骨	后侧入路 如果存在 S_1 关节不稳定或病理性骶骨骨折，行内固定强化
椎体序列情况	序列不齐	如果存在椎体序列不齐，且患者预计生存期 > 6 个月，手术应尝试恢复正常序列，并最大限度改善患者长期功能状态和生活质量 病变椎体的次全切除和前柱重建适用于存在病理性畸形但预后良好的患者
伴随疾病	恶病质 / 肌肉减少症	如果是手术患者，可采用软组织损伤更小的 MIS 治疗（例如，经皮内固定手术） 如果条件允许，术前改善患者营养状况
	糖尿病	增加伤口感染和相关并发症的风险，因此考虑行经皮内固定 /MIS 治疗
	吸烟	
	吞咽困难	颈椎病变考虑后路或前路手术，术后避免放疗
	骨质疏松症	建议使用中空侧壁有孔螺钉 + 骨水泥强化 避免椎体序列矫正过度，从而增加内植物固定失败的风险 建议对病变椎体邻近的多节段固定，分散应力，避免植入物松动
	病变椎体既往已行骨水泥强化治疗	如果病变节段既往接受过骨水泥强化，椎体次全切除困难或不可行，行单纯后路减压 + 内固定
	放疗史	整形外科医生行手术后的伤口闭合，建议行皮瓣修补术以防止伤口裂开 如果既往接受过头颈部放疗，由于食管和气管损伤的风险增加，建议行单纯后路手术治疗颈椎病变且全身麻醉气管插管时间不宜过长
	手术史	如果既往接受过颈椎前方手术（例如，甲状腺癌根治性颈部淋巴结清扫术），避免行颈椎病变的前路手术 如果既往接受过腹部手术（如结肠切除术），避免行腰椎病变的前路手术 如果既往接受过脊柱手术，需明确既往内固定器械厂家型号并使用既往手术切口；手术后请整形科医生辅助闭合伤口
影像学随访	—	如果需要进行脊柱的常规影像学随访，建议使用 CF/PEEK 内植物以减少伪影
术后放疗	—	如果患者需要接受术后 RT，建议使用 CF/PEEK 内植物固定：①提高放疗的精准度；②有利于放射影像学随访

续表

手术方面		注意事项
全身治疗	常规全身治疗	坚持既往全身治疗 术后停止全身治疗 4～6 周，以促进伤口愈合
	抗激素治疗	持续服用
	免疫抑制剂（PD-1、PDL1、CTLA-4）	持续服用
	小分子 TKI	手术前一天停药 一旦患者耐药，可以采用不抑制 VEGF/ 血管生成途径的小分子抑制剂（例如，伊马替尼）
	抗 VEGF	如果条件允许，术前停止服用≥ 4 周 术后停止服用 4 周，以促进伤口愈合
内植物 / 节段选择	内固定节段	颈胸段（C_6～T_1）或胸腰段交界处（T_{11}～L_1）病变，需固定病变椎体上下各 3 个节段 勿在脊柱的移行区终止内固定结构
	中空侧壁有孔螺钉	使用中空侧壁有孔螺钉和骨水泥强化，以降低多节段椎体受累患者的螺钉拔出风险 溶骨性病变的椎体，采用中空侧壁有孔螺钉内固定
	CF/PEEK 内植物	如果患者需要接受术后放疗或计划进行放射影像学监测，建议使用 CF/PEEK 植入物，以减少成像伪影增加放疗的精准度，避免射线脱靶 CF/PEEK 植入物更接近椎体皮质骨的弹性模量，从而降低植入物松动脱出或失效的风险
术中椎体强化	—	对于接受减压但未进行椎体次全切除术的溶骨性病变，建议术中对受累节段进行骨水泥强化，防止将来发生椎体病理性骨折 / 塌陷

注：CF/PEEK. 碳纤维 / 聚醚醚酮；MIS. 微创手术；RT. 放疗；TKI. 酪氨酸激酶抑制剂；VEGF. 血管内皮生长因子。

第 21 章　脊柱转移瘤的全脊椎切除手术治疗

脊柱良性侵袭性肿瘤及恶性肿瘤易导致脊髓、神经根、血管及邻近脏器的压迫和破坏，可引起难治性疼痛、骨折、截瘫及高钙血症等问题，最终导致患者生活质量下降。若要达到良好的疾病控制、较长的生存期及较好的生活质量，最有效的治疗方法就是全脊椎整块切除（total en bloc spondylectomy，TES）。全脊椎切除分为分块切除和整块切除，分块切除是逐步咬除椎体肿瘤组织，器械不可避免地反复进入肿瘤组织，引起肿瘤细胞对周围局部组织和血液的污染，易导致术后局部复发；而整块切除行整块椎板和整块椎体的切除，不经过肿瘤，同时可减少手术时间及对患者的创伤，但在技术上要求更高，手术复杂，实施难度大。为此，术前多学科联合制订详细的手术计划，严格掌握手术指征，选择合适的手术入路，采用恰当的手术技术、理想的重建材料和内固定系统，同时结合有效的辅助疗法，是全脊椎整块切除术成功的关键。

一、脊柱转移瘤整块切除的发展背景

Stener 于 1971 年首次报道了全脊椎切除治疗胸椎软骨肉瘤，提出了全脊椎切除的概念。研究者经后正中入路切除脊椎后方结构，然后经两侧肋横突切除入路整块切除椎体。Enneking 于 1980 年根据临床实验数据、影像学及组织学特征提出肿瘤 Enneking 分期系统，该系统对每个分期的肿瘤都对应有适合的手术边界：病变内切除（分块切除或刮除肿瘤）、边缘切除（沿假包膜整块切除）、广泛切除（在假薄膜外切除）及根治性切除（当肿瘤局限于间室内时，将整个间室切除），但此分期较难应用于脊柱肿瘤。1994 年，Weinstein、Boriani 及 Biagini 结合 Enneking 分期系统提出了 WBB 外科分期系统（图 21-1），该系将脊椎在横断面上按顺时针方向分为 12 个扇区（椎体附件为 10 ～ 3 区，椎体为 4 ～ 9 区），从椎旁组织到硬膜下腔分为 5 层（A ～ E）。WBB 分期系统描述了肿瘤的解剖学特点和侵犯程度，有助于医生判断是否能够进行整块切除，从而制订合理的手术计划，但涉及大于 2 个椎体的多节段病变却无界定，同时对于累及全脊椎（1 ～ 12 区）的肿瘤，未提出明确的手术方案。同年，Tomita 等提出了脊柱分型（图 20-2）。根据肿瘤侵犯的区域将肿瘤分为 7 型，即椎体区（1 型），椎弓根区（2 型），椎板、棘突及横突区（3 型），椎管内硬膜外区（4 型），椎旁区（5 型），邻近椎体、附件区（6 型），多处跳跃型（7 型）。其中 1 ～ 3 型为局限性病灶，而 4 ～ 6 型的病灶则为侵犯性病灶，7 型为多发性跳跃性病灶。后路全脊椎切除手术将椎板及附件结构作为一个整块、椎体作为另一个整块取出。该术式只经一个手术入路将肿瘤所累及的脊椎全部切除，操作相对简单，创伤相对较小，但如果肿瘤侵犯椎弓根，则在切除过程中易引起肿瘤对手术野的污染。

国内关于全脊椎切除的命名较为混乱，早期多数研究并未详细阐述手术操作方法。刘忠军等于2001年首次报道23例全脊椎切除的脊柱肿瘤病例，但文中未涉及手术操作；马忠泰等2002年报道了5例脊柱转移瘤行全脊椎切除的，但均为分块切除。2006年，马原等首次在中文期刊上采用全脊椎整块切除（TES）的名称，此后相继有采用全脊椎整块切除的报道。徐华梓等提出广义的全脊椎切除术包括全脊椎分块切除术和全脊椎整块切除术。值得注意的是，全脊椎整块切除和整块切除并不是相同的概念，前者旨在将脊椎及其附属结构全部去除，而后者指不经过肿瘤组织的情况下完整切除肿瘤及其周围健康组织，因此可认为全脊椎整块切除术是整块切除术中的一种。

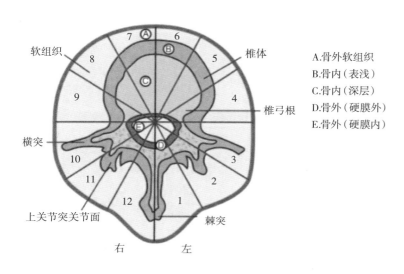

软组织
椎体
椎弓根
横突
上关节突关节面
棘突
右
左
1
2
3
4
5
6
7
8
9
10
11
12
A
B
C
D
E
A.骨外软组织
B.骨内（表浅）
C.骨内（深层）
D.骨外（硬膜外）
E.骨外（硬膜内）

图 21-1　WBB 外科分期系统

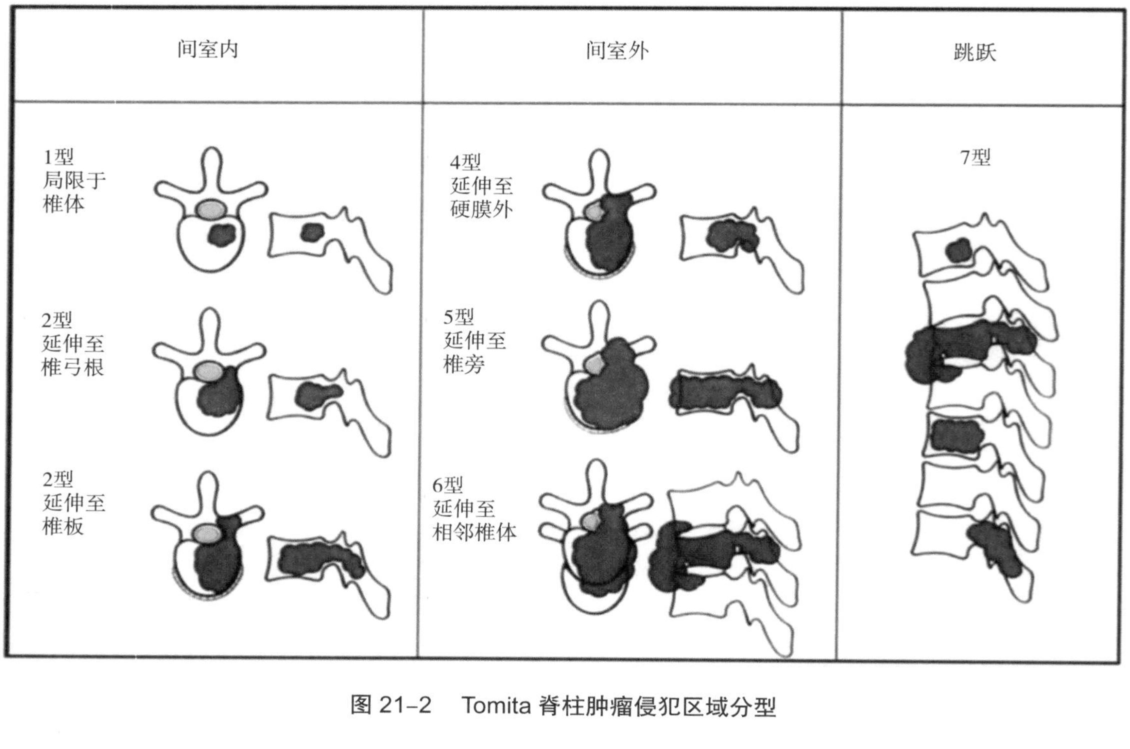

间室内
间室外
跳跃
1型
局限于
椎体
2型
延伸至
椎弓根
2型
延伸至
椎板
4型
延伸至
硬膜外
5型
延伸至
椎旁
6型
延伸至
相邻椎体
7型

图 21-2　Tomita 脊柱肿瘤侵犯区域分型

二、手术适应证

Tomita 等提出全脊椎切除术适用于低度恶性或良性侵袭性肿瘤，其适应证：①未侵犯邻近脏器；②与腔静脉和主动脉无粘连或粘连极轻；③未有多处转移；④ Tomita 分型 3、4 型，部分 2 型和 5 型。而 Abe 等认为还应该考虑以下条件，才可行全脊椎切除术：①有脊髓受压症状或严重顽固性背痛；②原发瘤为非肺癌且已被根治性切除；③患者生存预期大于 6 个月；④孤立性转移灶不超过相邻的两个椎体范围。徐华梓等认为还应该考虑：①肿瘤的病理类型；②肿瘤的外科分期；③肿瘤受累节段。刘忠军等认为对于某些恶性程度较高又较易转移的肿瘤（如肝癌、肺癌等），全脊椎切除术无法达到延长患者总体生存期及提高患者生活质量的初衷。此外，全脊椎切除术还被认为适应于 Tokuhashi 预后评分 12 ～ 15 分的病例，然而，随着放射治疗、免疫治疗和靶向治疗等多学科综合治疗的发展，以及内固定技术的进步，部分专家认为 Tokuhashi 预后评分存在一定的局限性。

李冬月等认为由于颈椎结构的特殊性，颈椎肿瘤可采用全脊椎分块切除，胸椎肿瘤应尽可能做全脊椎整块切除，但如果解剖结构复杂或患者情况不允许时，可改做分块切除。姜复龄等认为，胸椎转移瘤行全脊椎整块切除需同时满足下列条件：原发肿瘤得到良好控制，即脊柱手术前已切除或可同期切除原发肿瘤；单一部位的转移病变；术前做 PET 检查无其他脏器转移；患者全身情况良好，可耐受较大的手术创伤。Kato 等同样认为累及 3 个或 3 个以下胸腰椎节段的转移瘤适用于全脊椎整块切除，其中孤立性胸腰椎转移瘤是全脊椎整块切除的最佳指征（图 21-3）。

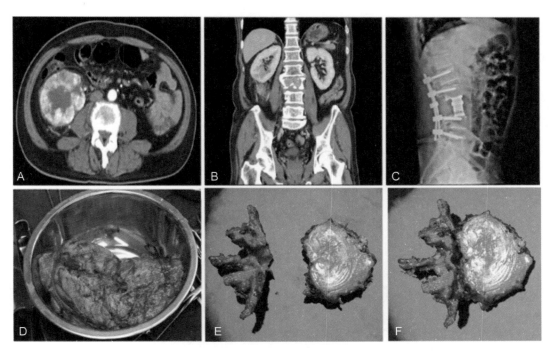

图 21-3　肾细胞癌孤立性腰椎转移瘤行全脊椎整块切除术

A、B. 术前 CT 扫描显示左肾癌合并腰 3 椎体转移瘤溶骨性破坏；C. 后路全脊椎整块切除椎体间可扩张融合器重建钉棒系统内固定术后侧位 X 线片；D. 术中切除的原发肾细胞癌标本；E、F. 术中整块切除的腰 3 椎体

（引自：Zhai J, Liu N, Wang H, et al, 2021. Clinical charcteristics and prognosis of renal cell carcinoma with spinal bone metastases. Front Oncol, 11: 659779. ）

Abe 等认为全脊椎整块切除适用于 $T_1 \sim L_2$ 节段，该部位椎体相对较小，利于术中分离及整体切除；而 L_3 以下椎体过大，术中将椎体围绕椎管向外后旋出时可能会损伤神经根或腰神经丛（神经根位于椎体后方下外侧，阻挡椎体旋出，若牺牲 L_3、L_4 或 L_5 神经，会起严重的神经症状）。盛伟斌等也认为后路全脊椎切除适用于 $T_2 \sim L_3$ 节段，而下腰椎节段椎体的显露及全切较为困难，故不主张对下腰椎肿瘤行后路全脊椎切除。Tomita 等则认为全脊椎切除也适用于 L_4 节段。杨荣利等认为全脊椎切除可用于 L_4 以上的腰椎、胸椎原发脊柱恶性肿瘤、良性侵袭性肿瘤，以及预后较好的孤立性脊柱转移瘤。

既往单一椎体可行全脊椎整块切除，而多节段椎体行全脊椎整块切除，文献中却少有报道。Druschel 等报道了 2 例 4 个节段行全脊椎整块切除的患者，术后平均随访 13 个月，无局部复发和远处转移。Luzzati 等对 38 例胸腰椎肉瘤患者行多节段全脊椎整块切除（2 个节段 19 例，3 个节段 15 例，4 个节段 3 例，5 个节段 1 例），虽然并发症发生率高，但大部分患者可以获得痊愈。

三、手术入路和计划

脊柱肿瘤的整块切除技术主要有 4 种：椎体整块切除术、矢状位整块切除术、后方附件整块切除术和全脊椎整块切除术。对局限于椎体中央部分的肿瘤，可选择椎体部分或全部整块切除术；对位于椎弓根、横突和偏椎体一侧的肿瘤，可通过经后方结构及椎体的矢状位截骨达到整块切除；对位于后方附件的肿瘤，可通过切断双侧椎弓根达到后方附件的整块切除。全脊椎整块切除术手术入路的选择则取决于脊柱肿瘤的大小及侵犯节段的部位，分为单纯后方入路（图 21-4，图 21-5）和前后方联合入路 2 种。单纯后方入路主要适用于胸椎肿瘤（$T_2 \sim T_4$）和上腰椎肿瘤，手术创伤小、手术时间短、出血相对较少。Tomita 报道单纯后方入路只适用于 $T_3 \sim L_3$。曾芳俊等也认为单纯后路的整块切除适用的最低节段只能到 L_3。但 Huang 等报道了 9 例通过单纯后路行全脊椎切除的 L_4 孤立性转移瘤，术后平均随访时间为 41.2 个月，最终有 6 例存活，其中 5 例无疾病进展，首次证实了通过单纯后路进行 L_4 全脊椎切除的可行性。前后联合入路主要适用于颈椎肿瘤、腰椎肿瘤及椎旁有巨大软组织肿块或者肿瘤与前方大血管明显粘连的胸椎肿瘤。累及颈椎椎体及附件的肿瘤患者，前后联合入路手术能实现肉眼下彻底切除肿瘤、更加彻底的椎管减压和恢复脊柱稳定性。李冬月等认为对颈胸段 $C_7 \sim T_1$ 节段肿瘤采用前方低位颈前、后方正中入路。下腰椎由于神经根阻挡椎体，尤其下位腰椎受到髂翼的阻挡，宜前后路显露游离椎体两侧组织，切除附件后再行前路手术取出椎体，可避免神经损伤的发生。

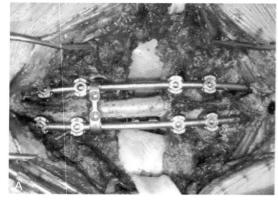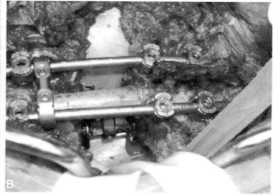

图 21-4　乳腺癌 T_4 椎体转移瘤全脊椎切除术

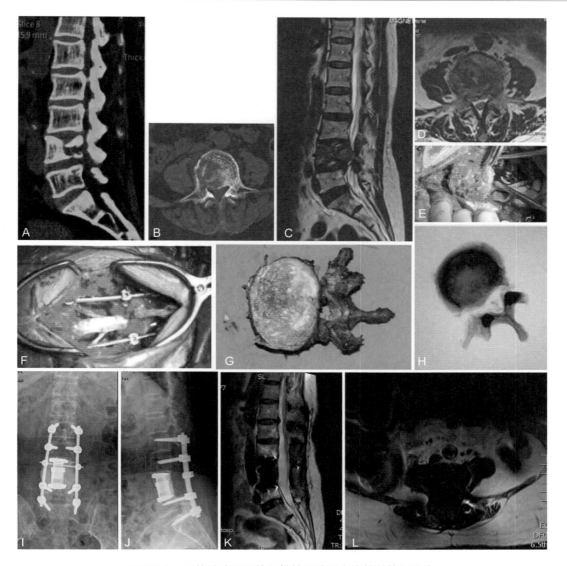

图 21-5　甲状腺癌孤立性腰椎转移瘤行全脊椎整块切除术

患者，女，60 岁，甲状腺癌孤立性腰 4 椎体转移瘤病理性骨折，行全脊椎整块切除术椎间可扩张融合器重建骨水泥填充后路内固定术。A、B. 术前 CT 矢状位重建及横断位片提示腰 4 椎体转移瘤溶骨性破坏合并椎体病理性骨折；C、D. 术前 MRI T_2WI 矢状位和横断位片显示腰 4 椎体病理性骨折向椎管内压迫；E. 全脊椎切除术中椎体被旋转出；F. 使用椎体间可扩张融合器和后路钉棒系统内固定；G. 术中腰 4 椎体全脊椎切除术后大体标本；H. 腰 4 椎体全脊椎切除术后透视像；I、J. 术后前后位和侧位 X 线片；K. 术后 MRI T_2WI 中矢状位片显示硬膜囊无压迫；L.MRI T_2WI 横断位片显示金属伪影干扰致椎管内结构显示不清

（引自：Huang W, Wei H, Cai W, et al, 2018. Total en bloc spondylectomy for solitary metastatic tumors of the fourth lumbar spine in a posterior-only approach. World Neurosurg, 120: 8-16.）

　　Boriani 等在胸椎整块切除手术入路中根据自己经验及其他报道总结了手术准则和术前计划。手术准则：①可视控制下获取要求的边缘；②可视控制下松解或切除大部分重要解剖结构；③前后联合入路的复发率高，如非必要，不建议使用；④脊髓血管分布较多，多节段切除时需注意；⑤在未评估的情况下，硬膜外出血结果很严重；⑥病变椎体需通过合适的方式移除，避免牵拉和扭转脊髓。术前计划：①肿瘤学分期和界定需切除的边缘；②定义边缘功能的影响；③了解解剖学结构；④了解肿瘤范围。

四、全脊椎整块切除后脊柱重建

全脊椎整块切除后脊柱重建方式较多，以前路椎间重建内固定结合后路长节段或短节段经椎弓根内固定的稳定效果最好。前柱椎体替代的重建方法有椎间植骨、钛网支撑、骨水泥及人工椎体植入。良性或低度恶性肿瘤的年轻患者通常选择钛网支撑＋植骨，以求椎间骨性融合；而对于恶性程度高、预期寿命较短且对远期稳定性要求不高的老年转移瘤患者，可行钛网＋骨水泥重建或可扩张钛网人工椎体重建。Tomita 认为后柱要达到稳定性需椎弓根螺钉固定病变椎体上下至少各 3 个节段，但对于骨质条件较好的患者，也可选择仅固定上下各 2 个节段（图 21-6）。

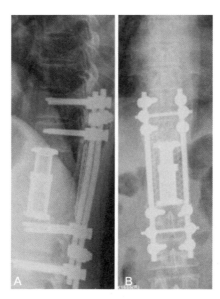

图 21-6　全脊椎切除人工椎体重建术
肾癌腰 2 椎体转移瘤行后路全脊椎整块切除人工椎体重建术。
A. 术后侧位 X 线片；B. 术后前后位 X 线片

五、疗效分析

局部复发是全脊椎整块切除的一个最重要指标。全脊椎整块切除的目的是在去除实体瘤时，尽可能避免肿瘤组织残留，通过阻止肿瘤细胞污染周围组织延长患者的无病生存期。局部侵袭性肿瘤如脊索瘤和巨细胞瘤常规切除手术的 5 年无病生存率为 50% ～ 70%，这些类型的肿瘤运用整块切除技术可使 5 年无病生存率达 100%。研究证实整块切除术可以实现对原发恶性脊柱肿瘤的局部控制，延长患者的生存期。然而，整块切除术对于脊柱转移瘤的有效性仍存在争议。Cloyd 等发表的一项系统性综述对 77 例接受整块切除术的孤立性脊柱转移瘤患者进行了整体评价。结果表明整块切除术的局部复发率为 37.7%，中位复发时间为 24 个月，5 年生存率为 37.5%。David 等发表的文献综述则表明，行整块切除术的脊柱转移瘤患者局部复发率较低（6.1%），但中位生存时间仅为 15 个月。Tomita 等对 17 例原发恶性脊柱肿瘤和 64 例转移性脊柱肿瘤行整块切除后进行随访，5 年生存率分别为 67% 和 47%。此外，Demura 等报道了 24 例行整块切除的甲状腺癌脊柱转移瘤患者，整块切除术后 5 年生存率为 90%。Murakami 等对 6 例行整块切除的肺腺癌脊柱转移瘤患者进行了 36 ～ 62 个月的随访，仍有 4 例生存且无局部复发。

Jordan 等系统性回顾了 18 例经整块切除的颈椎肿瘤患者，平均随访时间为 47.4 个月（范围：1 ～ 149 个月），3 例分别在术后第 12 个月、第 44 个月和第 113 个月出现局部复发，1 例在术后 12 个月出现远处转移，1 年和 5 年的无病生存率分别为 88.2% 和 73.45%。因随访时间较短，通过 Cox 比例风险模型分析未得出影响局部复发的相关因素。研究者随后又回顾了 306 例经整块切除的脊柱肿瘤患者，229 例原发性脊柱肿瘤平均随访 65 个月，77 例孤立性脊柱转移瘤平均随访 26.5 个月。原发性脊柱肿瘤组中位复发时间为 113 个月，孤立性脊柱转移瘤组中位复发时间为 24 个月。1 年、5 年和 10 年无病生存率原发性脊柱肿瘤组分别为 92.6%、63.2% 和 43.9%，孤立性脊柱转移瘤组分别为 61.8%、37.5% 和 0。Cox 比例风险模型分析显示年龄、性别、转移性肿瘤及骨肉瘤与肿瘤复发有显著的相关性。Igarashi 等对 91 例行全脊椎切除冷冻自体骨移植的脊柱转移瘤患者进行回顾性评价，术后局部复发率为 11.0%，并指出放疗史是局部复发的独立危险因素，原发肿瘤类型同样是术后局部复发和生存预后的影响因素。

既往研究发现，肿瘤患者病灶内切除对生存率有不利作用。Boriani 等通过脊柱脊索瘤 50 年的治疗经验证实广泛性边缘切除手术的重要性。他们发现所有接受单纯放疗、病灶内切除或联合放疗的患者都在不到 2 年的时间复发，18 例行整块切除的患者中 12 例术后有平均持续 8 年的无病生存，6 例复发的患者既往有过治疗或边缘有过污染。Amendol 等观察了 103 例行整块切除的脊柱肿瘤患者，术后平均随访 39 个月，22 例患者出现肿瘤复发。Cox 回归多变量分析显示，与广泛切除相比，边缘切除和病灶内切除是复发（$HR=9.45$，95%CI 1.06 ～ 84.47 和 $HR=38.62$，95%CI 4.67 ～ 369.21）和肿瘤相关病死（$HR=17.10$；95%CI 3.80 ～ 77.04）的独立诱发因素。

Mazel 等报道了 25 例脊柱肿瘤整块切除的病例，术后对患者的生活质量进行 9 年的长期随访，平均躯体健康评分（PCS）为 52.4 分，精神健康评分（MCS）为 47.7 分，功能障碍指数（ODI）为 18.2，卡式功能量表（KI）为 80%，ECOG 为 1 级，PROLO 为 7 级。研究者认为脊柱肿瘤无论是原发或继发，椎体切除的目的不仅是为了延长患者寿命，术后功能和生活质量的改善同样至关重要。

六、并发症及处理

全脊椎整块切除术最常见的并发症为脊髓神经损伤、血管损伤、瘫痪、大出血、乳糜漏、肿瘤切除不彻底、感染和脊柱不稳等，这些并发症与椎体切除的数量、手术团队的手术能力、重要结构松解 / 切除的数量及手术入路的类型和范围有关。

术中应充分显露以避免脊髓神经损伤，尤其在旋转取出病变椎体时动作应轻柔，椎体前后方都应放置挡板，避免对脊髓的机械性牵拉和挤压；若取出有困难时可考虑适当切除上、下椎体的部分正常骨质。

在颈椎全脊椎整块切除时，要注意对椎动脉的处理，术前若发现椎动脉与肿瘤病灶关系不明，应常规行椎动脉相关检查，以了解椎动脉的走行及其与病灶的关系。术中应预先显露病变椎节，切除双侧横突孔前壁，显露近端椎动脉，尽量避免损伤椎动脉。一旦出现椎动脉、椎静脉大出血时，应注意准确结扎或堵塞止血，避免颈髓损伤。在胸椎全脊椎整块切除时，钝性分离椎体侧、前方的过程中有可能发生致命性主动脉及腔静脉损伤。术前应作 CT 血管成像检查，明确肿瘤与胸部大血管毗邻关系，若大血管已有肿瘤侵犯，不建议行全脊椎整块切除。

鉴于全脊椎整块切除术中出血情况较为突出，可通过采取仔细分离椎体、术中结扎节段动脉、控制收缩压及电凝止血等措施控制术中出血。国内外学者针对术中止血技术难点总结出以下经验：

术前进行受累椎体及上下各 1 个椎体节段血管的栓塞可以减少术中出血，低压性麻醉和手术创面喷洒生物蛋白胶也可有效减少出血量。动物实验证明双侧连续 3 个椎体节段动脉结扎后中央椎体的血供减少到原来的 25%，但脊髓血供能够保留 80%，对脊髓功能没有任何伤害。David 等对 77 例接受整块切除术的脊柱转移瘤患者进行系统性评价，平均手术时间为 6.5 小时，术中平均失血量达 1742ml，术后并发症的发生率达 35%。对于多节段脊椎的整块切除术，切除的节段数越多，严重并发症的发生风险就越高。Luzzati 等报道了 2 例行多节段胸腰椎整块切除术患者，术中出血分别为 16 000ml 和 10 000ml。Liljenqvist 等报道了 1 例患者在整块切除 4 个节段后，因脊髓缺血而出现完全性瘫痪。

Hayashi 等通过多因素非线性回归分析发现，整块切除是发生手术部位感染的独立风险因素，前后联合入路及未用碘酒消毒的脊柱器械都会导致术后手术部位感染的风险升高，并认为碘酒可有效阻止术后手术部位感染。此外，采用 T 型锯经椎弓根截骨术或前柱截骨术和（或）用蒸馏水及高浓度的顺铂冲洗可降低肿瘤细胞污染术野的风险。

七、前景

脊柱转移瘤的治疗是以姑息性治疗为目的，目前有效的治疗方式为包括手术、放疗和化疗的多模式联合治疗。鉴于脊柱转移瘤的手术种类较多，至今还没有相关研究对各种手术的临床疗效进行系统性比较，因此难以判断哪种手术效果更理想。脊柱转移瘤整块切除术的手术目标是患者获得长期存活，有效控制局部肿瘤复发。但作为脊柱外科最具有挑战性的手术之一，即使是在经验丰富的医学中心，全脊椎整块切除术的围术期并发症也高达 35%。

随着放疗技术、外科技术和器械的改进，脊柱转移瘤的治疗模式也发生了很大改变。在过去的几十年里，立体定向放疗技术的发展解决了大多数肿瘤放疗敏感性问题。对于大多数的脊柱转移瘤，立体定向放疗在局部肿瘤控制上已取得了较好的效果。有研究报道了立体定向放疗治疗肾癌脊柱转移的 1 年局部控制率为 83% ～ 94%，3 年或 4 年局部控制率为 57% ～ 87%。Soltys 等通过建模分析立体定向放疗的局部肿瘤控制率，2 年局部控制率达 82% ～ 96%。分离手术联合立体定向放疗的 Hybrid 治疗已经取得与全脊椎整块切除手术相同或更好的治疗效果。目前，临床上更强调放疗在局部肿瘤控制方面的作用，外科手术则更侧重于脊柱稳定性的恢复和脊髓减压。对于传统放疗不敏感或存在高级别脊髓压迫的孤立性转移瘤患者，如病例选择正确，整块切除术仍可获得长久的肿瘤局部控制。

八、总结

脊柱转移瘤的全脊椎整块切除是脊柱外科医生行肿瘤切除最具挑战性的技术方法之一。整块切除手术旨在获得长期存活，术后局部复发率极低，但该手术难度大，围术期并发症发生率和死亡率较高。即使术前行选择性肿瘤血管栓塞，术中仍很有可能出现大量出血。因此临床医生必须认真权衡手术获益和手术风险。这也意味着预期生存期较短的绝大多数的脊柱转移瘤患者不适合做整块切除这种高风险和高并发症的手术。对于预行整块切除术的脊柱转移瘤患者，术前应由多学科联合制订详细的手术方案，严格掌握手术适应证，选择正确的手术入路、手术方法及理想的内固定材料，在术前充分准备的前提下由经验丰富的高年资医生完成，以求更大程度地延长患者的生存期和提高其生活质量。立体定向放疗和分离手术技术的发展已对全脊椎整块切除手术的必要性提出了新的挑战。

第22章　脊柱转移瘤的姑息性
减压手术治疗

作为脊柱转移瘤常见的并发症，转移性硬膜外脊髓压迫（metastatic epidural spinal cord compression，MESCC）通常表现为机械性疼痛、感觉功能损害、运动功能和括约肌功能丧失。如不能及时治疗，进一步可发展为截瘫。

姑息性放疗曾是 MESCC 的标准治疗方案。但考虑到部分肿瘤对放疗不敏感，且放疗需要一定时间才能达到预期疗效，因此单纯放疗在控制肿瘤、改善神经功能方面的疗效常令人失望。脊柱转移瘤椎管减压手术可分为根治性手术和姑息性手术。根治性减压手术即整块切除术，技术操作复杂，风险较大，并发症发生率高，适应证苛刻，临床并不常用。姑息性减压手术即肿瘤部分切除椎管减压术，可分为前路减压和后路减压。目前，前路减压手术仅多用于颈椎 MESCC，而后路环形减压内固定作为治疗胸腰椎 MESCC 首选的手术方式，既可以实现椎管环形减压，又能够维持脊柱稳定性，结合术后常规放疗或立体定向放疗可实现肿瘤的长期控制。同时，越来越多的微创技术已开始应用于 MESCC 的治疗。本章就脊柱转移瘤常用的姑息性减压手术作一阐述。

一、开放性后路减压手术

脊柱转移瘤有多种后路减压技术，包括联合或不联合内固定的后路椎板切除术、椎板关节突关节切除减压内固定术、经椎弓根入路和经肋横突切除入路的后外侧椎管环形减压内固定术。单纯椎板切除术通常仅在背侧硬膜外压迫和椎板转移性受累时考虑，但由于无法对腹侧硬膜外脊髓压迫进行减压，应用范围受到限制。椎板切除术联合内固定可以治疗由于小关节、椎弓根或椎体肿瘤受累引起的不稳定。椎板关节突关节切除减压适应于胸椎/上腰椎硬膜外脊髓压迫后外侧减压和下腰椎硬膜外脊髓压迫的环形减压。而经椎弓根入路和经肋横突切除入路的环形减压术可以对胸腰椎硬膜外脊髓压迫进行腹侧减压和重建，并建立肿瘤和脊髓之间的间隔，以便安全地进行术后放疗。

（一）单纯后路椎板切除术

椎板切除术包括切除受累椎体椎板、受累椎体（胸椎）下 1/2 椎板及硬膜外肿瘤相邻正常硬膜上方的部分椎板（图 22-1）。单纯后路椎板切除术简单快速，且并发症发生率较低。Younsi 等对 2004 ～ 2014 年接受椎板切除术减压的 101 例转移性 MESCC 患者进行了回顾性研究，入院时 80% 的患者不能走动，术后 74% 的患者运动功能得到改善，51% 的患者在出院时恢复了行走能力，同时总体并发症发生率及翻修率和死亡率较低（6%、4% 和 1%）。Azad 等对椎板切除术、椎体切除术和两者联合治疗脊柱转移的并发症、医疗成本和手术收益进行了对比，两种手术方式的 30 天并发症发生率显著不同（$P < 0.0001$），椎体切除术的比例最高（45.6%），其次是联合手术（33.7%），椎板切除术的比例最低（29.0%）。

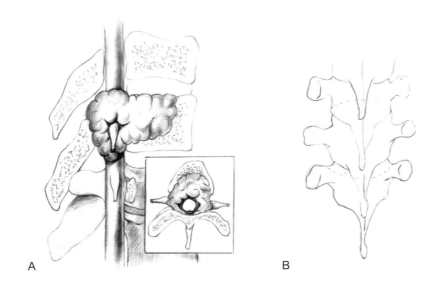

图 22-1　硬膜外脊髓压迫及后路椎板切除手术

A. 由椎体向硬膜外间隙延伸的典型 MESCC 模型，由于在中线的后纵韧带最厚，椎体瘤块以双小叶的形状侵入椎管；B. 虚线表示椎板切除术的延伸范围

　　虽然后路椎板切除减压是 MESCC 患者的传统手术方案，然而一些关于硬膜囊前方减压不充分和医源性脊柱不稳定的报道引发了学者对于该手术方式的评判性讨论，此外，该技术可能导致脊柱不稳定、畸形和局部机械性疼痛的加重。目前，单纯椎板切除术已逐渐被边缘化。

（二）后路椎板切除 + 关节突关节切除减压内固定术

　　后路椎板切除 + 关节突关节切除减压从棘突开始，应用高速磨钻或咬骨钳完成椎板减压术。常需要去除关节突关节内侧部分，以便充分显露椎管，下关节突通常与相连的部分椎板一起切除。上关节突通常与黄韧带的垂直束一起切除，充分去除黄韧带的外侧部和关节突关节的内侧（尤其是上关节突后），可以充分显露相应椎弓根内侧部分。

　　后路减压内固定手术，既可以实现脊髓减压，又能够维持脊柱稳定性，结合局部放疗，可以达到长期局部肿瘤控制的目的（图 22-2）。Lei 和 Liu 等对接受后路减压和内固定治疗的 95 例 MESCC 患者进行对比分析，其中 19 例为颈椎转移瘤，胸椎转移瘤和腰椎转移瘤的病例数均为 38 例。研究结果显示，术后 37% 的颈椎转移瘤患者、18% 的胸椎转移瘤患者和 13% 的腰椎转移瘤患者出现运动功能恶化（$P=0.02$）。颈椎转移瘤患者的术后中位生存期为 11.5 个月，胸椎转移瘤为 10.9 个月，腰椎转移瘤为 10.7 个月（$P=0.64$）。18.9% 的患者发生了手术相关并发症，三组之间无显著差异（$P=0.63$）。术后每组患者的疼痛评分均有所改善（$P < 0.01$），三组之间无显著差异（$P < 0.05$）。与胸腰椎 MESCC 相比，颈椎 MESCC 患者术后改善或维持运动功能的效果较差。但在术后生存期、手术相关并发症和疼痛缓解方面，其临床结果与胸腰椎转移瘤相似。此外，Lei 和 Liu 等通过视觉模拟评分和日本骨科协会评分对 19 例颈椎转移瘤患者的术后临床结局和相关风险因素进行评估，同样证实了后路减压和内固定治疗在神经功能恢复和疼痛控制方面的有效性，并发症的发生率尚可接受。雷明星和刘耀升等通过对 2005 年 5 月至 2015 年 5 月期间中国人民解放军三〇七医院连续收治的 73 例肺癌

MESCC 后路减压内固定术患者的回顾性分析，建立了减压内固定术后的生存期预测模型，该研究指出术前行走状态（ P =0.019）、受累椎体数目（ P =0.001）、内脏转移（ P < 0.001）和术前运动缺失发生时间（ P =0.012）对生存期有影响，并纳入预测模型。评分为 5 ～ 7 分的患者预期生存期和功能预后尚可，宜行减压内固定术。然而，近 10 年来，随着后外侧椎管环形减压手术入路的普及，胸腰椎转移性 MESCC 的椎板切除减压内固定手术已被后侧经椎弓根 / 经肋横突入路的肿瘤部分切除椎管环形减压经椎弓根螺钉内固定术所替代。

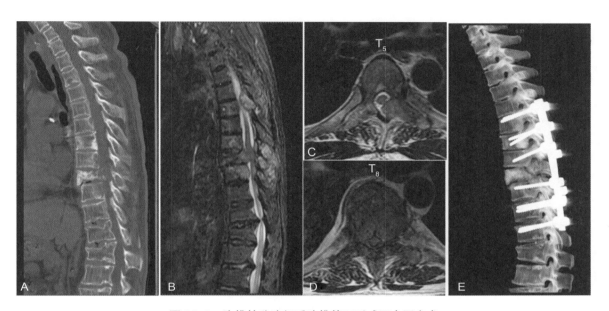

图 22-2　胸椎转移瘤行后路椎管环形减压内固定术

患者，男，64 岁，肺腺癌胸椎多发转移瘤伴不全瘫，硬膜外脊髓压迫 ESCC 3 级，神经损害 Frankle 分级 3 ～ 4 级；SINS 得分 13 分，行右侧胸 5 椎板转移瘤后路椎板切除椎管减压 + 胸 8 椎体转移瘤后路经椎弓根肿瘤部分切除椎管环形减压内固定术。A. 术前 CT 矢状位像提示胸椎多发转移瘤伴病理性骨折；B ～ D. 术前 MRI 抑脂 T_2WI 矢状位、横断位片提示胸椎多发转移瘤胸椎体 5 硬膜外脊髓压迫 MESCC 评分 1C 级，胸 8 硬膜外脊髓压迫 MESCC 评分 3 级；E. 术后 CT 三维重建侧位片

（三）经椎弓根入路椎体肿瘤部分切除椎管环形减压术

经椎弓根入路减压术是一种通过后方途径来显露胸腰椎椎管腹侧病灶的技术，是解除椎管内神经压迫的一种安全有效方法。通过此路径与病变对应解剖节段的椎弓根被切除，可以到达椎管前外方、下面椎间盘和椎体的后外侧缘。此方法可以比椎板切除术和关节突切除术更容易到达椎体前方病变，并且可显著降低经肋骨横突切除入路或经前方胸椎手术所带来的并发症。切除椎板后，采用咬骨钳或火柴头样磨钻进行关节突关节和椎弓根的切除，直至椎弓根基底部。横突的切除有助于触到椎弓根的外缘，切除横突和椎弓根的外侧壁，则可以使手术视野更加宽广。术中可用骨膜起子或反向刮匙将椎体后壁的肿瘤骨和硬膜囊前方的肿瘤推向腹侧，完整的后纵韧带切除有利于硬膜前方肿瘤的彻底切除。如果需要大块椎体骨组织切除，则需要考虑转化为更广泛的显露，从而进行前柱的重建。当腰椎采用双侧椎弓根入路时可实现环形减压和钛笼植入（图 22-3）。由于椎板和关节突关节、椎弓根切除后脊柱可能出现不稳定，需同时行后路脊柱器械稳定。可在透视辅助或导航下置入椎弓根螺钉，通常需要固定病变椎体上下各 3 个节段；对于骨质条件较好的患者，也可以选择只固定上下各两个节段。

Wong 等对 2011 年 12 月至 2013 年 1 月收治的 16 例胸腰椎转移瘤患者进行了回顾性研究，所有病例均行经椎弓根入路椎体切除术。术后所有患者疼痛明显缓解，90% 的患者神经功能得到改善，无患者出现神经功能恶化。Lu 等对经椎弓根入路椎体切除术和标准的前路椎体切除术进行对比分析，其中 34 例患者接受经椎弓根椎体切除术，46 例患者接受前路手术，其中 26 例患者接受额外的后路固定手术。研究结果显示，在术中失血量、手术时间和并发症发生率方面，经椎弓根入路椎体切除术似乎与单纯前路椎体切除术相当；而采取额外内固定患者的并发症发生率更高，术中失血量更多，手术时间更长；行经椎弓根入路切除术患者的神经功能恢复要优于前路切除术。

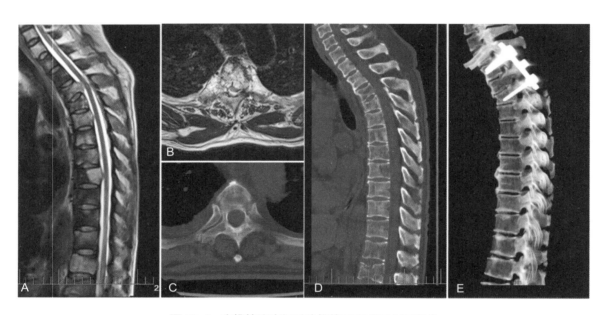

图 22-3　胸椎转移瘤行后路椎管环形减压内固定术

患者，男，46 岁，肺癌多发脊柱转移瘤伴胸 3 椎体病理性骨折 MESCC，行经椎弓根入路胸 3 椎体肿瘤部分切除椎管环形减压内固定术。A、B. 术前 MRI 抑脂 T_2WI 矢状位、横断位片提示多发溶骨性胸椎转移瘤伴胸 3 椎体病理性骨折 MESCC 2 级；C、D. 术前 CT 横断位、矢状位片提示胸 3 椎体病理性骨折；E. 术后 CT 三维重建侧位片

（四）经肋横突切除入路椎体肿瘤部分切除椎管环形减压术

经肋横突切除入路与经椎弓根入路都属于后外侧入路范畴（图 22-4）。不同之处在于肋横突切除入路需要切除肋骨头和（或）切断内侧一段肋骨，而经椎弓根入路完全通过椎弓根操作，不需要切断肋骨。患者取俯卧位，术者在皮肤中线切开，随后进行双侧骨膜下肌肉剥离。在透视定位下置入椎弓根螺钉，然后进行椎板切除术，同时切除横突和相邻肋骨的近端 2～5cm。仅切除横突和肋骨头的经肋横突切除入路被称有限肋横突切除术。在不侵犯壁胸膜的情况下，使用"花生米"剥离子将胸膜从椎体上钝性剥离。去除同侧椎弓根后，便可以使用磨钻和刮匙进行椎体切除。在显露有限的情况下，使用成角度的镜子或内镜，可以扩大视野。适当情况下，可在对侧执行相同的操作以确保充分减压。一般情况下切除两根 2～5cm 长的肋骨可以进入显露两个椎体水平。在需要更大范围切除或椎体整块切除的情况下，可能需要更多数量的肋骨或更大的切除长度。安全放置大的椎间融合，可能需要双侧肋骨横突切除术，往往需要切断神经根（图 22-5）。

Molina 等对 MESCC 后路手术的相关研究进行了系统性评价，包括后路椎板切除术（联合或不联合内固定）、经椎弓根椎体切除术和经肋横突切除术。研究结果表明，不同入路手术的结果在神经功能改善和疼痛缓解方面似乎没有显著差异。但单纯后路椎板切除术应谨慎采用。Elsamadicy 等对后外侧减压联合前柱重建与单纯减压的术后并发症和神经功能进行对比分析，其中 11 例患者接受经肋横突切除入路联合前柱重建，另外 12 例患者接受单纯经椎弓根入路减压。术后经肋横突关节切除入路组有 5 例（45.5%）出现并发症，经椎弓根入路组有 7 例（58.3%）出现并发症（*P*=0.68）。经肋横突关节切除入路组中无患者出现神经功能恶化，而经椎弓根入路组中有 1 例出现神经功能恶化。

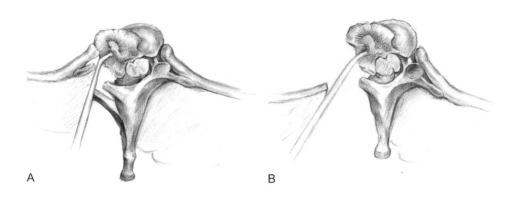

图 22-4　胸椎转移瘤后外侧入路减压示意图
A. 经椎弓根入路；B. 经肋横突切除入路

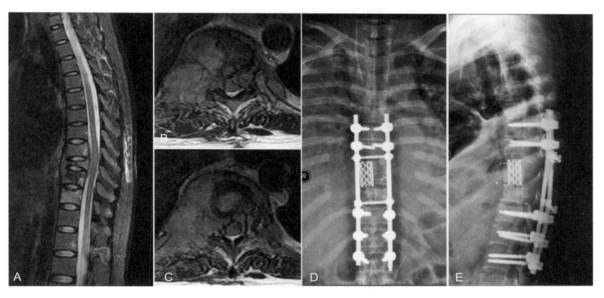

图 22-5　胸椎转移瘤行肋横突切除入路减压重建内固定术

患者，男，69 岁，肺癌胸椎多发转移瘤胸 9 椎体病理性骨折伴硬膜外脊髓压迫症，行经肋横突切除入路胸 9 椎体肿瘤部分切除椎管环形减压 + 钛笼植骨融合重建 + 后路内固定术。A. 术前 MRI T$_2$WI 矢状位片提示胸椎多发转移瘤胸 9 椎体病理性骨折，硬膜外脊髓压迫 MESCC 2 级；B、C. 术前 MRI T$_2$WI 横断位片提示硬膜外脊髓压迫 MESCC 分级 2 分；D、E. 术后 X 线片正侧位片

（五）分离手术

无论采取何种手术入路，实现充分减压是手术的关键。鉴于脊柱转移瘤通常起源于椎体，脊髓压迫也常涉及硬膜囊的腹侧结构。后路环形减压不仅可以解除椎管后方和侧方的压迫，同时可以对硬膜囊前方进行直接减压，术后辅以常规放疗或立体定向放疗即可实现对长期肿瘤控制的目标。与传统放疗相比，立体定向放疗实现了对肿瘤的精确高剂量照射，因而控制肿瘤的效果更佳。为了最大限度地发挥立体定向放疗对 MESCC 的治疗效能和实现最小的手术损伤控制，避免因椎体大部分切除减压而需要的复杂前路重建，外科医生可通过有限的肿瘤切除，在肿瘤和脊髓之间建立

一定的间隔，仅使压迫脊髓的肿瘤与脊髓分离，以保证术后高剂量立体定向放疗射线的安全传递（图 22-6）。

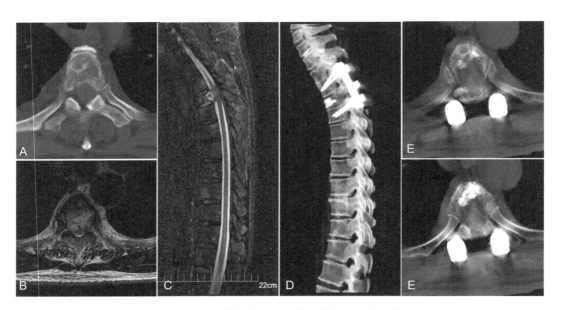

图 22-6　胸椎转移瘤行经椎弓根入路分离手术

患者，男，69 岁，前列腺癌胸 4 椎体病理性骨折伴硬膜外脊髓压迫症，行经椎弓根入路胸 4 椎体肿瘤部分切除椎管环形减压分离手术 + 胸 4 椎体成形术。A. 术前胸 4 椎体 CT 横断位片提示转移瘤呈溶骨性改变；B、C. 术前 MRI T₂WI 横断位、矢状位片提示胸 4 椎体病理性骨折硬膜外脊髓压迫 MESCC 分级 2 级；D. 术后 CT 三维重建侧位片；E、F. 术后 CT 横断位片提示胸 4 椎体肿瘤部分切除椎管环形减压

二、开放性前路减压手术

大多数研究表明脊柱转移瘤位于椎管前方，70% ～ 80% 的脊柱转移瘤发生在椎体。因此在脊柱转移瘤后路经椎弓根入路、经肋骨横突切除入路及分离手术流行之前，前路手术被认为在减压方面优于后路手术。前路手术的主要优势是可以直接处理病变椎体，达到直接减压的目的。除颈椎转移瘤之外，目前该手术方式在临床的应用已较为少见，仅在特定脊柱节段有所涉及。Bateman 等报道了 1 例通过前路椎体切除和稳定联合球囊后凸成形术成功治疗颈椎 MESCC 的病例，术后患者神经功能有所改善，并恢复独立行走。Hubertus 等对 2005 ～ 2019 年接受减压手术治疗的 238 例颈胸交界转移瘤患者进行了回顾性评价，该研究将患者分为四组：仅后路减压、后路减压融合术、前路椎体切除融合术、前路椎体切除术和 360° 融合术。研究结果显示其手术并发症发生率分别为 16%、20%、11% 和 18%。Cofano 等对 2010 年 1 月至 2019 年 6 月收治的 84 例脊柱转移瘤进行了回顾性分析，该研究分为 3 组：前路减压组、后路或后外侧减压组和环形减压组。结果发现与后路减压组相比，接受前路减压或环形减压患者的神经功能改善概率更高，恶化的风险更低。整体而言，近年来随着后路经椎弓根入路、经肋骨横突切除入路环形减压手术的流行，胸腰椎转移瘤前路减压手术已很少应用。

三、微创减压

脊柱转移瘤的手术目标之一是在实现预期手术效果的情况下，尽早开展肿瘤的系统性序贯治疗。

开放性手术虽然可以实现脊髓减压、缓解疼痛，以及改善和逆转神经功能损害，但术中出血量较多，术后并发症的发生率较高，尤其是术后感染及手术切口不愈合，势必影响术后放疗及系统性内科治疗开始的时间，直接导致患者生存期缩短。而微创减压手术不但能够达到与开放性手术相同的临床效果，同时以更小的组织创伤、更少的输血需求及更低的并发症发生率受到临床医生和患者的青睐。脊柱转移瘤微创减压手术主要分为 3 类：后正中小切口入路减压、经管状牵开器通道辅助减压及激光间质热消融减压。减压和肿瘤切除的范围从椎板切除术到椎体切除整块术，可以根据手术目标进行调整。当 MESCC 患者伴有脊柱不稳定和（或）手术减压引起的医源性不稳定时，可考虑同时应用经皮椎弓根螺钉内固定。

四、总结

脊柱转移瘤治疗方案的制订需要脊柱外科、肿瘤内科和放射科专家的共同参与，高级别实体恶性肿瘤 MESCC 患者仍提倡早期手术减压。患者的具体情况、外科医生手术能力及肿瘤放疗技术是决定减压手术方式选择的三大要素。经椎弓根 / 经肋骨横突切除的后外侧入路可以同时进行前路的减压重建和后路的椎管减压稳定，对于胸腰椎 MESCC 非常有用。尽管分离手术和微创治疗是目前的研究热点，然而任何减压手术均不能以牺牲充分减压为代价。多学科团队协作仍然是未来脊柱转移瘤治疗的发展趋势，势必在 MESCC 的治疗中发挥着越来越重要的作用。

第 23 章　脊柱转移瘤微创外科治疗

近年来微创技术在各医疗领域已得到广泛应用，脊柱转移瘤的手术方式同样在不断进步和革新。传统的脊柱转移瘤开放减压手术虽然可以缓解疼痛、改善神经状况，但对患者的一般健康状况有着严格的要求，且通常要求预计生存期大于 3 个月。同时，开放手术术中出血量较多，术后恢复期较长，术后并发症发生率较高。目前，脊柱转移瘤的微创技术主要包括经皮椎体增强术、经皮 / 小切口内固定术、小切口入路减压和管状或可扩张牵开器减压术、内镜技术和经皮消融技术等。

一、微创手术策略选择

脊柱转移瘤目前常用的治疗决策框架是 NOMS 框架。该框架从 4 个方面对脊柱转移瘤患者进行评估，包括神经功能（N）、肿瘤性质（O）、力学稳定性（M）和全身情况（S）。神经功能主要是评估硬膜外脊髓压迫的严重程度、判断是否存在脊髓和神经根病变。肿瘤性质决定了患者的预期寿命以及肿瘤对放疗、化疗、靶向治疗、内分泌治疗的敏感性。力学稳定性可通过 SINS 来进行评价。全身情况是对患者的手术耐受能力和肿瘤负荷程度进行风险评估。放疗不敏感肿瘤引起的高级别硬膜外压迫和脊柱不稳定是手术的主要指征，可以采用微创手术进行治疗。

Barzilai 等基于 NOMS 框架提出微创手术策略的选择。对于症状性脊髓压迫的转移瘤患者，可通过后正中小切口入路或经肌肉入路的管状或可扩张牵开器进行减压；对于累及后部附件的病理性骨折可行普通螺钉或骨水泥螺钉的经皮椎弓根螺钉内固定；对于腰椎转移瘤导致机械性神经根病的患者，可通过管状或可扩张牵开器行经皮椎弓根螺钉内固定术和小关节切除术；在没有高级别硬膜外压迫的情况下，单纯的脊柱转移瘤压缩性骨折可选择后凸成形术或椎体成形术治疗。

二、微创脊柱稳定手术

全身治疗和放射治疗是脊柱转移瘤患者的内科主要治疗方式，但不能恢复脊柱的稳定性。为帮助临床医生判断脊柱的稳定性，美国脊柱肿瘤研究组开发出 SINS 并进行了验证。SINS 评分总分大于 7 分提示潜在不稳定或不稳定，建议手术治疗。骨水泥增强和内固定则是脊柱稳定手术的主要方式。

对于存在机械不稳定但没有高级别硬膜外压迫和机械性神经根病的脊柱转移瘤患者，可行单纯稳定手术；对于没有明显硬膜外扩散、椎体后部皮质广泛溶骨性破坏或后部附件受累的脊柱转移瘤病理性骨折患者，可以选择球囊后凸成形术或椎体成形术；由放射敏感性肿瘤（如淋巴瘤、多发性骨髓瘤、白血病）引起的明显硬膜外扩散的机械不稳定骨折患者适合经皮内固定治疗，术后常规化疗和（或）放疗；对于椎体广泛后部皮质破坏和（或）骨折扩展到后部附件的机械不稳定骨折患者，可采用经皮内固定联合球囊后凸成形术，术后常规放疗。

（一）经皮椎体骨水泥增强术

椎体骨水泥增强术最早应用于骨质疏松和创伤性椎体压缩性骨折的治疗，目前也广泛用于治疗脊柱转移瘤引起的病理性骨折。经皮椎体成形术和后凸成形术是骨水泥增强手术的主要类型，该技术操作简便，可以在门诊开展，尤其适用于全身情况较差而不能接受开放手术的患者。在椎体成形术中，术者通过经皮放置的工作套筒直接将骨水泥注射到骨松质内，在椎体后凸成形术中，将骨水泥注射到由球囊扩张形成的空腔内。其作用机制：通过热杀伤效应损毁痛觉神经纤维，放热后骨水泥凝固增加椎体强度和恢复椎体高度。

椎体成形术的主要优势在于：骨水泥在椎体内的弥散性分布更符合生物力学，理论上稳定椎体和镇痛的效果更确切；并能降低局部应力集中，预防邻近椎体的再骨质；同时可以向椎体内发生的陈旧性裂隙样骨折处定点注入骨水泥进行裂隙修复。然而，与球囊后凸成形术相比，椎体成形术发生无症状或有症状的骨水泥渗漏率较高，在恢复椎体高度方面不如球囊后凸成形术有效。球囊后凸成形术的主要优势在于：椎体高度通常可恢复 2 ～ 4mm；术中创造的空腔可以保证骨水泥在低阻力的环境下注入，降低了骨水泥渗漏的风险。在不稳定骨折的畸形矫正方面，球囊后凸成形术优于椎体成形术，因为球囊后凸成形术可以撑开终板。在体位摆放合适的情况下，球囊扩张可以实现更大角度的畸形矫正。然而，需要强调的是，稳定和镇痛是接受骨水泥增强手术脊柱转移瘤患者的最主要治疗目标，塌陷严重的椎体和急性期外的病理性骨折椎体已不可能通过球囊膨胀再恢复椎体的高度，同时骨水泥发生渗漏很大程度上与骨水泥的质量及医生操作经验相关。此外，椎体的成骨性 / 混合性转移瘤和放疗后椎体硬化可能会阻碍球囊有效膨胀。最后，椎体成形术的费用要低于球囊后凸成形术。因此，椎体成形术在脊柱转移瘤治疗中更有优势。

（二）Wiltse 入路 / 小切口 / 经深筋膜 / 经皮椎弓根螺钉固定

骨水泥增强仅能恢复椎体的稳定性，而延伸到椎弓根和小关节的病理性骨折通常需要内固定治疗，以便为脊柱后部结构提供稳定。与传统开放椎弓根螺钉内固定相比，Wiltse 入路 / 小切口 / 经深筋膜 / 经皮椎弓根螺钉固定（图 23-1，图 23-2），可最大限度减少手术导致的组织损伤，术中出血少，术后恢复快。

Gu 等对 18 例接受微创 Wiltse 入路椎弓根螺钉固定的脊柱转移瘤患者进行了回顾性分析，该研究中所有病例采用椎旁 Wiltse 入路（最长肌与多裂间隙），在直视下完成椎弓根螺钉内固定。与传统的后正中切口不同，Wiltse 入路可以避免破坏棘上韧带和棘间韧带，为横突和椎弓根提供更直接的入路；与经皮椎弓根螺钉植入相比，两种内固定采用的切口大小相似，但 Wiltse 入路操作更容易，并减少了术中反复透视。除 1 例在术后 8 个月死亡外，其余患者在术后随访中均观察到运动功能的改善及脊柱稳定性的恢复，无 1 例伤口裂开和感染等围术期并发症发生。Zairi 等对 2008 ～ 2014 年接受长节段经皮椎弓根螺钉固定的 44 例脊柱转移瘤患者进行了前瞻性研究，结果显示所有病例的术中失血量均低于 100ml，平均住院时间为 5.2 天，出院时视觉模拟评分从 6.3 分降至 3.0 分，无出现神经功能恶化的病例，内固定螺钉无松动脱出。Versteeg 等对接受经皮内固定治疗的 101 例脊柱转移瘤患者进行回顾性分析，中位手术时间为 122 分钟，中位失血量为 100ml，88 例患者在手术后的前 3 天内可以走动。总体中位生存期为 11 个月，治疗后 3 个月有 79% 的患者存活。18 例患者共出现 30 种并发症，其中 2 例患者因螺钉松动需要再手术，1 例患者因椎弓根螺钉断裂需要再手术。Silva 等对多家医疗机构开展的脊柱转移瘤经皮内固定治疗进行回顾性分析。3 例患者出现内固定失败（2 例螺钉松动，1 例螺钉断裂），但不需要翻修手术。Colangeli 等对 52 例脊柱转移患者行经皮椎弓根螺钉内固定和微创减压。术后 10 例患者神经功能的 Frankel 评分获得改善，40 例患者保持稳定，2 例患者恶化。29 例接受经皮椎弓根螺钉内固定并进行脊柱减压患者的术前平均视觉模拟评分为 7 分，术后为 5 分。23 例仅接受经皮椎弓根螺钉内固定但未进行脊柱减压患者的术前平均视觉模拟评分为 5 分，术后为 3 分。Zhou 等对行经椎弓根椎体切除术和经皮椎弓根螺钉内固定治疗的 209 例胸腰椎转移瘤患者进行回顾性分析，其中 113 例患者行传统开放手术，96 例患者行微创手术。研究结果显示，手术可有效减轻疼痛，改善神经功能和提高生活质量。微创手术组的术中失血量、输血量、住院时间、并发症和疼痛评分均优于开放手术组。虽然微创组的手术时间相对较长，但两组在 Frankel 分级和 KPS 评分方面改善相似。开放手术组的 30 天死亡率高于微创手术组（5.3% vs 2.1%），两组 24 个月生存率差异无统计学意义（26.5% vs 26.0%）。

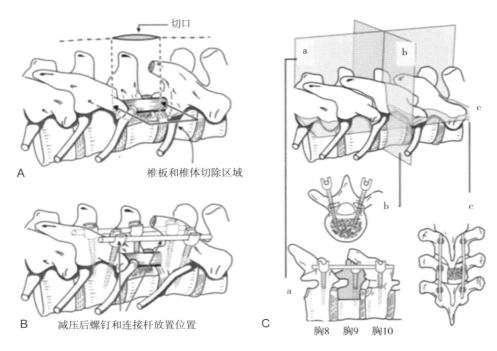

图 23-1 脊柱转移瘤后路小切口经肋横突切除入路减压内固定术

A. 小切口后路经单侧肋横突切除椎管减压术；B. 在减压水平上下一个节段和同节段另一侧的椎弓根螺钉内固定术；C. 小切口经单侧肋横突切除减压椎弓根螺钉内固定术的三维示意图。a. 冠状面；b. 横断面；c. 矢状面

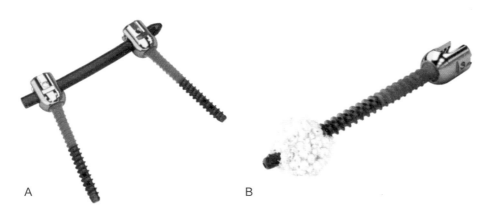

图 23-2 碳纤维增强经皮中空骨水泥椎弓根螺钉

Sugimoto 等提出一种通过后外侧入路进行微创颈椎椎弓根螺钉固定的方法，共纳入 18 例颈椎转移瘤患者，其中常规椎弓根螺钉内固定置入 12 例，微创手术置入 6 例。微创组与常规椎弓根螺钉固定相比，平均手术时间为 250 分钟 vs 234 分钟，平均总失血量为 180 ml vs 780ml。在颈中段水平（$C_3 \sim C_5$），微创固定组平均 α 角（横断位螺钉轨迹延长线与椎体后皮质垂线间的夹角为 α 角）为52°，常规颈椎椎弓根螺钉固定组为 39°。由于上述两种方法纳入病例数相对较少，这种经皮椎弓根螺钉固定与开放手术的疗效比较仍需进一步研究。

（三）机器人辅助椎弓根螺钉内固定技术

目前机器人辅助技术在泌尿外科、胸外科、普通外科、耳鼻喉科和妇科肿瘤等专业处于领先地位，而在脊柱外科手术方面相对不成熟。鉴于脊柱手术涉及的解剖结构较为复杂，要求高度精确的手术操作，这为机器人技术的应用创造了有利条件。常规的脊柱手术严重依赖于透视下定位和验证，因此手术室人员和患者均面临着辐射暴露的风险，而机器人技术完全消除了这一担忧。大多数机器人辅助技术通过多个摄像头和机械臂提供监视与操作，从而实现手术解剖结构的可视化以及手术器械在狭小空间内的精确运动。辅助椎弓根螺钉内固定是目前机器人辅助技术的研究热点，SpineAssist（MAZOR Robotics Ltd，Cesarea，Israel）和 ROSA（Zimmer Biomet，Warsaw，IN）等机器人系统已成功用于辅助放置椎弓根螺钉。Hu 等的研究结果显示，机器人辅助椎弓根螺钉内固定的准确率可达到 98.9%。Solomiichuk 等对 70 例脊柱转移瘤患者进行了回顾性分析，比较了机器人与透视引导的椎弓根螺钉内固定的准确性及疗效。研究结果显示，在胸腰椎中，机器人辅助椎弓根螺钉置入可以安全有效地进行；但准确性、辐射时间和术后感染率与传统手术相当。

此外，机器人辅助技术也有明显的缺点，高昂的设备和维护成本会加重医疗系统的负担，复杂的设备设置延长了手术时间，继而增加了患者的手术风险。本质上，机器人技术成功与否取决于传感系统的可靠性以及机器人和外科医生的交互性。随着力矩和扭矩传感器等技术的进步，机器人技术也将更好地与微创手术相结合（图 23-3）。

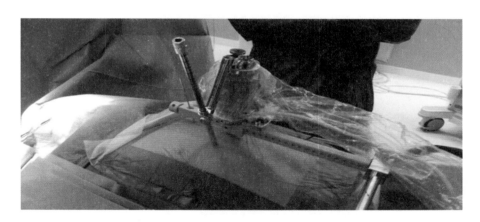

图 23-3　SpineAssist 机器人系统机械臂引导的椎弓根螺钉置入

三、微创脊柱减压手术

依据美国脊柱肿瘤研究组开发的 MESS 分级系统，可以对硬膜外脊髓压迫的程度进行分级。对于实体瘤高级别硬膜外脊髓压迫（2 级或 3 级）的患者，手术减压联合放疗是最佳治疗方案。传统减压手术方式包括椎板切除术、小关节切除术、椎体切除术，目前脊柱转移瘤硬膜外脊髓压迫可以通过微创减压技术来实现。

（一）微创手术减压

脊柱转移瘤减压和肿瘤切除的范围从椎板切除术到肿瘤椎体次全切除术乃至整块椎体切除术。传统开放性手术需要较长的中线切口和大范围肌肉剥离，这将导致术中失血量增加，术后并发症增多，继而影响手术的临床效果和患者的生存期。微创减压手术主要分为两类，后正中微创小切口入路减压和经 Wiltse 入路的管状和可扩张牵开器减压。

后正中小切口入路可以与脊柱内固定技术相结合，术中通过部分肿瘤切除实现椎管环形减压。Chou 等通过小切口入路行脊柱转移瘤经椎弓根椎体切除术可扩张钛笼重建和经筋膜椎弓根螺钉固定。研究发现，与开放性椎体切除术相比，微创小切口手术的术中失血量更少，住院时间更短。Saadeh 等同样证实了微创小切口入路减压在脊柱转移瘤患者术中失血量、住院时间和术后疼痛等方面具有优势。Morgen 等开展的一项随机对照试验，共纳入 49 例 MESCC 患者，旨在研究微创减压和开放手术减压在术中出血、手术时间、再次手术和术后伤口愈合等方面的差异。研究结果显示，与开放手术相比，微创手术的失血量显著降低，但手术时间相对延长。两组的中位失血量为 0.175L vs 0.500L，两组的中位手术时间为 142 分钟 vs 103 分钟。两组在再次手术和伤口愈合方面没有显著差异。Zhu 等对接受微创减压手术和传统开放手术减压的 154 例脊柱转移瘤患者进行回顾性分析，其中 49 例患者行微创手术，105 例患者行传统开放手术。研究结果显示，微创组平均术中失血量低于开放手术组（748.57ml vs 950.48ml，$P=0.039$），两组的平均手术时间相当（213.45 分钟 vs 221.03 分钟，$P=0.78$），微创组术后引流量明显少于开放手术组（494.02ml vs 1099.10ml，$P=0.0004$）。与开放手术组相比，微创组患者并发症发生率较低（9.52% vs 6.12%），术后感染率比开放手术组低 2 倍。微创组平均住院天数为 7.35 天，显著短于开放手术组 9.94 天（$P=0.0007$）。两组患者的术后神经功能结果相当。

管状牵开器目前已经用于后路经椎弓根椎体切除术。Deutsch 等使用 22mm 管状牵开器行经椎弓根胸椎椎体切除术。Massicotte 等报道了使用 18mm 管状牵开器行胸腰椎经皮椎弓根螺钉内固定和椎体切除术。与固定管状牵开器相比，可扩张牵开器可以提供更宽、更灵活的工作通道，目前已用于脊柱肿瘤的后路、后外侧和外侧入路手术。Taghva 等使用可扩张牵开器进行 T_4 和 T_5 的双侧减压，一侧采用经椎弓根入路，另一侧采用肋横突切除术。Smith 等报道了通过可扩张牵开器进行腔外椎体切除术和短节段经皮椎弓根螺钉内固定术。部分研究报道可扩张牵开器也用于胸椎和腰椎的经胸腔和腹膜后入路，以进行前路椎体切除术和钛笼重建。Zair 等报道了 10 例使用管状牵开器行椎体次全切除术的胸椎转移瘤患者，术中通过后路经皮椎弓根螺钉固定来加强脊柱稳定性。平均手术时间为 170 分钟，平均出血量为 400ml。术后 80% 的患者神经损伤 Frankel 分级提高至少 1 级，1 例出现泌尿系统感染并发症。Harel 等通过可扩张牵开器联合骨水泥螺钉椎弓根对 5 例胸椎转移瘤患者进行治疗。平均手术时间为 134 分钟，所有患者的术中失血较少，术后神经功能和疼痛评分均获得明显改善，无 1 例发生术中并发症。

固定管状和可扩张牵开器减压的手术技术如下：术中首先对目标椎体定位，在距离中线 2～3cm 处做一 2～3cm 长的单侧切口，透视下扩张系统用于对接管状牵开器（根据手术需要和外科医生的喜好选择合适的牵开器），并置入一个 24mm 的工作通道。牵开器的成功置入可以为肿瘤切除提供足够的视野显露和安全保证。如果术中需要采取螺钉内固定，管状和可扩张牵开器可以通过经皮椎弓根螺钉固定的切口放置，也可以另选切口放置。如果有疼痛等神经根综合征，神经根减压可以很好地缓解这些症状；如果有必要还可以采用单侧入路双侧减压技术进行脊髓减压，术中可使用放大镜或手术显微镜进行观察。显微镜下使用魔钻可以进行同侧经椎弓根切除和半椎板切除术，然后将管状牵开器倾斜，以观察椎管对侧，棘突和对侧椎板的下表面可使用高速磨钻向头侧行椎板切除。显露的硬膜外肿瘤可以使用神经探钩、刮匙和髓核钳以瘤内切除的方式进行切除。与后正中小切口入路相比，管状和可扩张牵开器减压可以保留更多的肌肉组织。固定的管状牵开器具有多种直径和长度，术中可根据解剖结构和手术计划选择合适的牵开器；可扩展牵开器能够提供更广阔的手术区域，并随着手术需要调整牵开器侧片。对于严重溶骨性破坏的椎板，必须行谨慎操作，以避免骨碎片进入椎管。从有限椎板切除术到椎体切除术和硬膜外肿瘤的病灶内切除，都可以选用经肌肉入路的固定管状或可扩张牵开器（图 23-4 ）。

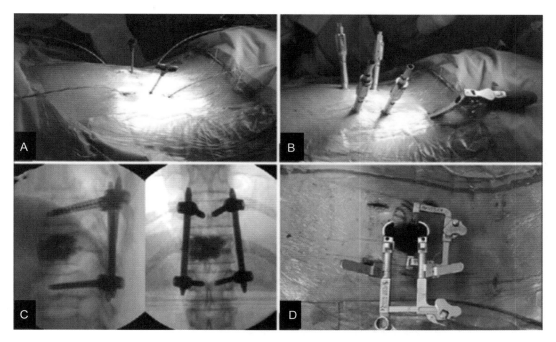

图 23-4　胸 12 椎体转移瘤行后路经皮椎弓根螺钉固定 + 椎体成形术 + 管状牵开器微创减压术

A. 植入的椎弓根螺钉导丝和双侧椎弓根插管；B. 经皮螺钉塔和经皮导杆；C. 术中前后位和侧位透视；D. 通过可扩张管状牵开器完成微创减压

（引自：Hem S, Beltrame S, Rasmussen J, et al, 2019. Utilidad de lacirugía espinal mínimamente invasiva en el manejo de las metástasis espinales toracolumbares[Usefulness of minimally invasive spine surgery for the management of thoracolumbar spinal metastases]. Surg Neurol Int, 10（Suppl 1）:1–11.）

（二）激光间质热消融减压

激光间质热消融最初用于颅内肿瘤消融，也可以作为分离手术的替代方案治疗高级别硬膜外脊髓压迫。激光间质热消融可以与立体定向放疗联合治疗，既减少了硬膜外肿瘤体积，又可以缓解疼痛和改善健康相关生活质量。激光间质热消融的手术操作是在 MRI 引导和监测下完成的，在图像导航下将激光探头插入受累的硬膜外腔，通过热损伤达到肿瘤消融的目的。特定的 MRI 序列可以显示受累组织内的热量强度和扩散范围，从而对热损伤进行实时监测。尽管激光间质热消融减压有很大的潜力，但由于技术要求很高，目前还没有被广泛应用（图 23-5 ）。

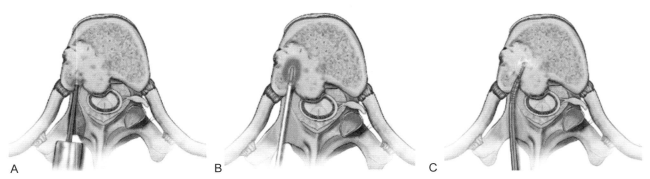

图 23-5　脊柱转移瘤经椎弓根入路不同微创手术示意图
A. 管状牵开器辅助减压；B. 激光间质热消融减压；C. 射频消融减压

四、胸腔镜和内镜技术

胸椎节段的解剖结构复杂，手术操作常涉及重要的神经血管，因此手术难度较大，术后并发症的发生率也相对较高。传统开胸手术创伤大，手术时间长，术中出血多，容易导致肺炎、肺不张、气胸和肋间神经痛等并发症。内镜手术在胸腰椎转移瘤的应用较为多见。胸腔镜手术在安全性和有效性方面优于传统开胸手术。胸腔镜手术采取胸部小切口，通过减少对胸壁的切开和牵拉、减少皮肤和肌肉损伤、降低术中出血量、降低术后感染、减少术后肺功能和肩关节功能障碍发生率，从而显著降低手术并发症发生率、促进术后快速康复。

胸腔镜手术（图 23-6）通常在全身麻醉及单肺通气下进行。患者取侧卧位，透视下脊柱与手术台保持平行，根据病变的部位确定手术侧。透视下拍摄侧位片确定腔镜入口，在受累椎体节段上下标出 3 ～ 4 个腔镜入口。与传统开胸手术和小切口手术相比，胸腔镜手术并非必须切除肋骨，由此避免肋骨切除带来的术后疼痛。充分显露后，术者即可进行肿瘤切除、减压、重建及内固定等手术操作。胸腔镜的缺点在于术中缺乏三维视野，因此手术操作极具挑战性，术者应充分掌握胸腰段脊柱、脊髓、胸壁、胸廓和纵隔的解剖特点。

此外，椎间孔镜和腹腔镜虽然很少用于治疗脊柱转移瘤，但部分研究表明这两项技术同样可以实现神经减压和疼痛缓解。Gao 等使用经皮椎间孔镜对结肠癌 L_3 椎体转移瘤进行姑息性减压，术后6 个月内实现了快速和永久的疼痛缓解，没有并发症发生。Tsai 等使用椎间孔镜对肝癌骶骨转移瘤进行神经减压，术后患者的神经根性疼痛几乎完全缓解，并恢复了行走能力。Telfeian 等对 4 例由脊柱转移瘤引起的神经压迫继发神经根疼痛患者行经椎间孔镜手术，术后所有患者疼痛缓解，无任何围术期并发症发生，且术后恢复期较短。然而，上述研究报道的病例数较少，椎间孔镜和其他微创技术的长期疗效及风险仍需进一步评估。

内镜系统可提供用于可视化和单端解剖操作的亚厘米通道，目前可用于前路椎体切除，在后路手术中的应用较少。随着内镜技术的成熟和临床经验的不断累积，后路内镜技术有望用于靶向肿瘤的切除及脊髓和神经根的减压。目前内镜系统控制脊柱肿瘤出血的能力非常有限，从而限制了内镜在肿瘤手术中的作用。鉴于内镜下术者丧失了三维视野，因此手术操作极具挑战性。然而，术者一旦熟练掌握这项技术，内镜手术的优势就会逐渐凸显，同时，大大降低了术中和术后并发症发生率。内镜技术在脊柱转移瘤领域具有广阔的应用前景。

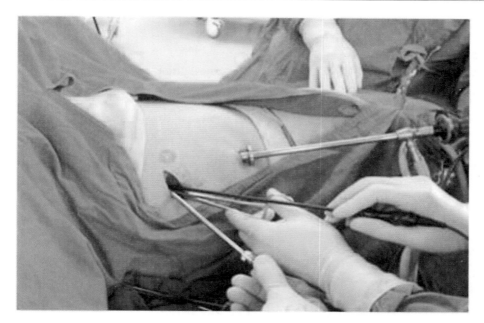

图 23-6　肺癌胸椎转移瘤经胸腔镜前路肿瘤切除术

五、经皮椎体消融技术

（一）射频消融

射频消融是通过经椎弓根入路将电极经皮插入相关椎体，将高频交流电输送到病变部位，输出的热能导致蛋白质变性和凝固性坏死。射频消融能够快速缓解疼痛，可以与骨水泥增强联合治疗椎体病理性骨折。

1. 双极射频的优势　①双极设计无须放置接地垫，消除了皮肤热损伤的风险；②通过沿电极轴的内置热电偶对消融区域进行实时准确的术中监测；③电极尖端导航能够以不同方向铰接，从而可治疗特殊部位的肿瘤，特别是椎体后部的肿瘤，并实现更大的消融区域。此外，内部冷却电极可以最大限度减少组织炭化。完整的椎骨皮质也可以减少射频的能量传播。同步双侧经椎弓根射频消融是一项新技术，可有效产生两个汇合、聚结、重叠消融区域，从而降低对流冷却效果、热损伤风险，以及炭化和阻抗相关问题的发生。通过这种方法可以实现更彻底的消融，提高局部肿瘤控制率和持久的疼痛缓解。

2. 射频消融适用于以下椎体转移瘤　①溶骨性病变；②椎体病变无或少有骨外侵犯；③椎体后部的肿瘤，特别通过电极导航可以进入的后中央部位肿瘤。

3. 射频消融的局限性　①消融区的 CT 隐匿性；②由于可能出现的皮肤热损伤和起搏器故障的风险，而在金属植入物和起搏器置入患者中禁止使用单极射频消融；③脑脊液和椎静脉丛流动引起的撞击 - 下沉效应；④消融术后常引起疼痛。需要注意的是，射频消融术仅限制于在距脊髓和神经根安全距离的脊柱转移瘤上使用。

（二）冷冻消融

在冷冻消融中，肿瘤细胞的死亡是通过快速冷冻和逐渐解冻的循环来实现的。利用焦耳 - 汤姆逊节流制冷原理，液态氩通常用于快速降低冷冻探针尖端的温度，冷冻效果向周围组织传递，从而导致冷冻范围逐渐扩大。术中需达到 -40℃ 或更低的温度以保证肿瘤细胞死亡。

1. 冷冻消融术适用于以下脊柱转移瘤   ①具有较多软组织成分的椎体肿瘤；②累及椎体后部的肿瘤；③椎旁软组织病变；④成骨性肿瘤。

2. 冷冻消融的优势   ① CT 扫描可以显示低衰减冰球；②同时使用多个冷冻探针来实现重叠消融区域；③冷冻消融可以与 MRI 兼容；④术中和术后的疼痛发生率更低。

3. 冷冻消融的缺点   ①缺乏对成骨性肿瘤内冰球的明显可视化；②消融较大肿瘤的手术时间较长；③同时使用多个冷冻探针的成本较高；④延迟干扰骨水泥的聚合。在一项单中心回顾性研究中，冷冻消融成功治疗 14 例脊柱转移瘤，实现了 96.7% 的局部肿瘤控制和具有统计学意义的疼痛缓解，且无严重并发症发生。Cazzato 等对两个医疗中心接受冷冻消融的脊柱转移瘤患者进行回顾性分析，同样证实冷冻消融可以快速和持续地缓解疼痛。术后随访 2 年的局部肿瘤控制率为 82.1%。

（三）微波消融

微波消融技术利用微波天线作用于病灶组织，促使组织内的极性分子摩擦生热，导致组织坏死。由于其起效时间快、热沉降效应和碳化反应不敏感且受阻抗影响小，有着更为广泛的适用范围。微波消融的优势：①微波消融不易受周围炭化组织阻抗增加的影响；②不需要接地垫以最大限度地降低皮肤热损伤的风险；③金属植入物和心脏起搏器患者同样适用；④允许同时布置多个探针，以缩短治疗时间并增加消融区直径。与冷冻消融类似，完整的骨皮质不会作为微波能量传播的屏障，高功率输出的快速沉积易引起潜在的神经热损伤。此外，与射频消融和冷冻消融相比，微波消融区在很大程度上是 CT 隐匿的，消融区边缘不明显，导致椎体病变的治疗难度增加。在迄今为止病例数最多的脊柱微波消融研究中，Khan 等报道成功治疗了 69 例脊柱转移瘤，并实现了具有统计学意义的疼痛缓解和局部肿瘤控制，仅有 2 例患者出现了轻微并发症。

六、总结和展望

鉴于脊柱转移瘤患者通常需要术后放疗和全身治疗，因此需要尽可能缩短手术与术后辅助治疗的间隔时间。微创手术的组织损伤小、术中失血量少、术后康复快、术后并发症的发生率低，因此可以在术后短时间内开展肿瘤序贯治疗，微创手术尤其适用于全身情况较差而无法耐受开放性手术的脊柱转移瘤患者。大部分情况下，学习和掌握微创手术技术并不会让患者承担额外的风险。事实上，许多微创手术的步骤就是开放手术的缩略版，术者可以将其与自身的手术经验相整合。随着微创手术技术的不断完善和临床经验的不断积累，微创手术在脊柱转移瘤中的应用将更加普及。

第24章 脊柱转移瘤的椎体增强治疗

在骨组织中，椎体是最易发生骨转移的部位。尸体研究发现，癌症致死的患者中，约40%存在脊柱转移；而在所有癌症患者的自然病程中，5%～10%会出现脊柱转移瘤引起的症状。脊柱易受癌症累及的特点可能与脊索独特的生物学特性及其与肿瘤原发灶的关系有关。此外，人体的红骨髓主要储存在中轴骨，红骨髓的细胞内、外环境可能很适合转移瘤的定植和生长。

肿瘤病程的任何时期均可能发生脊柱转移，但主要集中在原发肿瘤进展期或肿瘤晚期。病椎疼痛和椎体压缩性骨折是脊柱转移瘤最常见的并发症。恶性肿瘤转移过程中发生的压缩性骨折，不只是因为肿瘤直接的骨溶解，放射性治疗、激素治疗、类固醇使用及肿瘤患者较差的全身状况，同样会造成椎体压缩性骨折。尽管2/3脊柱转移瘤是无症状的，但如果病理性骨折发生进展，则会明显增加致病率和死亡率，从而改变肿瘤患者的病程，严重影响患者生活质量。椎体骨折会显著增加患者死亡风险的原因很复杂。首先肿瘤或骨折相关的疼痛是引起致病事件级联反应的主要症状。致病事件：卧床制动增加了血栓形成风险，脊柱后凸进展降低了肺容量并增加心肺衰竭的风险，患者丧失独立生活和社交能力、抑郁、麻醉镇痛药物摄入增加、精神状态不佳等。另外，椎体骨折会进一步加重脊柱不稳定，甚至引起和加重脊髓压迫。因此，及时采取适当治疗措施，打破这一恶性循环，对于延长转移瘤患者生存期及提高生活质量具有重大意义。

经皮椎体增强术在狭义上包括经皮椎体成形术和经皮椎体后凸成形术两种微创手术。经皮椎体成形术（percutaneous vertebroplasty，PVP）是一种脊柱转移瘤微创治疗方法，通过经皮将骨水泥注入靶椎体。高抗压性骨水泥能迅速稳定椎体，防止椎体高度进一步降低，同时明显减轻疼痛。Galibert等1987年首次报道应用此方法增强血管瘤破坏的C_2椎体。由于该术式短期可迅速恢复椎体的稳定性、缓解疼痛、疗效明显，并且围术期并发症发生率低，其很快被推广到转移性脊柱病变的治疗。经皮椎体后凸成形术（percutaneous kyphoplasty，PKP）是在PVP的基础上发展起来的一种椎体增强技术。它利用一个可充气球囊，以恢复压缩椎体的正常形状，然后注入骨水泥。与PVP的不同之处在于，PVP先形成一个空腔，使骨水泥能够以较低的压力注入椎体，从而降低骨水泥渗漏的风险，并矫正椎体后凸畸形。目前，这两种方法都已单独或与术中活检、射频消融、辅助性放疗等其他技术结合，广泛用于脊柱转移瘤的治疗。

一、作用机制、手术适应证和禁忌证

（一）作用机制

椎体成形术主要包括PVP、PKP和经皮骨水泥注射（percutaneous cement delivery system，PCD）。该术式是一种安全、可靠的治疗手段，对于转移瘤引起的椎体压缩性骨折患者，在疼痛控制、神经功能改善及生活质量提高方面均优于非手术治疗患者。聚甲基丙烯酸甲酯骨水泥（polymethyl methacrylate，PMMA）呈粉末状，混以X线显影剂（如硫酸钡）和苯甲酰过氧化物，具有稳定性及生物惰性等特点。PMMA可以通过细胞毒效应、热效应及骨水泥固化阻断肿瘤的血供，产生抗肿瘤作用；热效应及细胞毒反应的作用尚不完全清楚，热效应可以导致椎体内神经纤维变性坏死，对疼痛的敏感性降低或消失。同时，骨水泥还可以为脊柱病理性骨折椎体和潜在不稳定的椎体提供结构性支撑。有关热坏死及感觉神经热消融作用的研究发现，当温度持续高于45℃时，感觉神经末梢受损。然而，邻近神经的血管和脑脊液可以通过对流起到局部冷却作用，PMMA聚合反应时椎体内温度并不会总维持在45℃以上，热效应的镇痛作用机制尚值得商榷。

（二）手术适应证

1. 脊柱转移瘤椎体破坏导致疼痛，对常规治疗无效。

2. 椎体转移引起病理性骨折或即将发生的病理性骨折。

3. 有开放手术禁忌证或拒绝接受开放手术的椎体转移瘤伴脊髓压迫症患者。

4. 作为椎体次全切除减压重建手术和开放或经皮椎弓根螺钉内固定手术的一部分。

（三）手术禁忌证

1. 绝对禁忌证 ①局部炎症（图24-1）；②严重的凝血功能障碍；③心脑肺功能严重障碍或多器官衰竭；④已知对骨水泥过敏；⑤术中不能遵医嘱安置和保持体位；⑥严重的全身感染。

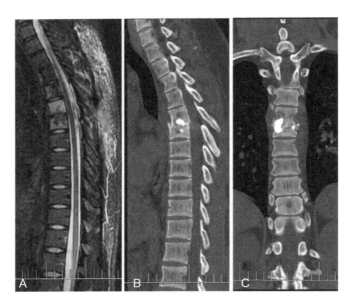

图24-1 胸椎结核行椎体成形术后局部炎症扩散

患者，男，23岁，非霍奇金淋巴瘤综合治疗后21个月并发胸椎结核行胸6椎体成形术后，局部胸椎结核病病变进展，手术失败。A. 术后1周MRI T$_2$WI矢状位片提示胸5至胸7椎体代谢活性增高，相应节段椎管内后方条索状高信号影，胸5、胸6水平竖脊肌高代谢灶；B、C. 术后1个月CT矢状位和冠状位片提示胸5～6椎间隙变窄，骨水泥向椎间隙渗漏，椎旁软组织肿胀

2. 相对禁忌证 ①硬膜囊受压，包括突出的骨折块和（或）转移瘤向后进入椎管压迫硬膜囊（图24-2）；②椎体严重塌陷（高度丢失超过75%）（图24-3）和（或）椎体严重不稳定；③伴发其他脏器的感染；④没有症状或通过药物治疗可以缓解疼痛的椎体转移瘤；⑤根性症状较轴性疼痛更为严重；⑥体质极度虚弱，不能俯卧30～90分钟；⑦预期生存期＜3个月；⑧椎体发生广泛溶骨性破坏，椎体周壁或者椎弓根周壁缺损，特别是椎体后壁发生缺损者；⑨成骨性脊柱转移瘤或经内科

治疗后成骨化的脊柱转移瘤（图 24-4）；⑩椎体纵裂性骨折，椎体后壁不稳定者（图 24-5）。

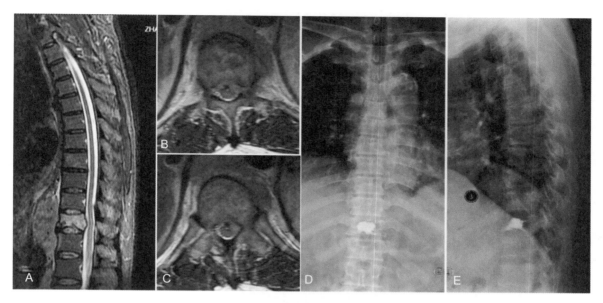

图 24-2　伴 ESCC 2 级的胸椎转移瘤病理性骨折行椎体成形术

患者，男，65 岁，胃癌胸 11 椎体转移瘤病理性骨折伴高级别硬膜外脊髓压迫行椎体成形术，术后三维适形放疗 Dt30Gy/10f。A. 术前 MRI 抑脂 T_2WI 矢状位片提示胸 11 椎体转移瘤病理性骨折伴硬膜外脊髓压迫；B、C. 术前 MRI 抑脂 T_2WI 矢状位片提示硬膜外脊髓压迫 ESCC 2 级；C、E. 术后前后位及侧位 X 线片提示胸 11 椎体成形术后，骨水泥在椎体内弥散均匀，分布位置佳

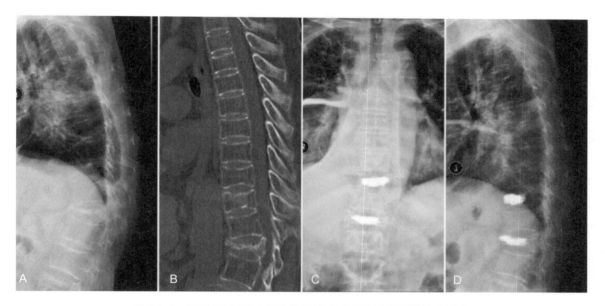

图 24-3　压缩超过 75% 的胸椎转移瘤病理性骨折行椎体成形术

患者，男，69 岁，肺癌胸 10、胸 12 椎体病理性骨折行椎体成形术。A、B. 术前侧位 X 线片和矢状位 CT 重建片提示胸 10、胸 12 椎体压缩性骨折，胸 12 椎体压缩超过 75%；C、D. 术后前后位和侧位 X 线片提示骨水泥在椎体内弥散较均匀，胸 12 椎体后凸畸形获得改善

相对禁忌证应根据患者的条件、顺应性及术者的手术能力灵活掌握。已有椎体增强技术用于具有相对禁忌证的患者并取得良好疗效的报道。椎体病理性骨折所致不稳定引起的根性疼痛适用于椎体成形术。对于无脊髓压迫症状的椎体后壁骨折或转移瘤向后进入椎管压迫硬膜囊，在严密影像学监视下仔细操作，不应视为绝对禁忌。此外，有不可逆神经损害的脊柱转移瘤脊髓压迫症患者也可

接受椎体增强手术姑息性治疗轴性疼痛。相反，对于成骨性脊柱转移瘤的椎体增强手术需要特别慎重，术前必须完善 CT 检查，充分进行椎体和椎弓根骨密度、手术风险、成本效益及可替代方案的评估。

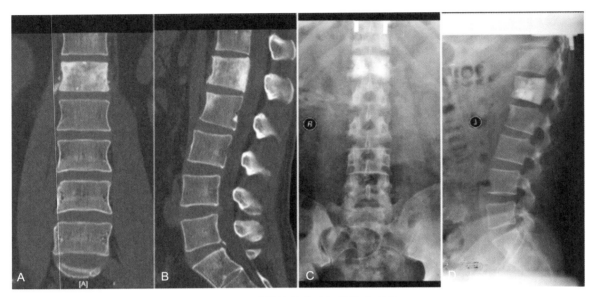

图 24-4　成骨性转移瘤行椎体成形术

患者，男，42 岁，肺癌腰 1 椎体成骨性转移瘤行椎体成形术。A、B. 术前 CT 冠状位和矢状位片提示腰 1 椎体成骨病灶呈成骨性，密度不均匀；C、D. 术后前后位和侧位 X 线片提示骨水泥在椎体内弥散较均匀

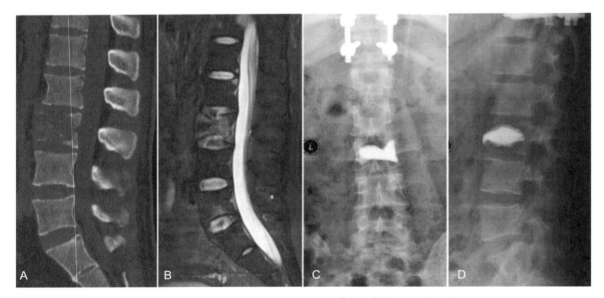

图 24-5　纵裂性腰椎转移瘤病理性骨折行椎体后凸成形术

患者，男，26 岁，乳腺癌腰 3 椎体脊柱转移瘤病理性纵裂性骨折，脊柱肿瘤不稳定评分 11 分，行椎体后凸成形术。A. 术前 CT 矢状位片提示腰 3 椎体转移瘤病理性骨折椎体溶骨性病变超过 80%；B. 术前 MRI 抑脂 T_2WI 矢状位片提示腰 3 椎体转移瘤椎体纵裂性骨折；C、D. 术后前后位及侧位 X 线片提示病灶内骨水泥填充良好，无渗漏

二、术前评估和病例选择

同任何手术一样，恰当选择病例是椎体增强手术治疗成功的关键。术前要对患者全身状态、心、肺、脑重要脏器功能和肿瘤情况进行评估，以帮助术者采取最优化的诊疗措施。由于肿瘤病程的任何

时期均可能发生脊柱转移，脊柱转移瘤患者椎体增强术的手术风险也不总是高于单纯骨质疏松性骨折的高龄患者。因此，椎体增强手术不但对于那些由于全身状况较差而不能接受开放手术的脊柱转移瘤患者是一种很好的选择，而且对于椎体病理性骨折以及不稳定／潜在不稳定导致的机械性疼痛的治疗具有不可替代的优势。

适用椎体增强手术的患者常描述具有典型的脊柱力学不稳定性疼痛的特点，疼痛在翻身、站立或转身时加重，而平卧或直立后可以缓解，疼痛的部位应与椎体节段一致。肿瘤引起的生物性疼痛与骨折引起的机械性疼痛不同，生物性疼痛为不分昼夜的持续性钝痛或搏动性疼痛。疼痛性质可能与肿瘤释放的细胞因子、局部组织释放的内皮素和神经生长因子及骨膜牵拉有关。显而易见的是，患者可能同时存在其他节段椎体转移但并未发生病理性骨折。这些都是椎体增强治疗后，患者依然依赖镇痛药物和（或）其他肿瘤专科治疗的重要原因。此外，肿瘤患者神经性疼痛还包括神经根受压或神经根外膜受到肿瘤浸润而引起相应皮节区的抽痛，必要时需要手术减压。肿瘤引起的脊柱力学不稳定可以导致活动时神经根的卡压，椎体增强手术可以稳定伤椎并能有效防止此类神经性疼痛的发生。

询问神经症状病史并进行全面的体格检查是术前评估的重要环节。任何神经症状，包括不全瘫、感觉异常、肠道或膀胱功能障碍，或者步态异常，常提示硬膜囊或神经根受到骨折或肿瘤压迫，甚至已发生髓内转移。如果出现情感、认知、言语异常或脑神经异常，需提高警惕，可能存在颅内肿瘤或转移。这种情况需告知患者需要辅助额外治疗如放疗、靶向药物治疗、内分泌治疗，以改善椎管内硬膜外转移病灶的压迫及全身肿瘤负荷。

术前实验室检查要确保出凝血功能正常（血小板水平、INR、PT、APTT），积极改善营养状况，纠正贫血。抗血小板药物应暂时停用，必要时输注单采血小板，使围术期血小板计数保持在 $50 \times 10^9/L$ 以上，以降低围术期风险。对于肿瘤晚期恶病质患者，多个椎体的骨水泥增强手术会加重贫血和低蛋白血症。肿瘤组织产生体液及旁分泌因子，包括甲状旁腺激素相关肽，造成溶骨环境并扰乱骨代谢。很多脊柱转移瘤及多发性骨髓瘤患者存在高钙血症，常见于肺癌、乳腺癌、肾癌及骨髓瘤、淋巴瘤患者。早期症状包括疲乏、厌食和便秘，可以进展为肾功能不全及心力衰竭。此外，还要发现和积极治疗活动性感染或隐匿性感染（尿常规和尿培养）。微创经皮的椎体增强手术同样有加重患者肺炎、胸腔积液的风险，因此围术期需重点排查和治疗肺炎，预防呼吸系统并发症。

术前全面的影像学检查对于治疗成功十分必要。对存在中枢神经系统转移的患者，因肿瘤的多发转移特性要常规行颅脑及全脊柱的 MRI 检查。脊柱的 MRI 检查不但能够确诊是否存在硬膜外脊髓压迫，而且可以排除椎旁转移。骨扫描显像可以观察骨折部位的代谢情况，并能及时发现肢体其他部位的病灶。CT 可以观察椎体骨折的形态、骨折椎体的高度、椎弓根宽度、骨小梁破坏情况、椎体周壁完整性，以及椎体内成骨或溶骨的部位和范围。常规拍摄前后位及侧位 X 线片以获得脊柱序列的整体印象，并为目标椎体提供术前定位。近期的胸部 CT 有利于肺炎、肺不张、胸腔积液、心包积液及肺部占位病变的评估。住院当天的心电监护，便于发现肿瘤患者可能存在的异常心率、血压及低氧饱和度。

三、操作步骤及技术

椎体增强技术通常在局部麻醉下和（或）联合静脉麻醉下进行，只有在同时配合内固定手术时才有必要根据术前风险评估采取全身麻醉。单独行椎体增强技术的患者术前可不用预防性抗生素。

手术开始前首先对手术目标椎体进行定位，对压缩骨折不明显的目标椎体的定位应当从已知的影像学标志开始，如骶骨、第1肋、第12肋、既往手术过的椎体等。对于重度骨质疏松患者，术中第12肋的定位往往是困难的，中上胸椎应该从第1肋骨开始定位，腰椎和中下胸椎应该从骶骨开始定位。

一旦准确定位，需要对手术床和透视机的角度进行适当调整，以确保对目标椎体有一个清晰的侧位和前后位透视。在侧位成像时，椎弓根应有重叠，椎体后壁应在一条线上。在前后位成像时，目标椎体双侧椎弓根是可见的，其到椎体侧壁的距离是一致的，且棘突应该位于前后椎弓根中心，这对于存在脊柱侧凸的患者尤其重要。G型臂双平面透视和有经验的放射技师会给手术提供极大便利和保障。

颈椎椎体病变可通过前外侧入路进入（图24-6）。颈动脉鞘被推向外侧和下方，与气管食管鞘分离。颈2椎体可以通过经口咽入路进入，但需要强调的是，该入路有很高的感染风险，需要对口咽黏膜进行彻底消毒。在上、中胸椎，由于椎弓根细小，可采用椎弓根外入路。患者取俯卧位，胸部及髂部垫枕以提高肺顺应性，降低腹内压并矫正胸椎后凸畸形。对于上胸椎节段将双手收拢于身体两侧，将有助于透视操作。椎弓根外入路的入钉穿刺点是在横突顶点，穿刺针穿透横突后，经肋横突和肋椎关节之间，再穿过肋骨头上方，在椎弓根底部的外侧进入椎体的后上角。这种方法通常可获得更靠内侧的工作轨迹，使得仅通过单侧入路进行手术成为可能（图24-7）。需要特别注意的是，与经椎弓根入路相比，椎弓根外入路有更高的气胸和椎旁血肿发生的风险。腰椎和下胸椎通常选择经椎弓根入路。

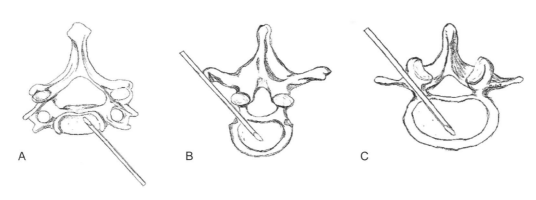

图 24-6　脊柱转移瘤椎体成形术的不同穿刺入路
A. 颈椎的前外侧入路；B. 上、中胸椎的椎弓根外入路；C. 腰椎和下胸椎的经椎弓根入路

对于心肺功能差，或伴有单侧肋骨病理性骨折或胸壁病变的腰椎和下胸椎椎体病变，可选用患者耐受性较好的侧卧位进行手术（图24-8）。操作时，先行局部穿刺路径和骨膜下浸润麻醉。透视下调整穿刺针的位置和角度，原则是宁外勿内，宁上勿下。一般选取胸椎椎弓根投影的外上象限或者腰椎椎弓根投影的外侧进针，穿刺针向尾侧并向内侧倾斜，以便将骨水泥注入椎体中部及对侧（图24-9）。当前后位透视 Jamshidi 穿刺针针尖位于椎弓根影的中线时，侧位透视穿刺针针尖应抵达椎弓根影前后径的1/2。当前后位透视穿刺针针尖位于椎弓根影的内侧时，侧位透视穿刺针应达椎弓根椎体交界处。当前后位单侧入路穿刺针尖抵达椎体中线时，侧位透视穿刺针针尖抵应达椎体前2/3。如果椎体病变的病因尚不明确，此时可取一部分组织行病理活检。也可以考虑经椎弓根外入

路，以便于穿刺针越过中线。通过这些技巧就可以仅通过单侧穿刺注入骨水泥，而不进行对侧操作（图 24-10）。近年来设计的侧开口推杆和弧形穿刺针也能起到上述作用（图 24-11）。根据椎弓根与椎体中轴线的夹角或转移灶的位置，术中应在正侧位透视的控制下调整穿刺针的方向，使骨水泥尽可能均匀地分布在椎体内。不建议填充整个椎体溶骨性病变的空腔，因为有可能将肿瘤向后推移到椎管内，加重神经功能损害。对于上胸椎和骶骨病变中，CT 引导下的穿刺技术可以代替正侧位透视控制下的穿刺技术，精准地进行穿刺和注入骨水泥，以避免由透视质量不佳而导致的穿刺针位置不正确，降低骨水泥渗漏的风险。

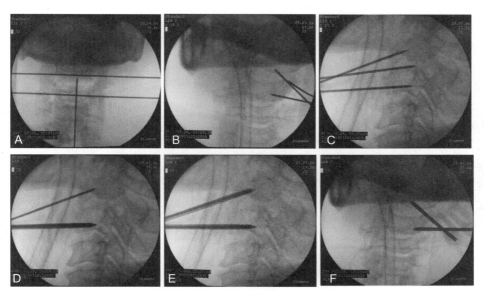

图 24-7　颈椎转移瘤行前外侧入路椎体成形术

患者，男，53 岁，肺癌颈椎多发转移瘤行前外侧入路颈 2、颈 3 椎体成形术。A. 经皮透视定位；B、C. 单侧前外侧入路导针穿刺；D ～ F. 透视下经导针穿入套管针

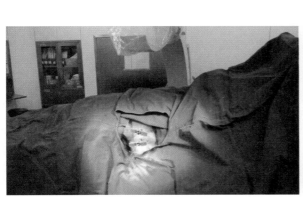

图 24-8　侧卧位进行腰椎转移瘤椎体增强术

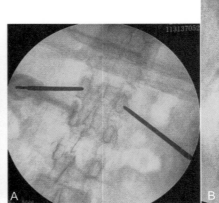

图 24-9　腰椎椎体增强术经椎弓根穿刺入路

A. 选取腰椎椎弓根投影的外侧进针；B. 穿刺针向尾侧并向内侧倾斜

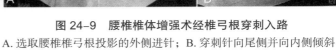

　　行椎体后凸成形术时，需拔出管芯，置入球囊，在 X 线影像及压力监测下逐渐扩张球囊（图24-12）。必须牢记球囊向四周挤压骨皮质，不但可使上下终板分离，而且会向后方推挤骨皮质。

球囊扩张满意的指标包括椎体高度恢复、球囊抵达椎体边缘骨皮质时球囊压力达到 300psi（约 2068.5kPa）或球囊达到最大容量。骨水泥需达到类似牙膏的黏稠度时才可向椎体内注射，以防渗漏。在将球囊移除时，可能会出现椎体骨折的再塌陷，这种情况可在球囊放置之前注入少量的骨水泥，然后再放置球囊。这样，在球囊膨胀过程中骨水泥围绕球囊形成一层蛋壳样结构硬化，接着移除球囊，注入剩余骨水泥。

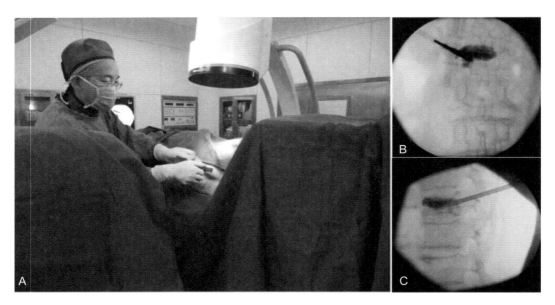

图 24-10　腰椎转移瘤侧卧位行单侧经椎体根入路椎体成形术

患者，女，79 岁，肺癌腰 2 椎体转移瘤病理性骨折侧卧位行单侧经椎体根入路椎体成形术。A. 术中侧卧位行单侧穿刺；B、C. 术中前后位及侧位透视显示骨水泥均匀地分布在椎体内

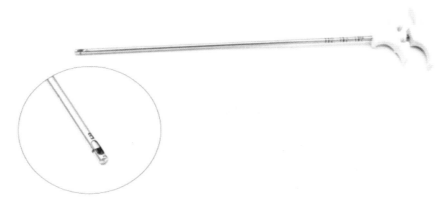

图 24-11　侧开口可控向的推杆式填充器

　　不同骨水泥的聚合时间是不同的，聚合反应时可达到的最高温度也是不同的。混合过程中骨水泥粉末与液体（单体）的混合比例、搅拌次数、环境温度及骨水泥种类都可能影响其凝固时间。根据椎体内病变的骨破坏和骨质疏松程度，在骨水泥单体量一定的条件下，混合时适当调整骨水泥粉末的用量及局部的环境温度，可以控制术中骨水泥的黏度及其凝固时间。对于混合性和成骨性椎体转移瘤应选择和配制低黏度、稀薄的骨水泥。透视下持续缓慢注入骨水泥，保持适当的压力，直至骨水泥达到椎体后 1/3 水平。在注入骨水泥过程中，如果阻力突然消失，应立即停止注射，并进行正

侧位透视，已排除骨水泥渗漏的可能。此时若继续注射，可能会引起骨水泥持续渗漏并产生严重的并发症。骨水泥注入的总量并不重要，重要的是保证两侧注入的骨水泥量相当，并获得较好的弥散。骨水泥的单体成分可能导致术中血压下降和心肺衰竭，因此在推注骨水泥的时候，麻醉师和手术医师必须高度警觉。一般来说建议一次只进行不超过 3 个椎体的骨水泥增强手术，且术中骨水泥推注应该分次进行，以使单体成分对人体的毒性影响最小化。

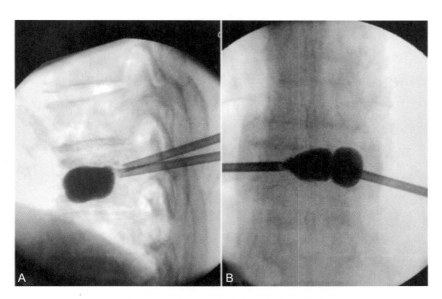

图 24-12　胸椎转移瘤椎体后凸成形术

A. 术中侧位透视提示球囊已扩张，球囊挤压骨皮质，使上下终板分离；B. 术中前后位透视提示双侧球囊已扩张，且向椎体右侧溶骨性变化明显的部位扩张明显

　　骨水泥增强技术也可被用于强化椎弓根螺钉的固定。首先在椎弓根植入工作套管，然后使用球形探针进行探查以确认四壁无破损。如果同时进行经皮椎体后凸成形术，则在上述操作后放置球囊并对球囊进行充气扩张。接着将骨水泥注入椎体，随后在骨水泥硬化前植入椎弓根螺钉。另外一些外科医生倾向于先放椎弓根螺钉然后将其取出，随后注入骨水泥，再将椎弓根螺钉植入。

四、椎体成形术与椎体后凸成形术治疗的效果与差异

　　椎体成形术是将骨水泥直接注入目标椎体，而球囊后凸成形术则是首先利用球囊在椎体内膨胀制造出一个空腔，同时在一定程度上恢复压缩骨折椎体的高度，再向空腔内注入骨水泥。椎体成形术的主要优势在于：骨水泥在椎体内的弥散性分布更符合生物力学，理论上稳定椎体和镇痛的效果更确切；能降低局部应力集中，预防邻近椎体的再骨折；可以向椎体内发生的裂隙样骨折处定点注入骨水泥进行裂隙修复。球囊后凸成形术的主要优势在于：椎体高度通常可恢复 2 ～ 4mm；骨水泥渗漏的可能性较小。有研究表明球囊后凸成形术在中段胸椎和胸腰段脊柱压缩椎体的高度恢复上极为有效。胸腰椎骨折更容易引发脊柱矢状面失平衡和驼背畸形，从理论上讲，椎体压缩性骨折造成的驼背会引发"多米诺效应"，造成脊柱椎体前方更大的负重和更多椎体的压缩骨折。病椎前柱高度的恢复，可改善脊柱的矢状面平衡，恢复脊柱的直立性，减少以伤椎为中心的屈曲运动，放松椎旁肌，减轻疼痛和避免由此继发的椎体骨折。与球囊后凸成形术相比，椎体成形术在

恢复椎体高度方面效果较差，同时有发生较高无症状或有症状骨水泥渗漏的可能。值得注意的是，压缩严重的椎体和陈旧性骨折椎体已不可能通过球囊在椎体内膨胀恢复高度，因此在这些情况下，两种技术在椎体高度恢复意义上差别并不大。此外，椎体的成骨性转移瘤和放疗后椎体硬化会阻碍球囊有效膨胀。最后，椎体成形术的费用要低于球囊后凸成形术。

大量临床证据表明两种椎体增强技术在恶性肿瘤脊柱转移瘤方面的治疗均效果确切。首先，回顾性和无对照实验研究证实椎体增强术治疗脊柱转移瘤可获得较好疗效。利用椎体增强术治疗脊柱转移瘤或多发骨髓瘤引起椎体压缩性骨折，1 年随访时其镇痛及功能恢复效果均令人满意。其他肿瘤相关症状如焦虑、困倦、疲惫和抑郁，也有不同程度的改善，手术并发症发生率很低。尤其以使用 PKP 治疗多发性骨髓瘤和脊柱转移瘤的椎体病理性骨折效果确切。同时，一项前瞻性临床研究首先报道了与非手术相比 PKP 治疗优越性显著。这组前瞻性、随机、非盲、多中心临床研究共包括 134 例患者，其中 70 例患者采用了 PKP 治疗，64 例患者接受非手术治疗。结果显示 PKP 组病例在病痛减轻、不稳定控制、患者生活质量提高及镇痛药减少等方面均显著优于非手术组。术后 1 个月，PKP 组患者的卧床人数较少，使用助行器、腰背支具、口服镇痛药物的人数也较少。本研究不仅仅证实了 PKP 相比非手术治疗在脊柱转移瘤椎体压缩性骨折中的优势，同时证明了 1 个月以后非手术治疗转为 PKP 治疗的患者，症状同样可获得改善，这证明早期使用 PKP 治疗椎体压缩性骨折是有益的。结果证实，1 个月后，50% 以上非手术患者转为行 PKP 后，与起初接受 PKP 患者的治疗效果相差不多，发生严重不良事件的概率也无明显增加。再发的椎体压缩性骨折在两组间并无明显差别，而之前的报道曾指出椎体增强术会导致额外的椎体骨折，可能的解释就是研究中的选择偏倚。最近有一项前瞻性研究的结果也肯定了 PVP 与 PKP 在治疗椎体转移瘤方面的作用。评价标准包括疼痛控制、功能恢复情况、下床活动时间、畸形矫正情况及手术相关并发症发生情况。但目前为止没有高质量的随机对照研究来评估 PVP 在脊柱转移瘤治疗中相对于其他非手术治疗的优势，也没有直接比较 PVP 和 PKP 在肿瘤病理性骨折治疗中作用的前瞻性研究报道，但一些研究已经证明了 PVP 在缓解脊柱转移患者疼痛和稳定椎体方面的作用。Chew 等在一项包括 128 例脊柱恶性肿瘤（41 例骨髓瘤和 87 例脊柱转移瘤）的前瞻性研究中发现，VAS 评分从基线时的 7.57 下降到 PVP 后的 4.77（$P < 0.001$），9 例（18%）无改善。反流性疾病问卷（RDQ）评分从基线时的 18.55 下降到 PVP 后的 13.5（$P=0.001$），24% 的患者没有降低。研究者认为，PVP 作为多模式治疗的重要组成部分，可以减轻由多发性骨髓瘤或脊柱转移引起的顽固性疼痛，从而改善癌症患者的生活质量。

Kaloostian 等发表的一篇 PVP 和 PKP 治疗转移性脊柱疾病的 meta 分析发现，PVP 组术后活动度改善率为 62%（52% ~ 70%），疼痛改善率为 91%（73% ~ 100%），疼痛增加率为 1%（0% ~ 13%）；PKP 组术后活动度改善率为 69%（65% ~ 91%），疼痛改善率为 93%（80% ~ 100%），总疼痛增加率为零。结果发现 PVP 和 PKP 治疗脊柱转移瘤疗效相近。一项对 2000 ~ 2014 年 111 例（4235 例椎体）癌症相关椎体压缩性骨折的 PVP 或 PKP 报道的系统回顾研究指出，PVP 或 PKP 后 48 小时内患者的平均 VAS 评分无论是在临床上还是在统计学意义上都有所降低，从基线状态下的高强度疼痛水平（VAS > 7）下降到轻度疼痛水平。一篇 meta 分析认为，PKP 治疗骨转移瘤及多发性骨髓瘤的证据等级为 Ⅱ 级。手术干预可以安全有效地缓解疼痛，改善生活质量，疗效可以持续 2 年。同时长期随访发现，术后即刻获得的矢状位后凸畸形的纠正并不能长时间维持。

尽管椎体增强技术已被广泛应用于治疗溶骨性脊柱转移瘤，但一些研究表明，PVP 或 PKP 治疗成骨性脊柱转移瘤也能取得良好的临床效果。Tian 等的一项对连续 39 例 51 例成骨性脊柱转移患者的回顾性研究发现，术后平均 VAS 得分、Oswestry 残疾指数（ODI）和 KPS 评分均有显著改善（$P < 0.001$）。15 例发生骨水泥渗漏，无严重并发症。一项对 103 例疼痛性椎体转移瘤（其中成骨性 53 例，混合性 50 例）进行 PVP 治疗的探究发现，术后 1 个月镇痛有效率 86%，6 个月镇痛有效率 92%（优 71%，良 21%），局部并发症和肺栓塞发生率分别为 8.5% 和 3.4%。Tian 和 wu 等对连续 39 例成骨性脊柱转移瘤患者的 51 个病变椎体行 PVP，其中 14 例椎体合并发生了病理性骨折，所有患者均获得操作的成功。杨惠林团队的系列研究表明椎体后凸成形术是一种安全、有效的微创手术，能够显著缓解成骨性和溶骨性椎体转移瘤疼痛，改善功能，维持椎体高度及预防局部后凸畸形的进一步发展。上述研究报道了 PKP 治疗成骨相关脊柱转移瘤有即刻和持续的镇痛作用，然而 PKP 不能完全防止渗漏。从技术上讲，PKP 手术治疗成骨相关脊柱转移瘤更具挑战性。其操作技巧：首先，穿刺针很难穿透硬化椎体。当穿刺针向前推进困难时，可转动或缓慢敲击穿刺针，也可以用手动铰刀和手摇钻通过工作套筒先在椎体内钻开一个通道。第二，需要一个较高的压力来使球囊膨胀。即使达到所需的压力，也可能不会很好地膨胀球囊。相反，较高的充气压力可能造成球囊损坏或终板断裂。高压也会迫使椎体中的脂肪颗粒进入椎旁静脉系统。因此，没有必要且往往也不可能在硬化椎体内形成一个大的空洞。第三，在注射骨水泥时要小心。应避免强制注射，因为注射压力增加可能导致骨水泥渗漏。因此，强烈建议谨慎注射骨水泥以避免破坏性骨水泥渗漏的发生，同时应注射比溶骨性脊柱病变相对较少和稀薄的骨水泥。椎体增强手术特别是 PKP 治疗成骨相关脊柱转移瘤的适应证、临床效果和意义仍值得商榷。

事实上，两种椎体增强手术方式优良手术效果的取得在很大程度上依赖适应证的选择与医师的技术与经验（图 24-13）。目前，非球囊后凸成形术可以使用特殊的器材，这种器材能够在椎体内创建渠道，将骨水泥注入所需的位置。同时，高黏度的骨水泥能明显降低渗漏率。

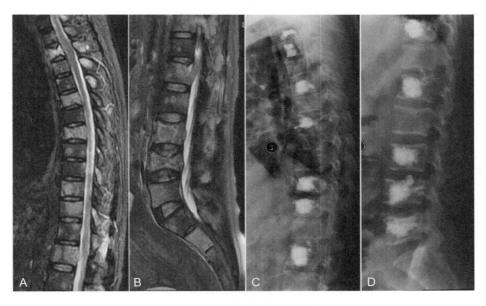

图 24-13 多发脊柱转移瘤行椎体成形术

患者，男，52 岁，肺腺癌多发脊柱转移瘤伴病理性骨折，局部麻醉结合静脉复合麻醉下分两次对胸 2、胸 3、胸 5、胸 7、胸 10、胸 11、腰 1、腰 3、腰 4、腰 5 等溶骨性病变椎体行椎体成形术。A、B. MRI T_2WI 矢状位片提示胸腰椎多发溶骨性病变伴病理性骨折；C、D. 术后前后位和侧位 X 线片

五、椎体增强技术的优势与成本－效益分析

需要强调的是恶性肿瘤的椎体压缩骨折的自然病程与骨质疏松性压缩骨折明显不同。骨质疏松性压缩骨折转归多为良性，至少 1/3 患者常能自愈。而脊柱转移瘤椎体压缩性骨折由于转移瘤进展、肿瘤骨溶解、骨质疏松症、化疗和放疗、类固醇和芳香化酶抑制剂及抗雄激素的使用带来的骨质流失、营养状况不良及整体医疗状况较差等原因良性转归的可能性很低。恶性肿瘤椎体压缩性骨折患者身体条件较差，不易耐受长时间的卧床制动和开放性内固定手术治疗。如果椎体压缩性骨折后不积极治疗，较差的身体状况会影响其他抗肿瘤药物的疗效。同时，由于患者的年龄、合并症及骨质疏松等原因常会造成内固定失败或根本不能耐受全身麻醉下内固定手术。因此，对于大多数脊柱转移瘤椎体压缩骨折而言内固定的使用并不是最佳选择。

相比之下，椎体成形术或椎体后凸成形术有较为显著的优势，包括微创手术门诊即可完成，活检可以同时进行，优良的疼痛缓解效果，疗效确切且立竿见影，阿片类药物的控制使用降低了药物的不良反应发生率，骨水泥聚合产生热量及骨水泥单体抗肿瘤效果，患者生活质量显著提高，降低了使用内固定的并发症发生率，避免了深静脉血栓和肺炎等长期卧床容易发生的并发症发生及患者在术后第一天即可接受化疗和（或）局部放疗及抗凝治疗。此外，放疗不适用于放射抵抗肿瘤，而椎体增强手术可以避免此类问题。

2016 年加拿大安大略省的一份有关脊柱转移瘤健康经济学分析报道，就与癌症相关的疼痛性椎体病理性骨折而言，药物治疗和卧床休息均不是很有效，而对于肿瘤晚期疾病且健康状况不佳的患者，开放手术通常不是最佳选择或已不能选择。PVP 或 PKP 等椎体增强技术属于脊柱转移瘤的一种微创治疗，可以在无须全身麻醉的情况下于门诊或日间病房进行，从而使患者恢复活动能力和迅速回归社会。仅就预算影响而言，PVP 或 PKP 的广泛使用，可能与国家卫生保健费用的净增加相关。但如果同时考虑到 PVP 或 PKP 可以使脊柱转移瘤患者即刻镇痛、迅速恢复活动能力并回归社会，在普遍接受的支付意愿阈值下，在癌症患者椎体压缩性骨折治疗中使用 PVP 或 PKP 可能是一种成本－效益较佳的治疗策略。一项对医疗保险提供商审查文件数据库的分析研究发现，PKP 手术与脊柱转移瘤患者的生存率的关联性比 PVP 手术更显著，但 PKP 的成本较高，并且术后可能合并更高的压缩性骨折发生率。

六、椎体增强技术的生物力学研究

生物力学研究认为当塌陷椎骨的刚度和强度恢复到骨折前的水平即可判定为治疗成功。从理论上讲，发生骨折的椎体强度必须被增强到足以支持正常负重的水平。这个标准成为指导骨水泥注入量的理论基础，椎体成形术通过增强受累椎骨的抗压强度使其骨折风险水平降低。Biggemanr 等提出的椎骨强度预测模型指出当强度低于 3kN 时骨折风险为 100%（高风险）；当强度高于 5kN 时没有骨折风险（低风险）；当强度在 3kN 和 5kN 之间，存在程度不等的骨折风险。由此可以推断，椎骨的正常强度（即低骨折风险）抗压强度至少应为 5kN。椎体成形术的生物力学目标（不论是用于骨折修复还是预防骨折）是将椎体的最高抗压缩应力增加到骨折风险水平（＞3.6MPa）以上。

对于骨质疏松性压缩骨折，椎体修复和加固的目标还应该设定为预防继发性骨折的发生。对于

骨质疏松脊柱压缩性骨折，将骨水泥注入椎体内虽然可以增加椎骨的整体强度。但是，由于注入材料产生较高的应力遮挡，经治椎体上较多的载荷被转移到刚度较高的骨水泥部位，载荷的不均匀分布造成周围小梁骨的吸收，经治椎骨内未被骨水泥填充的区域，尤其是骨水泥的上部和下部区域可能发生新的裂缝骨折。单侧经椎弓根注射骨水泥时，如果治疗侧的椎体强度显著高于未治疗侧，则在施加载荷时，椎体内未注射骨水泥的一侧将容易出现塌陷破坏，椎体一侧高度下降，最终导致侧弯畸形。

生物力学研究发现，在弥漫型均匀分布的病例中，整个椎体内没有出现载荷被明显转移的情况，因此没有出现局部高轴向应力。除此以外，弥漫型充填使整个椎体内小梁骨在空间分布上所占据的范围均被加固，使椎体在整个横断面上都能够承受载荷，从而产生比紧密充填型更高的椎体刚度。因此，较少量的骨水泥在椎体内弥漫型均匀分布即可产生优良的生物力学效果，骨水泥渗漏所产生的并发症风险也较低，同时由于椎体内应力升高极小，也可以防止邻近未增强椎体将来发生骨折。

根据所进行的实验研究和数值研究的结果，可以确定将椎体从有骨折风险强化到低骨折风险最少需要注入骨水泥的量。骨折风险高的椎体，骨水泥注入量至少需达到 20% 的体积充填率才起到预防性强化的目的；在骨折风险中等的椎体中，为达到预期的强化效果，可根据风险的高低将所需注入量设定为 20% ～ 30% 和 5% ～ 15%。目前临床上椎体成形术一般达到的体积充填率为 20%，若高于此量，则骨水泥溢漏和邻椎骨折的风险增高。

在入路方面，双侧经椎弓根入路可以达到更好的强化效果，在生物力学方面更有优势。椎体刚度和强度的增加，与注入骨水泥的体积成正比，经双侧椎弓根入路比经单侧椎弓根外入路，可多注入 20% 骨水泥，因而可获得更高的刚度和强度。另有研究发现当椎体的平均定量计算机断层扫描密度小于 0.1g/ml 时，注入骨水泥后的强化效应较大，且随骨密度的降低其强化效应更加明显，而当骨密度大于 0.1g/ml 时，机械强化效应受骨密度的影响较小。但是对于被转移瘤累及的椎体，能够改善生物力学稳定性的最佳骨水泥分布模式尚未明确。

七、椎体增强技术的联合治疗

（一）术中结合组织活检

活检是椎体压缩性骨折处理中很重要的一部分，并且它不会增加手术并发症的发生率。几乎每一次椎体形成术都应行活检，这是因为癌症患者也会因为肿瘤之外的原因发生椎体压缩性骨折（图24-14）。活检能够建立椎体转移瘤的诊断，避免不必要的放疗。一项研究发现，发生椎体压缩性骨折的恶性肿瘤患者病椎活检后提示恶性的仅占 50%。活检对于同一患者多发恶性肿瘤、对于原发性质不明的肿瘤或者对于原发灶已控制 5 年以上新发脊柱病变 / 压缩性骨折作为首发转移征象的情况（图24-15）均具有非常重要的意义。

（二）术中结合射频消融

椎体增强术对脊柱转移瘤患者的疼痛缓解和脊柱稳定有效，但其抗肿瘤作用有限。脊柱肿瘤射频消融术可以与椎体增强术结合使用，将抗肿瘤作用与即刻稳定作用结合起来，从而提高手术效果，减少术中、术后并发症。脊柱肿瘤射频消融产生的热效应能够引起肿瘤收缩，特别适合于椎体转移瘤同时向椎旁侵犯的病例；同时可以在椎管内静脉丛形成血栓，减少骨水泥渗漏的风险。此外，通过破坏椎体内病变，射频消融可以使骨水泥更合理地分布于靶椎体，从而增强靶椎体的稳定性且增加椎体增强术获得稳定的时间，避免将来椎体的塌陷。然而，脊柱肿瘤射频消融术仅限于距脊髓和神经根安全距离的椎体病灶中使用。

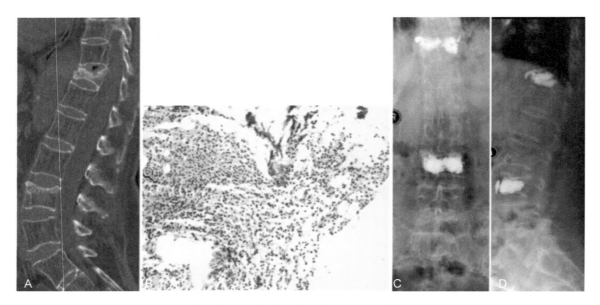

图 24-14　发生椎体压缩性骨折的恶性肿瘤患者椎体成形术中活检

患者，女，73 岁，肾盂癌胸 12、腰 4 椎体压缩性骨折椎体成形术中病理活检未找到异型细胞。A. 术前腰椎 CT 矢状位片提示腰椎骨质疏松伴胸 12、腰 4 椎体压缩性骨折；B. 术中活检普通病理切片未找到异型细胞；C、D. 术后前后位及侧位 X 线片

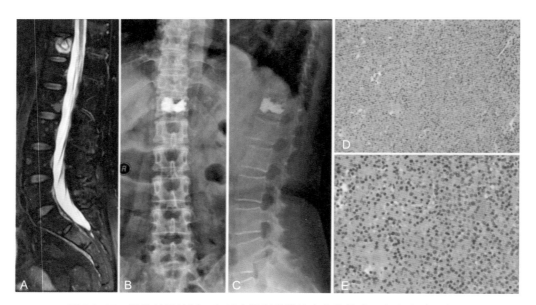

图 24-15　原发灶已控制 5 年以上的新发脊柱病变椎体成形术中病理活检术

患者，女，56 岁，肺腺癌病史 11 年、乳腺癌病史 7 年，胸 12 椎体病变，行胸 12 椎体成形术中组织活检术，术后病理提示浆细胞瘤。A. 术前腰椎 MRI T_2WI 矢状位片提示胸 12 椎体溶骨性改变；B、C. 术后前后位及侧位 X 线片；D、E. 术中活检普通病理切片提示浆细胞瘤

（三）术后联合放疗

放疗是脊柱转移瘤治疗中的关键步骤，可以使 60% ～ 70% 的病例减轻病痛并能控制肿瘤。然而放疗的作用不能立竿见影，且不能恢复椎体的初始稳定性，不能减轻由骨折引发的机械性疼痛。

因此，单纯放疗对于已发生脊柱不稳定和潜在不稳定的脊柱转移瘤是不够的。由于椎体增强技术的抗肿瘤作用有限，建议对放射敏感性肿瘤进行辅助放疗，以防止术后肿瘤进展，避免发生转移瘤硬膜外脊髓压迫。

　　椎体增强术与放疗结合对脊柱转移瘤病理性骨折而言是最经典的治疗模式（图 24-16）。椎体增强术的优势在于：组织活检、建立诊断，稳定脊柱、即刻镇痛；而放疗则可以控制肿瘤，治疗低级别转移瘤硬膜外脊髓压迫。一般认为术前或术后辅助放疗都是可行的，然而由于脊柱转移瘤患者的预期寿命有限，必须制订更合理、更省时的治疗方案。一方面，一些严重椎体压缩骨折患者由于疼痛剧烈而无法接受放疗。这种情况下，椎体成形术可以在不延迟放疗的情况下取得即刻镇痛效果。另一方面，放疗的不良反应分急性、亚急性和迟发性 3 种。急性的不良反应出现在放疗照射的邻近组织，如皮肤或者消化道上。亚急性的不良反应包括脊髓损伤（脊髓炎）、放射诱导的骨折及对骨髓的毒性作用。晚期迟发的不良反应包括继发性恶性肿瘤。考虑到恶性肿瘤患者对任何并发症的承受能力均较低，且放疗不良反应引发的大部分并发症都很难治疗。临床上，与椎体增强术联合的放疗通常被实施椎体增强术的手术医生安排在术后进行，尤其对于伴有转移瘤硬膜外脊髓压迫的患者。

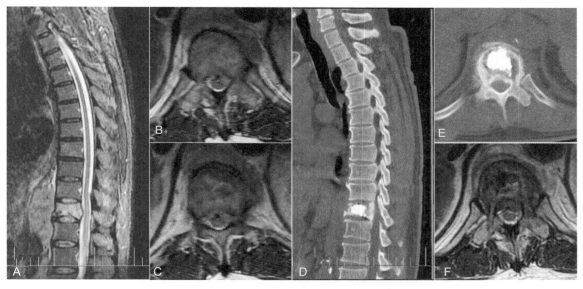

图 24-16　脊柱转移瘤行椎体成形术联合术后放疗

患者，男，67 岁，胆管癌胸 10 椎体转移瘤病理性骨折伴硬膜外脊髓压迫，行胸 10 椎体成形术，术后联合放疗（30Gy/10f）。A. 术前腰椎 MRI T_2WI 矢状位片提示胸 10 椎体溶骨性转移瘤伴病理性骨折，相应节段椎管内硬膜外脊髓压迫；B、C. MRI T_2WI 横断位片提示胸 10 椎管内硬膜外脊髓压迫 ESCC 2 级；D、E. 术后 CT 矢状位及横断位片提示骨水泥位置及填充良好；F. 椎体成形及放疗联合治疗后 MRI T_2WI 横断位片提示相应节段硬膜外脊髓压迫减轻为 ESCC 1C 级

（四）围术期联合靶向和（或）内分泌治疗

　　脊柱转移瘤治疗目的在于稳定骨折，缓解和控制疼痛，局部控制肿瘤，维持和恢复脊髓神经功能。对于靶向治疗和（或）内分泌治疗敏感的患者，椎体增强手术结合围术期靶向治疗和（或）内分泌治疗等系统性内科治疗可以很好地达到上述治疗目的，甚至可以避免局部放疗。椎体增强技术结合围术期靶向治疗和（或）内分泌治疗，可能成为今后流行的另一种治疗模式（图 24-17）。

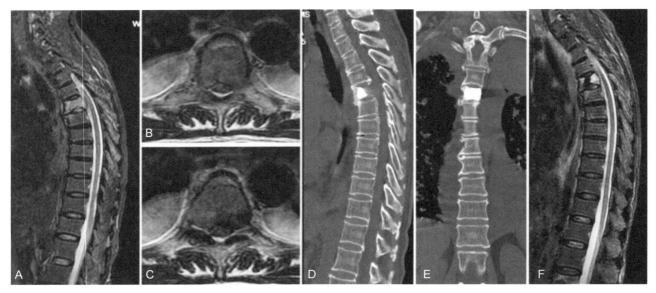

图 24-17　肺癌脊柱转移瘤行椎体成形术联合分子靶向治疗

患者，女，66 岁，肺癌胸腰椎多发性脊柱转移瘤伴胸 5 椎体病理性骨折伴硬膜外脊髓压迫，行胸 5 椎体成形术，术后口服阿法替尼一线靶向药行局部三维适形放疗 Dt36Gy/12f，脊柱转移瘤控制良好。A. 术前胸椎 MRI T_2WI 矢状位片提示胸 5 椎体病理性骨折伴硬膜外脊髓压迫；B、C. 术前胸椎 MRI T_2WI 横断位片提示胸 5 椎管内硬膜外脊髓压迫 ESCC1C ～ 2 级；D、E. 术后胸椎 CT 矢状位及冠状位片提示骨水泥分布良好；F. 椎体成形术联合靶向药及放疗治疗后 1 个月胸椎 MRI T_2WI 矢状位片提示椎管内硬膜外脊髓压迫消失

（五）术中联合放疗

Frederic Bludau 等设计并开展了一项椎体后凸成形术联合术中放疗治疗脊柱转移瘤的单中心前瞻性 Ⅰ / Ⅱ 期临床试验（NCT01280032）。在第一个初始的 Ⅰ 期试验，患者参加了经典的 3+3 方案，Kypho-IORT 使用针状 50kV X 线源以 3 个辐射剂量水平下进行（深度为 8mm 时 8Gy，深度为 11mm 时 8Gy，深度为 13mm 时 8 Gy）。9 例患者中没有 1 例在 3 个水平上表现出剂量依赖性毒性。随后有 52 例患者进入 Ⅱ 期试验，Kypho-IORT 仍然在不同剂量水平下进行。中位疼痛评分从术前的 5 分下降到术后第一天的 2 分（$P < 0.001$）。干预前疼痛水平为 3 分或更高的 43 例患者中，有 30 例（69.8%）术后第一天疼痛减轻≥ 3 分。术后第一天疼痛减轻超过 3 分的患者中持续疼痛减轻为 34 例，占 79.1%。3、6 和 12 个月的局部无进展生存期分别为 97.5%、93.8% 和 93.8%。3、6 和 12 个月的总体生存期为 76.9%、64.0% 和 48.4%。研究者由此认为椎体后凸成形术联合术中放疗治疗脊柱转移瘤是安全的，可为脊柱转移瘤患者提供即刻的、持续的疼痛缓解，并可获得出色的局部控制率。

（六）联合减压重建内固定术

在脊柱转移瘤减压重建内固定开放性手术前、术中和术后（图 24-18），通过椎体增强手术在病理性骨折的椎体或溶骨性病变较为严重的椎体内注入骨水泥，以增强脊椎前柱的稳定性。

（七）联合经皮椎弓根螺钉内固定术

严重的脊椎转移瘤可明显降低脊柱的承重能力，脊柱不稳定可以引起机械性疼痛、神经功能障碍、畸形，这些均会严重影响生活质量。经皮椎弓根螺钉内固定术是一种很有价值的治疗选择，为那些没有椎管环形减压适应证，但有硬膜外脊髓压迫和脊柱不稳定的患者提供了一种手术治疗选择。主要的优势是在不增加切口并发症风险的情况下，稳定脊柱后尽可能快地接续术后辅助放疗；同时预期生存率较短的患者也不必再担心椎体间的融合。从生物力学的角度考虑，经皮长节段椎弓根螺钉内固定可以将应力分散到更长的脊柱，因此更为安全。随着计算机导航技术的发展，术者会更方便地将椎弓根螺钉经皮置入。对于 SINS 评分较高的脊柱转移瘤患者，脊柱的稳定性可通过联合椎体骨水泥增强技术的经皮椎弓根螺钉内固定技术来恢复。

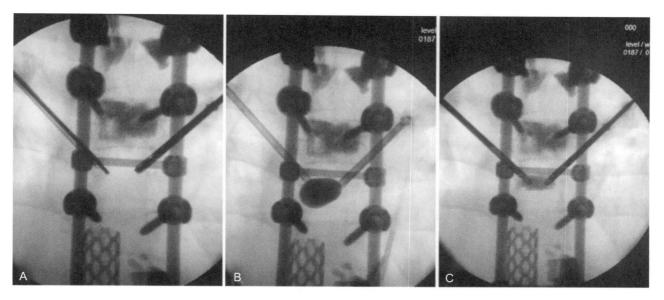

图 24-18　脊柱转移瘤减压钛网重建术后二期行椎体后凸成形术

患者，男，24 岁，多发性脊柱转移瘤伴胸 10 椎体病理性骨折硬膜外脊髓压迫，一期行胸 10 椎体转移瘤肿瘤部分切除椎管环形减压钛网重建骨水泥椎弓根螺钉内固定术，二期行胸 8 椎体转移瘤经椎弓根外入路椎体后凸成形术。A. 二期术中胸 8 椎体行双侧经椎弓根外入路穿刺；B. 二期术中胸 8 椎体右侧经皮球囊后凸成形；C. 二期术中胸 8 椎体双侧推注骨水泥

（八）术中结合神经根阻滞术

经椎间孔神经根阻滞术是一种治疗腰椎间盘突出引起下肢根性放射痛的有效方法。椎体成形术结合肋间神经 / 腰椎神经根阻滞术适应于脊柱转移瘤合并肋间神经放射痛（图 24-19），以及合并腰椎退行性疾病（图 24-20）和（或）转移瘤硬膜外神经根压迫有放射痛的患者。

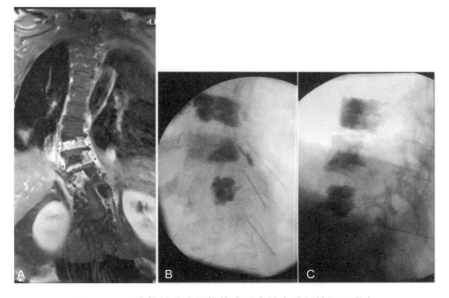

图 24-19　胸椎转移瘤行椎体成形术结合肋间神经阻滞术

患者，女，61 岁，肺癌胸 9 至胸 11 椎体转移瘤伴严重肋间神经放射痛行胸 9 至胸 11 椎体成形术结合左侧第 9 ～ 11 肋间神经阻滞术。A. 术前 MRI T_2WI 冠状位片提示胸 9 椎体双侧胸 10 椎体左侧胸 11 椎体右侧高信号；B、C. 术中前后位及侧位透视提示骨水泥在椎体内位置佳，3 枚注射器针尖分别位于左侧第 9 ～ 11 肋间神经椎间孔出口

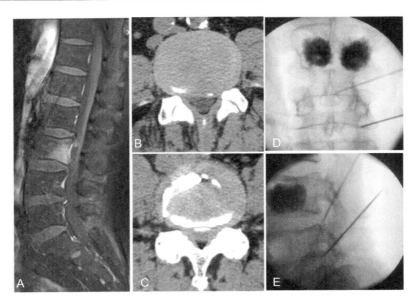

图 24-20 腰椎转移瘤行椎体成形术结合腰神经根阻滞术

患者，男，63 岁，肺癌腰 3 椎体转移瘤伴腰 3、腰 4 节段椎间盘突出症行腰 3 椎体成形术右侧腰 4 神经根阻滞术。A. 术前 MRI 抑脂 T_2WI 矢状位片提示腰 3 椎体转移；B、C. 腰椎间盘 CT 平扫提示腰 3、腰 4 节段椎间盘向右后突出，硬膜囊受压，双侧侧隐窝狭窄。D、E.透视下行右侧腰 4 神经根阻滞术

八、椎体增强技术的并发症及预防

椎体增强技术并发症包括骨水泥渗漏、脂肪栓塞、肺栓塞、肿瘤穿刺道转移、神经损伤、硬脊膜破裂、硬膜外血肿、肿瘤椎管内进展、邻近椎体骨折等。

骨水泥渗漏是最常发生的并发症，骨水泥可外溢至邻近软组织、椎间盘、静脉、椎间孔或椎管内。然而，绝大多数的骨水泥渗漏是无症状的，仅能通过影像学检查发现（图 24-21）。术中一旦发现骨水泥渗漏至椎管（图 24-22）、椎间孔或前方血管，则需立即终止骨水泥注射。骨水泥渗漏到椎间隙可导致终板损伤和（或）椎间盘突出。有学者甚至认为，一旦骨水泥渗漏到椎间盘，相邻的椎体则需行椎体增强术，以防止发生继发性椎体压缩性骨折。如果骨水泥渗漏到椎间孔引起神经压迫出现神经根性疼痛，可以使用非甾体抗炎药（NSAID）或激素治疗；如果出现按照神经根分布的感觉或肌力异常，必要时需要进行手术减压。如果骨水泥被怀疑渗漏到椎管中，则需行术中 CT 或透视以确定椎管内骨水泥渗漏的数量和位置。如果骨水泥的渗漏引起提示脊髓压迫或椎管狭窄的症状，则需行骨水泥移除术，甚至立即行急诊手术探查。骨水泥渗漏引起的心血管系统并发症严重程度差别很大，轻者仅有轻微的一过性低血压，重者可因渗漏至肺血管诱发肺栓塞。一种可能的机制是骨水泥渗漏至椎旁静脉，引起局部或远端血管的阻塞；另一种可能是骨水泥干扰细胞外钙离子运输并激活凝血级联反应。椎体增强术骨水泥渗漏常见的原因：①病例选择不当，如成骨性脊椎转移瘤为椎体增强术的相对禁忌证，术前需完善 CT 检查、肿瘤性脊柱不稳定评分及核查手术适应证；②手术方式选择不当，如对椎体周壁破裂、骨水泥渗漏风险较大的病例，应选择球囊后凸成形术；③术中疏于透视下的实时监测，骨水泥推注者手感差，术中应一边透视一边操作，强烈建议采用推杆推注骨水泥，当骨水泥到达椎体后 1/3 时停止注射；④术中骨水泥推注时间过早，骨水泥推注过多。术中需骨水泥达到一定黏稠度再进行注射，并将骨水泥有计划地推注到骨折部位。

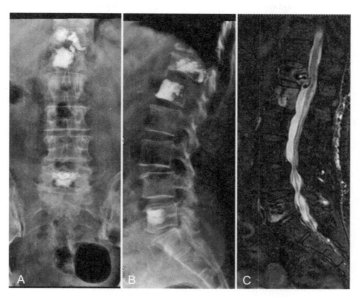

图 24-21 胸椎转移瘤椎体成形术中骨水泥向椎管内渗漏（1）

患者，男，56 岁，胸 12、腰 1、腰 5 椎体转移瘤行椎体成形术，骨水泥向椎管内渗漏，压迫脊髓。A、B. 术后前后位和侧位 X 线片提示胸 12、腰 1、腰 5 椎体成形术后，胸 12 椎体骨水泥向椎管内严重渗漏。C. 术后 MRI 抑脂 T_2WI 矢状位片提示胸 12 椎体骨水泥向椎管内渗漏压迫脊髓

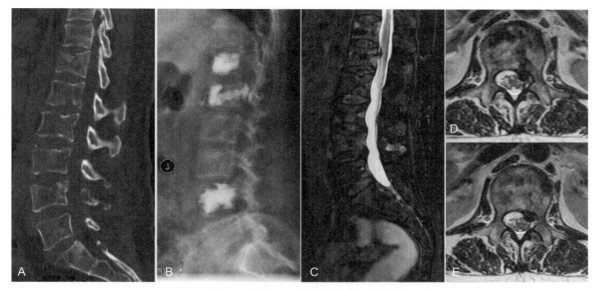

图 24-22 胸椎转移瘤椎体成形术中骨水泥向椎管内渗漏（2）

患者，女，54 岁，胸 12、腰 1、腰 4 椎体转移瘤行椎体成形术，腰 1 椎体骨水泥向椎管内渗漏，患者无神经损害症状。A. 术前 CT 矢状位片提示胸腰段椎体多发脊柱转移瘤胸 12、腰 1 椎体病理性骨折；B. 术后侧位 X 线片提示胸 12、腰 1、腰 4 椎体成形术后，腰 1 脊椎骨水泥向椎管内渗漏。C. 术后 MRI 抑脂 T_2WI 矢状位片提示腰 1 椎体骨水泥向椎管内渗漏，压迫脊髓。D、E. 术后 MRI 抑脂 T_2WI 横断位片提示腰 1 椎体骨水泥向椎管内左前方渗漏，压迫脊髓

　　神经损伤、硬脊膜损伤、硬膜外血肿（图 24-23，图 24-24）是椎体增强手术不常见的并发症，术中或术后患者出现明显的神经功能障碍。此类并发症与所强化的目标椎体及椎弓根过硬、术者穿刺技术欠佳、术中透视效果差、患者依从和配合度差相关。成骨性脊柱转移瘤、部分接受过双膦酸盐、地舒单抗及分子靶向药物治疗后的脊柱转移瘤的患者成骨明显，为椎体强化术的相对禁忌证。穿刺过程中如果出现神经损害等临床表现，应立刻调整穿刺方向，原则是宁外勿内，宁上勿下。对于术中已经发生硬脊膜破裂脑脊液漏的患者，术后需保持大便通畅，避免药物抗凝，术后需密切观察患

者的神经功能状态，必要时急诊行 MRI 检查，并延长术后卧床时间。一旦确诊，首先积极行止血、脱水、激素等治疗，必要时行血肿清除、手术减压。

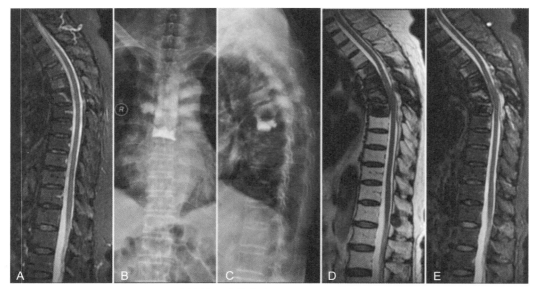

图 24-23　胸椎转移瘤椎体成形术后出现硬膜外血肿（1）

患者，女，72 岁，肺癌胸 7 椎体转移瘤行椎体成形术，术后出现硬膜外血肿，双下肢麻木、无力。予以脱水及激素治疗，3 天后症状完全消失。A. 术前 MRI T_2WI 矢状位片提示胸 7 椎体骨性病变；B、C. 术后前后位和侧位 X 线片提示骨水泥在胸 7 椎体内均匀弥散。D、E. 术后第 2 天 MRI 抑脂 T_2WI 及 T_2WI 矢状位片提示胸 5 至胸 8 水平椎管后方硬膜外条索状高信号影

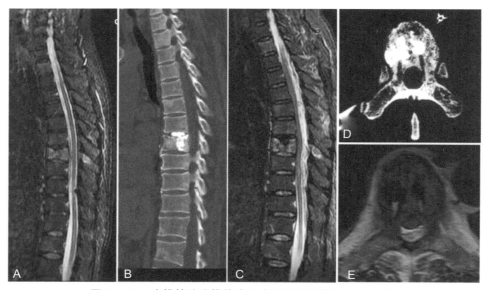

图 24-24　胸椎转移瘤椎体成形术后出现硬膜外血肿（2）

患者，女，60 岁，肺癌胸 8 椎体转移瘤伴病理性骨折行椎体成形术，手术穿刺过程中发生硬脊膜损伤脑脊液漏，术后第 2 天出现双下肢不全瘫。诊断为硬膜外血肿，予以脱水、激素等非手术治疗，后症状逐渐缓解。A. 术前 MRI 抑脂 T_2WI 矢状位片提示胸 8 椎体转移瘤伴病理性骨折；B. 术后 CT 矢状位片提示胸 8 椎体成形术骨水泥向胸 7、胸 8 椎间隙渗漏；C. 术后第 2 天 MRI 抑脂 T_2WI 矢状位片提示胸 2 至胸 10 水平椎管后方硬膜外条索状高信号影。D. 术后 CT 横断位片提示右侧椎弓根穿刺道位置明显偏内；E. 术后第 2 天 MRI T_2WI 横断位片提示胸 8 脊椎椎管内硬膜囊后方存在高信号影，硬膜囊被推挤至椎管的前方

　　椎体增强术后肿瘤可以向椎管内、椎旁扩散和进展，与术前合并椎体后壁缺损、椎弓根溶骨性破坏（图 24-25）、成骨性转移瘤局部反复穿刺（图 24-26）、术后未进行局部放疗（图 24-27）或全身系统内科治疗相关。穿刺道转移（图 24-28，图 24-29）是椎体增强术的另一项特有并发症，肿

瘤可以向沿椎弓根穿刺道发生筋膜下和皮下的扩散和转移。原因为术中穿刺部位出血较多、术后局部血肿、术后行早期未进行局部放疗或全身系统内科治疗。因此，脊柱转移瘤椎体强化术前必须纠正患者的出凝血功能；术中提高穿刺效率、避免反复穿刺；穿刺针拔除后局部要及时压迫止血或缝合止血；术后行早期局部放疗及靶向药物或内分泌等全身治疗。对于术中椎弓根穿刺部位出血较多的病例，可采用椎弓根内骨水泥拉丝的方法及时关闭穿刺道。

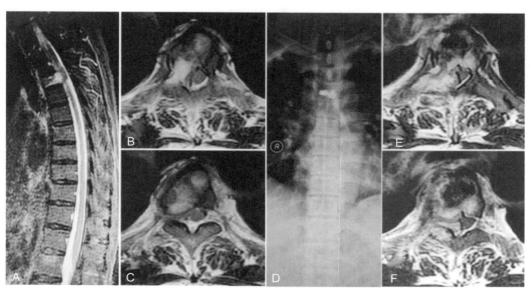

图 24-25　胸椎转移瘤椎体成形术后肿瘤椎管内进展（1）

患者，男，55 岁，肺癌胸 5、腰 1 椎体转移瘤伴左侧椎弓根转移行双侧椎弓根入路胸 5 椎体成形术。3 周后胸 5 椎体转移瘤局部扩散和椎管内进展，出现不全瘫。A. 术前 MRI T_2WI 矢状位片提示胸 5 椎体转移瘤伴硬膜外脊髓压迫；B、C. 术前 MRI T_2WI 冠状位片提示胸 5 椎体左侧椎弓根片破坏呈高信号，硬膜外脊髓压迫分级 ESCC 为 1C 级；D. 术后前后位 X 线片提示骨水泥在椎体两侧对称分布；E、F. 术后 MRI T_2WI 冠状位片提示胸 5 椎体转移瘤自左侧椎弓根向内椎管内生长，硬膜外脊髓压迫分级 ESCC 进展为 3 级

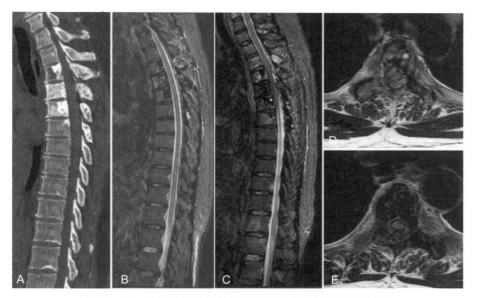

图 24-26　胸椎转移瘤椎体成形术后肿瘤椎管内进展（2）

患者，女，57 岁，肺腺癌胸 4 至胸 6 成骨性转移瘤行胸 4 椎体成形术穿刺失败，未行局部放射治疗，5 个月后患者因局部转移瘤椎管内进展压迫脊髓出现不全瘫。A. 术前 CT 矢状位重建片提示胸 4 至胸 6 脊柱转移瘤呈成骨性；B. 术前 MRI T_2WI 矢状位片提示胸 4 至胸 6 脊柱转移瘤，椎管内无异常发现；C ～ E. 穿刺失败后 5 个月 MRI T_2WI 横断位片提示转移瘤局部进展伴椎管内脊髓压迫，硬膜外脊髓压迫分级 ESCC 3 级

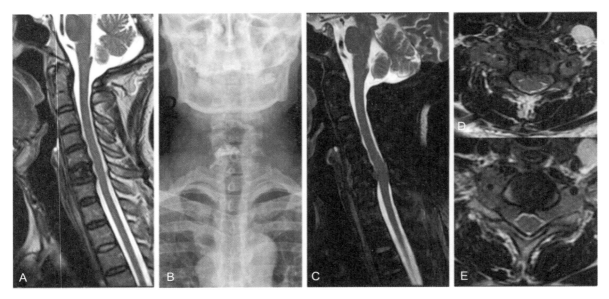

图 24-27　颈椎转移瘤椎体成形术后肿瘤向椎管内进展

患者，男，54 岁，肺癌颈 6 椎体转移瘤行前外侧入路颈 6 椎体成形术，术后 17 个月肿瘤向椎管内进展。A. 术后 MRI T$_2$WI 矢状位片提示颈 6 椎体内低信号影，颈椎椎管内无异常发现；B. 术后前后位片提示骨水泥在颈 6 椎体中偏右侧分布；C. 术后 17 个月 MRI 抑脂 T$_2$WI 矢状位片提示颈 6 椎体肿瘤向椎管内侵犯，相应节段硬膜囊受压；D、E. 术后 MRI T$_2$WI 横断位片提示颈 6 椎体转移瘤向椎管内及椎体周围扩散侵犯，硬膜外脊髓压迫分级 ESCC 1c 级

骨水泥增强后邻近未治疗节段的骨折风险增高仍然是目前临床医生密切关注的议题。对至少有一处椎体压缩性骨折的骨质疏松患者所进行的临床研究表明这类患者再出现椎体骨折的风险高达 5 倍，大多数再发骨折位于相邻椎体，有的发生于较远的椎体节段。经过椎体增强术治疗后的患者中约有 20% 可能会再发生骨折，且大部分新发骨折（约 67%）发生于治疗后 30 天内，约 67% 的新发骨折邻近治疗过的椎体。体外生物力学及有限元研究显示载荷的转移（即在被骨水泥增强后椎体刚度的增加，产生应力集中效应）造成相邻椎体上承受应力的分布发生变化，从而导致相邻椎体骨折风险升高。经过骨水泥增强后，负载后椎间盘内形变的模式发生变化，导致终板向邻近椎体发生很大的偏转（12% ～ 20%）。终板偏转的加大可能与随后发生的邻近椎体骨折相关。据报道，7% ～ 20% 的脊柱转移瘤患者术后可以出现其他脊柱节段的新发骨折。约 40% 的脊柱转移瘤患者的新发再骨折发生在椎体增强术后邻近节段，且常为病理性。椎体增强术后可以在术后短时间内即出现椎体的新发再骨折（中位数是 55 天），而术后远处椎体再骨折的发生较晚（中位数是 127 天）。

然而，脊柱转移瘤椎体增强术后相邻节段椎体再骨折的风险远低于骨质疏松椎体压缩性骨折。原因是脊柱转移瘤患者的发病年龄、性别、骨质疏松状况、骨折后接受的内科治疗及双膦酸盐靶向治疗，以及骨水泥填充后的生物力学效应，均与骨质疏松脊柱压缩性骨折患者不同。

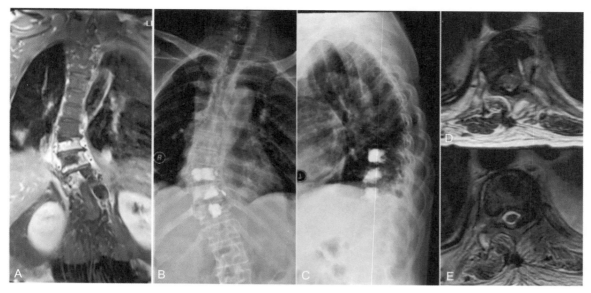

图 24-28　胸椎转移瘤椎体成形术后穿刺道发生肿瘤扩散转移

患者，女，61 岁，肺癌胸 9 至胸 11 椎体转移瘤行胸 9 至胸 11 椎体成形术，术中出血较多。2 个月后胸 10 椎体右侧穿刺道筋膜下肌层内发生肿瘤扩散转移。A. 术前 MRI T_2WI 冠状位片提示胸 9 至胸 11 椎体转移；B、C. 术后前后位及侧位 X 线片；D. 术后 3 周 MRI T_2WI 横断位片提示胸 10 椎体右侧为椎弓根内穿刺、左侧为椎弓根外穿刺；E. 术后 2 个月 MRI T_2WI 横断位片提示胸 10 椎体左侧穿刺路径肌层内出现团块状低信号

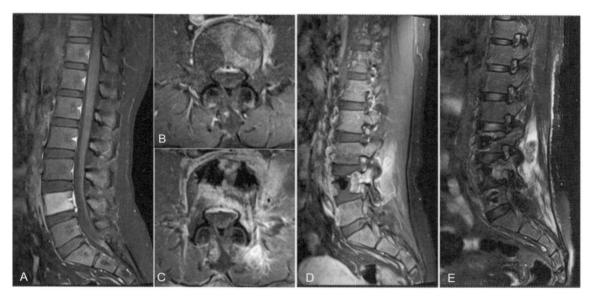

图 24-29　腰椎转移瘤椎体成形术后穿刺道发生肿瘤扩散转移

患者，女，43 岁，肺癌腰 4 椎体转移瘤行椎体成形术，术中出血较多。术后第 3 天局部放疗，2 个月后发现腰 4 椎体右侧穿刺道筋膜下肌层内发生扩散转移，3 个月后因腰 3、腰 5 转移瘤再次行腰 3、腰 5 椎体成形术。A、B. 术前 MRI 抑脂 T_2WI 矢状位、横断位片提示腰 4 椎体转移，且向右侧椎旁浸润；C、D. 术后 2 个月 MRI 抑脂 T_2WI 横断位、矢状位片提示腰 4 椎体内低信号骨水泥影，右侧椎旁、右侧椎弓根及筋膜下肌层可见内高信号影；D. 术后 3 个月腰 3、腰 5 转移瘤再次椎体成形术后 MRI 抑脂 T_2WI 矢状位片提示腰 3 至腰 5 椎体内低信号影，筋膜下肌层内可见团块状低信号影

九、总结

有足够的证据显示椎体增强术是一种可以为有症状的椎体压缩性骨折患者提供减少病痛的有效方式。并且，椎体增强术的使用已从稳定骨折椎体扩大到对潜在不稳定未骨折椎体的预防性增强。

目前这种预防性治疗主要用于有症状的溶骨性椎体转移瘤可能导致椎体病理性骨折风险增大的患者。

减少病痛和改善患者生活质量并不仅仅是健康相关问题，同时还是降低并发症、减少医疗开支的问题。手术方式的选择虽然有争议，然而就脊柱转移瘤患者而言，目前文献似乎更支持采用球囊后凸成形术，这是因为球囊后凸成形术并发症发生率较低，并能更好地恢复椎体高度。这与目前椎体增强术治疗脊柱转移瘤相关的高质量文献报道尚不充分有关。术者必须牢记无论是椎体成形术还是球囊后凸成形术，术中最大的风险是穿刺过深，同时病理活检必须按要求进行。椎体增强技术结合放疗或者靶向治疗等系统内科治疗已成为目前最流行的多学科团队协作治疗模式。

将充填材料合理地注入骨折风险高的部位起到椎体增强作用和（或）注入椎体骨折部位起到椎体修复作用。在满足生物力学需要的情况下实现充填材料的量最优化，如此可以将充填材料渗漏的风险降到最低。充填材料用于增强椎体时，若与其他药物相结合，可能会起到逆转局部骨丢失的作用。因此，今后的研究重点将继续集中于充填材料的选择和充填量的优化上。随着临床应用经验的不断增加，椎体增强技术将能更加可靠地缓解疼痛和增强椎体的生物力学性能，并且将并发症的发生风险进一步降低。

第 25 章　脊柱转移瘤的术前动脉栓塞治疗

现代肿瘤治疗手段的进步导致肿瘤患者的平均生存期不断延长，发生脊柱转移的可能性随之增高。脊柱转移瘤外科治疗包括经瘤切除椎管减压术、整块切除术、脊柱重建内固定术等。然而，富血供肿瘤以上手术操作均可能引起术中大量出血，这不但限制了手术切除，增加了手术风险，而且也是手术中止的主要原因，最终产生较差的手术疗效。目前，已发展出几种方法可作为富血供肿瘤手术的辅助或单独治疗方法。这些方法包括选择性动脉栓塞（selective arterial embolization，SAE）、血细胞过滤回收、术前放疗、病变内注射硬化剂、骨水泥椎体强化术、热消融、冷冻疗法及几种方法的联合应用。

自 1975 年 Feldman 等开展第一例骨转移瘤术前选择性动脉栓塞，目前这一技术已发展为减少骨转移瘤术中出血的一种安全有效的方法。在富血供脊柱肿瘤的减压切除术前应用选择性动脉栓塞是通过注射栓塞剂选择性阻断肿瘤供血动脉，阻断肿瘤椎体血供，因此可显著减少术中出血，增加手术操作的可行性和安全性，使手术获得更好的疗效。动脉栓塞术的目的是辅助减少术中出血，而且可以作为姑息性手术的一种，通过栓塞肿瘤组织的血管，使肿瘤坏死溶解，以减轻肿瘤疼痛及压迫等症状。因此，动脉栓塞术的结局可以是不同程度的局部缺血，也可以是目标肿瘤的完全坏死。目前，术前动脉栓塞术已被广泛应用于富血供脊柱肿瘤的治疗。临床最常见的富血供脊柱转移瘤来源于肾细胞癌和甲状腺滤泡癌，60% ～ 70% 的肾细胞癌骨转移是富血供的，适合术前栓塞。栓塞治疗也同样适用于中度富血供的肿瘤，如肝细胞癌或肺癌。

一、脊柱转移瘤的血供状态

大于 60% 的脊柱转移瘤为富血供肿瘤，肿瘤血供分为三级：富血供定义为血管造影呈现明显的肿瘤染色，与正常相邻动脉形成鲜明的对比；中等血供定义为肿瘤染色深度稍强于正常相邻动脉；少血供定义为肿瘤染色深度小于等于相邻未受累椎骨。当快速生长的肿瘤侵犯到周围软组织时，局部治疗变得越发困难，这些病灶往往是富血供的，开放性手术往往具有大出血的风险。近期一项 meta 分析结果显示，脊柱转移瘤手术预计失血量为 2180ml（95%CI 1805 ～ 2554ml），但灾难性失血可高达 5000ml。脊柱转移瘤术中大量出血会导致手术时间延长，出现严重手术并发症以及伤口延迟愈合，甚至由于术中失血过多，手术不得不中止或加速术后肿瘤在全身的播散。因此，有学者建议任何脊柱转移瘤患者进行开放性脊柱减压内固定术前都应进行术前血管造影评估。

脊柱转移瘤开放手术前需了解目标脊椎的局部血管解剖结构、局部血流动力学、脊髓血流双向性（如上下双向血流）。在颈椎水平，单侧脊髓前中央动脉接受椎动脉 1/4 的血流量。脊髓前动脉接受与颈 3 和颈 6 神经根伴行的分支动脉，在颈 8 神经根处接受肋颈干动脉。在胸椎水平，脊髓前动脉胸段相较于颈段和腰段较细小，在此处容易发生中断。脊髓前动脉胸腰段从胸 8 延伸至腰 1 ~ 2 的脊髓圆锥，尽管这些分支节段经常会在手术中损伤而不产生严重后果，但是损伤该处的主要营养血管（如 adamkiewicz，又称为前根大动脉或最大根动脉）可能导致下肢瘫痪。很多颈椎和胸椎脊髓的营养血管起自相应的椎体，脊髓前根大动脉起自胸 8 ~ 腰 2，有时可以高达胸 5 水平。前根大动脉多从左侧发出，而颈胸段脊髓的营养血管多来源于双侧。脊髓后动脉接受上行和下行的脊髓前动脉的分支，在脊后神经根前方与之伴行。

二、术前动脉栓塞的适应证与禁忌证

术前病理和（或）临床影像学证实的富血供脊柱肿瘤的开放手术是脊柱肿瘤术前选择性肿瘤动脉栓塞最常见的适应证（图 25-1）。当肿瘤影响区域动脉供血时（如椎动脉和节段动脉），也应考虑选择性肿瘤动脉术前栓塞。总体而言，60% 的脊柱转移瘤和 40% 的脊柱原发性良性肿瘤和 85% 的脊柱原发性恶性肿瘤都是富血供肿瘤。影像学显示肿瘤快速生长提示肿瘤富血供。此外，一些临床表现同样可提示肿瘤富血供。在软组织中，富血供可能表现为炎症反应（红斑、结节、褶皱）。肿瘤组织的溶解、迅速生长、频繁的影像学检查、侵犯周围软组织结构都可以增加围术期出血。手术技术方面应考虑手术的类型与范围、术中软组织分离和对血管分布的评估。骨科医生在进行开放性脊椎重建术、根治性切除手术、病灶内刮除减瘤手术、肿瘤部分切除手术前都应当考虑进行血管造影栓塞。

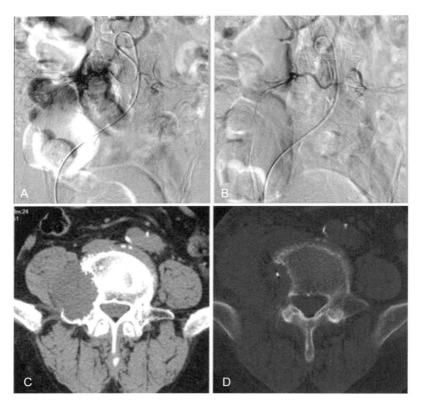

图 25-1　肾癌腰椎转移瘤动脉栓塞后行肿瘤刮除术

A. 动脉栓塞前选择性血管造影提示左侧第 4 腰动脉管径增粗，远端分支走行迂曲，左侧腰 4 椎体及肿瘤染色明显；B. 栓塞后选择性血管造影提示左侧腰 4 椎体及肿瘤组织的血供被完全阻断；C. 肿瘤刮除术前 CT 扫描；D. 肿瘤刮除术后 CT 扫描

从组织学上看，转移性肿瘤中的肾细胞癌、肝细胞癌、生殖细胞肿瘤、甲状腺滤泡癌、神经内分泌肿瘤、嗜铬细胞瘤；原发肿瘤中的侵袭性椎体血管瘤、骨巨细胞瘤、骨动脉瘤样囊肿、血管网状细胞瘤、骨肉瘤、黑色素瘤、骨母细胞瘤、血管脂肪瘤、血管外皮细胞瘤、血管内皮肉瘤、神经节瘤、脊索瘤、多发性骨髓瘤适合栓塞治疗。如果血管造影显示富血供状态，肺癌、乳腺癌、前列腺癌、转移结肠癌及来源不明的转移瘤也可适当选择栓塞治疗。富血供可能和病理性骨折与肿瘤组织去分化相关。较多研究表明术前栓塞术可以显著减少肾癌脊柱转移瘤的术中出血。然而，对于非肾源性脊柱转移瘤的术前栓塞术目前意见不一。Robial 发现术前栓塞术虽可降低肾癌脊柱转移瘤的术中出血，但对乳腺癌和肺癌脊柱转移瘤的效果却不明显，并认为术中出血受手术范围的影响较大。

磁共振图像出现以下表现时提示肿瘤富血供：肿瘤内或肿瘤周围流空血管影、明显的对比增强（图25-2）或肿瘤内出血。然而，富血供在 PET 和 MRI 上的表现是多样的，非侵入性影像诊断对脊柱肿瘤富血供的判断具有局限性，虽然钆增强 MRI 可以评估骨转移瘤的血供情况，但钆注射后 MRI 信号未增强并不能排除随后的血管造影证实肿瘤的富血供。Thiex 等比较了 94 例脊柱肿瘤患者钆注射前后 MRI 的强化程度、血管造影时的血管分布、术中肿瘤组织类型。研究者发现富血供肿瘤钆注射后并未出现明显的 MRI 信号增强，此与 Prahbu 等的研究结果相一致。Prabhu 等研究发现，79% 的患者术前血管造影提示富血供肿瘤，但钆注射后无明显 MRI 信号增强。有学者认为鉴于 MRI 信号增强不能反映肿瘤的富血供程度，无论 MRI 有无信号增强，临床或组织学提示富血供的所有肿瘤（如肾细胞癌）都应在栓塞前考虑术前血管造影。而对于其他组织来源的脊柱肿瘤，当 MRI 显示信号增强，也应当进行血管造影。Pikis 等认为钆注射后 MRI 信号明显增强更多提示富血供肿瘤，然而对于所有类型的脊柱转移瘤，都应在行胸腰段椎体部分切除和椎体全切术之前行术前血管造影，发现富血供肿瘤后可进行栓塞治疗（表 25-1）。

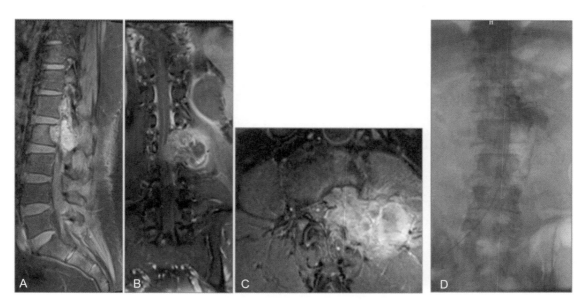

图 25-2 肾细胞癌脊柱转移瘤富血供

患者，男，50 岁，肾细胞癌切除术后腰 1、腰 2 椎转移瘤伴腰 2 节段硬膜外脊髓压迫症。A ～ C. 术前增强 MRI T$_2$WI 矢状位、冠状位、横断位片观察到肿瘤明显强化；D. 栓塞前行血管造影可见左侧第 1 腰动脉管径增粗，远端分支走行迂曲，腰 1 椎体及肿瘤染色明显

脊柱肿瘤术前动脉栓塞术的禁忌证：①血小板明显降低或无法纠正的凝血功能障碍；②急性感染期患者；③全身多器官衰竭；④无法避开脊髓前根大动脉。如果未能识别该动脉，随后的栓塞剂使用可

能导致毁灭性并发症。例如，瘫痪、感觉异常、膀胱和肠道功能紊乱及性功能障碍。血管造影显示脊髓前动脉与拟栓塞的血管共蒂，以及操作者缺乏相关的技术和经验都是脊柱肿瘤血管栓塞术禁忌证（图25-3）。栓塞前高血压和低血压应当得到控制。碘过敏的患者可以术前24小时给予糖皮质激素或苯海拉明。肾功能不全是血管造影的相对禁忌证，对于肾病患者，应当限制使用显影剂，减少静脉输液，减少半胱氨酸摄入。镰状细胞贫血、多发性骨髓瘤都可损害肾功能，肾衰竭的患者造影后应进行透析。

表 25-1　提示脊柱肿瘤手术围术期出血增多的临床及影像学因素

相关因素	临床或影像学表现
肿瘤组织类型	肾细胞、生殖细胞、内分泌细胞或组织去分化
肿瘤起源	60% 的转移瘤、40% 的原发肿瘤和 85% 的脊柱原发恶性肿瘤
临床表现	红斑、结节、覆盖上皮褶皱 快速生长和侵袭性破坏 射线暴露下细胞溶解 有关联的病理性骨折 突破组织界限（骨 – 软组织 – 筋膜） 局部血管包裹（节段动脉、椎动脉、脊髓前动脉）
手术方式	病灶内切除，完全切除
影像学因素	PET、CT 显示信号吸收明显增强 MRI 对比增强、长信号、病灶内出血

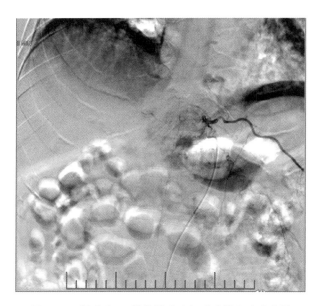

图 25-3　肾癌胸 11 椎体转移瘤行肿瘤供血动脉造影

造影显示，左侧第 11 肋间动脉管径增粗，远端分支走行迂曲，胸 11 椎体及肿瘤染色明显；脊髓前动脉显影，与拟栓塞的左第 11 肋间动脉及肿瘤滋养血管共蒂

三、栓塞剂

脊柱肿瘤栓塞治疗常用的栓塞剂包括颗粒型栓塞剂和液体栓塞剂。颗粒型栓塞剂是肿瘤栓塞中最常采用且非常有效的栓塞剂，包括聚乙烯醇（PVA）微球、明胶海绵颗粒、三丙烯微球、微金属线圈、无水乙醇海绵。液体栓塞剂包括无水乙醇、丁基 – 氰基丙烯酸正丁酯胶、乙烯 – 乙基醇共聚物

（Onyx 胶）。肿瘤栓塞手术中，理想的栓塞剂应该是非生物降解的，其大小及形状允许其在肿瘤组织血管内有较深入的渗透力，使血管永久闭塞。颗粒越小在肿瘤血管内渗透力越好。但是，特别小的颗粒（特别是体积小于 100μm 者）有更高的导致脊髓缺血及软组织坏死的风险。通常情况下，倾向使用 100 ～ 300μm 大小的颗粒，可以实现较充分的栓塞并且缺血性并发症发生率较低。中等大小的颗粒型栓塞剂（300 ～ 700μm）通常用于一线治疗，可以降低静脉渗漏及肺和其他部位栓塞的风险。

聚乙烯醇微球和明胶海绵是目前使用最广泛的栓塞剂。直径为 50 ～ 1200μm 的不可吸收的聚乙烯醇微球都可使用，而直径为 100 ～ 500μm 的聚乙烯醇微球最常使用。手术可以在聚乙烯醇微球栓塞后的 7 天内进行，以防栓塞的肿瘤通过侧支循环再获得血供。远端聚乙烯醇微球永久性终末栓塞的同时，可采用明胶海绵颗粒或微金属线圈栓塞肿瘤滋养血管的近端。但是聚乙烯醇微球形状不规则，容易在导管内凝结和聚集，并黏附在口径较大的血管壁上，而难以实现远端闭塞。与聚乙烯醇微球相比，采用三丙烯明胶微球进行术前栓塞的患者术中出血较少。溶解后可使血管再通，达到暂时性闭塞肿瘤血管的目的。明胶海绵颗粒在 24 小时内诱导血栓形成，闭塞肿瘤血管。Gellad 等报道了 2 例成功行明胶海绵栓塞术 3 天后出现大出血的病例，其主要原因是栓塞的血管再通过快。微金属线圈可用于栓塞高流速的肿瘤供血动脉或危险的段间吻合血管，如 "后门" 栓塞（Backdoor Occlusion）；或与颗粒或液体栓塞剂联合使用。由于微金属线圈无法闭塞远端的血管，对肿瘤血管栓塞无效，不建议单独使用微金属线圈。富血供肿瘤（如肾细胞癌转移瘤）多存在段间血管吻合，可以在数小时内形成侧支循环。Berkefeld 等的研究结果显示，未接受术前栓塞与仅接受微金属线圈栓塞的患者相比，术中出血量无明显差异。此外，在肿瘤复发、再手术或再栓塞的情况下，微金属线圈限制了肿瘤血管的重复栓塞。Basile 等发现明胶海绵微粒和聚乙烯醇栓塞在减少术中失血方面效果相似。许多操作者选择颗粒栓塞和微金属线圈相结合的方法（图 25-4）。

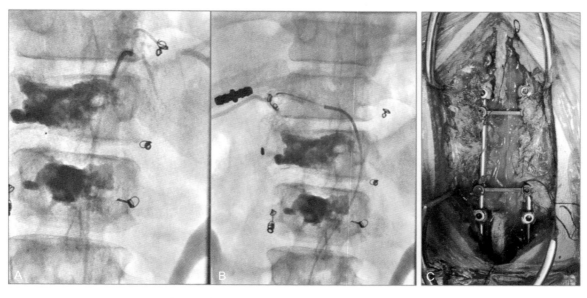

图 25-4　富血供神经内分泌瘤脊柱转移瘤减压内固定术前行动脉栓塞

患者，男，35 岁，神经内分泌瘤胸腰椎多发脊柱转移瘤胸 12、腰 1 椎体病理性骨折伴脊髓压迫。胸 12、腰 1 脊柱转移瘤椎体成形术中穿刺过程中病椎喷射样出血，动脉栓塞术后行后路胸 12、腰 1 肿瘤部分切除椎管环形减压内固定术。A、B. 用海绵颗粒和弹簧圈进行胸 11 节段动脉肿瘤供血分支的栓塞，栓塞后肿瘤染色消失。C. 行后路胸 12、腰 1 肿瘤部分切除椎管环形减压内固定，术中出血显著减少，手术视野清晰

液体栓塞剂可在肿瘤内完成快速、永久闭塞和深层渗透。近年来，液体栓塞剂被广泛用作术前栓塞，其有效性已经得到证实。无水乙醇已成功用于肾癌脊柱转移瘤的术前栓塞治疗，暴露于无水乙醇中的肿瘤细胞可发生凋亡。Rossi 等的研究结果表明，丁基 – 氰基丙烯酸正丁酯（NBCA；Depuy Synthes，West Chester，PA）溶于 33% 碘油和 5% 葡萄糖溶液中，术前栓塞成功率为 100%，且无严重并发症发生。据报道，采用该栓塞剂的患者，栓塞后肿瘤体积〔5.5cm（范围：2～20cm）〕比栓塞前肿瘤体积〔7.8cm（范围：5～30cm）〕明显减小。NBCA 在碘油中的一个明显优势是不透射线性，从而可以准确观察和记录栓塞的部位。用 Onyx 胶经动脉或直接穿刺到脊柱肿瘤瘤体的栓塞治疗被认为安全有效。Onyx18 和 34 分别由 6% 和 8% 的乙烯 – 乙基醇复合物以及 94% 和 92% 的二甲亚砜组成。与明胶海绵和聚乙烯醇微球相比，用 Onyx 胶进行的血管栓塞是永久的，不容易发生瘤体血管的再通现象。栓塞后 8 天可观察到瘤体软化。Onyx 胶栓塞的其他优点还包括更深层次的渗透、更广泛的栓塞及栓塞导管易于抽出等优点。然而，液体栓塞剂难以掌控，导致非靶血管被栓塞的风险增加，需要足够的经验与技术。动脉内注射无水乙醇可导致纤维蛋白坏死、血管内膜硬化、血管坏死并能对正常组织产生伤害。

临床上决定选择栓塞剂的因素有很多。栓塞剂的选择很大程度上取决于介入医生的经验和偏好，因此操作者熟练程度和经验是先决条件。但必须根据肿瘤的血管分布特征进行个性化选择，如是否存在动静脉分流、血管扭曲及肿瘤与健康组织之间的侧支循环情况。NBCA 胶、无水乙醇、ethibloc、十四烷基硫酸钠、Onyx 胶等液体栓塞剂，虽然可以获得比颗粒型栓塞剂更彻底的肿瘤坏死效果，并为手术创造有利条件。然而，液体栓塞剂被认为较难掌控，明显增加了非靶血管被栓塞和靶组织外组织坏死的风险。

四、血管造影术和栓塞术的方法和要点

（一）栓塞术的时机

一次成功的栓塞包含了以下几个步骤：决定栓塞和确定时机、麻醉和定位、股动脉穿刺、血管造影和超选择血管造影、肿瘤血流征的评估、栓塞和栓塞后血管造影。栓塞术前 MRI、CT 及 B 超检查十分重要，可以辨别肿瘤大小、与某些重要结构的距离、有无血管共蒂，以及复杂病变部位动脉的血供和静脉分流等。CT 血管造影对存在多重血供且治疗方案复杂的巨大肿瘤病灶非常必要。

术前栓塞的最佳时机尚未完全确定。Kato 等对 66 例甲状腺癌和肾细胞癌脊柱转移患者后路姑息性减压手术前辅助栓塞治疗的回顾性研究发现，在完全栓塞的患者中，栓塞当天手术组术中失血以及围术期输血需求显著少于第二天手术组（433ml±376ml vs 1012ml±974ml，P=0.01）。Pikis 则建议动脉栓塞应在肿瘤引起轻微脊髓压迫手术的前一天进行，或在脊髓病变或脊髓压迫症紧急手术的前几个小时进行。这个时机的动脉栓塞能最大限度获得血流阻断效果，减少潜在的血管再通或神经恶化的风险。由于栓塞后血管有快速再生或缺血后脊髓水肿受压或脊髓转移灶出血的风险，栓塞术后应尽快施行手术。虽然手术当天进行栓塞比手术前一天栓塞在减少术中失血方面效果更明显，但在某些伴有脊髓压迫的病例，在栓塞术后应慎重在同日进行外科手术，以避免因肿瘤坏死及组织肿胀出现压迫加重症状。通常，辅助手术的栓塞治疗最好在手术前 24～72 小时进行，以使在栓塞血管内最大限度形成血栓，同时防止肿瘤组织供血动脉再通或经侧支血管获得新的血供，栓塞 3 天后在进行较大手术则出血倾向明显。

（二）血管造影栓塞前评估

骨转移瘤术前栓塞的有效性和安全性在很大程度上取决于对血管造影后肿瘤血流征的全面评估。血管造影时肿瘤染色分级是评估肿瘤血供及栓塞程度的重要指标，主要用于椎体转移瘤，也可应用于骨转移瘤。血管造影的安全性化验指标包括血浆凝血酶原时间、部分活化凝血活酶时间、血小板计数和血红蛋白水平等。微粒栓塞、微金属线圈栓塞、注射栓塞剂可能产生凝血级联反应，因此凝血异常应在术前尽可能获得纠正。有活动性出血或多次输血史的患者栓塞术前凝血异常必须获得纠正。某些情况下肿瘤可以引起凝血异常，如 Kasabach-Merritt 综合征。

各个脊柱节段和四肢具有独特的血管分布（表25-2），一般而言，富血供的骨转移瘤通常有多条供血动脉，介入放射科医生应注意常见的血管变异情况。在颅底区域，枕动脉供应与第1和第2颈椎节段相关，咽升动脉可能与枕动脉吻合，因此需要对这两条动脉进行评估。在颈椎，脊柱供血主要来源于3条血管，分别为椎动脉、甲状颈干和肋颈干动脉。在下颈椎和上胸椎区域，除甲状颈干、肋颈干外和最上肋间动脉，还应评估肋间上动脉。另外，应评估颈内、外动脉以排除其参与肿瘤供血的可能性，并发现栓塞时潜在的危险交通支。因为颈部动脉解剖更为复杂，选择性插管肿瘤供血动脉非常关键，以避免发生脑和脊髓休克。如果无法行肿瘤供血动脉选择性插管，可在椎动脉或颈内动脉远心端置入球囊暂时阻断血流，以防止栓塞物质的任何颅内反流。如果椎动脉或颈动脉被肿瘤组织包裹，以微金属线圈或可解脱球囊永久闭塞上述动脉，可实现肿瘤整块切除。在永久闭塞椎动脉或颈动脉前，先进行球囊阻断试验以确定患者对永久性动脉闭塞的耐受能力。即采用可变形球囊在可能的动脉闭塞水平充盈至少20分钟，然后检查对侧椎动脉和颈动脉是否通畅以及神经功能是否存在异常。也可以通过术前经导管椎动脉造影的方法评估双侧椎动脉直径，只要结扎的椎动脉直径不大于对侧椎动脉，即可安全地栓塞或结扎受累椎动脉。对于下胸椎与腰椎占位，胸腰椎肿瘤供血动脉相对较少、较简单。大部分为双侧的相应节段肋间动脉或腰动脉，但同时需注意相邻上下两个节段的肋间动脉或腰动脉也可参与肿瘤血供。对于下腰椎及骶骨病变，应额外评估髂内动脉、骶内侧动脉、髂腰动脉（通常起源于髂总动脉）、骶外侧动脉（起源于髂内动脉）及骶正中动脉。骨盆和四肢肿瘤的主要供血动脉包括髂总动脉、髂内动脉和髂外动脉的分支。

表 25-2　常见的肿瘤供血血管来源

颈椎	胸椎和腰椎	骨盆	上肢	下肢
椎动脉	节段动脉	髂总动脉	锁骨下动脉	髂外动脉
锁骨下动脉	最上肋间动脉	髂内动脉	腋动脉	股深动脉和股浅动脉
甲状颈干动脉	肋间上动脉	腰动脉	肱动脉	旋股动脉
肋颈干	甲状颈干动脉	髂腰动脉	旋肱动脉	臀上动脉
枕动脉	肋颈动脉	骶外侧动脉	桡动脉	闭孔动脉
颈横动脉	支气管动脉	骶内侧动脉	尺动脉	腘动脉
甲状腺下动脉	膈动脉			腓动脉
最上肋间动脉				胫动脉
肋间上动脉				

脊柱肿瘤的组织学类型和位置均影响供血血管的口径。典型的脊柱转移瘤（如肾细胞癌）供血血管比较粗大，适合血管造影和栓塞。另外一些脊柱肿瘤（如多发性骨髓瘤）的供血血管形成的

是一个毛细血管网，难以置入超选择性导管，这种情况需要对近端节段血管的远段进行栓塞。这种所谓的"后门"栓塞技术不但可以防止正常组织的下游栓塞，也允许灌注压力和血流将栓塞剂从节段血管的远端带入肿瘤。

（三）插管和栓塞过程

一旦肿瘤的供血动脉被确定，即可以进行插管和栓塞。脊柱转移瘤栓塞前，必须识别神经前根动脉和脊髓前动脉，并评估神经根髓动脉是否与肿瘤的供血动脉具有相同的蒂。只有在栓塞脊柱病灶前确认脊髓的血液供应才能明确动脉栓塞术是否可行。充分掌握肿瘤血管分布有助于选择最佳的栓塞计划和栓塞剂。术前栓塞应尽量避免栓塞非目标血管，血管造影应至少包括脊柱转移瘤上下各两个椎体节段的动脉。

动脉栓塞常规操作是患者在局部麻醉下经皮经股动脉路径施行，首先根据血管的直径选择合适的导管大小，在股总动脉置入 5F 或 6F 诊断导管建立血管入路，在微导丝引导下同轴导入 3F 微导管，进行肿瘤供血动脉的选择性插管。Richard 报道使用 4 号或 5 号导管作为诊断导管，栓塞较大的血管时可以继续使用相同的导管，也可以再插入 2.3 号或 2.5 号的微导管。在某些情况下，大口径的导管具有很多优势，如可进行多次的路径测量，可进行脊椎肿瘤血管栓塞时的高流量生理盐水冲洗或者可充当大直径高流速的微导管。然而，大口径导管可以引起动脉痉挛、近端血管闭塞和血管损伤，以致栓塞失败。因此，微导管常被推荐使用，其优点：栓塞剂可以远离近端血管；减少非靶血管栓塞的可能；肿瘤的供应血管是丰富的，微导管较大口径，导管更方便插入。其后，栓塞前进行高质量高倍率放大血管造影，以确定肿瘤供血动脉。造影实质期可见肿瘤供血动脉管径增粗，远端分支走行迂曲，肿瘤染色显著；同时，确认其无分支参与脊髓动脉供血。单排数字减影血管造影可依赖每个导管的位置来识别肿瘤的血液供应以及前方和后外侧脊髓动脉的位置。基于血管造影术的结果，肿瘤血管化可分为无血管化、中度血管化、高度血管化或是高度血管化伴随血管分流和多重供养几种类型。接着，逐一用聚乙烯醇栓塞微球、明胶海绵颗粒、微金属圈等进行不同肿瘤供血动脉分支的栓塞。在中度血管化和高度血管化椎体转移瘤患者中，微金属线圈结合明胶海绵颗粒栓塞治疗通常是可选择的方法。其操作是将微导管的尖端放置于椎体节段动脉主干，直至位于邻近椎体节段动脉分支的起始部分。通过微导管用微金属线圈栓塞肿瘤供血动脉分支干，再注入明胶海绵颗粒于动脉分支干形成血栓，将肿瘤动脉分支干闭塞，避免不必要的远端栓塞。如果造影发现椎体转移瘤周围软组织也高度血管化，首先注射聚乙烯醇微球进行椎体节段动脉主干的远侧动脉分支及肿瘤血管床的终末栓塞，一旦通过聚乙烯醇微球使肿瘤末梢血管获得栓塞，再使用微金属线圈、明胶海绵颗粒或液体栓塞剂栓塞近端的节段动脉主干，进一步减少术中经瘤切除或非经瘤切除椎体及椎体周缘软组织出血的可能性。栓塞通常是双侧的，完全栓塞后肿瘤染色消失（图 25-5）。

（四）栓塞程度的评价

栓塞程度是评价栓塞成功的重要指标，可以使用两种不同的方法评价栓塞程度。一种是通过栓塞后血管造影判断肿瘤染色深度降低的程度，分为 4 级（降低 90% 以上、75% ～ 90%、50% ～ 75% 和 50% 以下），染色深度降低超过 90% 提示完全性栓塞。另一种评价脊柱转移瘤栓塞程度的方法类似于血管造影的分级标准。如果血管造影显示无明显的血管分布，则提示完全栓塞，如果肿瘤染色较弱，与邻近肿瘤未受累椎骨相同，则提示接近完全栓塞，如果染色深度大于相邻未受累椎体，则提示部分栓塞。骨转移瘤术前栓塞程度通常需要达到完全闭塞或接近完全闭塞，最后采用线圈栓塞确保血管完全闭塞。

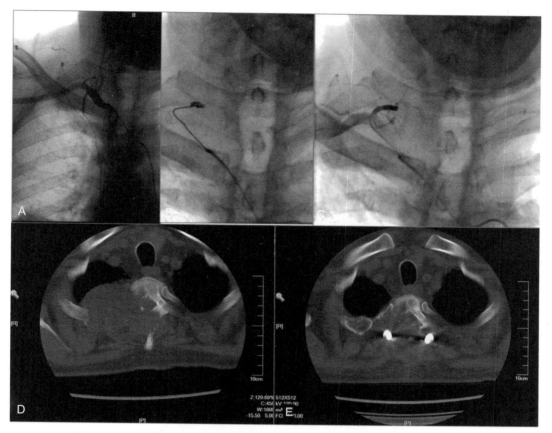

图 25-5　富血供胸 2 椎体转移瘤开放手术前行锁骨下动脉肿瘤供血分支栓塞

患者 男，59 岁，胆管癌胸 2 椎体转移瘤伴椎旁右侧巨大肿物突入胸腔壁层。血管栓塞后行胸椎后路肿瘤切除椎管减压内固定术，术后局部放疗。A. 右锁骨下动脉造影可见右锁骨下动脉发出分支参与胸 2 椎体及周围软组织肿瘤供血；B. 用栓塞微球、明胶海绵颗粒和弹簧圈行右锁骨下动脉肿瘤供血分支的栓塞；C. 右锁骨下动脉肿瘤供血分支造影显示，栓塞后肿瘤染色基本消失；D. 手术前 CT 横断位片提示胸 2 椎体转移瘤累及右侧附件及右侧胸壁；E. 手术及局部放疗 6 个月后 CT 横断位片提示肿瘤消失，胸廓结构基本恢复正常

五、栓塞术的疗效评估

术中失血量和红细胞输入量是评估术前栓塞效果的常用指标，而术中失血量是评价术前栓塞的首要指标。研究结果表明，术前栓塞可显著降低术中失血量和输血需求（图 25-6）。手术时长通常是评估骨转移瘤术前栓塞的次要指标。栓塞组的手术时长显著短于对照组（90 分钟 vs 124 分钟），同时肿瘤体积与手术时长密切相关（r=0.595；$P < 0.001$）。

近期对年龄、手术类型和肿瘤大小相匹配的患者进行的一项对照研究表明，栓塞组患者比未栓塞组患者平均术中失血量低（0.90L vs 1.77L），输注浓缩红细胞少（2.15U vs 3.56U），术中失血量无显著差异；但对中度和高度富血供转移瘤的亚组分析结果显示，与对照组相比，栓塞组的术中失血量显著减少。Hong 等的研究结果相似，且未栓塞组患者发生大出血（> 2000ml）的风险显著高于栓塞组。Guzman 等对 24 例富血供脊柱肿瘤患者进行术前栓塞术，22 例患者肿瘤组织的血供被完全阻断。研究者认为富血供脊柱肿瘤术前栓塞术是安全有效的，并有利于肿瘤的根治切除；而术中出血与术前血管造影显示的肿瘤组织血管化程度并无明显联系。Kato 等对 46 例不同部位来源的胸腰椎脊柱转移瘤姑息性减压手术的预后转归进行回顾性对照研究发现，23 例行术前栓塞术

的患者术中平均出血520ml（100～3260ml），另23例未行术前栓塞的患者术中平均出血1128ml（1000～3260ml），研究者认为术前栓塞术在减少术中出血方面安全有效。

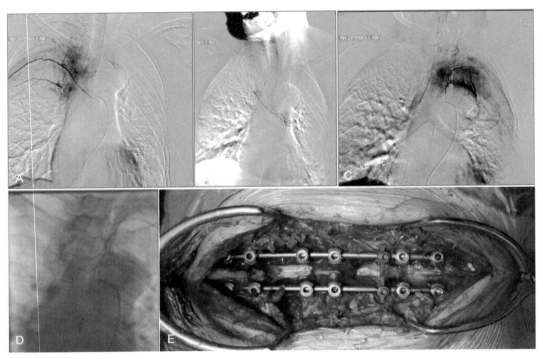

图 25-6　富血供肺癌胸椎转移瘤环形减压手术前行动脉栓塞

患者，女，58岁，肺癌胸椎多发性转移瘤伴胸4、胸7病理性骨折脊髓压迫不全瘫，术前动脉栓塞后行胸椎后路胸4、胸7肿瘤部分切除椎管环形减压内固定术，术中出血860ml。A.将微导管在微导丝引导下超选择性插至右侧第5肋间动脉肿瘤供血动脉分支，造影实质期可见右侧第5肋间动脉管径增粗，远端分支及走行迂曲，可见肿瘤染色；B.用明胶海绵颗粒20ml进行右第5肋间动脉肿瘤供血分支的栓塞，栓塞后肿瘤染色消失；C.将微导管在微导丝引导下超选择性插至左侧第5肋间动脉肿瘤供血动脉分支，造影实质期可见左侧第5肋间动脉管径增粗，远端分支及走行迂曲，可见肿瘤染色；D.用明胶海绵颗粒20ml行左第5肋间动脉肿瘤供血分支栓塞，栓塞后肿瘤染色消失；E.胸椎后路胸4、胸7肿瘤部分切除椎管环形减压内固定术中出血少，视野清晰

六、术中出血的相关因素

术中失血量与骨转移瘤手术的发病率和死亡率密切相关，术中出血量不但受栓塞程度的影响，还受原发肿瘤组织学类型、肿瘤大小、血管分布、手术复杂性和栓塞与手术间隔时间等多种因素影响。此外，硬膜外静脉破裂出血、软组织切除的范围、麻醉技术、肿瘤的位置、患者身体状态等因素均会影响术中失血。

（一）原发肿瘤组织学类型

常见原发恶性肿瘤骨转移瘤的发生率：乳腺癌（16%～37%）、肺癌（12%～15%）、前列腺癌（9%～15%）、肝癌（4%～16%）、肾癌（3%～6%）和甲状腺癌（4%）。通常认为原发肿瘤的类型会显著影响术中失血量，如肾癌。乳腺癌、肺癌、肝癌或甲状腺癌的骨转移通常被认为是少血供肿瘤，但研究发现这些肿瘤常又是富血供的，同样适合术前栓塞治疗。

（二）肿瘤大小

肿瘤体积是术中失血的影响因素。Reitz等的研究结果表明，术中失血量（1291/2620/4971ml，$P < 0.001$）和输血量（1.2/3.4/7.0U，$P < 0.001$）的增加与肿瘤体积（0～50cm³/50～100cm³/>

100cm³）相关。Pazionis 的多因素回归分析显示，肿瘤体积是唯一影响术中失血量（$P=0.017$）、浓缩红细胞输注量（$P=0.010$）与手术时间（$P < 0.001$）的因素。相关研究证实，术中失血与栓塞前肿瘤体积之间存在中度相关性（$r=0.51$；$P=0.019$）。Quraishi 等研究同样发现栓塞后术中出血与肿瘤范围相关，同时认为可能与再灌注、动静脉吻合、广泛的手术操作相关。

（三）骨肿瘤血供情况

骨转移瘤血供情况是术中失血的影响因素。如前文所述，基于栓塞前血管造影的结果，骨转移瘤可分为富血供、中等血供和少血供肿瘤。相关研究发现，富血供转移瘤的平均术中失血量（847ml vs 443ml，$P=0.007$）显著高于非富血供转移瘤，与是否行术前栓塞无关。富血供肿瘤患者，非栓塞组平均术中失血量高于栓塞组（1988ml vs 1095ml，$P=0.042$）。

（四）栓塞程度

50%～90% 的脊柱转移瘤患者和 75%～100% 的四肢骨转移瘤患者会选择完全性栓塞。在一些文献中，完全性栓塞患者的术中失血量明显低于部分栓塞患者。尽管完全性栓塞的病例术中失血较少，但是一些研究发现血流阻断程度与术中失血量并不相关。Reitz 等按照栓塞的程度将患者分为 3 组（$> 90\%/75\%～90\%/< 75\%$，3 组患者的术中失血量（2071/2853/2720ml）或输血量（1.9/4.2/2.9U）并没有显著差异。Kickuth 等研究同样发现，术中失血量和血流阻断分级之间没有显著的关联（$P > 0.05$）。Wilson 等的研究结果显示，肾细胞癌患者完全性栓塞的术中失血明显少于部分栓塞（3460 vs 1821ml，$P=0.028$），但对所有肿瘤患者完全性栓塞和部分栓塞进行比较，术中失血量并无显著的统计学差异。

这些研究结果的混杂性可能归因于研究数据的同质性（大多数肿瘤采用完全性栓塞），也可能的原因是在部分栓塞的病例中，没有栓塞的小血管对肿瘤血供没有明显影响，因此对主要的肿瘤供血血管进行栓塞足以达到完全的栓塞目的，部分栓塞与完全性栓塞相比，术中失血也显著减少。此外，栓塞程度分级的主观因素也可能影响研究结果。

（五）手术的复杂性

研究证实，与肿瘤组织学类型和栓塞程度相比，复杂侵袭性手术（如前路、后路或联合入路的减压、内固定或椎体次全切除）对术中出血量的影响更大。侵袭较大的根治性手术更容易导致术中出血量的增加。

Robial 等研究发现，无论术前栓塞情况如何，胸腰椎椎体次全切除术或椎体切除术都会导致脊柱转移瘤术中出血量增加。此外，与经皮微创手术相比，开放性椎体置换手术也会增加术中出血量。Kobayashi 等对可能影响接受术前栓塞的 62 例胸腰段脊柱肿瘤患者术中失血量进行单因素和多因素分析。单因素分析结果显示肿瘤体积、手术方法和手术的侵袭性是术中失血量的相关因素；多因素分析结果显示手术的侵袭性是影响术中失血量的唯一独立相关因素。Rehak 等对 15 例接受根治性手术的肾癌脊柱转移瘤患者的术中出血因素进行回顾性分析，其中 8 例患者接受术前栓塞。栓塞和未栓塞患者的肿瘤大小和手术操作复杂性亚组间差异无统计学意义。尽管进行了充分栓塞，但部分患者失血仍较多。研究者认为转移瘤的大小、手术方式的复杂程度、栓塞的程度都是影响围术期出血量的重要因素。

（六）栓塞与手术间隔时间

目前尚未确定术前栓塞和开放手术之间的最佳间隔时间。通常，开放手术在栓塞后 48 小时内进行。与手术前一天栓塞的患者相比，手术当天进行栓塞在减少术中出血方面效果更明显；然而，该研究中的大部分肿瘤都是使用可吸收明胶海绵进行术前栓塞。其他研究结果表明，栓塞后接受即刻和延迟手术的患者，术中出血量并没有显著差异。

七、术前栓塞的并发症

通常认为脊柱肿瘤术前栓塞较为安全，术前栓塞最常见的并发症是由血管闭塞和肿瘤坏死引起栓塞后综合征，而发生死亡、永久性神经损伤、动脉损伤和周围正常组织缺血等严重并发症极为罕见。栓塞后综合征是因栓塞颗粒迁移到软组织引起操作部位肌肉轻度或中度疼痛并伴有发热等症状（图 25-7）。栓塞可以使肿瘤组织坏死、体积萎缩，从而减轻肿块对脊髓或神经的占位效应，但同时应该警惕栓塞术后占位效应即刻加重的可能，这一般是由栓塞后的局部水肿反应造成的，通常以激素治疗来应对。然而，必须强调脊柱肿瘤血管栓塞术仍有发生严重并发症可能：包括无症状小脑梗死和急性小脑梗死、脊髓梗死导致的胸 12 以下的完全截瘫、脊髓梗死导致的胸 6 至胸 7 以下 Brown-Sequard 半脊髓综合征、脊髓缺血引起的双下肢持续性肌无力、氰丙烯盐酸栓塞引起的硬膜外出血等。

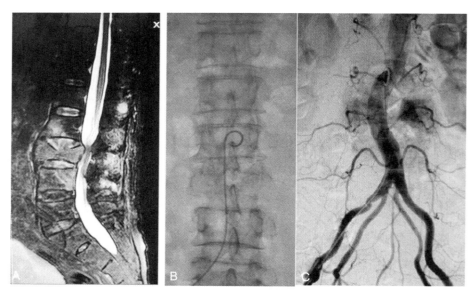

图 25-7　富血供肺癌腰椎转移瘤环形减压手术前行动脉造影

患者，男，78 岁，肺癌胸腰椎多发性脊柱转移瘤腰 3 椎体病理性骨折伴脊髓压迫不全瘫，后路环形减压手术前 DSA 下行腰 3、腰 4 椎体转移瘤动脉造影选择性肿瘤供血动脉栓塞术，栓塞术后并发腰大肌中度疼痛。A. 术前 MRI 矢状位与横断位片提示腰 2、腰 3、腰 4 椎体转移瘤腰 3 椎体病理性骨折伴硬膜外脊髓压迫；B. DSA 下将 5F 导管置于腰 2 椎体上缘；C.造影显示腰动脉由腹主动脉发出，实质期可见腰 2、腰 3、腰 4 椎体及周边肿瘤染色

Pikis 对 96 例接受术前造影的脊柱转移瘤患者中的 84 例（88%）进行了血管造影栓塞，6 例（6%）造影证实肿瘤血供不丰富无须栓塞，其他 6 例（6%）由于血管畸形或有预期并发症（靠近脊髓前动脉、靠近颈胸段）而不适合栓塞。84 例进行栓塞术的患者中，34 例（40%）表现为富血供脊柱转移瘤。其中，原发肿瘤为肾细胞癌的 22 例，乳腺癌的 6 例，甲状腺癌的 3 例，另 3 例来源于其他组织。30/34（88%）富血供转移病灶进行了双侧或完全栓塞。术后未出现与操作相关的严重并发症，仅 11 例（32%）患者出现了继发于栓塞远端的短暂性轻度到中度的肌肉疼痛。Finstein 等报道了 1 例术前栓塞导致的胸

12 以下瘫痪和感觉异常，栓塞前和栓塞后血管造影均未识别共蒂的神经根髓动脉。Wirbel 等报道了脊柱和骨盆转移瘤栓塞后 2 例因非靶向栓塞造成的腰大肌坏死。

　　中段胸椎转移瘤（胸 4 ～胸 7）可能接受该节段直径较小的脊髓前动脉的营养。此外，要注意纵向和侧支的异常吻合。事实上，即使只通过不涉及根髓动脉的根动脉栓塞，栓塞颗粒也可通过迁移到上、下一级的肋间 / 腰动脉或对侧动脉，再汇入根动脉或根髓动脉。为了克服这类不常见但可能出现的并发症，栓塞前或栓塞术中选择性的微血管造影可识别靶血管和潜在的异常吻合。此外，血管造影还能评估栓塞方案，减少栓塞剂回流。血管栓塞术并发症的另一个预防措施是使用直径 300 ～ 500μm 等大小的栓塞颗粒。因为小的颗粒可能会透过血管管壁的微小孔径，而大的微粒则会迅速闭塞近端血管或聚集在导管中闭塞导管。通过放置在脊髓根动脉口的导管随意注射大量微粒子是危险的，甚至会引起脊髓梗死等不可预知的严重危害。

八、结论

　　近年来，脊柱肿瘤外科围术期加速康复外科的整体管理方案中，脊柱肿瘤切除术前应用的选择性肿瘤动脉栓塞起关键作用。当 MRI 信号增强提示富血供，所有类型的肿瘤都应行术前血管造影。同时，无论 MRI 有无信号增强，临床或组织学提示富血供的所有肿瘤也都应在栓塞前考虑血管造影。术前栓塞对富血供脊柱肿瘤治疗的有效性已得到公认。对肿瘤供应血管的彻底栓塞和尽早手术（数小时）是决定栓塞术疗效的关键。绝大多数情况下，选择性动脉栓塞在脊柱转移瘤切除术前的应用均是安全有效的。选择性动脉栓塞手术并发症的发生和种类，取决于患者的血管变异及手术团队的职业素养和能力。选择性动脉栓塞术的完美开展，为脊柱外科医师开展全脊椎切除这样具有巨大挑战意义的手术打开了一道美丽的"天窗"。

第 26 章　脊柱转移瘤硬膜外脊髓压迫症的诊断与治疗

　　骨骼是继肺和肝脏之后转移瘤最易侵犯的系统，尤其是脊柱椎体。随着癌症患者生存期的延长，有症状的脊柱转移瘤越来越常见。脊柱转移瘤分为硬膜内（髓内或髓外）或硬膜外肿瘤。约 95% 的硬膜外肿瘤为单纯硬膜外病变（罕见）或最初起源于椎骨后扩散至硬膜囊周围从而引起压迫的硬膜外病变。

　　转移性硬膜外脊髓压迫（MESCC）在放射学中定义为在有硬膜外转移瘤的脊柱节段，其椎管内的脊髓已被压迫偏离了正常解剖位置。MESCC 在肺癌、乳腺癌及前列腺癌中的发生率为 5% ～ 10%，而在已发生脊柱外骨转移的患者中，其发病率高达 40%。

　　MESCC 的诊断依赖于患者的症状、体征、以及高质量、多序列的磁共振检查。随着 MESCC 患者数量的增加，对其治疗的理念和手段也在不断改进。近年来，4 个主要医学专业领域进展的整合从根本上改变了目前脊柱转移瘤的治疗模式：①脊柱立体定向放疗极大地提高了脊柱转移瘤局部控制率，而不再与肿瘤的组织学相关。②侵入性较小的外科技术，包括 "分离" 减压手术、微创通道手术技术、经皮椎弓根螺钉技术及骨水泥增强等技术，缩短了术后康复时间，提早了放疗及全身治疗的时间。③脊柱不稳定的标准已由经过验证的肿瘤性脊柱不稳评分系统（SINS）定义，并被认为是独立的手术指征。④肿瘤个体化精准治疗 ［ 如基于分子基因检测和标本免疫组化检测的分子靶向治疗和（或）内分泌治疗 ］ 可以提高患者的整体预后和肿瘤的局部控制效果。

一、临床表现

　　MESCC 最常见于已确诊的原发肿瘤患者，也可以是未确诊的恶性肿瘤患者的初始表现。MESCC 患者的病史特征为隐匿性发作和症状的逐渐进展，但也可以是迅速恶化。其临床表现取决于脊柱和相关神经结构压迫的程度及是否伴有血管损伤和脊髓梗死。

　　对于怀疑有 MESCC 的患者，需要进行完整的神经功能评估，对运动系统进行全面检查，同时判断患者是否存在自主感觉异常，并充分映射和记录皮节 / 肌节分布区域的神经功能。脊髓压迫水平以下的部位通常表现为上运动神经元损伤，并且皮节区感觉功能发生异常或下降；而终末脊髓水平以下（如圆锥，通常在腰 1 椎体水平）受压的患者常表现为马尾神经损伤综合征。上运动神经元损伤通常是对称的，而下运动神经元损伤往往是不对称的。这些检查结果应记录在 "ASIA 损伤量化评分表" 中。

　　在出现明显体征之前，高达 95% 的 MESCC 患者已存在长达 2 个月的背痛（第一大常见症状）。

疼痛常为持续性，夜间或清晨加重。咳嗽、用力或平卧翻身会使疼痛加剧。约 79% 的 MESCC 患者具有神经根性疼痛的性质和典型分布。研究发现约 70% 的脊柱转移瘤发生在胸椎，10% 发生在颈椎。而中胸椎和上颈椎的疼痛和压痛在其他疾病中并不常见，因此应将其视为需要脊柱转移瘤专家紧急会诊的"危险信号"症状。其他"危险信号"症状见于英国国家卫生与临床优化研究所（2008）指南，该指南指出如果癌症患者发生以下情况，建议紧急（24 小时内）转诊给脊柱转移瘤治疗的总协调者，并进行相应的处理：①胸椎或颈椎疼痛；②进行性腰椎疼痛；③严重持续性的脊柱疼痛；④活动时加重的脊柱疼痛（例如，排便、咳嗽或打喷嚏时）；⑤局部脊柱压痛；⑥影响睡眠的夜间脊柱疼痛。

MESCC 患者的第二大常见症状是肢体无力，85% 的患者在就诊时出现肢体无力症状。患者站立、行走或从床上移动到椅子上的困难程度在数天或数周内急剧增加。第三大常见症状是感觉障碍，如躯干皮肤感觉异常、手指和足趾的感觉减退和麻木，可延伸至实际脊髓压迫水平以下 1～5 个皮节。神经根性感觉丧失和腱反射消失可能与临床症状相对应的脊髓压迫部位密切相关。继发于转移性脊髓压迫的自主神经功能紊乱是 MESCC 晚期的临床表现。可以表现为膀胱和肠道功能紊乱，如尿潴留、尿失禁、便秘或勃起功能障碍。

出现下列肿瘤学急症，需要立即转诊给脊柱转移瘤团队中的骨科专家：①神经系统症状，包括神经根痛、肢体无力、行走困难、感觉障碍、膀胱或肠道功能障碍；②脊髓或马尾神经受压相关的神经系统体征。

二、影像学检查

仅仅通过临床症状和体征，诊断是否存在转移瘤引起的脊髓或马尾神经受压和定位脊髓受累水平比较困难，且容易产生偏差。全脊柱磁共振成像是诊断转移性脊髓压迫的首选影像学方法，具有高敏感度（93%）和高特异度（97%）。由于有 20%～35% 的患者存在非连续性多节段受累，对于怀疑有转移性脊髓压迫的患者，必须行全脊柱磁共振成像进行检查。

计算机断层扫描在手术和放疗计划中发挥着一定作用，但磁共振成像更适用于转移性脊髓压迫的诊断。矢状位 T_1 和（或）STIR 序列对识别骨内转移灶具有较高的敏感性。T_2WI 矢状位像，辅以横断位 T_1 或 T_2WI 扫描，可以显示肿瘤的软组织成分和脊髓压迫的程度。对于磁共振扫描有禁忌的患者，如置入心脏起搏器，可以采用 CT 脊髓造影或正电子发射断层扫描。X 线片的敏感性低，不适用于诊断转移性肿瘤或脊髓压迫。

三、转移性硬膜外脊髓压迫评估

硬膜外脊髓压迫（epidural spinal cord compression，ESCC）分级量表是 2010 年由 Bilsky 等提出的一种采用磁共振 T_2WI 横断位像来评价脊髓硬膜外肿瘤压迫程度的评估工具，目前已得到美国脊柱肿瘤研究组的验证并被广泛应用于临床研究。

ESCC 分级量表由 6 个等级组成。

0 级：肿瘤仅局限于骨。

1 级：肿瘤侵犯硬膜外腔但无脊髓变形，进一步分为 3 级。1a 级：侵犯硬脊膜，但硬膜囊无变形。

1b 级：硬膜囊变形，但未触及脊髓。1c 级：硬膜囊变形且接触脊髓，但脊髓未受压。

　　2 级：脊髓受压但脑脊液可见。

　　3 级：脊髓受压且脑脊液不可见。对于实体性恶性肿瘤转移引起的脊髓压迫，早期进行减压内固定手术并配合术后放疗的治疗效果优于单纯放疗。减压内固定术后配合放疗是高级别（2 或 3 级）MESCC 的最佳治疗方案。除非存在严重脊柱结构不稳，对于没有严重脊髓病变或功能性神经根病变且 MESCC 级别低（1C 级或以下）的患者，手术并非必需。

　　ESCC 分级量表虽然可以判断硬膜外转移瘤脊髓压迫的程度，但没有把肿瘤在椎管内外的横断位定位考虑在内。为此，2018 年 Hiroshi 为 ESCC 量表增加了以下 4 种类型：①单纯的前方压迫（A）；②前方 + 后方压迫（A+P）；③前方 + 侧方压迫（A+F）；④环向压迫（A+P+F）。

四、MESCC 的诊断和治疗路径

　　MESCC 的治疗主要目的是恢复或保留神经功能，缓解疼痛以及维持和重建脊柱稳定性。继发于脊柱转移瘤的神经系统异常的患者存在神经功能不可逆损伤的风险。为及时确诊和治疗 MESCC，以防神经功能恶化，英国国家卫生与临床优化研究所提出了建立 MESCC 国家服务网络框架体系的建议，其内容包括：①疑似转移性脊髓压迫的患者，进行紧急磁共振扫描（24 小时待机，包括下班时间）；②在每家医疗机构任命转移性脊髓压迫的网络负责人和脊柱转移瘤治疗总协调者，这些管理人员在调查研究、治疗和收集数据方面发挥着特定作用；③联合当地社会服务机构；④为患者提供充分的专业信息；⑤统一的护理流程。

　　MESCC 的治疗必须是由脊柱转移瘤治疗总协调者主导的多学科会诊。英国国家卫生与临床优化研究所有关 MESCC 的治疗建议中，提倡在减少并发症的前提下应尽量采用手术治疗。MESCC 诊断和治疗路径流程图见图 26-1。

五、MESCC 的开放性手术治疗

　　患者采用 ESCC 分级量表、SINS 和 Tokushashi 评分系统进行评估后，需立即确定治疗方案。MESCC 患者的手术指征：①局限性脊髓压迫；②来源于骨或肿瘤硬膜外压迫的脊髓神经功能损害；③放射性抵抗肿瘤；④脊柱不稳定（出现机械性和功能性疼痛）；⑤放疗后复发且脊髓神经功能恶化。手术方案包括通过椎板切除术 / 经椎弓根、经肋骨横突切除入路的肿瘤部分切除姑息性椎管减压术或整块切除术和（或）稳定性手术（经皮或开放性椎弓根螺钉固定 / 椎体增强术）。富血供脊柱转移瘤（如肾细胞癌脊柱转移瘤）需要在术前 24 小时内行选择性肿瘤动脉栓塞，可以将灾难性出血的风险降至最低。

（一）减压手术的优势

　　早期研究发现 MESCC 的单纯椎板减压术和单纯放疗的结果无差别。脊髓的压迫通常由椎体肿瘤突出到硬膜囊前方造成，而且还伴有脊柱不稳定，单纯椎板减压没有干预到 MESCC 的主要致病部位。然而，随着手术技术的进步，接受硬膜囊环形减压和稳定手术治疗的 MESCC 患者，神经功能改善更为显著。2005 年 Patchell 的一篇发表在柳叶刀杂志的研究为实体恶性肿瘤转移导致 MESCC 和（或）神经功能缺损的直接减压手术提供了 I 级证据。这项前瞻性随机对照研究结果表明，与单纯放射治疗组相比，手术后结合放疗组患者的总体生存期更长，行走改善率和直肠和膀胱功能的保留率更高，差异均有显著性。然而，研究同时发现虽然两组患者均接受了传统外放射治疗（30Gy/10f），1 年内肿瘤的局部复发率高达 70%。这项试验同时强调了改进肿瘤长期控制技术的必要性。此后，一项对 238 例减压手术后结合放疗和 1137 例单纯放疗的 MESCC 患者 meta 分析研究发现，手术后放疗组患者行走能力的改善率显著优于单纯放疗组（RR=1.43；95%CI 1.14 ～ 1.78），恶化率显著低于单纯放疗组（RR=0.35；95%CI 0.19 ～ 0.63）。手术后放疗组治疗后 6 个月和 12 个月的生存率显著高于单纯放疗组（RR=1.21；95%CI 1.09 ～ 1.33），（RR=1.32；95%CI 1.12 ～ 1.56）。研究表明，接受手术加放疗的 MESCC 患者恢复行走能力的概率更大，且生存时间更长。

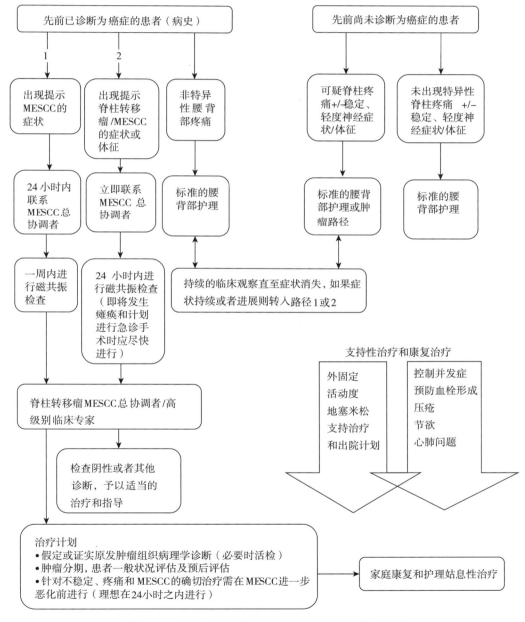

图 26-1　转移性硬膜外脊髓压迫患者诊断和治疗路径

鉴于放射抵抗 MESCC 患者对传统外放射治疗的反应较差；而在脊髓约束条件下即使立体定向

放疗也不能为肿瘤边缘提供足够高的细胞毒性剂量，因此，照射剂量不足的肿瘤势必存在局部进展或复发的风险。SOSG 强烈建议在高级别（ESCC2～3级）脊髓压迫的情况下，首先对放射抵抗的MESCC 患者进行手术稳定和减压。然而，在临床实践中，即使放射敏感实体恶性肿瘤的MESCC 患者，通常也被认为需要首先接受减压手术以实现脊髓神经功能恢复的最大化。因为，放射治疗对于实现高级别脊髓压迫的即刻减压和促进神经功能恢复的能力有限。近年来，随着脊柱外科手术技术的迅猛发展，对于放射抵抗肿瘤的伴或不伴脊髓损伤的高级别脊髓压迫 MESCC 患者的治疗更加趋向外科化。

（二）减压手术前的评估

MESCC 手术前必须考虑到原发肿瘤的诊断、是否为放疗敏感性肿瘤、肿瘤对脊髓的压迫程度、脊柱稳定性、术后神经功能恶化的可能、术后局部复发的可能以及现有的内科治疗手段等问题。手术时机是影响术后神经功能预后的重要因素。对 MESCC 患者的手术治疗，最好在 24 小时内进行。如果神经功能恶化迅速加重，手术必须越早越好。若神经功能的恶化程度是逐渐进展的，则手术可以限期进行。另外，肾癌、甲状腺癌和肝癌等富血供肿瘤的脊柱转移瘤患者需进行术前肿瘤血管的栓塞治疗。术中的脊髓监护和体感诱发电位对于该手术很有帮助的。

（三）手术入路

脊柱转移瘤开放手术入路取决于肿瘤的位置、脊髓压迫的位置、肿瘤的组织学类型和肿瘤切除脊柱重建稳定手术方式等因素。

因为转移瘤压迫脊髓往往来自椎体背侧脊髓前方，前方入路理论上可提供最好的手术通路。上胸椎（胸1～胸4）转移瘤的治疗有很大挑战性，需结合前外侧颈椎入路和胸骨劈开入路，有时还需行经胸廓（开胸）入路。胸5～胸10节段手术最好从右侧行经胸廓（开胸）进入，这样可以避开大血管和主动脉弓，但从哪一侧入路进行手术还要取决于椎体外肿瘤的位置。胸11～腰1节段常需要行胸廓劈开（开胸）术与腹膜外入路相结合，腰2～腰4节段转移瘤可以通过腹膜外侧方入路进行手术。仅局限于腰5的肿瘤大多数可以通过后路进行减压和重建。临床上，中下胸椎及腰椎入路的选择最终需根据术者取向。相比之下，后外路入路应用更为普遍。即使是椎体整块切除手术，经后外路椎弓根入路或经肋骨横突入路的脊柱转移瘤创伤性也要小得多。

无论是脊柱前路还是后路手术，脊髓周围减压脊柱稳定是手术最终需要达到的目的。脊柱前柱稳定性重建可通过自体或异体骨移植、钛网、钛板、克氏针或肋骨支撑的骨水泥填充。近年来，带骨小梁结构的金属和可扩张椎间融合器的使用也逐渐增多。前路椎体次全切除减压和重建相结合可以获得单节段稳定。使用椎弓根钉的后路稳定技术（图 26-2）可以纠正脊柱后凸畸形并在胸腰段获得辅助前路椎体重建的多节段稳定。

（四）全脊椎切除或整块切除术

随着脊柱外科全脊椎切除技术和内固定重建技术的发展，对某些预后较好的孤立性甚至是少转移性脊柱转移瘤（如肾癌、甲状腺癌），推荐行全脊椎切除或整块切除术。Kato 等对接受全脊椎切除术的 19 例脊柱肿瘤（10 例原发肿瘤，9 例脊柱转移瘤）患者进行超过 10 年以上的随访，患者的满意与非常满意率约为 90%。Klekamp 和 Samii 报道了接受手术减压的 101 例脊柱转移瘤患者的局部肿瘤控制情况，43% 的病例行完全切除，48% 行肿瘤部分切除，7.5% 仅做活检。60% 病例后接受了传统外放射治疗。研究发现手术后 1 年和 4 年的局部复发率分别为 70% 和 96%，多因素研究发现手术切除的完整性是术后局部复发时间的独立预测因素。

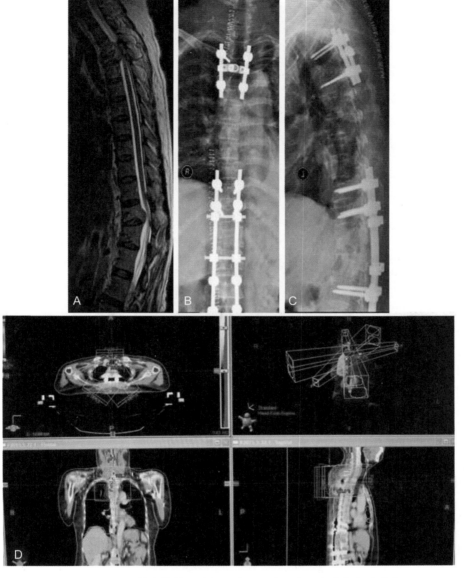

图 26-2　跳跃性胸椎转移瘤行后路环形减压内固定联合术后放疗

患者，女，58 岁，肺癌胸 4、胸 12 椎体转移瘤脊髓压迫症行后路环形减压多节段内固定术，术后 3 周行调强放疗 30Gy/10f。A. 术前胸椎 MRI T_2WI 提示胸 4、胸 12 椎体转移瘤伴脊髓压迫；B、C. 术后 X 线片；D. 术后胸 4 椎体调强放疗计划图

（五）分离手术

立体定向放疗等新兴放疗技术的发展为放射抵抗型脊柱转移瘤的局部长期控制提供了可能。然而，除非在肿瘤与脊髓之间建立安全的距离，否则该辐射剂量在确保脊髓不损伤的条件下不能输送到整个肿瘤边缘。为了安全地提供恰当的放射剂量，对放射抵抗肿瘤引起的高级别 MESCC 患者需进行结合立体定向放疗的分离手术。

近年来，临床上一种与立体定向放疗相结合的被称为分离手术的肿瘤部分切除椎管减压手术越来越被推崇。Bilsky 和 Smith 2006 年提出分离手术的概念，描述了一种旨在稳定脊柱并仅去除硬膜囊附近硬膜外肿瘤成分的 MESCC 后外侧入路手术，从而为剩余肿瘤病灶的高剂量的放射治疗提供了安全距离。分离手术是对硬膜囊进行减压的手术，通常是通过后外侧经椎弓根入路或经肋骨横突入路来完成的。硬膜外肿瘤是从正常硬膜囊平面开始，沿硬膜囊环形分离切除的，允许脊髓获得彻底减压。

分离手术将手术减压仅限制在受压硬膜囊的周缘，同时在脊髓约束下为立体定向放疗建立一个可以安全消融的肿瘤靶区。由于可以向整个肿瘤投送立体定向放疗的消融剂量，大的椎旁肿块和椎体肿瘤不需要切除同样可以实现持久的肿瘤局部控制。与肿瘤椎体整块切除手术相比，这种肿瘤椎体有限切除硬膜囊减压手术手术创伤小、并发症少。与传统外放疗相比，结合高剂量单次或大分割的立体定向放疗可获得更好的肿瘤局部控制。这些都接近了治疗脊柱转移瘤的最理想目标，包括实现肿瘤的局部控制，将手术并发症率降至最低，实现术后快速康复。避免因术后各种并发症的发生或患者的一般情况恶化而中断或延迟对原发肿瘤的全身治疗。然而，MESCC 患者分离手术（图26-3）的远期疗效在很大程度上依赖于立体定向放疗，即使肿瘤专科医院这种放疗设备和技术并非都具备。

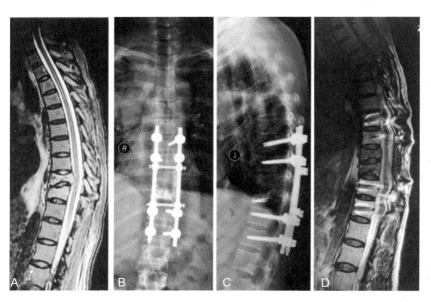

图 26-3　胸椎转移瘤行分离减压手术联合射波刀放疗

患者，女，56 岁，肺癌胸 9、胸 10 椎体转移瘤病理性骨折伴胸 9 椎体转移瘤硬膜外脊髓压迫症，行胸 9 椎体分离减压手术结合胸 10 椎体骨水泥增强术，术后接受局部射波刀放疗（45Gy/5f）及靶向药物治疗。术前硬膜外脊髓压迫 ESCC 2 级，脊髓损伤 Frankle 分级 D 级，术后 ESCC 分级为 0 级，脊髓损伤 Frankle 分级 E 级。A. 胸椎 MRI T_2WI 矢状位片提示胸 9、胸 10 椎体转移瘤病理性骨折伴胸 9 椎体转移瘤硬膜外脊髓压迫；B、C. 术后胸椎正侧位 X 线片；D. 术后射波刀放疗结合靶向药物治疗后 18 个月胸椎 MRI T_2WI 矢状位片提示胸 9、胸 10 椎体无后凸畸形，脊髓无压迫

六、MESCC 的微创手术治疗

MESCC 患者手术的重要目标之一是术后迅速康复且能接受多学科系统治疗。由于脊柱转移瘤开放手术存在潜在的风险，包括术中严重出血、降低免疫力、延误放疗和其他系统内科治疗，甚至因并发症的发生影响患者生活质量，缩短生存期。而微创技术在获得相同手术疗效的前提下减少了周围组织的损伤、降低了术后疼痛、减少了出血、降低了输血率、缩短了康复和住院时间；尤其能降低切口不愈合、术后感染、组织坏死等并发症发生的风险，使术后放疗能够很快进行。这些治疗目标对肿瘤患者尤为重要。因此，实施微创手术是减少组织损伤和加速术后康复的理想方法，但必须强调 MESCC 患者的微创技术不能以损失对脊髓压迫的足够释放及脊柱的稳定性为代价。

随着微创手术技术在脊柱外科领域变得越来越流行，微创手术已被广泛应用于 MESCC 患者的联合或独立治疗。脊柱转移瘤的微创手术技术包括小切口开放减压术、经皮内固定器械植入术、微创通道辅助下后路减压术、经腰大肌侧方入路肿瘤切除重建术、小切口前外侧胸膜后入路肿瘤椎体切除术、胸腔镜下减压重建内固定术，以及骨水泥增强术、微创激光间质热疗术和射频冷冻消融术。前路减压和稳定等所有目标，现在都可以通过后外侧入路也可以通过真正的外侧入路使用微创技术来完成。"分离"减压手术在某种意义上讲也是一种微创手术。

（一）内镜脊柱手术

经胸廓（开胸）手术伴有较多的并发症如肺炎、肺不张、肺栓塞、气胸等。为了减少手术路径引起的皮肤、肌肉、肋骨的损伤，内镜技术正逐渐被应用于胸椎转移瘤的外科治疗。患者取侧卧位，从第 7 肋间穿刺。使用对侧肺通气，同侧肺组织萎陷并牵拉至前内侧以显露胸椎。通过胸壁外侧的小切口（3 或 4 个）置入器械和胸腔镜。目前包括肿瘤切除、椎间融合器植入和椎体固定等所有的操作均可以通过胸腔镜技术完成。在过去的 20 年里，许多研究陆续报道了该项技术的临床疗效。然而，这一技术对术者的操作技巧有较高的要求，学习曲线较为陡峭。对脊柱外科医生来讲，经膈肌入路胸腔镜手术有特别的挑战，需要清晰地认识膈肌、胸廓和腹膜后解剖。腹腔镜技术也可用于腹膜后腰椎 MESCC 的减压和切除术。

（二）微创通道辅助下后路减压术

对于单纯后侧 / 后外侧压迫且无脊柱不稳定的 MESCC 患者，可单独采用微创通道辅助下后路减压术（图 26-4）。术中首先对目标椎体定位，在距离中线 2 ～ 3cm 处做一个 2 ～ 3cm 长的单侧切口，透视下扩张系统用于对接管状牵开器（固定或可扩张根据疾病程度和外科医生的喜好而定），并置入一个 24mm 直径的工作套筒。如果有疼痛等神经根症状，神经根减压可以很好地缓解这些症状，如果有必要还可以采用单侧入路双侧减压技术进行脊髓减压，术中可使用放大镜或手术显微镜进行观察。显微镜下钻孔可以进行同侧经椎弓根切除和半椎板切除，然后将管状牵开器倾斜，以观察对侧椎管，棘突和对侧椎板的下表面可使用高速磨钻向头侧行椎板切除。显露的硬膜外肿瘤可以使用神经探钩、刮匙和髓核钳以瘤内切除的方式进行切除。脊髓减压的目标不是切除全部的肿瘤组织，而是仅在脊髓周围形成一个数毫米的减压区域来促进神经功能的恢复，从而避免医源性脊柱不稳的发生。减瘤手术后需彻底止血，伤口分层闭合。这种微创通道辅助下后路减压的手术方法很少出现伤口愈合问题，并且由于脊髓周围安全间隙较小，辅助性放疗应提前在术后 1 周内进行。

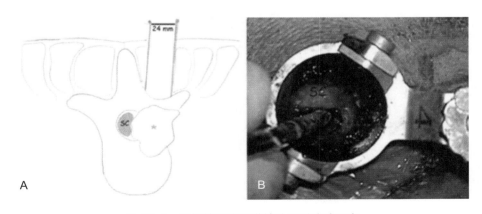

图 26-4　脊柱转移瘤通道辅助下后路减压术

A. 手术示意图；B. 术中

（三）经皮椎弓根螺钉内固定术

2010 年 SOSG 制定了肿瘤性脊柱不稳评分系统（SNIS）用以评估脊柱转移瘤引起的脊柱不稳定。脊柱不稳定的理想治疗模式是通过脊柱前路、后路或前后联合入路完成固定融合。对于 MESCC 患者，以椎管减压为目标的肿瘤切除术可使脊柱不稳定进一步加重。经皮椎弓根螺钉固定技术最早在脊柱退行性疾病中开始应用，预期生存时间较短的脊柱转移瘤患者不必要求脊柱融合，使经皮椎弓根内固定技术成为脊柱转移瘤患者非常有价值的一种治疗选择（图 26-5）。从生物力学的角度考虑，长节段经皮椎弓螺钉根内固定更安全，可以将应力分散到更多的脊柱节段。经皮椎弓根螺钉固定技术可以明显缓解机械性疼痛，同时减少创伤和术中失血，预防术后多裂肌萎缩。其适应证包括脊柱转移瘤所致的脊柱不稳定及低级别 MESCC 的姑息治疗，截瘫或四肢全瘫的 MESCC 患者也可单独从这种稳定手术中受益。随着计算机导航技术的发展，使用图像引导的导航技术可更方便辅助经皮螺钉的置入，可以在手术室工作人员受到最少辐射的情况下进行。此外，可扩张牵开器或微创开放式牵开器使手术更容易进行。

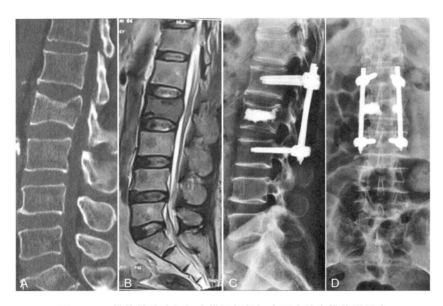

图 26-5　椎体转移瘤行经皮椎弓根螺钉内固定结合椎体增强术

患者，女，45 岁，肺癌腰 2 椎体转移瘤伴病理性骨折后路经皮椎弓根螺钉内固定术结合腰 2 椎体成形术。A. 术前 CT 矢状位片提示腰 2 椎体病理性骨折；B. 术前 MRI 抑脂 T_2WI 矢状位片提示腰 2 椎体呈溶骨性改变；C、D. 术后 X 线侧正位片

近期，一项关于结合与不结合后路减压治疗脊柱转移瘤的经皮椎弓根螺钉稳定手术的回顾性队列研究发现，不结合后路减压的经皮椎弓根螺钉手术组手术时间短，出血量少，手术侵袭性低，住院死亡率低。然而，不结合后路减压的经皮椎弓根螺钉手术组在初次手术过程中和再次手术时，由肿瘤生长所导致的脊髓损害加重者多，但差异无显著性。研究者推荐不结合后路减压的经皮椎弓根螺钉手术的适应证应仅局限于 Tokuhashi 评分较高、SINS 评分较低、低级别 ESCC（0 ～ 1C 级）、脊髓功能损害 D2 级别以下的脊柱转移瘤患者；而对于 Tokuhashi 评分较低、SINS 评分较高、高级别 ESCC（2 ～ 3 级）、脊髓功能损害 D2 级别以上的脊柱转移瘤患者，则需要接受结合后路减压的经皮椎弓根螺钉手术。

（四）结合经皮椎弓根螺钉内固定的微创通道辅助下后路减压术

当脊柱转移瘤患者除了伴有硬膜外脊髓压迫还伴有肿瘤脊柱不稳定和（或）手术减压引起的医

源性不稳定时，减压的同时可考虑同时应用经皮椎弓根螺钉内固定。结合经皮椎弓根螺钉内固定的微创通道辅助下后路减压术的优点是可以避免前入路损伤胸、腹腔内的结构，同时可以在经后外侧入路硬膜囊腹侧减压重建相同的体位下进行后路微创减压和固定。

后路"分离"减压手术可通过微创通道辅助下的管状牵开器系统完成，切口位于距离中线 3～4cm 的位置，当遇到环形硬膜外脊髓压迫时常采用双侧入路。后外侧入路的经椎弓根或经肋横突关节椎体减瘤手术均可通过微创入路进行，包括去除后纵韧带和椎体的任何部分。椎间重建装置（例如，可扩张的椎体间融合器）在分离手术的减瘤手术后通常不需要放置，但必要时仍可以通过微创通道辅助下的可扩张管状牵开器系统放置，必要时可也通过管状牵开器进行后外侧关节突间的融合。微创分离手术完成后，经皮椎弓根螺钉可经上述双侧切口置入。另外，可首先做一个单一的后正中线皮肤切口，然后行皮下潜行分离和经双侧浅筋膜下扩张（不做骨膜下肌肉分离），经深筋膜置入螺钉。如果使用图像导航装置，首先将参考阵列放置在经皮放置的髂骨针或棘突钳上。术中进行锥形束 CT 扫描，图像传输至计算机导航系统。导航尖丝锥用于准备椎弓根，螺钉在减压完成后放置，整个过程只需在获取术中 CT 前拍摄少量透视图像即可完成。导航系统还可用于对管状牵开器的定位，可进一步减少职业性辐射的暴露。

（五）结合经皮椎弓根螺钉内固定的微创侧方入路椎体切除术

对于病理性椎体爆裂性骨折、单纯椎体肿瘤病变和（或）需要行前路重建的患者，微创侧方入路与开胸或开腹手术相比，可显著降低围术期并发症的发生率。采用微创侧方胸膜后入路可以处理胸椎病变，最高可达胸 4 节段；采用微创侧方腹膜后经腰大肌入路，可以处理腰椎病变最低可达腰 4 节段。然而，这一过程在技术上要求很高，并且具有一个陡峭的学习曲线。

患者首先被放置在真正的侧卧位，要么是肿瘤重的一侧朝上，要么是更符合解剖学要求的一侧朝上。透视定位后一个小的斜切口被标记在皮肤上。在胸椎或上腰椎，切口下切除一小段长约 3cm 的肋骨，并保留用于自体植骨。在下腰椎，经典的微创侧方经腰大肌入路术中需采用多种模式的神经监测。首先进行管状牵开器的逐级扩张，然后牵开并锁定到位。然后定位病变椎体的椎弓根（肋椎关节），用高速磨钻去除已累及的同侧椎弓根，显露神经根和硬膜囊，然后用骨刀、髓核钳和刮匙将椎体行部分切除，再完成上下椎间盘的切除。接着将向后突出的骨碎片和肿瘤向硬膜囊的腹侧分离，并推至椎体切除后的缺损处进行硬膜囊减压。然后切除对侧椎体壁，椎体前壁也可以被刮除或仅留一层薄的皮质层，以保护前方的大血管和内脏结构。接着准备终板用于椎体间融合，选用笼内填充自体肋骨移植物的可扩张椎间融合器，透视下插入椎体间并紧密压合。最后移除管状牵开器，如果壁层或脏层胸膜未被侵犯，则不需要放置胸腔引流管。如果在胸膜后入路中发生壁层胸膜破损，可在胸膜后间隙临时放置红色乳胶管。将红色乳胶管一头浸在灌洗盆，随着 Valsalva 呼吸动作（麻醉机辅助，深吸气后屏气，再用力做呼气动作）排出胸腔内的过量空气，拔除红色乳胶管。扎紧筋膜缝线，缝合皮肤切口。然后小心地将患者从侧卧位转到俯卧位，进行后路经皮椎弓根螺钉内固定的植入。在腰椎，也可以在侧卧位进行后路经皮椎弓根螺钉的植入。减压重建手术完成，也可以采用相同的侧方入路切口进行胸椎和腰椎侧方钢板的植入固定。

（六）后路小切口开放式切除术

后外侧入路经肋骨横突切除或经椎弓根入路切除术被认为是胸腰椎 MESCC 减压最流行的入路。与前方入路相比，后外侧入路的优势包括可显露后路的病灶进行后路的椎管减压和经椎弓根内固定，同时可进行椎管前方的减压和融合。传统的经肋骨横突切除或经椎弓根入路切除后路开放式手术涉及较长的筋膜切开、较广泛的肌肉剥离和显露以及相对多的出血。虽然这些并发症可以通过前述多种微创手术来克服,然而,采用经通道微创手术来实现足够的椎体切除和椎管减压技术上是困难的。此外,由于肿瘤侵犯有时会在硬膜囊外形成肿瘤包膜,微创通道下的硬膜囊彻底减压更加困难;同时 MESCC 往往伴有椎弓根和椎板的侵蚀和破坏,微创经通道入路经椎弓根和经椎板切开将会造成不易控制的肿瘤病灶内出血。MESCC 的小切口开放手术可以在减小手术创伤与实现较广泛的肿瘤椎体切除之间取得平衡。

单一后路小切口经椎弓根椎管环形减压结合经筋膜椎弓根螺钉植入内固定术首先经透视下定位后将皮肤沿后中线切开,皮下潜行分离后采用经皮椎弓根螺钉固定技术经深筋膜置钉。然后,采用后正中小切口切开筋膜和分离肌肉,显露脊柱后部,行经肋骨横突切除 / 经椎弓根入路肿瘤椎体部分切除减压术,具体的切除区域取决于肿瘤的范围。椎体切除后,用克氏针骨水泥、钛网或可扩张椎间融合器重建椎体。最后,完成经筋膜内固定棒的插入与固定。最近一项多中心研究发现,与传统经椎弓根环形减压椎弓根螺钉内固定开放手术相比,后路小切口经椎弓根环形减压结合经筋膜椎弓根螺钉内固定术出血量和输血量少,住院时间短,差异有显著性,同时发现两种方法患者围术期的死亡率和并发症率相似。因此,单一后路小切口开放手术可能比传统开放手术更有益于 MESCC。然而,肿瘤侵犯后方软组织、脊椎后部结构皮质的破坏(尤其是椎弓根破坏)、肿瘤导致脊柱严重畸形、椎弓根发育不良均为单一后路小切口经椎弓根环形减压结合经筋膜椎弓根螺钉植入内固定手术的禁忌证。

(七)后路小切口经 Wiltse 间隙开放式切除术

Donnelly 等描述了一种单一后路经 Wiltse 间隙完成的经腰 1 椎弓根半椎体切除可扩张椎间融合器置入腰 1 椎板切除和胸 11 至腰 3 经椎弓根螺钉内固定。手术入路是通过一侧 Wiltse 间隙(多裂肌和最长肌之间)来实现,通过最小的肌肉剥离来显露椎弓根和椎间孔。实现经椎弓根入路的脊柱前、中柱操作,并进行充分的腰椎半椎体肿瘤切除、腰 1 神经根的完全显露和可扩张椎间融合器置入。最后,完成从胸 11 到腰 3 的经皮椎弓根螺钉和内固定棒的置入与固定。

(八)椎体增强技术

经皮注射骨水泥材料到转移瘤塌陷后的椎体中对缓解脊柱转移瘤疼痛非常有效。椎体成形术是把骨水泥直接注射进椎体中,而椎体后凸成形术则先用可膨胀的球囊撑开塌陷椎体,纠正后凸畸形后给再将骨水泥填充进所创建的腔隙。整体上椎体增强术是安全的,并发症较少,最常见的问题是骨水泥渗漏至椎体外。术前对脊柱转移瘤患者进行严格精确的筛选非常重要,术后对放疗敏感的肿瘤如多发骨髓瘤进行辅助放疗,效果更好。椎体增强技术为脊柱转移瘤提供了一种微创稳定脊柱的方式,可有效维持椎体前柱的高度,同时可以与后路减压和椎弓根钉内固定技术相结合。然而,必须强调的是脊柱转移瘤脊髓压迫是椎体增强术的相对禁忌证(图 26-6),对已有神经压迫症状的 MESCC 患者不单独推荐此项技术,术后需进行放射治疗和(或)靶向治疗,进一步达到局部肿瘤控制的目的。然而,有不可逆神经功能损害的 MESCC 患者也可接受椎体增强手术。这些患者常同时伴有严重的脊柱轴性疼痛,椎体增强可迅速缓解疼痛,恢复脊柱的稳定性。

(九)射频消融和冷冻消融

尽管减压术后再行传统外放射治疗或立体定向放疗是 MESCC 最经典有效的治疗方法,然而对于快速进展性肿瘤,因术后中断或延迟全身系统治疗可能会对患者总体生存产生较大的负面影响。为此,临床医生已开始探索对 MESCC 采用侵入性更低的微创技术,目的是减少外科手术创伤、降低并发症的发生率、促进术后快速康复，缩短术后接受放疗和全身系统治疗的时间，而又不牺牲对受压脊髓局部的减压效果。消融治疗是通过经皮插入探针将能量传递到肿瘤中，以提供不同程度的肿瘤破坏。目前，对于不适合行外科手术的患者，影像引导下的射频消融等一系列侵入性小微创手术已被应用于 MESCC 的替代治疗。由于存在脊髓神经损伤的风险，微创消融手术传统上仅限于没有发生脊髓受压的椎体内病变。

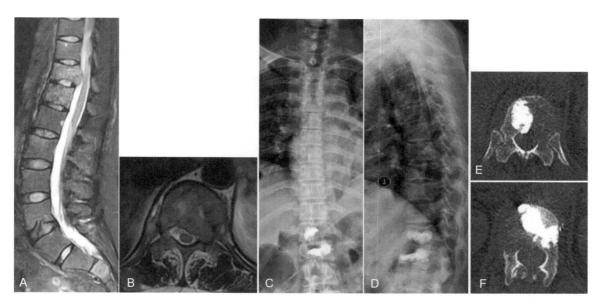

图 26-6　胸椎转移瘤经健侧行单侧椎体成形术

患者，男，64 岁，肺癌胸 11、胸 12 椎体转移瘤伴胸 11 椎体脊髓压迫行经健侧单侧椎体成形术。A、B. 术前 MRI 矢状位及横断位片提示胸 11、胸 12 椎体转移瘤伴胸 11 椎体脊髓压迫 1B 级；C、D. 术后 X 线片；E、F. 术后胸 11、胸 12 椎体 CT 横断位片提示骨水泥填充于椎体一侧未发生渗漏

　　与传统射频消融术相比，等离子射频消融术不会产生高温的副作用，已被广泛应用于椎间盘组织、软骨、滑膜的消融。这项技术使用一根等离子射频消融套管针经皮穿刺到达肿瘤组织进行烧灼，使组织汽化为氮气和二氧化碳。这个探针还有一种凝固模式可用来治疗嗜铬细胞瘤。

　　射频消融（单极和双极系统）的安全性总体较高。由于电流严格位于双极系统电极远端的两个偶极子之间流动，采用双极系统射频消融可获得高度可控的消融区域，可以在椎体内实现较高的安全性。然而，射频消融无法实时监测组织内温度并控制热损伤，这限制了射频消融技术在 MESCC 治疗中的应用。一项动物实验发现将射频电极在邻近椎弓根后内侧壁放置时，射频消融会导致猪的脊髓神经损伤。Yang 等报道了 25 名患者中有 4 例患者（16%）发生了与射频消融相关的副作用。其中，2 例患者在手术过程中经历了对侧下肢的疼痛和麻木，此症状在射频消融后随温度降低而自发消失（Ⅰ级并发症）。其余 2 例患者在射频消融后的第 1 天需要大剂量类固醇皮质激素治疗，其中 1 例出现腿部沉重，术后 1 周随访没有任何后遗症（Ⅱ～Ⅲ a 级并发症）。射频消融术常与椎体增强技术相结合，可有效且安全地实现疼痛性脊柱转移患者的中短期（1 周至 6 个月）镇痛。结合椎体增强技术的射频消融术如果与放射疗法再进行组合，可实现更大的协同作用，同时在控制疼痛方面具有更显著的优势。

　　（十）脊柱激光间质热疗

　　脊柱激光间质热疗（spinal laser interstitial thermotherapy，SLITT）是一种能使 MESCC 受压脊髓

直接减压的微创治疗方法，并有助于术后立即接受放射治疗。与经皮脊柱稳定技术相结合的脊柱激光间质热疗技术，可用于合并脊柱不稳的 MESCC 的治疗，这种微创技术可以在不影响全身辅助治疗的情况下实现更快的术后恢复，同时实现肿瘤局部控制和脊柱稳定。

脊柱激光间质热疗手术需要在可以满足术中 MRI 的经皮手术操作的带层流半无菌手术间进行，整个过程均使用可透射线的手术台。根据经皮椎弓根置钉的操作指南，将术中 C 型臂透视机连接到术中脊柱导航系统。术前使用标准导航协议对脊柱进行的 CT 扫描，CT 扫描图像与前后透视图像相匹配，并将椎体的侧面透视图像附加到配准阵列，从而使导航系统能够计算出用于自动配准的参数。

Claudio 报道的脊柱激光间质热疗的程序和步骤：①麻醉和定位；②术中透视以进行导航；③将 Jamshidi 针穿刺到合适位置；④更换导管和工作通道；⑤将患者转移至磁共振磁场；⑥获取每根光纤的定位以及每根光纤热图参数；⑦插入激光探头；⑧在磁共振热成像监控下，在呼吸机停顿的模式下平均每个激光探针加热 3 个循环；⑨获得最终的磁共振扫描，将消融前后的组织做评估对比；⑩关闭外科手术伤口，将患者转移至用于拔管的担架。

对于较大的病变，可在治疗区域放置多根激光纤维。

脊柱激光间质热疗的一个主要优势是具有与 MRI 的兼容性。MRI 是检测和定性软组织肿瘤的最佳成像方式，通过启用 MRI 热成像仪可以对消融区进行无创实时监测。为避免严重的神经系统并发症，能够实时监测组织热损伤对于在硬膜外肿瘤内应用消融治疗至关重要。在发射激光时，光纤在组织内产生热量，组织的变化可以转化为 MRI 热图，MRI 共面解剖图像的叠加允许实时监测光纤产热的强度和扩散范围。Ahrar 和 Stafford 报道了采用磁共振引导的徒手脊柱激光间质热疗治疗脊柱转移瘤，他们的研究排除了已进展到硬膜外腔的肿瘤和已压迫脊髓的肿瘤。在 Claudio 的报道的导航辅助下脊柱激光间质热疗队列研究中，8 例 MESCC 患者中有 6 例局部控制良好，ESCC 评分中位数从 3 分降至 1 分。没有患者因脊柱激光间质热疗手术而发生严重的神经系统不良事件，8 例患者中仅 1 例发生了腰 1 神经根麻痹。值得注意的是，该队列的术前 KPS 中位评分为 60 分，表明一般状况较差的 MESCC 患者更适合行脊柱激光间质热疗。

七、MESCC 的传统放疗和立体定向放疗

（一）传统外放射治疗

一般认为，脊柱转移性肿瘤对全身化疗反应有限的，因此，外放射治疗仍然是除手术之外治疗脊柱肿瘤的主要手段。传统外放射治疗是将 1～2 束放射光束递送至治疗区域，但危险器官（organ at risk，OAR）尤其是脊髓仍保留在放射线区域；因此，传统外放射治疗的放疗剂量受到了脊髓耐量的限制。根据对传统外放射治疗的反应，肿瘤可分为放射敏感性肿瘤和放射抵抗性肿瘤。对传统外放射治疗中度至高度敏感的肿瘤包括多数血液系统恶性肿瘤（即白血病、淋巴瘤、多发性骨髓瘤和浆细胞瘤），以及部分实体瘤（即小细胞肺癌、乳腺癌、前列腺癌、卵巢癌、神经内分泌癌和精原细胞肿瘤）。然而，大多数实体性肿瘤是传统外放射治疗的放射抵抗性肿瘤，包括肾细胞癌、结肠癌、非小细胞肺癌、甲状腺癌、肝细胞癌、黑色素瘤，肉瘤等。MESCC 对传统外放射治疗的反应是基于双链 DNA 断裂导致的有丝分裂期肿瘤细胞的死亡，这可能导致受压脊髓的间接减压。MESCC 患者单纯放疗的适应证主要为无脊柱不稳定、无椎管内明显骨性压迫、有 / 无神经损害和生存期大于 3 个

月的骨髓瘤及淋巴瘤、白血病、小细胞肺癌等放射敏感性肿瘤的脊柱转移瘤；累及多个椎体节段或患者不能耐受手术，同样为单纯放疗的适应证。另外，对于所有手术为首选治疗方案的 MESCC 患者，都建议接受伴或不伴有类固醇激素治疗的术后放疗。

在 MESCC 接受单纯传统外放射治疗的系列研究中，放射敏感性肿瘤比放射抵抗性肿瘤患者更容易维持行走能力或保持更长时间的行走能力。Maranzano 等的一项前瞻性研究表明，接受单纯传统外放射治疗的乳腺癌与肝细胞癌的 MESCC 患者，重新获得行走能力者分别占 67% 和 20%。进一步表明，放射敏感性肿瘤与放射抵抗性肿瘤 MESCC 患者行走能力保持时间分别为平均 11 个月和 3 个月；放射敏感性肿瘤骨髓瘤、乳腺癌和前列腺癌的 MESCC 患者行走能力保持时间分别为 16 个月、12 个月和 10 个月。一项接受单纯传统外放射治疗的研究发现，72% 放射敏感性肿瘤 MESCC 患者的肌力、行走能力和疼痛评分得到改善；相比之下，放射抵抗性肿瘤 MESCC 患者的改善率仅为 33%。因此，无论硬膜外脊髓压迫的程度与部位如何，中度至高度的放射敏感性肿瘤的 MESCC 患者，都可以通过传统外放射获得有效治疗。然而，在临床实践中，已出现脊髓压迫损害症状的放射敏感性实体瘤 MESCC 患者通常首先需要选择减压手术，因为手术可以实现即刻减压，从而有利于最大限度地保留和恢复神经功能。考虑到脊柱轴向不稳定性疼痛和脊髓神经的恢复，对放疗不敏感肿瘤的 MESCC 患者，放疗前可实施稳定脊柱及肿瘤切除的神经减压手术。因为放疗会导致切口迟延愈合或不愈合，MESCC 患者手术前原则上不首先接受放疗，放疗应该被安排在开放手术后切口彻底愈合后进行。

放疗的关键因素包括放射剂量和分割方案，以及考虑是否重新照射既往放疗的部位。对于一般状况和预后较好的 MESCC 患者，选择高剂量的分次放疗是有益的，传统的外放射治疗为 25 ~ 40Gy 的照射剂量分 8 ~ 12 次进行。相关数据表明，放疗方案的时间越长，肿瘤的复发率越低，复钙作用越强。照射的边界往往要大于病变区域以弥补患者微动时产生的偏移。因此，邻近组织包括脊髓也会接受部分照射，放疗的剂量必须允许正常组织暴露在辐照下。然而，随机对照试验表明，预后较差的患者可以采用短程放疗，通常推荐 8 ~ 10Gy 的单次放疗。

（二）立体定向放疗

立体定向放疗是一种改进的放疗方法，又被称为立体定向放射外科治疗。在完善的软件技术条件下影像引导的立体定向调强技术可以使多束射线精确定位到病变节段，产生局部高剂量放射治疗，同时最大限度地保护邻近正常组织，这个剂量一般在 8 ~ 18Gy/f。以单次高剂量（ > 10 Gy/f）递送至肿瘤的放射线，不仅可以通过双链 DNA 的断裂杀死肿瘤细胞，而且可以通过酸性鞘磷脂酶途径增加信号转导平台，进而导致微血管内皮功能障碍和细胞凋亡，导致肿瘤组织灌注不足，最终破坏肿瘤细胞。另外，继直接辐射作用和继发性血管损伤之外，立体定向放疗的作用机制还包括肿瘤相关抗原和促炎细胞因子的释放引发针对肿瘤的免疫应答。最终，立体定向放疗这种单次高剂量或大分割适形辐射精准递送的能力，能保证所有类型的肿瘤获得毒性治疗剂量。

立体定向放疗可以作为 MESCC 的一种主要的独立治疗方式，又可作为一种辅助治疗。目前，立体定向放疗的主要适应证：低级别（0 ~ 1C 级）MESCC 的独立治疗（图 26-7）；MESCC "分离"减压内固定手术后的辅助治疗；早先常规放疗失败脊柱转移瘤进展或局部复发后的独立治疗或手术后的辅助治疗（图 26-8）。通常，立体定向放疗可以一次治疗 1 个或 2 个脊柱节段，对大范围多节段病变，高能定位照射目前仍不适宜。

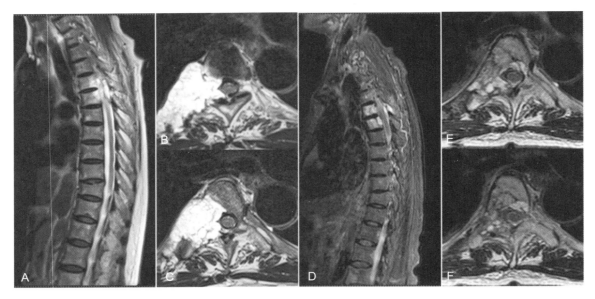

图 26-7　胸椎转移瘤伴硬膜外脊髓压迫行射波刀放疗

患者，女，68 岁，胆囊癌胸 4、胸 5 转移瘤伴硬膜外脊髓压迫，行射波刀放射治疗（35Gy/5f）。A ～ C. 放疗前胸椎 MRI T₂WI 矢状位及横断位片提示胸 4、胸 5 转移瘤伴右侧椎间孔内外硬膜外脊髓压迫，ESCC 1C 级；D ～ F. 放疗 8 个月后胸椎 MRI T₂WI 矢状位及横断位片提示硬膜外肿物消失

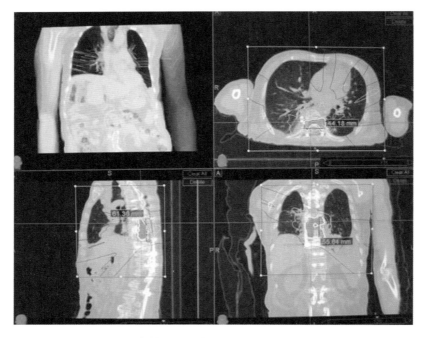

图 26-8　胸椎转移瘤分离减压手术联合立体定向放疗

患者，女，56 岁，乳腺癌胸椎转移瘤硬膜外脊髓压迫症分离减压内固定术后立体定向放疗剂量分布图

　　立体定向放疗技术增大了肿瘤的致死剂量并使靶区外脊髓照射量急剧下降。近期的多项队列研究表明，无论肿瘤的组织学如何，立体定向放疗均可产生临床益处。立体定向放疗对肉瘤、黑色素瘤、肾细胞癌、非小细胞肺癌和结肠癌等对传统放疗不敏感肿瘤优势尤为明显，可提供持久的症状缓解和较高的局部控制率，但这些反应似乎是剂量依赖性的。在低级别（0 ～ 1C 级）MESCC 患者中，立体定向放疗可以用作确定性治疗，并且已很大程度上取代了孤立性脊柱转移瘤的整块切除术。MESCC 的治疗可能会由肿瘤边缘剂量不足而导致肿瘤进展或由剂量过高导致放射性脊髓

病。在接受初次单剂量立体定向放疗的患者中，脊髓最大剂量为 14Gy，阈值剂量低于 0.35cm³ 时为 10Gy，低于 1.2cm³ 时为 7Gy。Bishop 等研究发现 MESCC 放疗后复发的患者肿瘤体积覆盖率较差，这可能是由于优先考虑脊髓约束而牺牲了肿瘤覆盖率。因此，当前的脊髓约束条件禁止对高级别（2 ～ 3 级）MESCC 患者使用立体定向放疗。继发于抗放射肿瘤的实体肿瘤来源的高级别 MESCC 患者需要首先行手术减压。对于不适合手术减压治疗的抗放射肿瘤的高级别 MESCC 患者可以首先采用立体定向放疗，但这无疑挑战了脊髓的放射安全耐受剂量，增加了放射性脊髓病的风险。对于再放疗的 MESCC 病例，立体定向放疗的放射生物学优势远远大于传统外放射治疗。

幸运的是，立体定向放疗的副作用较少，大多数并发症是轻微的，包括放射性食管炎、口腔黏膜炎、吞咽困难、腹泻、感觉异常、一过性喉炎和神经根炎等。椎体压缩性骨折已成为大剂量立体定向放疗的最常见并发症。

八、激素治疗和内分泌治疗

（一）类固醇激素治疗

类固醇激素在治疗脊柱转移瘤疼痛和脊髓神经病变急性期时有着重要作用。对于临床上高度怀疑转移性脊髓压迫的患者，初始治疗应使用大剂量类固醇药物，可以减轻脊髓水肿和保护神经功能，并且对白血病和乳腺癌等肿瘤有溶瘤细胞的作用。与对照组相比，使用了地塞米松的 MESCC 患者能迅速显著地改善运动功能。但目前类固醇激素治疗的最佳剂量并不明确。研究发现，初始每天静脉给予 100mg 还是 10mg 地塞米松对于缓解疼痛、改善运动功能和膀胱功能无显著差别。2015 年 Cochrane 的研究结果证实，大剂量地塞米松（96 ～ 100mg 静脉注射）给药后，患者容易出现严重并发症，如胃溃疡穿孔、精神病甚至致死性感染，建议口服或静脉注射地塞米松 16mg 作为起始剂量，随后维持每日午前 16mg 地塞米松以预防胃部并发症。然后根据患者耐受情况逐渐减量，同时监测类固醇药物的相关副作用，如葡萄糖水平升高和真菌感染。有学者建议除淋巴瘤外，对已出现症状的 MESCC 患者，术前的 5 ～ 7 天通常每天给予 16mg 地塞米松，术后减量再用 5 ～ 7 天。如果 MESCC 患者接受放疗，则从放疗开始后采用类固醇药物治疗 5 天，以减轻辐射引起的炎症反应和肿瘤周围组织肿胀。目前尚不清楚大剂量给药是否比中等剂量有着更好的治疗效果。

（二）乳腺癌内分泌治疗

内分泌治疗是乳腺癌最主要的全身治疗手段之一。早在 19 世纪末，人们已经开始应用双侧卵巢切除治疗绝经前晚期乳腺癌。20 世纪 70 年代，他莫昔芬的问世成为乳腺癌内分泌药物治疗新的里程碑，20 世纪 90 年代第三代芳香化酶抑制剂的问世，使乳腺癌内分泌治疗进入了一个新时代。内分泌治疗在早期乳腺癌术后和激素依赖性复发转移乳腺癌的辅助治疗中均起非常重要的作用，甚至可以用于高危健康妇女乳腺癌发生的预防。

乳腺癌内分泌治疗药物包括抗雌激素选择性雌激素受体调节剂、芳香化酶抑制剂（aromatase inhibitor，AI）、促黄体素释放激素类似物（LHRHA）、雌 / 雄激素和孕激素。

1. 抗雌激素选择性雌激素受体（ER）调节剂　与雌激素受体结合，阻断雌激素对受体的作用。最常用的是他莫昔芬，他莫昔芬为雌激素受体或孕激素受体（PR）阳性的侵袭性乳腺癌患者的标准治疗药物，可以用于术后辅助治疗、复发转移乳腺癌的解救治疗和高危健康妇女乳腺癌的预防，其应用获益与患者年龄、转移淋巴结数目及是否进行化疗无关。

2. 芳香化酶抑制剂　通过抑制芳香化酶的活性，阻断卵巢以外的组织雄烯二酮及睾酮经芳香化作用转化成雌激素，达到抑制乳腺癌细胞生长、治疗肿瘤的目的。芳香化酶抑制剂适用于绝经后，根据作用机制不同分为两类：①非甾体类药物，通过与亚铁血红素中的铁原子结合和内源性底物竞争芳香化的活性位点，从而可逆性地抑制酶的活性。有第一代的氨鲁米特（AG）、第二代的法曲唑、第三代的瑞宁得（阿那曲唑）和弗隆（来曲唑）。②甾体类药物，与芳香化内源性作用底物雄烯二酮和睾酮结构相似，可作为假底物竞争占领酶的活性位点，并以共价键形式与其不可逆结合，形成中间产物，引起永久性的酶灭活，从而抑制雌激素的合成，有第一代的 testolactone、第二代的兰他隆（福美坦）、第三代的阿诺新（依西美坦）。

3. LHRHA　通过负反馈作用下丘脑，抑制下丘脑产生促性腺激素释放激素（GnRH/LHRH）；同时还能竞争性地与垂体细胞膜上的 GnRH 受体或 LHRH 受体结合，阻止垂体产生促卵泡激素（FSH）和促黄体素（LH），从而减少卵巢分泌雄激素。代表药物为诺雷德（zoladex），可以代替卵巢切除术，治疗绝经前复发转移性乳腺癌。

4. 雄激素和雌激素　治疗剂量的雄激素和雌激素可以改变人体内分泌环境，抑制肿瘤细胞的生长，但也可出现明显的不良反应，目前临床应用较少。

5. 孕激素　通过改变身体内分泌环境，经负反馈作用抑制垂体产生 LH 和促肾上腺皮质激素，或通过孕激素受体作用于乳腺癌细胞。常用的有甲羟孕酮（MPA）和甲地孕酮（MA）。

（三）前列腺癌内分泌治疗

睾酮是前列腺癌细胞的主要生长因子，因此雄激素阻断方法是有症状进展期前列腺癌患者的主要治疗手段。前列腺癌内分泌治疗的现有的治疗手段包括睾丸除术、促黄体素释放激素激动剂和抗雄激素药物，三者均可使 80% 患者的症状得到缓解，而且症状改善非常显著，许多因骨痛被迫跛行、卧床不起的患者可以恢复正常的功能状态。联合雄激素阻断治疗，也称联合内分泌治疗，是前列腺癌药物治疗中的重要方式。临床研究表明，单独去势不能抑制肾上腺和肿瘤细胞来源的雄激素，对于晚期前列腺癌患者而言，这种联合"全雄激素阻断"治疗能有效延长生存期，并推迟病情恶化。对于进展性未经去势治疗的 M0 和 M1 期患者，联合雄激素阻断治疗是推荐选择方案之一。

1. 睾丸切除术　可以快速降低睾酮水平。通常有效但并不可逆。睾丸切除术是进展期肿瘤的一线治疗，尤其适用于无法耐受雄激素阻断或者脊髓受压而需紧急阻断的患者。

2. 促黄体素释放激素激动剂　如长效药物醋酸亮丙瑞林和戈舍瑞林，疗效类似睾丸切除术，但其治疗费用远高于睾丸切除术。

3. 抗雄激素药物　①非甾体类药物，如比卡鲁胺、氟他胺；②甾体抗雄药物（SAA）：如环丙孕酮、甲地孕酮和甲羟孕酮。

4. 其他抑制雄激素生物合成药物　如阿比特龙、氨鲁米特、尼鲁米特或酮康唑被证实有效。然而，这些药物往往价格昂贵且患者难以耐受。

九、分子靶向药物治疗

肺癌的分子靶向治疗是针对可能导致细胞癌变的驱动基因，从分子水平上阻断肿瘤信号传导通路，从而抑制肿瘤细胞生长，诱导凋亡，甚至使其完全消退的全新生物治疗模式。非小细胞肺癌中的腺癌患者需要进行分子检测，以便帮助预测预后和选择治疗方案。如果 MESCC 患者不具备开放减压手术条件，椎体增强术结合术后放疗和（或）靶向治疗（图 26-9）可以显著缓解症状，甚至改善低级别 MESCC 患者的影像学表现。根据药物的作用靶点，肺癌常用的分子靶向治疗药物包括以下几类。

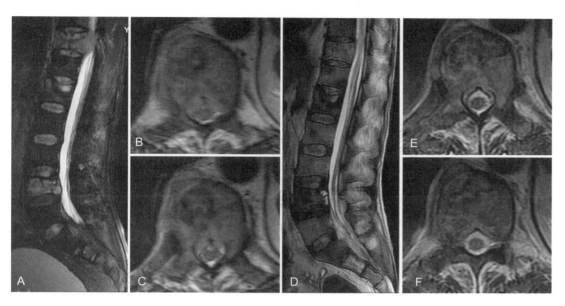

图 26-9　脊柱转移瘤行椎体成形术结合术后放疗

患者，男，50 岁，肺癌多发脊柱转移瘤胸 11、腰 4 椎体病理性骨折伴脊髓压迫症及神经根压迫症，行腰 4 椎体成形术结合术后胸 11、腰 4 椎体调强放疗 30Gy/10f，同时服用达拉菲尼和曲美替尼双靶向药，影像学及临床症状明显改善。A ～ C. 术前 MRI T$_2$WI 矢状位和管状位片提示胸 11、腰 4 椎体病理性骨折伴胸 11 节段硬膜外脊髓压迫，ESCC 1C ～ 2 级；D ～ F. 综合治疗 1 个月后 MRI T$_2$WI 矢状位和管状位片提示胸 11 节段脊髓压迫消失

以表皮生长因子受体突变为靶点的表皮生长因子受体酪氨酸激酶抑制剂（epidermal growth factor receptor tyrosine kinase inhibitor，EGFR-TKI），如第一代的吉非替尼、埃克替尼和厄洛替尼，第二代的阿法替尼及第三代的奥西替尼，在具有 *EGPR* 基因突变的非小细胞肺癌患者中的疗效已经得到肯定。国外研究发现吉非替尼可以抑制骨的再吸收，在发挥抗肿瘤治疗的同时也可以显著改善病理性骨折等骨相关事件的发生，并且有更好的生存获益。因此对携带 *EGFR* 基因敏感突变的非小细胞骨转移肺癌患者，EGFR-TKI 可作为一线治疗方案，对于 EGFR-TKI 治疗后进展并且 T790M 突变阳性的患者推荐奥西替尼治疗。

以棘皮动物微管相关蛋白样 4- 间变性淋巴瘤激酶（echinoderm microtubule-associated protein-like 4-anaplastic lymphoma kinase，EML4-ALK）融合基因和 ROS-1 为靶点的酪氨酸酶抑制剂，中国非选择性非小细胞肺癌人群 EML4-ALK 融合基因发生率约为 4%。克唑替尼是间变性淋巴瘤激酶（anaplastic lymphoma kinase，ALK）、MET 和 ROS-1 的酪氨酸激酶抑制剂，对有 EML4-ALK 融合基因的晚期非小细胞肺癌患者的疾病控制率可达 60% ～ 70%，其已经成为继 EGFR-TKI 后又一种具有明确分子靶点和疗效预测标志的靶向药物。因此对于 ALK 或 ROS-1 融合基因阳性的非小细胞肺癌患者，可选择克唑替尼治疗。克唑替尼耐药后可选择第二代 ALK 抑制剂色瑞替尼。

以血管内皮生长因子为靶点的治疗：贝伐珠单抗是人源化抗血管内皮生长因子受体（vascular

endothelial growth factor receptor，VEGFR）的单克隆抗体，可以与 VEGERA 结合，从而阻断 VEGF 与其受体结合，抑制肿瘤新生血管形成。贝伐珠单抗与化疗联合应用能够提高非鳞型非小细胞肺癌的治疗效果并延长患者生存期。贝伐珠单抗联合含铂双药化疗是目前晚期非鳞型非小细胞肺癌的标准一线治疗方案之一。在动物模型中可以观察到抗 VEGFR 靶向治疗可以有效治疗骨转移。有研究发现贝伐珠单抗与化疗联合治疗非鳞型非小细胞肺癌骨转移有效率更高，可以延长骨转移中位进展时间，并且降低骨相关事件的发生。因此也说明贝伐珠单抗在增强化疗药抗肿瘤活性的同时还可以更好地发挥抑制骨转移的作用。小分子抗 VEGFR 多靶点酪氨酸激酶抑制剂如安罗替尼也可用于肺癌骨转移患者的三线治疗。

K–Ras 基因可以是正常状态（称为野生型）或异常状态（突变型）。正常生理情况下，在细胞受到外界刺激后激活 EGFR 等信号通路时，野生型的 K–Ras 被活性 EGFR 酪氨酸激酶磷酸化后短暂活化，活化后的 K–Ras 可以激活该信号通路中的下游信号蛋白，而后 K–Ras 迅速失活。K–Ras 激活 / 失活效应是受控的。突变型 K–Ras 蛋白导致蛋白功能异常，在无 EGFR 活化信号刺激下仍处于激活状态，其功能状态不可控，导致肿瘤的持续增殖。约 25% 的 NSCLC 腺癌患者发生 K–Ras 突变，吸烟的患者发生率高。K–Ras 突变患者预后有限，但其治疗的选择研究正在进行中，需要确定作用于 K–Ras 下游靶点是否有益。K–Ras 基因突变见于 20% 的非小细胞肺癌，其中肺腺癌占 30%～50%。

十、免疫治疗

免疫治疗药物为晚期肺癌的治疗提供了新的治疗选择。抗 PD–1 抗体纳武单抗和帕博利珠单抗可以与 T 细胞或肿瘤细胞的 PD–L1 受体结合，阻断 PD–1/PD–L1 通路对 T 细胞的抑制作用，从而激发抗肿瘤效应。临床研究中均显示抗 PD–1 抗体纳武单抗和帕博利珠单抗或者抗 PD–L1 抗体阿替利珠单抗二线治疗晚期非小细胞肺癌均优于多西他赛化疗组，并且可以明显延长中位总生存时间。因此，目前基因阴性晚期肺癌的治疗也推荐使用免疫治疗。

十一、MESCC 的疼痛治疗

大多数 MESCC 患者采用阿片类药物与辅助镇痛药联合使用，以缓解疼痛。皮质类固醇（例如，地塞米松）有助于缓解椎体转移瘤引起的神经性疼痛和炎症性疼痛。其他神经性辅助镇痛药：抗惊厥药（例如，加巴喷丁、普瑞巴林）和三环类抗抑郁药（例如，阿米替林）。尽管目前尚未评价上述镇痛药物对于转移性脊髓压迫患者的疼痛缓解率，但事实上，这些药物可缓解脊髓损伤和神经性癌痛。双膦酸盐、非甾体抗炎药和对乙酰氨基酚有助于缓解骨转移性疼痛，但目前尚未研究评估这些药物对于 MESCC 患者的适用性。

十二、MESCC 的护理和康复

活动能力下降是晚期 MESCC 患者的共同特征。卧床患者发生血栓栓塞性疾病、泌尿系和呼吸道感染及压疮的风险较高。因此，必须调整药物治疗和护理策略，将这些风险降至最低。所有卧床休息的患者都要穿长筒弹力袜并间断进行下肢气驱脉冲按摩。常规给 MESCC 的患者（尤其对截瘫患者）

皮下注射低分子量肝素，防止静脉血栓的发生。术后疼痛会持续一段时间，但患者长期卧床可能引发压疮，需要每 2 ～ 3 小时翻身一次。日常的肠道功能和膀胱功能要密切观察，并相应对症处理，同时必须对二便功能障碍患者制订详尽的康复计划。

MESCC 的患者可发生危及生命的血管和心肺功能改变。因此，康复治疗应包括适当的内科治疗和预防策略。膀胱和肠道功能的改变会对这些患者产生深远的影响。理想情况下患者以专科住院的形式进行康复治疗，或者适当的情况下，在患者的家中进行护理。康复治疗不仅要考虑患者的社会、生理和心理需求，同时必须与社会服务、职业健康和心理支持相结合。

十三、总结

随着癌症患者生存期的延长，脊柱转移瘤所引发的疼痛和硬膜外脊髓压迫也越来越常见。MESCC 患者的手术指征为神经功能障碍、脊柱不稳、顽固性疼痛、需要诊断和局部肿瘤控制。目前，脊柱肿瘤治疗技术已进入快速发展时期，MESCC 患者通过脊髓减压、脊柱稳定术、放疗可以延长自主活动的时间，甚至使许多丧失活动能力的患者重新恢复活动能力。联合术后辅助放疗的脊柱转移瘤硬膜外环形减压和重建手术是实现肿瘤局部控制和维持神经功能的有效方法。在过去的几年中，分离手术联合术后立体定向放疗的概念逐渐流行，这种 Hybrid 联合治疗可实现比常规外照射放疗更好的局部肿瘤控制。因为分离手术使肿瘤从硬膜囊表面获得了至少 2 ～ 3mm 的分离，可保障立体定向放疗技术的安全实施。而立体定向放疗技术允许术后残余肿瘤获得细胞毒性照射剂量，脊髓等周围关键正常结构免遭辐照。这种分离手术联合术后立体定向放疗的治疗策略对于放射抵抗的高级别 MESCC 患者尤其有效，可避免因整块切除肿瘤而增加的重大手术并发症的发生。随着微创外科技术的不断发展，MESCC 患者已有更多微创治疗方式可以选择。通过减少各种技术的并发症，以外科治疗为主导的多学科团队协作的综合治疗将会给 MESCC 患者带来最佳的治疗效果。

第27章 脊柱转移瘤硬膜外脊髓压迫症的 Hybrid 治疗

目前，在肿瘤专科医院脊柱转移瘤整块切除手术的需求已大幅下降。脊柱转移瘤整块切除虽然局部控制肿瘤的效果最佳，但手术的手术风险较大，术中和术后并发症的发生率较高，术后恢复期的延长可能造成后续放疗和其他内科治疗的延误，对患者的生存期和治疗信心都将造成严重影响。因此，临床医生对侵袭性较大的整块切除手术的必要性开始质疑。脊柱转移瘤的手术治疗旨在缓解疼痛、改善神经系统症状、维持脊柱稳定性和提高患者的生活质量，当前脊柱转移瘤的治疗呈现出多学科团队协作下的多模式趋势，因此，如何能够在达到预期肿瘤局部控制的情况下实现更小的组织创伤是当前的研究热点。对于放疗敏感的脊柱转移瘤，手术的同时可结合常规放疗；而对于放疗不敏感的脊柱转移瘤，手术的同时可选择立体定向放疗，两者都可以实现神经功能改善和肿瘤局部控制。

转移性硬膜外脊髓压迫症分离手术联合术后立体定向放疗的治疗模式由 Laufer 等在 2013 年进行了系统性阐述，于 2018 年被正式命名为 Hybrid 治疗。近期，Pennington 等进一步明确了分离手术联合立体定向放疗的具体流程。Hybrid 疗法的治疗目标主要有 4 个方面：减压脊髓以改善或维持神经功能；提供机械稳定性；实现持久的局部肿瘤控制；减少治疗相关的并发症。

一、分离手术

在转移性硬膜外脊髓压迫手术中有多种肿瘤切除减压术式，切除范围由病灶内切除（刮除）、椎体肿瘤部分切除到全脊椎整块切除。全脊椎整块切除术是一项具有挑战性且成本高昂的手术。2021年的一项 meta 分析表明，行整块切除术的脊柱转移瘤患者局部复发率较低，且保持了功能独立性，但手术时间较长（平均 6.5 小时），失血量较多（平均 1742ml），并发症的发生率较高（35.1%），总生存率反而较低（52%，平均术后死亡时间为 15 个月）。同时，在转移性疾病中，不能排除已发生潜在远处转移的可能，因此，这种高风险、高成本、高并发症发生率手术的应用价值已越来越被质疑。

与此同时，随着肿瘤内科系统性治疗、放疗和经皮微创治疗的发展，立体定向放疗作为一种基于图像引导的高精准放疗手段，已被证实比传统放疗有着更好的局部肿瘤控制效果，但脊髓与放疗靶区之间的安全距离一直是困扰临床医师的难点。分离手术这一概念被认为是由 Benzel 和 Angelov 率先提出，旨在通过有限的肿瘤切除在肿瘤和脊髓之间建立一定的间隔，保证术后立体定向放疗的安全开展。分离手术是 Hybrid 治疗的第一步，也是实现理想放疗效果的关键一步（图 27-1）。

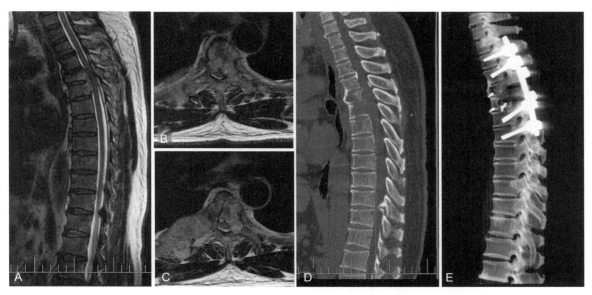

图 27-1　胸椎转移瘤动脉栓塞后行分离减压手术联合立体定向放疗

患者，男，56 岁，肾癌胸 4、胸 5 椎体转移瘤伴胸 4 椎体病理性骨折硬膜外脊髓压迫症，术前选择性肿瘤动脉栓塞术后行胸 4、胸 5 肿瘤部分切除分离减压手术，术后接受射波刀立体定向放疗（40Gy/5f）及靶向药物治疗。A ～ C. 术前 MRI 抑脂 T_2WI 矢状位片、横断位片提示胸 4、胸 5 椎体转移瘤伴胸 5 节段硬膜外脊髓压迫 ESCC 2 级；D. 术前 CT 矢状位像提示胸 4、胸 5 椎体转移瘤溶骨性改变；E. 术后 CT 三维重建侧位片

（一）术前评估和准备

术前评估和准备是手术取得成功的关键。临床医生通常采用美国麻醉师协会评分评估患者是否能够耐受手术，全身情况较差，有重大内科合并症或预计生存期有限的患者面临较高的围术期死亡风险。分离手术虽然很少出现致命性大出血，但凝血功能异常和富血供肿瘤会导致术中出血量明显增加。尤其是血液系统恶性肿瘤、肝癌或术前有骨髓抑制的患者更容易出现凝血功能异常，因此，术前必须对患者进行全面的出凝血功能检查，消除相关的不良影响因素、纠正出凝血功能异常。此外，对于血液高凝状态的患者，应预防围术期弥散性血管内凝血、下肢深静脉血栓形成甚至肺栓塞的发生。术前进行多普勒超声检查可以发现下肢深静脉血栓并通过放置血管内过滤器进行治疗。除原发肿瘤组织学类型有助于判断肿瘤血供情况外，MRI 图像显示瘤内出血、弥漫性信号增加和流空血管影等影像学特征同样提示肿瘤富血供。鉴于非侵入性影像诊断具有局限性，通常并不能反映肿瘤的血供程度，建议对所有富血供可能的肿瘤行术前血管造影。富血供肿瘤术中出血量较大，大量的术中出血不仅限制手术操作，增加手术难度，也增加了术后感染的风险。对于此类患者，术前选择性肿瘤血管栓塞效果确切。

（二）分离手术技术

转移性硬膜外脊髓压迫症分离手术的系统性阐述最早见于 Laufer 等在 2013 年发表的文献。2019年，Barzilai 等对于分离手术的分步操作进行了指南性详细阐述（图 27-2）。患者取俯卧位，常规消毒铺巾。术中常规进行神经电生理监测，包括肌电图、体感诱发电位和动作诱发电位。透视定位后，选择后正中线皮肤切口。使用单极电凝分离组织，继而显露脊柱后方结构。考虑到肿瘤患者骨质差且往往存在化放疗史，导致融合困难，以及手术减压需要切除椎板和椎弓根 / 关节复合体，因此，所有接受分离手术的患者均需行脊柱后路椎弓根螺钉内固定。通过导航系统辅助或"徒手"操作完成椎弓根螺钉置入。通常行长节段固定，包括肿瘤椎体上下各 2 个节段（不包括肿瘤受累节段）。

最后对连接棒进行塑形和紧固，完成内固定过程。考虑到后续放疗及影像学检查的需求，建议采用碳纤维或聚醚醚酮，以减少钛植入物相关的散射和伪影。通过经椎弓根关节突入路或经肋横突切除入路建立椎管前方目标椎体腹侧双通道。术中可采用高速磨钻将骨性结构磨除，从硬脊膜上小心剥离前方肿瘤组织。切除约 20% 的受累椎体即可建立前方间隙，然后利用肌腱剪切断 Hoffman 韧带和后纵韧带，以分离硬脊膜前方结构。最后，使用 Woodson 剥离器或反向刮匙将分离的硬膜外肿瘤推向前方已建立的椎体间隙，使其远离硬脊膜，从而实现脊髓的环形分离。如果行椎体大部切除，可以将骨水泥注入椎体前部空腔，从而实现前柱支撑。术中超声有助于判断是否实现充分的脊髓腹侧减压。

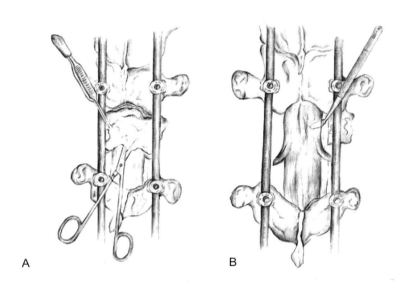

图 27-2　转移性硬膜外脊髓压迫分离减压手术

A. 首先行脊柱后路长节段固定，通过经椎弓根入路或经肋横突切除入路建立椎体腹侧双通道。找到正常的硬脊膜边缘，在肿瘤和硬脊膜之间分离出一个界面，将肿瘤从硬脊膜上锐性剥离；切除后外侧硬膜外肿瘤，显露硬膜囊和神经根。B. 切除约 20% 的受累椎体，建立硬膜囊前方间隙；将肿瘤从硬膜囊推向腹侧；切除 Hoffman 韧带和后纵韧带，保证硬脊膜腹侧充分减压，在腹侧残留椎体肿瘤与硬膜囊之间建立一定的间隔

有关分离手术所实现的脊髓和肿瘤椎体最佳的间隔距离目前仍存在争议。Barzilai 等建议硬膜外肿瘤和脊髓的间隔距离为 2 ~ 3mm。Meleis 等和 Garg 等认为，减压后硬膜外肿瘤与脊髓之间的距离 > 3mm 或 > 5mm 可为脊柱转移瘤患者提供更佳的预后。Jakubovic 等则认为减压后硬膜外肿瘤和脊髓的最佳间隔应为 6mm。Gong 等对 2016 年 12 月至 2019 年 12 月接受分离手术和术后立体定向放疗的 36 例脊柱转移瘤患者进行回顾性研究，分为积极切除组和中度切除组。结果显示，两组治疗 1 年后局部控制率和生存期无明显差异。但在中度切除组中，发生局部进展的所有 5 例患者的硬膜外肿瘤和脊髓间隔距离均 < 3mm。硬膜外肿瘤和脊髓间隔距离（< 3mm 和 ≥ 3mm）对 1 年后肿瘤局部控制的影响差异显著（51.9% vs 100.0%，P=0.053）。

二、立体定向放疗

在过去几十年里，传统外放射治疗一直是脊柱转移瘤最常用的放疗方式，但其疗效并不理想，主要的限制是射线剂量。为避免引起放射性脊髓病，临床采用的传统外放射治疗的剂量难以达到控

制放疗不敏感肿瘤（肾癌、肉瘤、肝细胞癌，结肠癌等）的目的。立体定向放疗可以在预定靶区进行大剂量适形放疗，同时最大限度地减少重要器官放射暴露的风险。因此，立体定向放疗等大剂量适形放疗的出现打破了以往的治疗模式，在一定程度上消除了传统意义上放疗敏感和放疗不敏感肿瘤治疗上的差异，过去认为对放疗不敏感的肿瘤现在变成对放疗敏感。

立体定向放疗是转移性硬膜外脊髓压迫症 Hybrid 治疗的第二部分。值得注意的是，立体定向放疗与分离手术之间是共存关系，并不存在哪一步更重要。分离手术在脊髓和肿瘤之间建立的安全间隔保证了立体定向放疗的安全实施，而立体定向放疗是实现肿瘤局部长期控制的关键。一般情况下，患者在住院期间从手术中恢复，就可以开始立体定向放疗（图 27-3，图 27-4）。

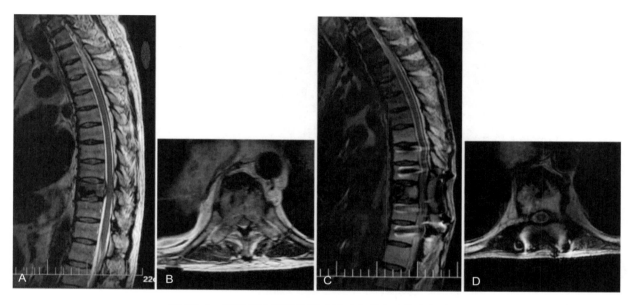

图 27-3　胸椎转移瘤行分离减压手术联合立体定向放疗

患者，男性，58 岁。食管癌胸 10 椎体转移瘤病理性骨折伴硬膜外脊髓压迫症行胸 10 椎体转移瘤部分切除分离手术，术后射波刀立体定向放疗（36Gy/6f）及靶向治疗。A、B. MRI 抑脂 T_2WI 矢状位、横断位片提示胸 10 椎体转移瘤伴硬膜外脊髓压迫 ESCC2 级；C、D. 术后 MRI 抑脂 T_2WI 矢状位、横断位片提示残余的椎体肿瘤与脊髓之间建立了一定的间隔

脊柱转移瘤立体定向放疗的最大争议是放疗方案的制订，目前临床采用的放疗方案包括大剂量单次放疗、低剂量大分割放疗和大剂量大分割放疗。Laufer 等回顾性分析了 186 例行分离手术联合术后立体定向放疗的脊柱转移瘤患者，其中 40 例患者行高剂量单次立体定向放疗（24Gy /f），37 例患者行高剂量低分次放疗（24 ～ 30Gy /3f），109 例患者行低剂量低分次放疗（18 ～ 36Gy/5 ～ 6f）。研究结果表明，接受高剂量低分次立体定向放疗患者的 1 年局部进展率低于 5%（95%CI 0 ～ 12.2%），优于低剂量低分次放疗。而单次放疗和低剂量低分次放疗在局部肿瘤控制效果方面没有统计学差异。Moussazadeh 等对 186 例接受分离手术后行立体定向放疗的脊柱转移瘤患者进行回顾性评价，分为低剂量低分次放疗组（58.6%）、高剂量低分次放疗组（19.9%）和高剂量单次放疗组（21.5%）。研究结果显示，接受高剂量立体定向放疗患者的无进展生存期率优于低剂量放疗（95.9% vs 77.4%，HR=0.12，P=0.04）。Moulding 等通过回顾性分析分离手术后行大剂量或小剂量立体定向放疗的 21 例脊柱转移瘤患者，发现高剂量放疗组的 1 年局部进展率明显低于低剂量放疗组，分别为 6.3% 和 20%。此外，Hu 等对立体定向放疗和图像引导下调强放疗的局部肿瘤控制效果进行对比，同样证实立体定向放疗的临床效果要优于调强放疗，两者局部控制率分别为 6 个月时的 95.5% vs 82.0%、1 年

时的 90.9% vs 71.8% 和 2 年时的 90.9% vs 57.6%。目前，脊柱转移瘤立体定向放疗的最佳的放疗剂量和分割方案指南尚未明确，考虑到脊柱转移瘤患者的自身情况复杂，在提高肿瘤控制效果的同时还应最大限度地减少并发症发生的风险。

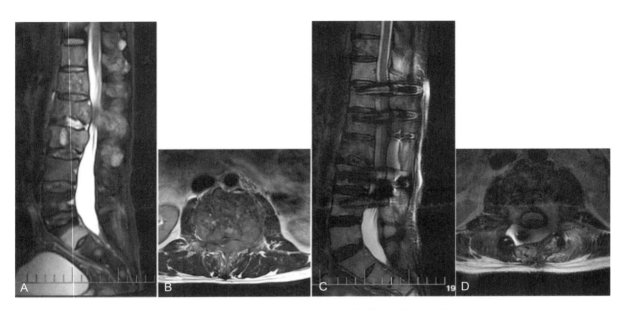

图 27-4　腰椎转移瘤行分离减压手术联合立体定向放疗

患者，男性，58 岁。乳腺癌腰 2、腰 3 椎体转移瘤伴腰 2 椎体病理性骨折、硬膜外脊髓压迫症，行腰 2 椎体肿瘤部分切除分离手术，术后接受射波刀立体定向放疗（36Gy/6f）及靶向药物结合内分泌治疗。A、B. MRI 抑脂 T_2WI 矢状位、横断位片提示腰 2、腰 3 椎体转移瘤伴腰 2 节段硬膜外脊髓压迫 ESCC 3 级；C、D. 术后 MRI 抑脂 T_2WI 矢状位、横断位片提示残余的椎体肿瘤与硬膜囊之间建立一定的间隔

三、分离手术联合术后立体定向放疗的优势

相较于脊柱转移瘤整块切除术及开放性手术联合术后传统外放射等治疗模式，分离手术联合术后立体定向放疗的这种 Hybrid 治疗有着显著的优势。首先，Hybrid 治疗中所采用的分离手术通过减少肿瘤椎体的切除，避免了暴露和操作过程更为复杂的重建手术，使手术变得简单且相对微创，降低了手术相关的风险和并发症发生率，提高了患者对手术的耐受性，加速了患者的术后康复，术后恢复时间的缩短也可以让患者更早地接受立体定向放疗及全身系统内科治疗。此外，与传统外放射治疗相比，立体定向放疗采用先进的影像学系统，在图像引导下向靶区精准发射大剂量射线。立体定向放疗不仅增加了单次放疗的射线剂量，而且保证周围组织所受到的照射剂量在安全范围内。多数研究表明，立体定向放疗可以在安全剂量下缓解疼痛和改善低级别脊髓压迫引起的神经功能障碍。

Moulding 等于 2010 年首次提出脊柱转移瘤脊髓压迫症后路减压联合单次大剂量立体定向放疗的治疗方案，肿瘤局部控制率达到 81%。然而，当时并未正式提出"分离手术"这一概念。直到 2013 年，Laufer 等首次提出脊柱转移瘤脊髓压迫症分离手术联合术后立体定向放疗的治疗模式，1 年局部肿瘤控制率达到 83.6%。Bate 等对 57 例接受单独立体定向放疗或分离手术联合术后立体定向放疗的高级别脊柱转移瘤脊髓压迫症患者进行回顾性分析。研究结果显明，在接受分离手术联合立体定向放疗的 21 例患者中，1 年局部控制率为 90.5%。Al-Omair 等报道了 80 例接受术后立体定向放疗脊柱转

移瘤脊髓压迫症患者的随访结果，1 年局部控制率为 84%。Redmond 等报道了一项脊柱转移瘤脊髓压迫症减压术后立体定向放疗（30Gy/5f）的前瞻性研究结果，1 年局部控制率为 91.4%，在生存期超过 1 年的患者中，局部控制率仍达到 87.5%。Ito 等对 28 例既往接受放疗的脊柱转移瘤脊髓压迫症患者进行回顾性分析，这些患者接受了减压手术和术后立体定向放疗再照射（24Gy/2f），1 年局部控制率为 70%。Ito 等后续开展的分离手术联合立体定向放疗的 Ⅱ 期临床试验也证实，Hybrid 治疗在减压和局部肿瘤长期控制方面是有效的，该研究中脊柱转移瘤脊髓压迫症患者的 1 年局部肿瘤控制率为 87%。Liu 等回顾性分析 2015 ～ 2018 年收治的 52 例脊柱转移瘤患者的临床资料，所有患者均行分离手术，术后 15 例患者因原发肿瘤恶化死亡，最终有 13 例患者在手术后接受了立体定向放疗。研究结果显示，13 例接受立体定向放疗的患者中有 12 例疼痛症状明显缓解（$P < 0.01$）。在缓解脊髓压迫引起的神经系统症状和提高生活质量方面，接受分离手术联合立体定向放疗患者的 ESCC 分级、Frankel 分级、四肢肌力和 KPS 评分均有显著改善。Barzilai 等报道了一项对 111 例转移性硬膜外脊髓压迫症患者进行 Hybrid 治疗的前瞻性研究结果，在 3 个月的随访中，脊柱疼痛的严重程度明显降低，一般活动能力也显著改善（$P < 0.001$）。6 个月和 12 个月的局部复发率分别为 2.1% 和 4.3%。Hussain 等对 2003—2017 年接受 Hybrid 治疗的肾细胞癌脊柱转移患者进行回顾性研究，主要并发症的 1 年累积发生率为 3.4%，术后 1 年和 2 年的局部肿瘤控制率分别为 95.4% 和 91.8%。

此外，Zheng 等将 Hybrid 疗法与全脊椎整块切除术（TES）治疗孤立性脊柱转移高级别 ESCC 患者的疗效进行比较。所有患者均进行了至少 2 年的随访，最长随访时间 88 个月。Hybrid 治疗组与 TES 治疗组的生存率和局部无进展生存率在 1 年（84.6% vs 83.1% 和 90.2% vs 90%）、2 年（60.8% vs 64.3% 和 64.1% vs 62.1%）和 5 年（18.8% vs 24.1% 和 24.4% vs 28.4%）时均相当。但与 TES 组相比，Hybrid 治疗组的手术时间更短，围术期并发症更少。

四、激光间质热消融联合术后立体定向放疗的 Hybrid 治疗

激光间质热消融（LITT）目前已经广泛应用于神经外科手术，尤其是颅内转移瘤、原发脑肿瘤和癫痫的治疗。但在脊柱转移瘤中的应用较为少见，仅在少数研究中有所涉及。作为一项新兴的经皮消融技术，激光间质热消融技术由 Tatsui 首先提出，在过去 5 年取得了很大的成功。近期，Vega 等提出激光间质热消融联合术后立体定向放疗的新型转移性硬膜外脊髓压迫症 Hybrid 治疗模式。该治疗方案的基本原理与分离手术联合术后立体定向放疗的 Hybrid 治疗相似。分离手术虽然侵入性相对较小，且有良好的肿瘤控制效果，但会给患者带来一定的全身麻醉和外科手术的打击，甚至为全身情况较差患者的禁忌证。激光间质热消融技术通过经皮置入的激光纤维，消融硬膜外肿瘤，术中利用 MRI 热成像实时监测温度和热扩散范围，可以在肿瘤和硬脊膜交界处出现预设的温度阈值时精确中断治疗，术后辅以立体定向放疗即可实现对局部肿瘤的长期控制。激光间质热消融的适应证：位于胸 2 ～胸 12 的脊柱转移瘤；无运动功能障碍；高级别硬膜外脊髓压迫（ESCC1C 级、2 级或 3 级）；肿瘤累及后纵韧带；患者无法耐受开放性手术。禁忌证：颈椎和腰椎转移瘤；患者存在严重的运动功能障碍；患者无法接受磁共振检查。

考虑到激光间质热消融需要采用术中 MRI 监测，术中铁磁和非铁磁器械需要进行严格的归类和管理。涉及铁磁器械的手术操作必须在高功率磁场之外进行，因此，激光导管的置入应该在磁场外完成，随后采用特制的转移床将患者转移到磁共振磁场范围。在脊柱导航系统辅助下，选择合适的

消融轨迹并安全插入激光纤维。激光纤维的最佳放置位置位于距硬脊膜 5～6mm 处，若光纤与硬脊膜的距离超过 8mm 时，消融区可能无法覆盖预定的硬膜外肿瘤，增加消融失败的风险。需强调的是，术者需要设定两个温度阈值，当达到阈值温度时消融中断，避免过度加热导致邻近正常组织的炭化。第一个温度阈值位于硬脊膜和肿瘤的边界，第二个温度阈值位于肿瘤组织与周围组织的边界，在 Visualase 消融系统中设定的 2 个温度阈值分别为 48℃和 90℃。消融结束后通过对比增强 MRI 图像判断是否达到预定目标。

Bastos 等对 2013～2019 年接受激光间质热消融的 110 例转移性硬膜外脊髓压迫症患者的电子病例进行了回顾性分析，其中颈椎病例数为 5 例、腰椎病例数为 8 例和胸椎病例数为 107 例。术前 Frankel 分级为 E（91.7%）、D（6.7%）、C（1.7%），92% 的病例术前 ESCC 分级为 1c 或更高。术后 Frankel 分级为 E（85%）、D（10%）、C（4.2%）、B（0.8%），1 年局部控制率为 81.7%。相比于胸椎，颈椎和腰椎节段发生神经系统并发症的风险更高，分别为 15.4% 和 17.1%（$P < 0.01$）。此外，de Almeida Bastos 等对 80 例胸椎硬膜外脊髓压迫的脊柱转移瘤患者进行了统计分析，该研究对激光间质热消融和开放手术的疗效进行对比分析。研究结果显示，与开放性手术相比，激光间质热消融组的术中失血量更低（117ml vs 1331ml，$P < 0.001$），住院时间更短（3.4 天 vs 9 天，$P < 0.001$），总体并发症发生率更低（5% vs 35%，$P=0.003$），术后接受传统外放射治疗或立体定向放疗的间隔平均天数更短（7.8 天 vs 35.9 天，$P < 0.001$），术后开始全身治疗的平均时间更短（24.7 天 vs 59 天，$P=0.015$）。

总体而言，激光间质热消融联合术后立体定向放疗是一种纳入了微创减压技术的非常有潜力的 Hybrid 治疗模式。其优点是经皮操作减少了开放性手术的创伤，术中和术后并发症的发生率得到控制，术后较短的恢复期也保证了后续全身治疗的顺利开展。然而，激光间质热消融减压技术的临床效果具有延后性，并不能实现即可减压，因此需要紧急减压的脊柱转移瘤硬膜外脊髓压迫患者应采取开放性手术。此外，激光间质热消融技术的适用性还受到 MRI 手术室、激光探头精确图像引导及对热消融技术熟练程度等条件的限制。激光间质热消融的术前准备时间也相对较长。该技术也可以与经皮椎弓根螺钉或骨水泥增强技术相结合，为不稳定的脊柱提供必要的稳定性。

五、总结和展望

脊柱转移瘤硬膜外脊髓压迫患者代表着一个复杂的临床群体。在某些特定情况下，开放手术治疗可能是最佳的治疗手段，但并不是所有患者都能够耐受手术。分离手术联合术后立体定向放疗的 Hybrid 治疗是在过去十年中发展起来的一种新型治疗模式。与开放性手术联合传统外放射治疗相比，分离手术联合立体定向放疗手术创伤更小、局部肿瘤控制效果更佳，改善了患者的生活质量。相比于脊柱转移瘤整块切除术，Hybrid 治疗极大地降低了手术风险和总体并发症发生率。激光间质热消融联合术后立体定向放疗被认为是一种今后可能代替开放性手术的极有前途的新型 Hybrid 治疗。该治疗模式目前病例研究相对较少，需要在未来的大样本前瞻性研究中获得进一步验证。

第 28 章　脊柱转移瘤硬膜外脊髓压迫症后路减压分离手术 ERAS 临床路径

脊柱转移瘤硬膜外脊髓压迫症为恶性肿瘤转移至脊柱形成病灶，病灶生长或者椎体骨折塌陷进而压迫脊髓硬膜囊，造成脊髓受压。MESCC 为恶性肿瘤晚期严重并发症，研究发现 5% ～ 15% 的恶性肿瘤患者并发 MESCC。目前认为，后路减压分离内固定手术联合术后放疗已成为 MESCC 患者的一种理想治疗手段。临床上已有 II 级循证医学证据表明，后路减压分离手术能明显减轻 MESCC 患者疼痛、改善神经功能及整体预后。该手术可以实现单入路肿瘤部分切除椎管环形减压和重建，创伤较小，术后康复快，临床实用价值大。

加速康复外科（enhanced recovery after surgery，ERAS）是基于循证医学证据的一系列围术期优化措施，以减少围术期的生理与心理创伤应激，减少并发症，达到加速康复的目的。ERAS 最早于 1997 年被提出，目前已经在诸多学科中加以运用。MESCC 手术 ERAS 倡导由外科医师（表 28-1）、麻醉医师（表 28-2）、病房与手术室护士、康复医师（表 28-3）组成的多学科团队协作诊疗。英国 NICE 仅针对 MESCC 的治疗策略有临床推荐指南。相关 MESCC 最常采用的后路减压分离手术 ERAS 临床路径，目前尚无统一标准。本章拟就 MESCC 后路减压分离手术 ERAS 临床路径中诸多细节问题做一系统归纳，以助力脊柱转移瘤患者术后加速康复，为 MESCC 患者围术期管理提供重要参考依据。

一、术前管理

MESCC 术前管理应包括积极的术前宣教，充分的影像学检查及全面的术前评估。术前积极宣教围术期注意事项、手术的预期预后，同时注重患者的心理疏导。MRI 和 CT 不仅对 MESCC 诊断和治疗方案的制订起重要作用，而且可以为后续放疗计划中相邻重要组织的勾画提供必要信息。MESCC 术前评估项目主要包括麻醉评估、专科评估及手术前常规评估。

（一）术前宣教

入院后即向患者宣教 MESCC 疼痛产生的机制及出现神经功能症状的原因，消除患者由恶性肿瘤骨转移造成的心理压力。然后，手术医师应与患者及其家属进行充分沟通，解说手术的目的、过程和预后，以及手术中可能遇到的困难、风险和相应的预案；预测术后神经功能恢复可能需要的时间和康复目标，尽量将患者的心理期望值调整到与手术的实际效果相一致。让患者及其家属了解术前不能行走的患者术后只有部分可以重获行走功能，术前神经功能迅速恶化的患者术后神经功能恢复的可能性较小。术前宣教还有一个重点是使 MESCC 患者了解围术期可能发生的并发症和应对措施，

表 28-1　脊柱转移硬膜外脊髓压迫症后路减压分离手术的 ERAS 实施流程外科医师表单

入院日	术前 1 天	手术日	术后至出院
□ 询问病史	□ 手术方案制订	□ 术前饮食管理	□ 术后化验
□ 体格检查	○ 减压范围确定	○ 术前 2 小时进营养液	○ 血常规、炎症指标
□ 常规检查与检验	○ 内固定方案确定	□ 术前高血压药物服用	○ 疼痛营养药敏试验
○ 肺功能	○ 螺钉测量与准备	□ 术前体位摆放	○ 尿常规、尿细菌培养
○ 动脉血气分析	□ 抗菌药物皮试	□ 术中手术节段预定位	○ 凝血、肝肾功能
□ 专科检查	□ 备血	□ 术中椎管环形减压	□ 术后肺部感染防治
○ 脊柱 CT	□ 备皮	□ 术中内固定螺钉植入	○ 雾化咳嗽拍背排痰
○ 脊柱 MRI（平扫+增强）	□ 预约手术	□ 术中避免脊髓神经损伤	○ 痰培养药敏试验
□ 影像检查	□ 签署手术等知情同意书	□ 术中避免硬膜囊撕裂	□ 抗菌药物运用
○ X 线片	□ 术中带药	□ 术中避免胸膜撕裂	□ 切口管理
○ 肺部 CT	□ 术前 12～24 小时停用低分子量肝素	□ 术中出血控制	○ 有渗出立即细菌培养
○ 头颅 MRI（必要时）	□ 主刀医师与患者沟通	○ 氨甲环酸应用	○ 出血增加调整抗凝药物
○ 骨扫描（必要时）	○ 缓解患者焦虑	○ 硬膜外静脉丛止血	○ 治疗贫血及低蛋白血症
○ PET/CT（必要时）	○ 取得患者信任	○ 肿瘤椎体骨松质止血	□ 镇痛管理
□ 神经功能评估	○ 告知手术风险及获益	○ 助间及节段动脉结扎	○ 选择患者自控镇痛
○ Frankel 分级	○ 系统序贯治疗计划	□ 术中内固定拧紧	○ 选择多模式镇痛
○ Bilsky 评分	□ 手术部位做标记	□ 术中透视影像确认	□ 术后血栓预防
□ 激素的应用（必要时）	□ 术前宣教及心理安抚	□ 术中多次冲洗	○ 肢体主被动康复锻炼
□ 出血与输血评估	○ 消除患者心理障碍	□ 留置切口引流管	○ 足底静脉泵
○ 血小板计数	○ 指导患者进行有效雾化拍背、咳嗽排痰、床上排便、支具穿戴	□ 留置胸腔引流管（必要时）	○ 低分子量肝素（必要时）
○ 凝血功能	□ 术前选择性动脉栓塞	□ 切口周围注射局部镇痛	□ 引流管管理
○ 药物服用史	□ 术前饮食管理	□ 关闭切口	○ 血性引流量＜50ml 拔除
○ 活动性出血病史	□ 术前镇痛	○ 环死组织清创	○ 严重脑脊液漏延迟拔除
○ 未控制高血压	□ 术前激素的应用（必要时）	○ 肌肉复位	□ 尿管管理
○ 贫血评估 EPO、铁剂应用	□ 睡眠优化	○ 腰背筋膜严密缝合	○ 无神经损伤第 2 天拔除
○ 血小板输注（必要时）		□ 引流管检查	○ 尿潴留高危因素延长拔管时间

续表

入院日	术前 1 天	手术日	术后至出院
○ 富血供肿瘤的评估 □ 静脉血栓风险评估 ○ 药物服用史 ○ 低分子量肝素 ○ 下腔静脉滤器（必要时） □ 营养状况的评估 ○ 肠内营养 ○ 肠外营养（必要时） □ 疼痛的评估 ○ 塞来昔布术前镇痛 □ 其他专科的评估 ○ 心肺功能评估 ○ 血糖评估 ○ 高血压评估 ○ 脑卒中及谵妄风险评估 ○ 胃肠功能评估 □ 心理评估 □ 入院宣教		○ 脑脊液漏者不给负压 ○ 出血多者不给负压 □ 术后抗生素使用 ○ 预防切口感染 ○ 治疗肺部感染 □ 术后限制性输液 ○ 总输液量控制在 2000ml □ 术后血栓预防 ○ 早期康复锻炼 ○ 足底静脉泵 ○ 术后 12 小时预防性应用低分子量肝素（必要时） □ 术后疼痛管理 ○ 选择患者自控镇痛 ○ 选择多模式镇痛 □ 术后恶心、呕吐管理 ○ 术后地塞米松 10mg iv ○ 术后昂丹司琼 8mg iv □ 术后腹胀、便秘管理 ○ 四磨汤口服液 ○ 乳果糖口服液	○ 合并神经损伤留置导尿 □ 饮食、营养方案 □ 贫血评估 EPO、铁剂应用 □ 限制性输液 □ 恶心、呕吐管理 ○ 地塞米松 10mg iv ○ 昂丹司琼 8mg iv □ 腹胀、便秘管理 ○ 四磨汤口服液 ○ 乳果糖口服液 □ 消化不良 ○ 莫沙必利片口服 ○ 早期下地行走 □ 谵安 ○ 危险因素识别 ○ 基础疾病治疗 □ 复查 X 线片及 MRI □ 肿瘤多学科模式会诊

注：EPO. 促红细胞生成素；iv. 静脉注射。

表 28-2　脊柱转移瘤硬膜外脊髓压迫症迫后路减压分离手术的 ERAS 实施流程麻醉医师表单

入院日	术前 1 天	手术日	术后至出院
□ ASA 分级≥Ⅲ级或≥70 岁患者麻醉评估前移 □ 病史核查 　○ 并存疾病及治疗史 　○ 手术及并发症史 　○ 用药史及过敏史 　○ 放化疗评估史 □ 麻醉评估 　○ ASA 分级 　○ 实验室及体格检查 　○ 气道、食管评估 　○ 心功能及心率评估 　○ 术前血压评估及管理 　○ 肺功能评估 　○ 脑功能及神经系统疾病评估 　○ 颈椎评估 □ 静脉血栓风险初步评估 　○ 阿司匹林停药 5～7 天 　○ 低分子量肝素桥接替代 □ 术前内分泌功能评估及治疗（血糖，甲功）	□ 总体评估 　○ 并存疾病及治疗史 　○ 手术及并发症史 　○ 用药史及过敏史 　○ 核查实验室及体格检查结果 　○ ASA 分级 　○ 气道评估 □ 术前宣教 　○ 麻醉方式 　○ 麻醉体位 　○ 麻醉用药 　○ 麻醉相关并发症 □ 术前禁食禁饮 □ 手术麻醉前用/停药 　○ 术前 12～24 小时停低分子量肝素	□ 药物管理 　○ 预防性抗生素 　○ 切皮前给予氨甲环酸 　○ 术中持续泵入 [1 mg/（kg·h）] 　○ 激素应用 □ 麻醉管理要点 　○ 气管内插管全身麻醉 　○ 短效镇静药 　○ 中短效阿片类镇痛药 　○ 中短效肌松药 　○ 肌松监测 　○ 麻醉深度监测 　○ 血流动力学监测 　○ 肺保护性通气 　○ 限制性输液 　○ 体温监测 　○ 头预保护 　○ 术后转运至麻醉后监测治疗室 　○ 气管导管拔管 □ 麻醉清醒后 2～4 小时进饮食	□ 术后谵妄预防与治疗 　○ 术后 24～72 小时加强对谵妄的防治 　○ 谵妄高危因素识别 　○ 基础疾病治疗 □ 术后镇痛 　○ 选择患者自控镇痛 　○ NSAID 基础镇痛 　○ 运用中枢性肌松剂 　○ 皮质类固醇 　○ 抗惊厥药物 　○ 神经修复剂 　○ 三环类抗抑郁药 　○ 选择患者自控镇痛 □ 术后恶心、呕吐的治疗 　○ 患者自控镇痛及时停用 □ 深静脉穿刺留置导管 　○ 每天定期换药 　○ 有感染迹象早期拔除并做细菌培养 □ 术后肺部感染防治 　○ 雾化指背咳嗽排痰

表 28-3　脊柱转移瘤硬膜外脊髓压迫症后路减压分离手术的 ERAS 实施流程康复医师表单

内容	术前	术后当日	术后次日至出院前	出院日
评估	□ VAS 得分 □ 脊髓神经损伤 ASIA 分级 □ 膀胱功能评估 □ 支具 □ 矫形器	□ 观察生命体征是否平稳 □ 与术者 / 主管医师沟通，明确有无特殊情况或禁忌 □ 术后肌力的评估	□ 明确病情是否平稳 □ 切口的评估 □ 引流的评估 □ 与术者 / 主管医师沟通，明确可否开始起坐、步行等适应性训练	□ 脊髓神经损伤 ASIA 分级 □ VAS 得分 □ 膀胱功能评估 □ ADL 得分 □ 生活质量 SF-36 评估
宣教	□ 体位摆放 □ 支具穿脱方法方法 □ 正确的姿势 □ 矫形器使用方法 □ 转移方法	□ 正确的姿势 □ 轴向翻身技巧 □ 强调术后避免腰部活动 □ 体位摆放（仰卧、侧卧） □ 轴向翻身技巧 □ 强调木后避免腰部活动 □ 强调压疮的预防 □ 足下垂的预防	□ 正确的姿势 □ 轴向翻身技巧 □ 钟摆样起床技巧 □ 穿戴支具 □ 下床后注意患者保护，防止患者摔倒 □ 强调避免腰部活动 □ 强调从髋部开始弯腰的理念 □ 体位摆放（仰卧、侧卧） □ 轴向翻身技巧 □ 强调木后避免腰部活动 □ 强调压疮的预防 □ 足下垂的预防	□ 开具康复处方 □ 患者转运要求 　○ 交通工具的选择 　○ 路途中患者的姿势要求 　○ 患者转移过程中的注意事项 □ 随访管理：告知患者在术后 4 周、12 周康复随访，经再次评估后决定能否进入下一康复阶段
康复 治疗	□ 肢体主被动功能锻炼 □ 呼吸功能训练 □ 膀胱功能训练	□ DVT 的物理预防 □ 力量训练（臀肌、股四头肌等长收缩 / 盆底肌训练） □ 下肢主被动功能锻炼 □ 呼吸及排痰训练 □ 膀胱功能训练	□ DVT 的物理预防 □ 疼痛的管理 □ 拔除引流管 □ 力量训练（臀肌、股四头肌等长收缩 / 盆底肌训练） □ 步行训练 □ 下肢主被动功能锻炼 □ 呼吸及排痰训练 □ 膀胱功能训练 □ 上肢主动功能锻炼	□ 出院后膀胱功能训练 □ 出院后逐渐增加核心肌群等长收缩练习；下肢渐进性抗阻肌力练习；站立训练；站立位平衡训练；步行训练

续表

内容		术前	术后当日	术后次日至出院前	出院日
注意事项		□ 禁止腰部活动 □ 避免加重疼痛	□ 禁止腰部活动 □ 防止压疮、DVT 等并发症的发生	□ 坐位不得超过 30 分钟 □ 禁止腰部活动（屈伸、侧弯及旋转） □ 严禁提重物 □ 防止压疮、DVT 等并发症发生 □ 避免直立性低血压	□ 出院转运过程中，全程佩戴支具，禁止腰部活动（屈伸、侧弯及旋转）
目标		□ 明确损伤程度及预后	□ 在不引起疼痛的情况下开始床上活动 □ 家属掌握下肢被动活动的方法	□ 疼痛得到有效控制 □ 血栓得到有效预防 □ 能辅助轴向翻身 □ 掌握支具的穿戴方法 □ 掌握坐起的技巧 □ 患者和家属掌握主被动活动的方法 □ 掌握矫形器的使用方法	□ 患者及其家属掌握出院后的家庭康复方法、目标及注意事项

注：DVT. 深静脉血栓；ADL. 日常生活活动能力。

以及控制围术期并发症对肿瘤患者术后早期接受多学科序贯诊疗的重要意义。同时，临床医生应指导患者进行有效的雾化拍背、咳嗽排痰，以预防术后最常见并发症——肺部感染的发生。临床医生还需告知患者及其家属围术期营养支持及肠道通气排便的重要性，告知患者家属术后切口及管道护理方法、体位摆放注意事项、呼吸功能训练方法、术后翻身起床注意事项、脊柱支具穿脱要求、肢体主被动功能锻炼方法，以及膀胱功能训练方法等内容。

（二）影像学检查

术前影像学检查不仅可以进一步明确诊断，而且可以为患者治疗方案的制订提供决策依据。研究表明 MRI 诊断 MESCC 敏感度为 93%，特异度为 97%，总诊断准确率为 95%，其是诊断 MESCC 最重要的影像学手段。英国 NICE 推荐癌症患者出现脊柱疼痛的症状后应该在一周内尽快完成全脊柱 MRI 的检查。临床上对于脊髓神经功能迅速恶化的疑似 MESCC 病例需要在 24 小时内急诊完成 MRI 检查。CT 能为诊断脊柱病理性骨折、发现椎旁肋椎关节破坏、鉴别溶骨或成骨性病变、发现椎旁肿块、确定与邻近组织的解剖关系提供更多的信息。虽然脊柱转移瘤患者的髓外和髓内病变可以通过增强 MRI 进行更好的评估，但 CT 扫描对于 MESCC 减压分离内固定手术计划的制订、椎弓根螺钉尺寸与置钉方位的确定、后续放疗方案中相邻危险器官的勾画均至关重要。骨扫描是明确全身骨转移情况的最佳影像学手段，急诊情况下可由全脊柱 MRI 检查替代。对于绝经后妇女，和 65 岁以上男性，需在围术期进行骨密度测量，合并骨质疏松（T 值 < −2.5SD）的患者常规进行抗骨质疏松治疗，必要时术中使用骨水泥对椎弓根螺钉进行强化。

（三）术前评估及处理

MESCC 后路减压分离内固定手术评估内容主要包括麻醉风险评估、专科评估及脊柱外科手术常规评估。麻醉风险评估主要依据 ASA 分级评分。专科评估主要包括脊柱转移瘤患者整体预后的评估、术前放化疗评估、靶向治疗对手术影响的评估、神经功能的评估及术中出血和输血的评估等。脊柱外科常规手术评估包括多项检查与检验。

1. 麻醉评估　围术期完善麻醉评估与管理有助于减少全身麻醉应激，提高手术安全性和舒适性，减少围术期并发症。术前依据 ASA 分级评估标准对患者全身大体健康状况与疾病严重程度进行评估，判断患者对围术期应激反应的耐受力。研究表明，ASA 的五级评分法与 MESCC 患者生存预后密切相关，评分越高病情越严重、麻醉意外发生的风险越高、预后越差。患者 ASA 分级 ≥ Ⅲ 级或 ≥ 70 岁，临床医师需请麻醉医师提前会诊，进行围术期麻醉风险评估，并给出相应建议，以降低围术期麻醉风险。

MESCC 后路减压分离内固定手术采用全身麻醉，传统的术前禁食水时间为 6 ～ 8 小时，这可能导致机体过度脱水，从而影响机体对疼痛刺激的阈值及对麻醉药物的敏感性，增加胰岛素抵抗及蛋白质分解。目前，已有多个国家的麻醉协会将传统的术前禁食水时间修改为术前 2 小时可进食不含固体的清洁流食或术前 2 小时饮用 200 ～ 400ml 含 12.5% 碳水化合物的饮料（含糖的清凉液体）。这可明显减轻患者术前饥饿、干渴感，降低术后胰岛素抵抗，缓解蛋白质分解，增加术后肌力恢复，提高患者的手术满意率。同时，限制性输液作为 ERAS 模式的重要内容对患者围术期输液种类、输液量控制提出了更高的要求。手术切皮前 30 ～ 60 分钟预防性输注抗生素，如手术时间长（> 3 小时），术中追加 1 剂抗菌药物可降低感染风险。切皮前给予氨甲环酸 10 ～ 20mg/kg 静脉滴注，然后根据术中出血情况持续泵入 [1mg/（kg·h）]，能有效减少术中出血，且不增加血栓风险。手术麻醉时应进行肌松监测、麻醉深度监测（脑电双频指数）、有创血流动力学等监测，以保障手术安全实施。

2. 专科评估

（1）脊髓损伤神经功能评估及脊髓压迫程度分级评估：ASIA 分级是 MESCC 患者脊髓损伤严重程度最常用的评估标准。ASIA 分级 A 级为在骶 4～骶 5 无任何感觉和运动功能保留；B 级为损伤平面以下包括骶 4～骶 5 自主活动消失，但感觉功能保留；C 级为损伤平面以下感觉存在，且至少一半的关键肌肌力＜ 3 级；D 级为损伤平面以下感觉存在，且至少一半的关键肌肌力≥ 3 级；E 级为自主活动和感觉功能正常。其中 A 级为完全损伤，E 级为无损伤，其余 B、C、D 级为不完全损伤。Bilsky 评分（ESCC 分级量表）依据 MRI 横断位实现对硬膜外脊髓压迫程度的评估，压迫越重评分等级越高，分为 0 级、1A 级、1B 级、1C 级、2 级和 3 级。研究表明，在没有结构不稳的情况下，实体恶性肿瘤脊柱转移瘤硬膜外脊髓压迫 0 级、1A 级和 1B 级首选放疗，而减压内固定手术是高级别（2 级或 3 级）MESCC 的最佳治疗方案。

（2）凝血、出血、贫血与输血的评估及处理：患者住院后参照 2020 版《静脉血栓栓塞症机械预防中国专家共识》，评估手术患者的出血危险因素。询问患者近期有无抗血管内皮生长因子靶向药物如贝伐珠单抗（bevacizumab，avastin）、抗凝药物、抗血小板药物或溶栓药物等服用史。若患者近期服用上述药物，应立即停药。许多口服小分子血管内皮生成抑制剂的半衰期小于 6 小时，因此可以一直服用至术前 24～48 小时。贝伐珠单抗的药物半衰期是 20 天，因此除非是急诊手术，择期手术与贝伐珠单抗的停药间隔时间应为 3 周。阿司匹林应在术前 5～7 天停用，同时给予低分子量肝素等短效抗凝剂进行桥接替代治疗，并在术前 12～24 小时停用低分子量肝素。

评估出凝血功能和血小板计数、血小板功能、肝肾功能等指标是否正常。围术期血小板计数≥ 50×10^9/L，且凝血常规正常（PT、APTT 正常）、血小板功能正常（血小板收缩试验、血小板凝集试验）则暂时无须特殊处理。如血小板计数＜ 50×10^9/L，可先用糖皮质激素（等效量的泼尼松 10mg/d）和免疫球蛋白（0.4g/kg，分 4～5 日输注）。如效果不佳，通常术前和术后分别输注 1～2 袋单采血小板，可使围术期血小板计数保持在 50×10^9/L，能有效降低术中出血风险。此外，还要排除未控制高血压、活动性消化性溃疡、严重肝肾衰竭等基础疾病。

肿瘤相关性贫血在肿瘤患者中发生率均较高，2012 年中国 CRA 调查结果发现（纳入 7972 例肿瘤患者），肿瘤相关性贫血在上消化道癌、乳腺癌、肺癌、鼻咽癌、淋巴癌和肠癌患者中发病率均在 50% 以上，在其他癌症患者中发生率为 64.44%。脊柱转移瘤患者术前贫血同样较为常见，这可能与肿瘤引起的炎症性贫血（又称为慢性病性贫血）、接受放化疗、免疫系统损害、营养不良、铁利用率减少、EPO 产生及对骨髓应答的减少、红细胞清除的增加、急慢性感染、出血、溶血、肾损伤、常规药物治疗（抗凝药、血管紧张素转化酶抑制剂）等因素相关。研究同样发现，贫血的骨转移肿瘤患者较非轻度贫血的骨转移肿瘤患者生存率低。一项包含 4583 例脊柱转移患者 [乳腺癌（21.1%）、肺癌（34.1%）、甲状腺癌（3.8%）、肾癌（19.9%）和前列腺癌（21.1%）] 的大样本研究确定了包括贫血在内的 9 个衰弱指数（metastatic spinal tumor frailty index，MSTFI），分别是贫血、慢性肺部疾病、凝血功能障碍、电解质异常、肺通气障碍、肾衰竭、营养不良、急诊 / 急诊入院、前路 / 联合手术入路。衰弱指数得分越高，脊柱转移瘤患者术后并发症发生率越高。围术期根据血红蛋白、铁蛋白和转铁蛋白饱和度（TSAT）、C 反应蛋白，对贫血原因进行评估，铁蛋白＜ 30mg/dl + TSAT ＜ 20%，为缺铁性贫血；铁蛋白 30～100mg/ dl +TSAT ＜ 20% +C 反应蛋白＞ 5mg/L，为铁缺乏导致的慢性炎症性贫血（如胃肠道疾病）；铁蛋白＞ 100mg/dl + TSAT ＜ 20% +C 反应蛋白＞ 5mg/L，为炎症性贫血。主要治疗方法为在营养支持的前提下，给予 EPO 首剂 40 000IU 以后每天 10 000IU 皮下注射，或 EPO 10 000IU/d 皮下注射；铁剂 300mg/d 口服，或铁剂 300mg 隔天一次静脉滴注，或铁剂 100 ~ 200 mg/d 静脉滴注（图 28-1）；同时口服叶酸和复合维生素。择期手术前连用 5 ~ 6 天，手术后继续使用该方案纠正贫血。与口服铁剂相比，静脉铁剂起效时间短，生物利用度高，可直接参与红细胞生成，且胃肠刺激较少，患者依从性好。

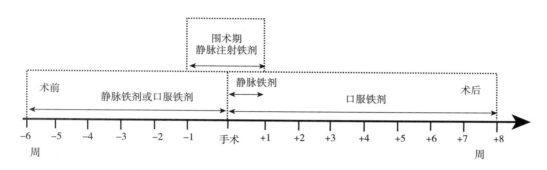

图 28-1　骨科大手术围术期铁剂使用时间

　　一般情况下，MESCC 患者手术需要常规备血，术中依据出血情况行异体血输血治疗。另外，通过术前穿刺活检或增强 MRI 可判断脊柱转移瘤是否为富血供肿瘤，必要时在脊柱肿瘤切除减压手术前 24 ~ 72 小时行肿瘤血管的选择性动脉栓塞。

　　（3）静脉血栓风险评估及处理：静脉血栓栓塞症（venous thromboembolism，VTE）是指患者血液在静脉内的不正常凝结，导致血管发生完全或不完全阻塞。VTE 包括 2 种类型：深静脉血栓形成和肺动脉血栓栓塞症。深静脉血栓形成约占 VTE 的 2/3，可发生于全身各部位静脉，多见于下肢深静脉，一般无临床症状。根据部位，下肢深静脉血栓可分为：近端（腘静脉或其近侧部位，如股静脉）血栓和远端（小腿肌肉静脉丛）血栓。近端血管直径大，此部位栓子脱落后，易出现致命性肺动脉栓塞。

　　肿瘤患者的 VTE 风险是非肿瘤患者的 6 倍。研究显示，脊柱转移瘤患者术前筛查的 VTE 发生率为 9.48%。术前不能行走患者 VTE 的发生率更高，是可行走患者的 4 倍。除了肿瘤本身导致的凝血异常外，高龄、瘫痪、长期卧床、化疗、手术、静脉置管、败血症、D- 二聚体水平增高、脑血管疾病、心肺功能障碍、血栓病史及 VTE 家族史等均为血栓发生的危险因素。同时，使用抑制血管生成的药物和刺激红细胞生成的制剂是两个额外的危险因素。术前临床医师需要常规采用 Caprini 评分（低危 =0 ~ 2 分，中危 =3 ~ 4 分，高危 ≥ 5 分）对 MESCC 患者进行风险分层。并采用低分子量肝素等短效抗凝剂进行预防性治疗，并在术前 12 ~ 24 小时停用低分子量肝素。术后根据患者切口出血情况及出凝血功能和血小板计数来决定低分子量肝素等抗凝剂开始使用的剂量和时间。住院期间深静脉血栓形成者，应先行规范抗凝治疗，待血栓机化或部分再通时，再考虑行脊柱转移瘤开放手术；而对于急诊或限期手术者，建议开放手术前抗凝治疗的同时置入永久性下腔静脉滤器。术前合并肺栓塞的患者，需根据心血管内科医师的建议规律抗凝治疗 3 个月以上，经肺动脉 CT 增强扫描证实栓子消失、血气分析结果正常时方可考虑手术，且围术期仍需根据前述方案行桥接抗凝治疗。

　　3. 手术常规评估　手术前常规检查包括血型、三大常规、出凝血功能、肝肾功能、电解质、超敏 C 反应蛋白、血沉、输血前全套、心电图、胸片及腹部超声、下肢静脉超声等检查。一旦发现异常的检查、检验结果，应立即纠正或请相关科室会诊。

超过 60 岁的患者需要常规行心脏超声检查，排除心脏器质性和功能性病变。同时，提倡应用美国纽约心脏病学会（NYHA）心功能四级分级法对患者进行心功能评估，级别越高心功能越差。肺部 CT 检查能排查恶性肿瘤肺部转移、肺炎、肺不张、胸腔积液、心包积液等肿瘤常见合并症。呼吸功能可能异常的患者需要进行肺功能检查和动脉血气分析，以判断患者是否存在通气和（或）换气功能障碍。呼吸系统疾病控制的首要指标是控制和治愈肺部感染，要求咳嗽有力、无痰或少量白色泡沫痰；然后是维持肺血氧交换基本正常，血气分析动脉血氧分压＞ 70mmHg，若＜ 70mmHg 则进行矫正试验。患者鼻导管吸氧 2 ～ 3L/min，吸氧 5 分钟后再行血气分析，如动脉血氧分压＞ 70mmHg 则可考虑手术；如仍＜ 70mmHg 则需做肺康复锻炼，以达到改良版英国医学研究委员会呼吸问卷（mMRC）呼吸困难严重程度分级 2 级以下及一秒呼吸量（FEV_1）占预计值＞ 50%。

针对老年人，要常规检测血糖、血压变化。建议空腹血糖控制在 6.0 ～ 10.0mmol/L，随机血糖应控制在 12.0mmol/L 以内，糖化血红蛋白≤ 7%。糖尿病患者术前应将原有降糖方案过渡至胰岛素降糖方案，手术当日停用口服降糖药，停药期间监测血糖的同时使用常规胰岛素控制血糖水平，并根据禁食情况减去控制餐后血糖的胰岛素剂量。2014 年《美国成人高血压指南（JNC8）》血压控制目标：小于 60 岁患者血压控制＜ 140/90mmHg，大于 60 岁患者＜ 150/90mmHg 为宜，合并慢性肾脏病或糖尿病的高血压患者血压应降至 140/90mmHg 以下。对有头痛、头晕，甚至肢体感觉、运动障碍等颅内供血不足表现的患者应行头颅 MRI 检查，明确是否有急性 / 亚急性腔隙性脑梗死或颅内转移等病变。

二、围术期营养支持与饮食管理

欧洲肠外肠内营养学会（ESPEN）在 2003 年已将"营养风险筛查 2002"（NRS-2002）作为住院患者营养不良筛查的官方工具，NRS-2002 总评分为营养状况评分（0 ～ 3 分）、疾病严重程度评分（0 ～ 3 分）及年龄评分（≥ 70 岁者为 1 分，否则 0 分）三项之和。NRS-2002 总评分≥ 3 分表示存在营养风险。对于营养不良患者，应该进食高蛋白、高热量及富含维生素食物。合并低蛋白血症患者应每天进食鸡蛋 2 ～ 3 个、肉类。食欲差者可给予蛋白粉、安素、牛奶等补充营养，必要时给予莫沙必利及胃蛋白酶等促消化药物，目标是让患者术前白蛋白水平至少大于 35g/L。对于食欲缺乏、进行性体重下降的 MESCC 患者，围术期可以考虑肠内营养（enteral feeding，EF）与肠外高营养（parenteral hyperalimentation，PH）相结合。

术前尽量缩短禁饮、禁食时间以保证正常胃肠功能是 ERAS 的重要内容之一。既往手术前 1 天夜间开始禁食一直是标准方案，主要目的是保证胃排空，减少择期手术发生误吸的风险。但目前认为术前禁食、禁饮时间太久会导致患者出现饥饿、口渴感和焦虑情绪，同时将引起术后胰岛素抵抗和肠道菌群紊乱。在 ERAS 模式中，术前 2 小时口服糖类可有效保护胃肠功能、改善围术期血糖控制，减少术后恶心呕吐的发生，促进术后康复。因此 ERAS 主张术前 6 小时可进食淀粉类食物如稀饭、馒头等（胃排空约 4 小时），术前 2 ～ 3 小时还可饮用清亮液体（非糖尿病患者可饮糖水、碳酸饮料等），有利于加快术后康复。对于合并糖尿病的患者，一般术前 2 小时不宜进食营养液（因含糖量高，但餐前注射胰岛素者可用），可饮用口服补液盐（氯化钾 0.75g，碳酸氢钠 1.25g，加入 300 ～ 500ml 温开水中）作为替代。

ERAS 模式同时强调全身麻醉清醒后 2 ～ 4 小时应尽快开始恢复正常饮食，先进饮后进食，可以减少术后低钾血症的发生，加快肠道功能恢复，减少便秘，加速术后康复。麻醉清醒标准以 Aldrete 与 Kroulik 的麻醉后恢复计分系统（PAS）所观察的五项生理指标总计达到 10 分为准，即四肢能活动、能做深呼吸和咳嗽、血压是麻醉前水平的 ±20mmHg、完全清醒、皮肤黏膜颜色正常。

三、术中管理

目前脊柱转移瘤减压内固定手术仍然是唯一能立即缓解脊髓受压和直接稳定脊柱的最直接方法。MESCC 后路减压分离手术术中损伤控制极其重要，手术团队需要制订清晰合理的手术策略，同时需要过硬的外科技术贯彻手术策略和方案。

（一）手术原则

MESCC 后路减压分离手术的指征：①椎体骨块直接压迫脊髓；②脊柱节段不稳定需要采用内固定稳定；③高级别 MESCC 患者已发生或者即将发生的括约肌和（或）肢体功能障碍；④放疗抵抗或先前的放射治疗剂量已达到脊髓的辐射耐受水平；⑤任何接受减压分离内固定手术的 MESCC 患者，预期生存期应大于 3 个月。目前，胸腰椎后路减压分离内固定手术常采用经肋骨横突切除入路或经椎弓根入路，可同时实现椎管环形减压、肿瘤部分切除和重建。所有患者均通过后外侧椎板切除术（包括单侧或双侧小关节切除术），从正常硬膜囊开始切除硬膜外肿瘤。然后在硬膜囊前方切除后纵韧带的同时完成椎体的部分切除以确保脊髓减压。如果切除的椎体超过 50%，则需切除椎间盘，并采用聚甲基丙烯酸甲酯（PMMA）结合斯氏针技术或放置钛笼或人工椎体进行重建。

（二）手术时机

MESCC 手术前必须考虑到原发肿瘤的性质、脊柱的稳定性、突入椎管的骨块或肿瘤对脊髓的压迫程度、是否为放疗或系统内科治疗敏感性肿瘤、术后可能出现神经功能恶化以及术后多学科模式下序贯治疗能否顺利接续等问题。手术时机是脊髓损伤患者神经功能预后的重要因素。国内《成人急性胸腰段脊柱脊髓损伤循证临床诊疗指南》Ⅱ级证据表明，在不完全脊髓损伤症状开始呈进行性加重时，应行急诊手术治疗。在条件允许的情况下推荐尽可能在 24 小时内行手术治疗。英国 NICE 曾就 MESCC 或者有这种风险的成年患者的诊断和治疗发表了临床指南，并提出了 MESCC 总协调者的概念。MESCC 应尽可能早地给予可靠的治疗，最理想的治疗是在 MESCC 诊断 24 小时之内。如果神经功能恶化迅速加重，手术必须越早越好。若神经功能的恶化程度是逐渐进展的，则手术可以限期进行。对于尚未出现脊髓损伤症状而仅为影像学意义上的 MESCC 患者，在条件允许的情况下，也应尽早手术治疗，因为一项Ⅰ级证据表明，对无神经损伤的胸腰段脊柱脊髓损伤患者行早期手术，可实现早期功能锻炼，避免严重神经损伤并发症的发生。同时，早期手术干预更有利于 MESCC 患者多学科模式下的序贯治疗。

（三）手术要点

MESCC 后路减压分离手术（图 28-2）的主要目的是解除脊髓压迫、稳定脊柱、恢复和保留神经功能、缓解疼痛。全身麻醉后应谨慎进行患者的体位摆放、仔细进行手术减压内固定等操作、合理管控出血、避免发生胸膜和硬膜囊撕裂、严密缝合切口，这些都是促进保证患者快速康复的重要因素。

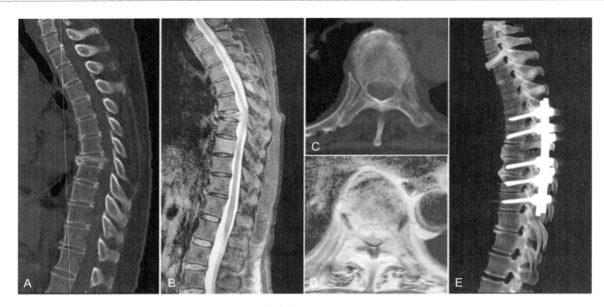

图 28-2　胸椎体转移瘤行减压分离手术

患者，女，64 岁，结肠癌胸 7 椎体转移瘤硬膜外脊髓压迫症伴不全瘫，术前 SINS 评分 13 分，脊髓损伤 Frankel 分级 C 级，行胸 7 椎体转移瘤减压分离内固定术。A. 术前 CT 矢状位重建片显示胸 7 椎体压缩性骨折，塌陷＞ 75%；B. 术前 MRI 抑脂 T_2WI 矢状位片显示胸 7 椎体病理性骨折伴硬膜外脊髓压迫；C. 术前胸 7 椎体 CT 横断位片；D. 术前增强 MRI T_1WI 横断片显示胸 7 椎体转移瘤硬膜外脊髓压迫 ESCC 3 级；E. 术后 X 线侧位片

1. **减压技巧**　手术节段的定位至关重要，在术中减压椎体的位置可以通过第 1 肋骨及在椎弓根 / 横突放置不透 X 线的标志物（如注射用长针头）来进行透视确定。在目标脊椎进行完整的椎板及下关节突切除术以确定硬脊膜和出口神经根，用高速磨钻或者咬骨钳切除覆盖在椎弓根上面的下突关节突。切除目标椎体椎弓根的外侧壁和横突可以使正中切口的手术视野更加宽广。咬除椎弓根后直达椎体，同时保护好下面的行走根。椎体肿瘤切除完成后可使用反向角度刮匙潜行检查和处理硬膜囊前方（图 28-3）。

如果没有达到充分的减压，对于整个胸椎来说，肋骨横突切除术入路能够为从后外侧到达椎体后方、椎间盘、椎间孔和椎管提供更直接的途径。首先进行横突和肋骨的骨膜下剥离，用 Leksell 咬骨钳去除横突，通过仔细推进 Cobb 剥离子进入肋椎关节间隙，识别肋横突韧带。使用肋骨切割器断开肋骨，使用骨膜剥离子从肋骨和外侧椎体壁钝性切除分离前胸膜。用 Kerrison 咬骨钳仔细分离肋骨头及肋骨近端残端。首先在椎弓根的水平面进行椎体的骨膜下剥离，避免损伤节段血管及出口神经根。出口神经根位于椎间孔的中间水平，并且在整个过程中被保护。保护后钝性拉钩向前牵开前胸膜，进一步的骨膜下剥离可显露大部分椎体和头侧椎间盘纤维环。一般情况下，切除两根 2 ～ 5cm 长的肋骨可以显露两个椎体水平。在露有限的情况下，使用成角度的镜子或内镜可以扩大视野。在需要对椎体进行更大范围部分切除或整块切除的情况下，可能需要切除双侧更多数量或更大长度的肋骨。

2. **出血管控**　肿瘤手术尤其是富血供肿瘤，术中可能会在多个步骤遇到不易控制的出血，有文献报道脊柱转移瘤减压手术患者术中出血量为 1630 ～ 3640ml，因此术前需要常规备血，术前行选择性动脉栓塞能有效降低富血供脊柱转移瘤患者的术中出血量。为了避免肋间血管意外出血，肋骨截断前应仔细做骨膜下剥离。肋骨下表面的神经血管束向下收缩后，根据需要适当结扎。为了避免损伤目标椎体的节段血管及出口神经根，应首先在椎弓根水平行椎体的骨膜下剥离。肿瘤侵犯的椎弓根及椎体在切除过程中可能会发生大量出血，这首先需要对步骤合理优化，其次要加快手术肿瘤切除的速度，力争迅速结束切除肿瘤。止血材料如骨蜡、明胶海绵、脑棉片、明胶基质凝血酶或可吸收止血纱，非常有助于控制这种骨松质内的肿瘤出血。

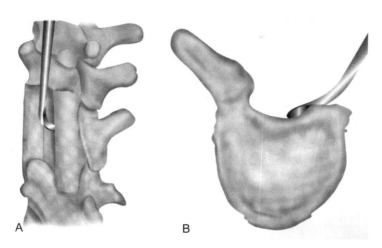

图 28-3　使用反向角度刮匙潜行检查和处理硬膜囊前方
A. 后侧视图；B. 横断面视图

3. 胸膜和硬膜囊撕裂的处理　术中如果遇到胸膜壁层的撕裂，可使用可吸收缝线立即缝合，同时采用瓦氏（Valsalva）操作来确认缝合严密。手术完成后，需采用大量生理盐水灌洗创面，并再次进行瓦氏操作排查隐匿性胸膜破损。如果发现胸膜撕裂无法缝补，可以用明胶海绵适当填充，在术中或术后根据胸膜损伤程度放置胸腔闭式引流管。

脑脊液漏主要为医源性硬膜损伤，术中脑脊液漏以老年患者更为常见。据统计术中脑脊液漏发生率平均为 8.4%，且再次手术脑脊液漏的发生率高于初次手术。医源性硬膜损伤与术后新出现的神经功能缺失显著相关。因此，术中预防并与积极处置硬脊膜撕裂损伤对术后神经功能预后具有重要意义。术中如果不慎发生脑脊液漏，临床医师应当立即仔细修补硬脊膜，并且也可联合使用纤维蛋白胶封闭或其他人工硬脊膜补片进行辅助修补。同时对肌肉筋膜层进行严密缝合，放置切口引流管。若硬脊膜破裂处太大或由于破损位于硬脊膜前方，直接缝合的技术难度较大，可以使用硬脊膜补片覆盖，同时在腰大池留置引流管数天或仅放置切口引流管，以降低破损部位的流体静压，有利于硬脊膜自行修复。如果遇到硬脊膜撕裂的同时，需要放置胸腔引流管，应注意规避胸腔引流管负压吸引下诱发脑疝的风险。术后可采用头低足高的体位，减轻脑脊液对硬脊膜破口的压力，有利于破口愈合。在维持水电解质平衡和适当补充蛋白质的前提下，通过润肠通便、减少咳嗽，来降低腹压波动引起的脑脊液压力增高，同样有利于硬脊膜愈合。

4. 切口闭合　脊柱转移瘤患者术后切口感染或者裂开的发生率较高，平均达 10.2%。分层缝合是脊柱转移瘤患者关闭切口的基本原则，良好的肌层和筋膜层缝合要求中间不留死腔，头尾端不留死角。切皮时，皮下组织下尽可能少用电刀；缝合时，仔细对合皮下组织层将有利于减少脂肪液化和瘢痕的形成。切口缝闭不完全不严密、术后深筋膜缝合失效、留有死角死腔，是手术切口感染的重要原因。严密缝合患者肌层和筋膜层可以有效控制脑脊液漏，同时减少切口渗液，有效降低切口感染风险。应选用吸收时间较长的缝线或者是不可吸收缝合线进行缝合，以避免手术缝线吸收断裂导致的手术切口裂开。研究表明，术前放疗是患者出现伤口并发症的重要原因。这主要是因为放疗会引起软组织局部炎症和灌注不足，切口附近软组织容易发生粘连、纤维化。此外，术后在开始贝伐珠单抗治疗时，手术切口应完全愈合，通常最少应在术后 28 天才开始贝伐珠单抗治疗，因为贝伐珠单抗等抗血管内皮细胞生成有影响伤口愈合的潜在危险。

四、术后管理

术后管理应主动积极着手于预防手术相关并发症的发生。临床医师需要对患者疼痛加以重视，注重预防术后血栓的发生和促进胃肠功能的早日恢复，注意引流管以及尿管的拔出时机，以便患者的早期康复。

（一）术后谵妄管理

脊柱转移瘤手术患者谵妄的发生率平均为 11.21%。该并发症通常在术后早期发生，起病急，病情波动明显。患者主要表现为意识障碍、性格变化、行为无章、没有目的或者注意力无法集中。研究表明，高龄（≥ 65 岁）、酗酒 / 吸毒、认知功能障碍、抑郁、精神病性障碍、合并多种内科疾病、摄入量减少、功能障碍性贫血、血脂 / 电解质紊乱、多种药物服用史及体重减轻为术后谵妄的高危因素。患者术中脑电图发生抑制可以预测术后谵妄的发生。最新研究表明，术后谵妄与继发性认知功能障碍密切相关，这提示术后谵妄不仅危害患者围术期健康，还对患者身心健康产生负面影响。此外，术后谵妄的发生与术后 5 年死亡率的增加也存在相关性。

考虑到术后谵妄的危害，针对上述高危因素，临床医师应在围术期注意做好预防措施，主要包括患者基础疾病的对症治疗及注意补充营养等。一些证据表明术中常用来缓解术后疼痛的麻醉药物氯胺酮可预防术后谵妄。然而，最新一项国际多中心双盲随机试验表明，氯胺酮并不能降低老年患者大手术后谵妄的发生率。另一项随机临床试验表明，术中使用右美托咪定也不能预防术后谵妄的发生。除了针对病因对症处理外；回到相对熟悉的环境，由熟悉的护理人员或家庭成员护理是最好的选择。如以上措施无明显效果，建议药物治疗。第一代抗精神病药物氟哌啶醇口服、肌内或静脉注射常用于术后或 ICU 患者，以控制谵妄症状。第二代抗精神病药物利培酮、奥氮平、齐拉西酮等也用于谵妄的治疗。一般不应使用苯二氮䓬类药物治疗谵妄。

（二）术后消化道管理

MESCC 后路手术通常为全身麻醉手术，患者术后容易出现恶心呕吐、腹胀、食欲减退及便秘等消化道症状，严重影响了患者的住院体验，甚至延长了患者住院时间，增加了患者经济负担。围术期评估患者术后消化道不适高危因素，并加以积极预防、干预和治疗，对 MESCC 患者围术期加速康复具有重要意义。

1. 术后恶心、呕吐管理　据报道，全身麻醉术后恶心、呕吐（postoperative nausea and vomiting，PONV）的发生率高达20%～80%。诱发 PONV 的因素可分为两大类，一是固定因素，如患者个体因素；二是可变因素，主要指医源性因素，又可分为麻醉因素和手术因素。麻醉因素包括麻醉师、麻醉方法、麻醉深度和麻醉药物。研究表明，女性、不吸烟、晕动症、既往有恶心呕吐史及术后服用阿片类药物是患者术后恶心、呕吐的高危因素。此外，术后镇痛泵的应用及颅内压升高或降低也是引起术后恶心、呕吐的常见原因。

预防和治疗全身麻醉术后恶心、呕吐，术前首先建议患者严格戒烟，血压务必控制在稳定状态。术前已长期罹患高血压的患者，不应该追求过度降压，血压一般不高于 150/90mmHg 即可。糖尿病患者在各种诱因的作用下血糖可能明显增加，如果并发酮症酸中毒，临床上可能导致严重的恶心、呕吐。因此，围术期需积极控制血糖，必要时请内分泌会诊。此外，术后尽量避免使用自控镇痛泵，排除颅内压升高或降低等因素。研究发现，于麻醉诱导时、手术结束后 4 ～ 6 小时分别给予地塞米松 10mg 静脉注射。手术结束时给予昂丹司琼 8mg 静脉注射；莫沙必利于术前 2 ～ 3 小时口服 1 片（ 5 mg ），术后进食前口服 1 片，此后每天三餐前口服 3 次，每次 1 片，至少 2 天。相比于单次地塞米松（10mg），地塞米松 30mg 分 3 次静脉注射联合莫沙必利口服不仅可以更有效减少 PONV 发生，还可以更有效地改善患者消化功能，促进饮食恢复，缩短住院时间。未发现 30mg 地塞米松或 10mg 地塞米松增加术后感染的风险，但地塞米松使用后血糖升高的风险增加。另有研究表明，熏香疗法也可缓解术后恶心、呕吐。吩噻嗪类胃复安（甲氧氯普胺）是一种半衰期较短的多巴胺受体拮抗剂，可增加食管下括约肌的张力，并促进排空运动。胃复安的常用剂量为每次 10mg，但系统评价显示胃复安 10 mg 用量没有预防 PONV 的显著作用。

2. 术后腹胀、便秘管理　　腹胀、便秘是脊柱手术后常见并发症，大型手术、大剂量阿片类药物、肿瘤患者消化功能受损、卧床期间肠蠕动减慢或者术中术后过度补液致患者肠道水肿，均可导致术后肠麻痹性肠梗阻。咀嚼动作（例如，咀嚼口香糖）可以预防术后腹胀，四磨汤口服液和乳果糖口服液是治疗术后腹胀、便秘的基本药物。术后限制输液可以缓解液体过量导致的肠道水肿。早期进食、避免进食产气类食物、早期功能锻炼、早期下床活动行走，可以预防腹胀与便秘的发生。

MESCC 患者围术期腹胀的另一大原因是恶性腹水。最常引起腹膜转移并伴有恶性腹水的疾病包括卵巢癌、原发灶未明肿瘤、结肠癌、胃癌及胆管癌等。最常引起腹膜转移的腹腔外恶性肿瘤包括乳腺癌和肺癌。肝细胞癌引起的肝静脉阻塞和其他肿瘤所致的广泛肝脏转移会造成腹水。利尿剂如呋塞米和螺内酯，可以使高白蛋白梯度的恶性腹水患者受益，但对于腹膜转移癌所致低白蛋白梯度患者的腹水几乎无效。对于大量腹水患者可以穿刺后使用腹膜透析管行置管引流术。直接向腹部灌注化疗药，也可以控制恶性渗出。针对卵巢癌有腹膜转移或对化疗耐药的广泛腹部淋巴瘤患者进行的放射治疗，对缓解恶性肠梗阻较为有效。

（三）术后疼痛管理

MESCC 后路手术后患者疼痛的原因主要为切口疼痛及神经性疼痛。目前，提倡采用多模式、预防性和个体化镇痛措施。预防性镇痛是要求在患者发生严重疼痛前采取措施，以减轻患者疼痛，甚至完全制止患者疼痛的发生。在这种理念之下，往往采取非甾体抗炎药为基础的多模式镇痛方案，并且以选择性 COX-2 抑制剂来发挥抗炎、抑制中枢和外周敏化作用。由于传统 NSAID 类药物可引起血小板聚集功能障碍，术前切勿使用该类药物进行镇痛，否则可增加术中创面渗血。同时，术中采用罗哌卡因（100mg/10ml+40ml 生理盐水）切口周围注射镇痛。

术后患者可选择患者自控镇痛（ patient controlled analgesia，PCA ）或不使用镇痛泵。对于使用镇痛泵的患者，需注意预防恶心、呕吐；对于不应使用镇痛泵的患者，根据疼痛评分采用多模式镇痛。以 NSAID 为基础用药，神经性疼痛辅助剂还包括中枢性肌松剂（盐酸乙哌立松）、皮质类固醇（地塞米松）、抗惊厥药物（普瑞巴林、加巴喷丁）、神经修复剂（甲钴胺），以及三环类抗抑郁药。尽量减少阿片类药物的应用，以减少如恶心呕吐、肠麻痹等并发症发生。

研究发现，术后对于 VAS 得分为 1 ～ 3 分的轻度疼痛患者，可单独使用 NSAID 类（双氯芬酸钠 50mg 口服每日 2 次）或选择性 COX-2 抑制剂（塞来昔布 200mg 口服每日 2 次或帕瑞昔布 40mg 肌内注射每日 2 次）镇痛；VAS 评分为 4 ～ 6 分的中度疼痛患者，可在上述药物基础上加用口服阿片类药物镇痛（羟考酮 10mg 口服每日 2 次）或口服 + 肌内注射联合镇痛（双氯芬酸钠 50mg 口服每日 2 次 + 帕瑞昔布 40mg 肌内注射每日 2 次或双氯芬酸钠 50mg 口服每日 2 次 + 盐酸哌替啶 50mg 肌内注射，每日 1 次）；对于 VAS 评分为 7 ～ 10 分的暴发性疼痛，可在上述药物基础上加用阿片类药物肌内注射，包括吗啡或盐酸哌替啶（双氯芬酸 50mg 口服每日 2 次 + 羟考酮 10mg 口服每日 2 次 + 吗啡 10mg 肌内注射，每日 1 次或盐酸哌替啶 50mg 肌内注射每日 2 次）。夜间睡眠差者可予以地西泮（5mg 口服每晚）、艾司唑仑（1 ～ 2 片口服每晚）等抗焦虑药物。

（四）静脉血栓栓塞症的预防

脊柱转移瘤患者围术期静脉栓塞发生率为 1% ～ 11%，深静脉血栓占 6%。深静脉血栓脱落后引起的致命性肺栓塞是围术期患者死亡的主要原因之一。《中国骨科大手术静脉血栓栓塞症预防指南》推荐使用 Caprini 评分系统对深静脉血栓进行风险评估，全身麻醉下的 MESCC 后路减压分离手术患者属于 Caprini 评分系统四个等级中的极高危人群。研究发现，较长手术时间、不能行走、深静脉血栓既往病史、较短的部分凝血活酶时间和较低的血红蛋白水平，均是 MESCC 患者发生深静脉血栓的危险因素。

MESCC 后路手术围术期静脉栓塞预防措施包括基本预防、物理预防和药物预防。基本预防主要是指规范手术操作、减少手术时间；注重预防静脉血栓知识宣教，指导早期康复锻炼。物理预防措施包括使用足底静脉泵、间歇充气加压装置及梯度压力弹力袜等。静脉血栓栓塞症风险分级中、高危患者，均推荐物理预防与药物预防联合应用。单独使用物理预防仅适用于合并凝血异常疾病、有高危出血风险的患者；此类患者待出血风险降低后，仍建议物理与药物预防联合应用。

术后预防静脉血栓栓塞症的方法：术前、术中先根据静脉血栓栓塞症危险因素（包括高龄、静脉血栓史、长期卧床、下肢静脉曲张、肥胖、多次化疗史、术中出血多、心功能不全、脑动脉硬化、凝血系统异常等）进行风险评估。术后首先开始物理机械预防，对合并多个危险因素和（或）术中应用氨甲环酸的 MESCC 患者，建议待术后出血风险降低后再加用药物预防。通常，术后 8 ～ 12 小时即开始应用预防量低分子量肝素，如依诺肝素 0.2ml 皮下注射，24 小时后根据患者体重和切口引流情况调整低分子量肝素剂量直至出院，期间密切观察切口状况和全身出血倾向，包括不断复查 D- 二聚体和大便隐血。必须强调静脉血栓栓塞症的预防并非只是药物抗凝，而术后进行药物抗凝则更需要时刻关注出血倾向。药物抗凝还会引起切口局部肿胀瘀斑、术后引流增加、伤口愈合不良等，甚至导致消化道出血；因此需要权衡利弊，在预防静脉血栓栓塞症与出血之间，追求最大的获益和最小的风险，并动态观察，根据具体出血和血栓情况进行调整。无论是否合并脊髓损伤，脊柱转移瘤患者均应定期行双下肢静脉超声检查，并监测 D- 二聚体。不能下地的 MESCC 患者出院后应延长术后药物抗凝时间，可以继续采用阿司匹林等口服药物抗凝。对于出血风险高的 MESCC 患者，可以单独选择物理机械性预防，并建议物理机械性预防的时间持续到患者恢复正常活动能力时。

（五）引流管的管理和脑脊液漏的处理

MESCC 术中放置引流管有助于减轻术区肿胀疼痛、预防硬膜外血肿及切口深部感染。然而目前研究表明，无论是否留置引流管，患者切口感染率、血肿发生率的差异并无统计学意义，而留置引流管组术后失血性贫血发生率增加。但是，考虑到术后不放置引流管可能会引发血肿压迫神经等严重并发症，目前仍然推荐放置引流管。脊柱后路开放手术引流管拔除的原则是提倡在安全情况下尽早拔除，以方便患者术后早期下地康复。研究表明腰椎术后血肿发生的高峰期为术后 4 ～ 6 小时。

因此，为避免失血性贫血的增加，建议术后 6 小时使用低负压引流。关闭负压后 24 小时引流量 < 50ml 即可拔除切口引流管。

脑脊液漏是脊柱外科手术最常见的、有时是不可避免的并发症之一，通过术后放置引流管可有效处理脊柱术后脑脊液漏，目前对于脑脊液漏发生后早期还是延迟拔除引流管尚无定论。研究表明早期（≤ 3 天）拔除引流管不会增加术后伤口不愈合及其他并发症的发生，因此有学者建议对于脑脊液漏患者需早期拔除引流管并行切口加压包扎。但如果术者对筋膜层缝合的严密性不确定，需适当延长引流管留置时间，但禁用负压引流，防止低颅内压。编者的经验是对术后出现的严重脑脊液漏患者应尽可能延迟拔除引流管的时间，甚至延迟至切口拆线前一天拔除，拔管前首先行引流管夹闭试验，以保证切口顺利愈合。脑脊液漏患者切口拆线后，应适当延迟术后放疗开始的时间，以确保放疗前深筋膜的愈合。

（六）尿管的管理

术后留置尿管会明显增加尿路感染的风险，不利于患者早期功能康复，因此理论上应尽早拔除。MESCC 患者尿管的拔除分为以下 2 种情况：①对于无神经损伤的患者，女性，在麻醉清醒后拔除导尿管，男性，在术后第 2 天清晨拔除导尿管；对于有尿潴留高危因素的患者，可适当延长拔管时间。②对于合并神经损伤的患者，泌尿系干预的目的主要是预防膀胱过度膨胀、泌尿系感染及上尿路损害。MESCC 患者脊髓损伤造成排尿功能障碍时，应立即采取留置导尿，每 1 ～ 2 周更换一次尿管。当出入量平衡时，可停止留置导尿，开始间歇性导尿，每 4 ～ 6 小时导尿一次。清洁间歇性导尿的近期和远期效果都是安全的，无菌间歇性导尿更有助于减少泌尿系感染和菌尿的发生。间歇性导尿后，若残留尿量 < 100ml，应行系统膀胱训练，训练反射性排尿。

（七）感染性并发症

脊柱转移瘤术后并发症以尿路感染、肺炎、败血症、切口感染等感染性并发症最为常见，深静脉穿刺留置针感染、切口感染、泌尿系感染、肺部感染及肠道感染均会引发菌血症、败血症。研究表明，原发基础疾病、术前放化疗导致的骨髓抑制、严重营养不良，甚至恶病质、较长时间的卧床及手术和麻醉引起的创伤和应激反应等，均是 MESCC 患者后路开放手术后发生感染性并发症的重要原因。针对这些感染性并发症临床上可以开展的预防性措施：①术后定期复查血常规等炎症指标（血沉、超敏 C 反应蛋白、白介素 -6），发现指标异常后，要积极排除身体潜在的感染病灶。②定期观察切口。对有渗出、出血的切口要及时更换和加厚敷料，同时行细菌培养和药敏试验，并及时使用敏感抗生素；对局部肿胀、瘀斑、引流增加的切口，应及时复查凝血功能和血常规，停用或调整抗凝药物；对有不愈合趋势的切口，应加强营养支持，必要时对低蛋白血症的患者输注人血白蛋白，提高术后白蛋白水平，并适当延长术后侧卧位体位摆放时间和拆线时间。糖尿病患者需加强血糖监测，积极调整血糖。③每天定期观察深静脉穿刺留置导管周围有无渗血，局部组织有无水肿；导管口周围要经常用碘伏消毒，无菌药膜要及时更换，保持导管周围干燥；当可疑有感染的征兆时，应行细菌培养，必要时应及早拔除深静脉导管。④排查患者特别是女性患者有无尿路刺激症状，定期行尿常规、尿细菌培养检查，一旦发现泌尿系感染，早期应用敏感抗生素。⑤对术前有慢性支气管炎和慢性阻塞性肺疾病的患者，术后要加强雾化拍背、咳嗽排痰的护理，常规行痰细菌培养、真菌培养等实验室检查，呼吸道炎症症状明显者复查肺部 CT，根据药敏试验选用敏感抗生素。⑥术后禁食变质和刺激性食物，一旦出现水样腹泻和脓性黏液血便，立刻行粪便病原体培养，并补充等渗溶液积极对症和病因治疗。

（八）术后康复

MESCC 患者有较高的康复需求。患者康复的动员应该在入院时开始，并由专家提供意见，以促进最佳功能的维持或保留。MESCC 患者康复评估项目：VAS；下肢力量评估（起坐试验、功能伸展测试及起立行走试验）；日常生活活动评估（改良 Barthel 指数）；步态及辅助器械评估（目测分析法）及支具类型评估。患者术后康复需要结合手术切口、引流管是否拔除、术后疼痛控制及血栓的发生和预防等实际情况，进行早期介入、早期训练和早期离床。术后早期应以呼吸训练、排痰训练、床上移动及翻身起坐为主。术后中期与后期制订个体化康复方案，逐渐增加核心肌力锻炼、膀胱功能训练、床椅转移训练，以及站立步行训练等。患者专科治疗转科或出院后需要继续在肿瘤内科、放疗科或家庭进行功能康复。

五、总结

尽管英国 NICE 针对 MESCC 的治疗已有临床推荐指南，但目前 MESCC 后路减压分离内固定手术 ERAS 临床路径尚无统一标准。本章重点阐述了 MESCC 后路手术围术期管理需要掌握的重点内容及注意事项，目的是指导临床医师开展 MESCC 后路手术 ERAS，减少手术应激和并发症，促进患者快速康复。未来 MESCC 手术临床路径的制订更多需要关注患者个体化诊疗，发挥肿瘤中心多学科团队协作的优势，力争让患者以最小的应激和创伤，获得最大的手术和麻醉效益。

第29章　恶性肿瘤髓内转移的诊断与治疗

恶性肿瘤髓内转移（intramedullary spinal cord metastases，ISCM）是一种临床罕见但预后极差的疾病，通常伴有严重的神经功能障碍并进展迅速。随着恶性肿瘤诊疗技术的不断进步，患者的生存期随之延长，ISCM 的发病率有所上升。早期诊断和治疗对于延长患者生存期和改善生活质量至关重要。然而，目前针对 ISCM 的研究多数为病例报告，尚无指南和高等级证据明确该病的诊疗策略。

一、流行病学

恶性肿瘤髓内转移（图 29-1）的发病率极低。尸检研究显示，仅 0.9% ～ 2.1% 的恶性肿瘤患者存在髓内转移。ISCM 占中枢神经系统转移的 4.2% ～ 8.5%，占脊柱转移的 0.9% ～ 5%。然而，恶性肿瘤脑转移的发生率为 20% ～ 50%，且 30% ～ 50% 会发展为多病灶转移。据估计，约 1/4 的 ISCM 患者同时存在软脑膜转移，1/3 患者伴发脑转移。虽然 ISCM 和恶性肿瘤脑转移都为神经系统转移瘤，但发病率存在显著差异。其可能的原因：脊髓动脉在主动脉的分叉处成直角，且脊髓的供血较少，压力较低，因此不利于癌细胞转移；而心输出量的 1/3 通过大血管在高压力作用进入大脑，且大脑动脉多由主动脉直接延伸而成，有利于癌细胞转移。

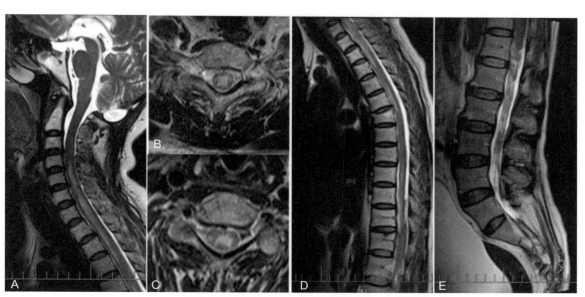

图 29-1　乳腺癌颈胸椎脊髓内多发转移伴腰椎脊髓脊膜内多发转移

A. 颈椎 MRI T_2WI 矢状位片提示髓内有高信号长斑片状病灶，边缘不清，内部信号不均匀；B、C. 颈椎 MRI T_2WI 横断位片提示髓内有高信号斑片状病灶；D. 胸椎 MRI T_2WI 矢状位片提示髓内有高信号长斑片状病灶，边缘不清；E. 腰椎 MRI T_2WI 矢状位片提示脊膜内多发斑点状低信号转移灶

目前文献报道可发生髓内转移的原发肿瘤：肺癌、乳腺癌、肾癌、黑色素瘤、结直肠癌、淋巴瘤、甲状腺癌和卵巢癌等。在所有恶性肿瘤中，肺癌最容易发生髓内转移（尤其是小细胞肺癌），约占 ISCM 的 50%。ISCM 可发生于任何脊髓节段，但各个节段的发病率仍存在争议。Payer 等和 Kalayci 等的研究显示颈髓是 ISCM 最好发的部位；然而，另有研究发现，胸髓是最常发生髓内转移的脊髓节段，其次是颈椎和腰椎 / 脊髓圆锥节段。总体而言，恶性肿瘤髓内转移多见于 50～60 岁人群，男性发生髓内转移的风险略高于女性。

二、病理生理

恶性肿瘤可以通过多种途径扩散至脊髓，包括血行转移、直接蔓延侵袭及随脑脊液播散。血行转移是恶性肿瘤髓内转移的主要途径。脊髓的动脉血供有 3 个主要来源：脊髓前动脉、脊髓后动脉及根动脉，其中胸段根动脉来自肋间动脉。脊髓的静脉回流经根前及根后静脉引流至椎静脉丛。椎静脉丛在胸段与胸腔内奇静脉及上腔静脉相通，从而又与肺静脉有联系，这些特点表示肺部的血管网与脊髓血管网有联系，成为肺癌脊髓转移的解剖基础。呼吸、咳嗽等因素可使胸腔内压力发生剧烈变化。椎静脉丛内的压力很低，其血流方向随胸腔压力的变动而改变。支气管动脉在肺门处形成广泛的交通网，肺癌细胞在胸腔内压力剧烈变化情况下脱落入血，通过肋间支气管动脉干或椎静脉丛，到达脊髓或椎体。例如，在 Valsalva 动作时，癌细胞可通过椎静脉丛（Batson 丛）的血液逆流进入脊髓；肾细胞癌可从下腔静脉经硬膜外静脉窦逆行进入脊髓。髓母细胞瘤以脑脊液途径转移常见。松果体母细胞瘤同样自蛛网膜下腔经脑脊液途径播散性转移，形成脊髓和脑膜的种植。最后，癌细胞也会通过连续的组织结构直接蔓延侵袭，虽然硬脊膜可以保护脊髓防止癌细胞的侵入，但是硬脊膜外和神经根肿瘤膨胀生长突破硬脊膜进入脊髓的转移路径也已有报道。

三、临床特征

ISCM 是恶性肿瘤晚期的少见并发症，同时可伴随肿瘤的全身迅速进展。在一些罕见的病例中，髓内转移是恶性肿瘤的最初表现。临床上，ISCM 患者可表现为肌力减弱、感觉缺失、括约肌功能障碍和疼痛。部分患者伴有脊髓半切综合征或者完全性脊髓横断综合征。少数患者无任何临床症状。神经功能障碍的范围、形式、恶化程度取决于 ISCM 的位置、体积及病灶进展的速度。Gazzeri 等的研究表明，ISCM 患者最常见的症状是运动和感觉功能障碍（70% 和 83.3%），其次是疼痛（50%）和括约肌功能障碍（33.3%）。

与原发脊髓髓内肿瘤不同，ISCM 往往表现出快速进展的神经损害症状，在几周内即可发展为完全性神经功能丧失导致完全截瘫。有研究报道 ISCM 确诊时，约 20% 患者可以独立行走，40% 患者在有协助的条件下可以行走，40% 患者无法行走。脊髓组织有限的耐受力，以及由肿瘤增长和周围水肿引发的脊髓血管病变可使神经症状迅速恶化。

四、诊断及鉴别诊断

及时获得诊断是 ISCM 治疗原则中的重要一环，但髓内转移的准确诊断仍较为困难。单纯依赖临床表现并不能区分髓内转移和硬膜外转移、癌旁坏死性脊髓病、放射性脊髓病，以及其他一些由营养障碍、脱髓鞘、炎症、血管性疾病引起的病变。近年来，脊髓 MRI 已成为 ISCM 诊断的常规检查方法（图 29-2），特别是增强 MRI（图 29-3）对脊髓实质的占位性病变检出率较高。在 MRI 普及之前，仅 5% 的 ISCM 患者在死亡前被确诊。其他影像学技术（CT、X 线和脊髓血管造影）作用有限。虽然近乎所有 ISCM 患者（95%）脑脊液蛋白水平异常升高，但仅有少数患者的脑脊液检测到恶性肿瘤细胞。既往研究表明，脑脊液细胞学检查结果通常呈阴性。

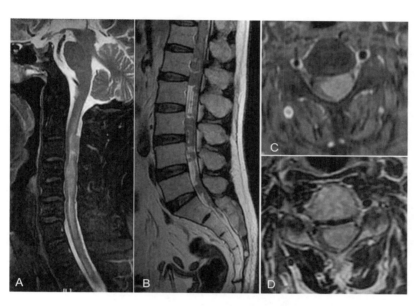

图 29-2　肺癌颈椎髓内多发转移伴腰椎脊髓脊膜内多发转移

A. 颈椎 MRI 抑脂 T_2WI 矢状位片提示脊髓增粗，髓内有高信号长斑片状病灶，边缘不清，内部信号多不均匀；B、腰椎 MRI T_2WI 矢状位片提示脊膜内多发斑点状低信号转移灶；C、D. 颈椎 MRI T_2WI 和 T_1WI 横断位片提示髓内有高信号环形病变

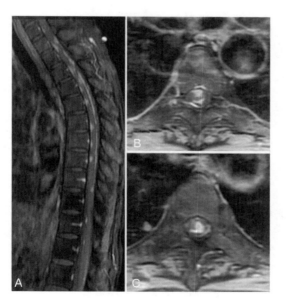

图 29-3　乳腺癌胸椎脊髓内多发转移

A.MRI 抑脂 T_2WI 矢状位片提示多发病灶为环形斑片状；B、C. 增强 MRI T_2WI 横断位片提示病灶呈环形强化

　　ISCM 可表现为多发病灶，也可表现为单发病灶，病灶以斑片状为主，MRI 平扫病灶边缘往往显示不清。ISCM 病灶在 MRI T_1WI 多表现为等或低信号，当病灶内出血或含蛋白成分时可以表现为高信号；在 MRI T_2WI 多表现为高信号，内部信号多不均匀，当病灶出现囊变或周围有水肿时也可表现为高信号。钆增强后可以进一步区分病灶主体，强化的病灶往往比较明显，可表现为斑片状、环形、斑点状及结节状强化，以斑片状及环形强化为主。ISCM 伴随常见伴随的征象包括脊髓增粗、周围水肿、脊髓空洞等。

　　Mizuta 等研究发现，增强 MRI 的 "边缘征" 和 "火焰征" 是诊断恶性黑色素瘤髓内转移的特异性表现。"边缘征" 是指与肿瘤其他区域相比，ISCM 病灶边缘更为明显，且薄的周边被强化；"火焰征" 是指 ISCM 病灶（上方或下方）呈火焰状强化。Grillo 等报道的 2 例食管癌髓内转移病例的 MRI 图像同样证实了 "火焰征" 的诊断价值。Rykken 等研究发现在 47% 的 ISCM 病例中可发现 "边缘征" 特征，在 40% 的病例中可发现 "火焰征" 特征，在 27% 的病例中可同时发现 "边缘征" 和 "火焰征" 两种特征。在 60% 的病例中 "边缘征" 或 "火焰征" 的一种特征为阳性，而在 40% 的病例中 "边缘征" 和 "火焰征" 均为阴性。Madhavan 等对 45 例有 64 个 ISCM 患者和 64 例有 64 个原发性髓内肿瘤患者进行对比分析， 4 例 ISCM 患者的 MRI 图像出现 "中心点征"，而原发性髓内肿瘤中未有该表现。"中心点征" 是指在强度较低的髓内病变中心或附近出现单一强烈的点状高强化病灶（图29-4）。因此，当髓内肿瘤 MRI 图像呈现 "边缘征" "火焰征" 和 "中心点征" 中的任意一种，应高度怀疑髓内转移瘤。

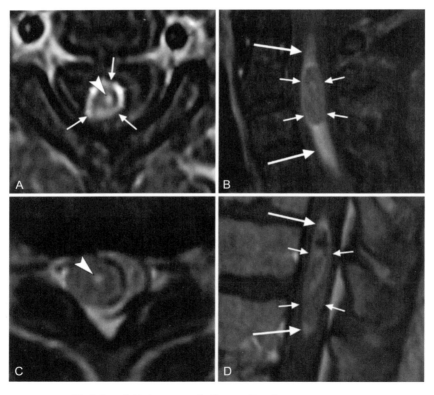

图 29-4　恶性肿瘤髓内转移 MRI 图像的 "边缘征" "火焰征" 和 "中心点征"

患者，女，70 岁，非小细胞肺癌颈 2 ～颈 3 节段发生髓内转移双下肢运动感觉异常。A、B. 增强 MRI T_2WI 的横断位片显示 "中心点征"（箭头），矢状位片显示 "边缘征" 和 "火焰征"（分别为短和长箭头）。C、D. 患者，男，55 岁，小细胞肺癌胸 10 节段发生髓内转移双下肢运动感觉异常。增强 MRI T_2WI 的横断位片显示 "中心点征"（箭头），矢状位片显示 "边缘征" 和 "火焰征"（分别为短和长箭头）

近期研究发现 FDG-PET 是一种有助于 ISCM 早期诊断的有用工具。PET/CT 可以提供病变的代谢活动，从而揭示恶性肿瘤的可疑转移灶。但 FDG-PET 图像缺乏足够的分辨率，无法将髓内转移瘤与硬膜外肿瘤区分开，仍需要钆增强 MRI 进行定位和确认。Mostardi 等对 10 例患者的 13 处髓内转移进行回顾性评价，通过 PET 共发现 7 例患者的 10 处可疑髓内转移灶 FDG 摄取位置与对比增强 MRI 呈现的病灶位置相一致。研究者建议可利用 PET 评估脊髓以寻找 ISCM 的证据。Gilardi 等通过 PET/CT 观察到 1 例乳腺癌髓内转移的病例。Sahel 等通过 PET/CT 成像发现 1 例非小细胞肺癌髓内转移，并通过 MRI 进行确认。Bhatt 等同样通过 FDG-PET 检测到 1 例可疑小细胞肺癌髓内转移，进而通过 MRI 证实髓内转移。

ISCM 患者往往具有较明确的原发肿瘤病史，且常已发生其他脏器的转移。在确诊 ISCM 的同时，55% 的患者伴有全身性转移，41% 伴有颅内转移，其他可同时发生的转移：脊柱转移、软脑膜转移、肺转移、淋巴结转移、肝转移、肾上腺转移、脾脏转移、骶骨及肋骨转移等。对于髓内单发病灶，MRI 很难将其与原发性脊髓内肿瘤、放射性脊髓病等区分开来。因此需结合患者年龄、病变形态学改变与髓内常见病变相鉴别。考虑到 ISCM 的罕见性，髓内肿瘤首先要排除原发性脊髓内肿瘤。有区别于其他生长相对缓慢的主要髓内肿瘤（神经胶质瘤、室管膜瘤等），ISCM 以其症状迅速进展为特性。

ISCM 表现为单发病灶时与常见脊髓内肿瘤的鉴别要点如下：①室管膜瘤常引起脊髓外形的不规则膨大，可偶见囊变、坏死和出血，增强后肿瘤呈均匀强化；发生于腰椎椎管内马尾的室管膜瘤呈斑片状不均匀强化，引起的脊髓肿胀也不明显（图 29-5），较难与 ISCM 相鉴别。②星形细胞瘤往往累及多个脊髓节段，甚至脊髓全长，脊髓明显增粗，表面可有粗大迂曲的血管匍匐，囊变率高，出血常见，好发于颈胸段；而引起脊髓肿胀不明显的星形细胞瘤在 MRI 表现上很难与 ISCM 相鉴别。③脊髓血管网状细胞瘤多位于脊髓的一侧，背侧较多。脊髓肿胀和空洞明显，肿瘤内的囊变总结节明显，有时可见到点状或条状低信号流空血管影；而 ISCM 常呈斑片状强化，强化病灶周围常为水肿或伴脊髓空洞，但脊髓空洞并不常见，引起脊髓的肿胀较轻。④对于非肿瘤性病变，强化的 MRI 病灶表现为环形，结节状强化少见。

五、治疗策略

目前，ISCM 的治疗效果不佳，预后极差，诊断后的平均生存期仅为 3 个月。ISCM 的治疗方法主要包括显微外科切除、立体定向放疗、常规放疗、化疗、靶向治疗和保守治疗（尤其是类固醇激素）。由于 ISCM 临床情况复杂多样且缺乏不同治疗方案的对照研究，目前尚难确定 ISCM 最理想的治疗方案。

值得注意的是，临床医生应根据患者的临床状况、转移灶数量和神经功能状况进行个体化治疗。对于一般状态较好、肿瘤负荷较小、无软脊膜侵犯，神经系统症状进展迅速，放射不敏感的 ISCM 患者，临床上一般倾向于手术治疗。如果原发肿瘤对放疗敏感并且在诊断时已广泛转移，则首选放射治疗。内

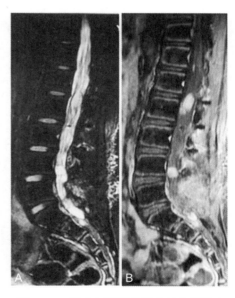

图 29-5　发生于腰椎椎管内的室管膜瘤
A. MRI 抑脂 T_2WI 矢状位片显示腰椎椎管内脊髓及马尾外形的不规则膨大和囊变；B. 增强 MRI 抑脂 T_2WI 矢状位片显示腰椎椎管内肿瘤呈均匀强化，病灶边缘清晰

脏转移是生存期的重要预后因素，通常提示肿瘤已处于晚期。

（一）手术治疗

手术切除的可行性受肿瘤位置、有无清晰边缘、原发肿瘤病理、大小、浸润程度和术中显露的影响。随着显微外科和影像引导技术的进步，手术在 ISCM 治疗中的作用逐渐突出。手术的主要目的是切除肿瘤，减少脊髓神经压迫，改善功能状态。手术也可以通过组织病理性诊断明确未知的原发肿瘤。一旦决定为患者进行手术，即使在紧急情况下也需要在术前做缜密规划，尽可能降低手术风险。一般情况下，术前要对患者临床条件、年龄、原发肿瘤组织学类型和可能出现的二次损伤进行评估。术者需熟悉手术原理、过程、路径和切除范围。

术中监测是一种可以保证手术安全彻底完成的辅助措施。MR/CT 导航或超声定位、超声引导穿刺吸引和激光切割、躯体感觉诱发电位等一系列先进技术的运用使脊髓切开和肿瘤切除术的安全有效成为可能。是否采取激进手术取决于肿瘤的组织学类型。低分化癌和肉瘤由于缺乏明确的手术边界，不适合激进的手术治疗。这种情况下一些学者建议仅行活检和减压，术后辅助放疗和化疗。

Payer 等对 22 例接受手术治疗的 ISCM 患者进行回顾性分析，术后平均生存期为 11.6 个月。与术前状态相比，最后一次随访时的 McCormick 评分有所改善（平均 2.45 分 vs 平均 2.12 分）。与其他多数研究相比，该组病例报道的术后生存期较长。Kalayci 等对 284 例接受手术或非手术治疗（放疗、类固醇或化疗）的 ISCM 患者进行回顾性研究，手术治疗组患者的平均生存期是非手术治疗组患者的近两倍，分别为 9.4 个月和 5 个月；手术治疗组术后神经改善的患者比例高于非手术治疗组（77% vs 50%）。Gazzeri 等对 30 例接受手术治疗的 ISCM 患者进行回顾性分析，术后有 18 例患者的疼痛缓解，运动和（或）感觉障碍部分恢复，6 例无变化，6 例恶化；术后中位生存时间为 9.9 个月。年龄 > 70 岁、已存在全身转移、术前神经功能丧失和原发肿瘤为肺癌是生存预后较差的相关因素。该研究未显示肿瘤全部切除术和次全切除术之间是否存在明显的生存差异。在 Dam-Hieu 等的研究中，13 例 ISCM 患者接受了显微外科手术，6 例接受了非手术治疗，接受手术治疗和非手术治疗的患者中位生存期分别为 7.4 个月和 2.6 个月。Park 等报道了一例由于在局部放疗期间下肢轻瘫发生快速进展而接受紧急手术的肾细胞癌髓内转移病例，患者手术后行走功能获得恢复。另有研究表明，乳腺癌和肺癌髓内转移的中位生存期分别是 5.5 个月和 1.0 个月；大部分患者死于原发肿瘤的恶化。伴有脑转移的 ISCM 患者，预计生存期仅为 3 ~ 4 个月。

目前，关于恶性肿瘤髓内转移的手术研究多为小样本回顾性分析，尚无将手术与其他治疗手段的效果进行对比的前瞻性临床对照研究。ISCM 患者的手术治疗方案通常由临床医生依据自身的临床经验进行选择。考虑到 ISCM 患者的预后较差，预计生存期较短，手术适应证的把握尤显重要。

（二）放射治疗

放射治疗可以抑制肿瘤生长，防止神经功能恶化。对于放射敏感性肿瘤（如淋巴瘤、乳腺癌和小细胞肺癌），在患者尚未进展为截瘫前，给予局部放疗对控制疾病进展、改善患者生活质量具有重要作用。Lee 等报道了接受类固醇激素和放射治疗的 11 例 ISCM 患者，虽然治疗后 2 例患者的运动功能获得暂时改善，但所有患者都出现了进行性神经功能恶化，中位生存期仅为 3.9 个月。Schiff 和 O'Neill 对一组 ISCM 患者进行回顾性分析，40 例患者中 35 例接受放射治疗，5 例接受手术治疗。接受放射治疗和手术治疗的患者中位生存率分别为 4 个月和 2 个月。

脊髓承受的放射负荷是有限的，而通过脊髓传递给至脊髓内转移灶的射线剂量更加受限。长期大剂量暴露在射线下可引起放疗相关性脊髓炎。通常当患者出现神经损害时可进行分级放疗。对于肾细胞癌和黑色素瘤等放射不敏感肿瘤，常规分割放疗（30Gy/10f 或 40Gy/20f）疗效并不理想。而部分研究建议采用全脊髓照射，但是否存在脊髓放疗毒性反应和能否改善预后尚不明确。目前，更多的建议是采用立体定向放疗这样的精准放疗。

立体定向放疗（SRT）在 ISCM 的治疗上具有很好的应用前景。Parikh 和 Heron 报道了 1 例采用 SRT 治疗肾细胞癌 ISCM，治疗后神经功能明显改善，生存期达 26 个月。Veeravagu 等对一组 9 例 11 处髓内转移灶的病例进行回顾性分析，所有患者均接受立体定向放疗。治疗后 14 个月 1 例患者仍然存活，其余 8 例虽然死亡，但治疗后均保持了行走能力，未发生 SRT 相关并发症。Garcia 等报道了 1 例接受 SRT 治疗的乳腺癌髓内转移病例，该患者获得了 37 个月的长期局部控制，恢复了正常生活，未出现放疗毒性反应。Tonneau 对 5 例接受立体定向放疗的 ISCM 患者进行了回顾性分析，中位随访期为 23 个月。在首次评估中，3 例患者病情稳定，2 名患者神经功能改善。截瘫患者在首次评估时神经功能没有恢复，仅有 1 例部分截瘫患者的运动功能完全恢复。未观察到明显的放疗相关毒性。在一项迄今为止报道的利用 SRT 治疗髓内转移瘤的最大规模的多中心回顾性研究中，33 例 ISCM 病例接受了 SRT，中位随访时间为 8.5 个月，局部肿瘤控制率为 79%。中位总生存率为 11.7 个月，12 个月和 24 个月的中位生存率分别为 47% 和 31%。57% 的患者在治疗后表现为神经功能改善或稳定，未观察到显著的放疗相关毒性。

（三）化疗及类固醇激素治疗

对髓内肿瘤使用化疗存在多重障碍，包括化疗药物无法通过血脊髓屏障、无法充分渗透到脊髓实质，以及与全身性疾病相关的脱靶效应。尽管鞘内化疗药物有助于通过血脊髓屏障，但无法充分渗透到脊髓实质。大多数研究表明，化疗对 ISCM 的治疗作用不大。迄今为止，关于 ISCM 单独使用化疗的病例报告很少；化疗通常仅应用于小细胞肺癌及血液系统肿瘤等化疗敏感型肿瘤，并且作为放疗或手术的辅助治疗。

脊髓压迫症进行性加重和病情恶化时可以选择大剂量类固醇激素的冲击治疗。这可以减轻疼痛和短期改善神经功能。虽然类固醇激素不能延长 ISCM 患者的生存期，但可减轻病灶周围水肿并通过血脊髓屏障缩小肿瘤体积。类固醇激素治疗可以为 ISCM 的诊断和病情控制争取时间，减轻手术和放疗引起的术后水肿。

六、总结

ISCM 是一种临床罕见且较易忽视的晚期恶性肿瘤并发症。髓内转移患者的合理处理依赖于临床医生对这一富有挑战性疾病的正确认识。目前髓内转移治疗后生存结果仍然不理想，早期发现、早期诊断和早期治疗对 ISCM 患者的预后至关重要。治疗髓内转移的外科医生不仅应是脊柱手术方面的专家，同时也需掌握其他非手术治疗方法。未来的研究应进一步推进肿瘤科、系统内科和脊柱外科等多学科协作，更加注重大样本前瞻性研究，以为 ISCM 患者确定最理想的治疗策略。

第 30 章　脊柱转移瘤脊柱不稳定和潜在不稳定的诊断与治疗

　　随着诊断和治疗水平的提高，肿瘤患者的生存期明显延长，脊柱转移瘤的发生率也随之增高。从解剖部位来看，椎体及椎管内硬膜外转移的发病率远大于硬膜内转移，前者常导致脊柱稳定性的破坏，增加脊柱病理性骨折的风险。此外，脊柱转移瘤外科手术的进步，在肿瘤切除椎管减压的同时也带来了医源性脊柱不稳定等问题。脊柱的稳定性反映了载荷与其作用下所发生形变之间的关系。在同样的载荷下，脊柱形变越小，稳定性越强。Pope 和 Panjabi 以及 Frymoyer 和 Selby 提出了一种脊柱运动节段不稳定的定义：脊柱施加载荷后，包含两个椎体及椎间软组织的脊柱运动节段的活动范围超过了正常的限度。临床研究同样发现，椎骨自身的破坏和不稳定会导致椎骨形态和结构的改变，刺激或损害脊髓和神经根，造成脊柱畸形和疼痛。SOSG 将肿瘤相关脊柱不稳定定义为：由肿瘤过程导致的脊柱完整性的丧失，并导致活动相关的疼痛症状或者进行性畸形，以及在生理负荷下导致神经功能的损害。

　　脊柱转移瘤脊柱不稳定和潜在不稳定这一概念应主要包括以下两方面的内容：生物力学方面，创伤、感染、肿瘤、骨质疏松、退行性变等多种原因导致的脊柱运动节段和（或）椎骨自身刚度的下降、活动度增加，相同负荷下较正常脊柱发生更大的位移；临床表现上，不稳定脊柱 [脊柱运动节段和（或）椎骨] 在正常和（或）过度活动时出现机械性疼痛，存在发生病理性骨折和畸形进行性加重的风险，可导致脊髓及神经根的损害。脊柱不稳定带来的病理性骨折是脊柱转移瘤的一个常见并发症，由此引起的严重轴性疼痛、脊髓压迫、神经功能损害给脊柱外科医生带来了巨大的挑战。如果可以早期识别脊柱不稳，预测病理性骨折风险，即时采取稳定性手术，将会大大改善脊柱转移瘤患者的生活质量，延长生存期。因此，临床医生需要对脊柱转移瘤患者的脊柱不稳和将要发生的病理性骨折保持高度的警惕，并能做出准确的预见和干预。

一、脊柱转移瘤生物力学的改变

　　1983 年 Denis 在 Holdworth 二柱理论的基础上创立了三柱理论学说。三柱结构分别为前柱、中柱、后柱，前柱包括前纵韧带、椎体前 2/3 和椎间盘及纤维环的前 1/2；中柱包括椎体后 1/3 及椎间盘、纤维环后 1/2，后纵韧带及椎管；后柱包括椎板、黄韧带、棘上和棘间韧带，棘突等脊柱附件。完整的脊柱结构是脊柱稳定的前提。Denis 认为在损伤涉及两柱或更多结构时可以认为椎体不稳定。前柱损伤容易发生压缩性骨折，中柱损伤可发生爆裂性骨折。但是这套系统是一种基于中柱不稳定来判断创伤性胸腰椎骨折的力学模型，对于转移瘤引起的脊柱破坏性病变并不适用。因为转移瘤所造成脊柱骨与软组织的破坏与创伤性骨折所造成的结构破坏极为不同。当脊柱脊髓受肿瘤侵犯时，通常对韧带和椎间盘的影响较小。因此 Denis 的"三柱"理论对脊柱转移瘤病理性骨折的风险预测没有多大价值。1985 年，著名生物力学专家 Panjabi 以人体腰椎稳定性为根本，提出了脊柱稳定性的概念，认为脊柱的稳定系统包含 3 个亚系统：①被动亚系统，考虑到没有肌肉附着的脊柱无法承担过多应力，椎体、椎间盘及附着的韧带被称为被动亚系统。②主动亚系统，围绕椎体周围能够对脊柱施加应力的肌肉和肌腱构成了主动亚系统。③神经控制亚系统：可通过中枢及周围神经控制主动亚系统，以维持脊柱的运动和稳定。White 和 Panjabi 对脊柱稳定性的定义：脊柱在生理载荷下限制脊柱结构不破坏或激惹脊髓和神经根、防止结构变化出现畸形和疼痛的能力。

一个保留完整解剖结构的运动节段是脊柱发挥运动、支撑、保护等功能的前提。脊柱转移瘤常伴有脊椎完整性的破坏，椎体是最常受累的部位（60% ～ 70%），其次是椎弓根和椎板，病变脊椎完整性的破坏势必会影响脊柱运动节段及整体的稳定性。对椎体生物力学的分析有很多评价的指标，包括轴向刚度、旋转刚度、弯曲刚度、惯性矩和椎体负荷量等，其中椎体轴向刚度代表了椎体在垂直轴向上的力学强度。研究表明轴向刚度是评价脊柱转移瘤病变椎体载荷能力的良好指标。脊柱转移瘤椎体骨质被破坏、骨密度下降、椎体轴向刚度减弱，在负重甚至生理状态下都可能出现椎体压缩性骨折。早期在尸体标本实验中通过孔隙率的大小来模拟椎体破坏面积。当椎体破坏面积在 30% 和 40% 时，承载负荷分别下降 79% 和 90%；当椎体破坏面积达到 40% 时，在较大负荷下极易发生椎体压缩性骨折（相同负荷下正常脊椎却不会出现压缩骨折），此时可以考虑行脊柱稳定的手术。该实验虽为尸体标本实验，不能很好地反映活体内脊柱的生理状况，但可以反映溶骨和成骨病灶对椎体稳定性的影响，因而临床上仍具有指导意义。Hipp 等早期的研究显示溶骨性骨破坏椎体强度低于正常椎体（P=0.057），成骨性骨破坏椎体强度近乎正常（$P > 0.1$）；但两者的弹性模量都低于正常椎体（$P < 0.025$）。

二、脊柱转移瘤不稳定和潜在不稳定与机械性疼痛的关系

恶性肿瘤容易发生骨转移，而脊柱是骨转移最常见的部位。疼痛是大多数脊柱转移瘤患者最常见的主诉。脊柱转移瘤主要表现为 3 种不同性质的疼痛：生物学或肿瘤相关性疼痛、脊柱不稳定造成的机械性疼痛、神经根性疼痛。生物学疼痛是一种夜间或清晨疼痛，白天会慢慢消失。一方面由于肿瘤释放各种炎症因子，另一方面由于夜间肾上腺分泌的类固醇激素减少出现疼痛暴发。即使脊柱没有出现不稳定，生物学疼痛也可由肿瘤直接侵犯椎体而引起。生物学疼痛通常可通过服用类固醇激素或放射治疗来缓解。机械性疼痛是一种与运动相关性的疼痛，平卧时可减轻，这种疼痛主要由椎体破坏、塌陷及椎体不稳定引起的。转移性病变破坏了椎骨的结构完整性，椎体刚度减弱，使其更容易发生病理性骨折。那些出现或即将出现病理性骨折的患者由于椎体不稳定或潜在不稳定，一般伴有机械性疼痛。非手术治疗无法缓解此类疼痛，通常需要通过开放或微创手术来稳定椎体和（或）脊柱运动节段。硬膜外和（或）硬膜内的病变均可能侵犯神经孔，引起神经根症状，甚至出现硬膜外脊髓压迫，最终导致神经功能障碍和截瘫。生物学和机械性疼痛均可能发展为神经根性疼痛。

目前推荐通过脊柱 CT 和 MRI 的影像学表现来精确了解转移瘤脊柱破坏和脊髓压迫的程度（图 30-1）。通过影像学可以了解病灶的性质（骨溶解和骨硬化），骨破坏的部位、范围和程度，脊柱畸形，

椎管内外软组织结构的侵犯程度等。肿瘤转移可以破坏脊柱的力学稳定性，使椎体无法承受正常的生理负荷，出现异常活动和（或）畸形以及机械性疼痛，甚至发生病理性骨折，导致脊髓或神经功能的损害。

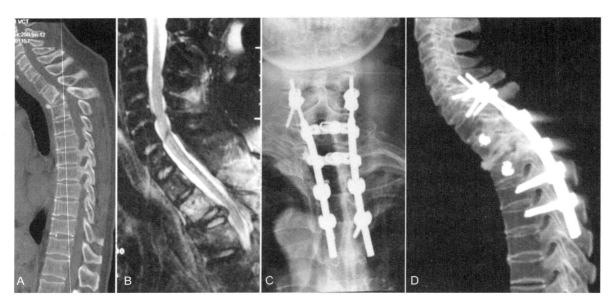

图 30-1 颈胸段脊柱转移瘤行环形减压内固定术结合椎体成形术

患者，男，48 岁，肺癌颈胸段多发脊柱转移瘤胸 2 椎体病理性骨折伴硬膜外脊髓压迫症，局部疼痛及上肢放射痛剧烈，行颈胸段后路环形减压内固定术结合胸 1、胸 3 椎体成形术，术后机械性疼痛及神经根性疼痛消失。A. 术前 CT 矢状位片显示胸 2 椎体塌陷＞ 75%，颈胸段脊柱后凸畸形；B. 术前 MRI T$_2$WI 矢状位片显示胸 1、胸 2、胸 3 椎体转移伴胸 2 椎体塌陷＞ 75%，颈胸段脊柱后凸畸形，肿瘤侵入椎管，ESCC1C ～ 2 级；C、D. 椎体成形及后路减压内固定术后 X 线片

椎体病理性骨折大体可分为两种类型。①典型的压缩性（楔形）骨折；②爆裂性骨折。在压缩性骨折中，椎体前柱较中柱塌陷严重，椎体呈楔形，椎体后壁相对完好，呈翘臀征。在爆裂性骨折中，脊柱的前柱中柱都有骨折，椎体后壁破坏同时碎骨块突入椎管，甚至有硬膜外肿块形成。骨折的模式主要由瞬时旋转轴（instantaneous axis of rotation，IAR）受力点的位置决定的。每一个脊柱运动单元都有一个 IAR，IAR 是脊柱运动单元活动时围绕的一个特定受力点，它不是恒定的，而是随脊柱运动的变化而改变。在压缩性骨折中，IAR 前方椎体腹侧的过度受力，使椎体压缩呈楔形（图 30-2）。特别是颈胸段和上胸椎出现前柱过度压缩的骨折时容易出现后凸畸形。由于颈椎和腰椎的固有生理前凸，生理负荷的施力点通常与下颈椎和腰椎的 IAR 一致。当椎体出现纯轴向压力时会出现爆裂性骨折。爆裂性骨折通常由于肿瘤转移，椎体骨质破坏，生理载荷下椎体的耐受压力下降，最终椎体破裂，骨折块或肿瘤组织进入椎管。

三、影响脊柱转移瘤椎体稳定性的因素

椎体不稳的个体化风险预测对于脊柱转移瘤的治疗和生存期的改善有着重要意义。正常人体脊柱的稳定性系由两大部分来维持。一是静力性平衡，包括椎体、椎弓及其突起、椎间盘和相连的韧带结构；二是动力性平衡，主要为脊柱两侧肌肉的调节与控制，它是脊柱运动的原始动力。脊柱是骨转移最常见的部位，与创伤和退行性变相比，脊柱转移瘤椎体不稳的机制是相对复杂的，除了对

内源性稳定结构的破坏外，异常的骨代谢活动还改变了骨骼的材料特性。所以早期的尸体实验利用多孔弹性模型模拟椎体转移瘤病灶可能不能准确地反映实际情况。

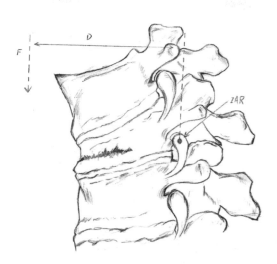

图 30-2　脊柱骨折的模式主要由 IAR 受力点的位置决定

施加在瞬时旋转轴（IAR）腹侧的矢量力（F）会导致椎体楔形压缩断裂，D= 力矩臂的长度，可假定为 IAR 和施力点之间的垂直距离

　　许多研究表明，转移瘤的大小、受累椎体节段、部位、横截面和矢状面骨缺损的范围、骨密度、脊柱载荷、椎体后凸角度等因素均影响椎体稳定性。多数研究认为，转移瘤溶骨性病灶大小对椎体稳定性的影响更大，溶骨性病灶越大脊柱结构的破坏越严重。此外，转移瘤累及不同的脊柱节段，椎体稳定性也不同。腰椎转移瘤稳定性最差，骶骨转移瘤稳定性最好。研究发现椎旁关节是维持脊柱稳定性的重要结构。Taneichi 等在一项回顾性研究中确定了胸腰椎转移瘤椎体塌陷的风险因素，提出椎体即将塌陷的诊断标准。结果发现，肿瘤累及椎体的程度和肋椎关节破坏是导致胸段（胸 1～胸 10）椎体塌陷的风险因素，溶骨性转移灶限于椎体且累及 50%～60% 椎体或椎体破坏 25%～30% 且合并后方结构破坏时，胸段（胸 1～胸 10）椎体易发生塌陷；肿瘤累及椎体的程度和椎弓根破坏是胸腰段及腰段椎体塌陷的风险因素，溶骨性转移灶限于椎体且累及 35%～40% 椎体或 20%～25% 椎体受累合并后方结构破坏时，胸腰段及腰段椎体易发生椎体塌陷（表 30-1，图 30-3，图 30-4）。

表 30-1　脊柱转移瘤病变椎体即将塌陷的标准

胸椎（胸 1～胸 10）	胸腰段和腰椎（胸 10～腰 5）
椎体的 50%～60% 受累，无其他结构破坏	椎体的 35%～40% 受累，无其他结构破坏
椎体的 25%～30% 受累合并肋椎关节破坏	椎体的 20%～25% 受累合并椎弓根破坏

　　此外，脊柱转移瘤骨微环境中成骨细胞和破骨细胞的异常活动造成骨沉积和骨吸收，导致骨密度改变，也影响脊柱的稳定性。溶骨性骨破坏比混合性骨破坏更不稳定。大量的研究证明骨密度（bone mineral density，BMD）与单位体积骨的力学强度存在明显的正相关性，可作为衡量其机械强度或负荷能力的良好指标。Izzo 等研究表明，骨密度的降低与椎体抗压能力的减弱存在相关性。定量计算机断层扫描（quantitative computed tomography，QCT）能够测量骨立体密度（g/cm³）并对骨皮质和

骨松质分别进行定量测定。与骨质疏松不同的是，脊柱转移瘤多在椎体局部形成溶骨性破坏区。骨破坏病灶的大小、形状及位置都明显影响病变椎体的机械强度，而骨质疏松椎体内骨质密度的降低是均匀的。因此对于脊柱转移瘤，必须同时考虑到两方面因素：转移瘤椎体骨密度的下降程度和溶骨性病灶的破坏范围。而单纯的骨密度值并不能很好地反映病变椎体的稳定性。研究发现在综合考虑了骨密度和溶骨性病灶体积的情况下，利用 QCT 计算得出的椎体轴向刚度与合并转移瘤溶骨性病灶的椎体负荷能力有着良好的一致性。

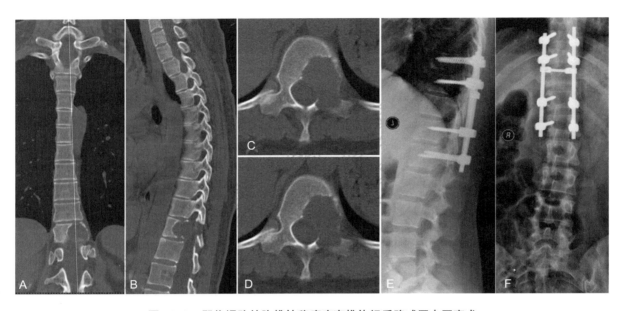

图 30-3　即将塌陷的胸椎转移瘤病变椎体行后路减压内固定术

患者，女，34 岁，肺癌胸 11 椎体转移瘤椎体即将塌陷行后路减压内固定术。A ～ D. 术前 CT 冠状位、矢状位及横断位片显示胸 11 椎体溶骨性破坏＞ 30% 合并左侧肋椎关节、椎弓根、椎板等后部结构的破坏；E、F. 行后路减压内固定术后 X 线片

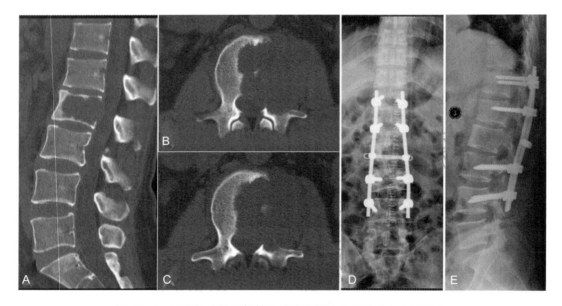

图 30-4　即将塌陷的腰椎转移瘤病变椎体行后路减压内固定术

患者，男，36 岁，肝癌腰 2 转移瘤椎体即将塌陷行后路减压内固定术。A ～ C. 术前 CT 矢状位及横断位片显示腰 2 椎体溶骨性破坏＞ 70% 合并椎旁软组织肿块及左侧椎弓根及椎板等后方结构破坏；D、E. 行后路减压内固定术后 X 线片

　　另外，也有学者试图采用有限元分析方法对爆裂性骨折的风险因素进行分析。Whyne 等研究表明影响爆裂性骨折发生的风险因素包括肿瘤大小、脊柱负荷量和骨密度。Tschirhart 等采用多孔弹性参数有限元模型，了解肿瘤位置和形态对椎体稳定性和爆裂性骨折风险的影响，他们发现有背侧转移和中外侧转移的椎体，椎体后壁骨折风险明显增大。同时发现，轴向负荷过载比旋转负荷过载更容易导致脊柱潜在不稳和爆裂性骨折。后凸角度增加时，上胸椎出现爆裂性骨折的风险增大，而胸廓可以降低爆裂性骨折的风险。

四、脊柱转移瘤脊柱不稳评价系统

　　SOSG 基于 MRI 横断面 T_2WI 上椎体压缩最严重部位，设计并验证了一种硬膜外脊髓压迫（ESCC）六级评分系统。这个评分系统已经被证实是一种用来评估脊柱转移瘤硬膜外脊髓压迫程度和选择治疗方案的有用工具。既往研究中，虽然脊柱不稳定没有得到像 ESCC 等同程度的重视，但脊柱不稳定同样是脊柱转移瘤治疗决策的关键点之一，而脊柱潜在不稳定可作为脊柱转移瘤不稳定分级系统中的一个阶段。

　　将各种危险因素的影响进行量化，可以很好地指导医生进行决策。脊柱不稳定的一个非常重要的临床特征是活动和负重时常引发严重的机械性疼痛，但有些评分系统并没有把疼痛纳入其中。神经功能障碍是脊柱不稳的另一个特点，脊柱不稳定时脊椎完整性的丧失导致不能完全保护其中的脊髓和神经，生理负荷下导致负重和（或）活动相关的疼痛及神经功能的损害，并发畸形时可更进一步加重这种症状。X 线片可以显示脊柱的大体结构，如侧弯、后凸和移位等，但 X 线片仅能发现直径 1cm 以上的病灶和超过 50% 的骨小梁丢失。CT 和 MRI 敏感性和特异性均较高，CT 可以完整地观察到骨关节的结构及力线，MRI 还可以观察脊柱后纵韧带及椎管内外软组织结构。这些信息在评估脊柱不稳定时及制订手术计划时应给予考虑。White 和 Panjabi 评分系统是应用区域特异性系统评估和处理脊柱不稳定，每个节段的脊柱都使用几个参数来进行评估，包括解剖学、生物力学和临床体征。虽然这套系统用于判定脊柱不稳定有很长时间，但该评分系统仍然有十分严重的缺陷。例如，关于脊柱后侧附件的"损伤或功能受限"的概念不明确，关于"临界负荷"也没有统一的标准。但在这个系统中，每个节段的椎体不稳定都设有影像学描述标准，如矢状位椎体移位 > 3.5mm、成角 > 11°，这些是很有临床意义的。然而，不同医疗机构不同的拍摄水平可能会影响这些数据的准确性。

　　2010 年，两个系统性研究和美国脊柱肿瘤研究协会的专家共识被整合在一起，确定了肿瘤性脊柱不稳定评分系统（SINS）。这个分类评分系统是根据 5 个影像学特征和 1 个临床表现来评估脊柱转移瘤的脊柱不稳定性。该系统认为转移瘤病灶的位置是脊柱不稳定最重要的评价因素，病灶累及脊柱交界区（如颈胸椎交界区、胸腰椎交界区）的稳定性比移动椎（颈椎、腰椎）的稳定性更差；卧位疼痛减轻和（或）疼痛随着活动 / 负荷加重提示不稳；溶骨性破坏较成骨性和混合性破坏更加不稳；椎体后外侧受累同样也提示不稳。然而，SINS 并不能用于全脊柱转移瘤的评估，在多发脊柱转移性病变时，SINS 的评分不能相加，每一处病变应当单独评分。

　　对 SINS 的可靠性和有效性分别进行检验性研究发现，SINS 是评估脊柱转移瘤不稳定性的可靠工具，SINS 对确定脊柱不稳定或潜在不稳定是可行的。该分类的观察者之间（interobserver）及同一观察者的可信度（introbserver reliability，不同时间）接近完美。Fourney 等进行的一项研究表明，

SINS 对脊柱潜在不稳定或不稳定的预测敏感度和特异度分别达 95.7% 和 79.5%，假阴性为 4.3%。随后 Campos 等的研究也获得了相近的结果。Fisher 等在放射科进行的一项研究表明，629 例脊柱不稳定或潜在不稳定的患者中 621 例（98.7%）SINS 得分＞7 分。Yeon 等将 SINS 为 7 ～ 12 分的 79 例脊柱转移患者分为初始保守组和初始手术组，平均随访时间为 20.9 个月。基于体能状态变化和椎体高度塌陷评估的治疗结果显示，初始手术组的恶化趋势较小，初始保守组第一年的手术中转率为 33%。同时发现当椎体塌陷率小于 50% 或肿瘤位于半刚性区（胸 3 ～腰 10）时，中转手术的需求显著增加（分别为 $P=0.039$ 和 $P=0.042$）。Kim 等研究发现 SINS 可用于预测脊柱转移瘤放疗后椎体压缩性骨折发生，准确度适中，可靠性高。

SINS 可以帮助肿瘤学家、放射科医生和脊柱外科医生进行快速交流，从而对脊柱转移瘤不稳定进行更有效的治疗，防止潜在神经损害症状的发生。虽然 SINS 的敏感性和特异性得到了认可，但是目前仍缺乏大规模的前瞻性研究，以进一步评估该工具在治疗决策中的有效性。此外，还应注意的是，在评估肿瘤患者的整体脊柱稳定性时，还应考虑导致脊柱不稳定的其他因素，而不仅仅是 SINS 所考虑的因素。既往行椎板切除术、其他手术，接受过放射治疗，重度骨质疏松均会降低骨骼质量，患者的体重和活动水平也可能影响脊柱负荷，从而出现脊柱潜在不稳定，连续而相邻的多节段病变或者跳跃非相邻病变由于不稳定症状的叠加，可能对稳定性重建手术的需求更加迫切。

五、椎体稳定性重建

目前，脊柱不稳定是脊柱转移瘤治疗决策的关键点之一。2011 年和 2013 年分别被提出的 NOMS 与 LMNOP 两个脊柱转移瘤最常用治疗决策中均包括力学稳定性这一参数。在 LMNOP 评分中，力学稳定性分为"稳定""潜在不稳定"或"不稳定；而在 NOMS 评分中，力学稳定性则需要考虑：①是否存在受累椎体潜在的力学不稳定 / 脊椎完整性丧失的证据；②脊柱转移瘤累及单个节段还是多个连续节段；③ SINS 评分可用于指导内固定和（或）经皮骨水泥强化的选择；④对于准备内固定手术治疗的患者，需要考虑骨质问题；⑤手术减压（如有指征）是否会导致医源性不稳定等。脊柱转移瘤的治疗取决于以下几个方面：一般临床情况（年龄、并发症、生存期）、神经根或脊髓的压迫程度、肿瘤对内科系统治疗和放射治疗的敏感性、肿瘤的范围、有无其他并存疾病以及两个重要的解剖因素（影像学上硬膜外脊髓压迫程度和是否存在椎体不稳定）。重建脊柱稳定性从而缓解疼痛改善神经功能状态，是脊柱转移瘤外科治疗的重要目标。

（一）椎体增强技术

骨水泥增强技术如椎体成形术和椎体后凸成形术越来越被认为是治疗脊柱转移瘤安全有效的方法，可以明显恢复椎体稳定性、预防病椎塌陷/继续塌陷、即刻缓解疼痛、改善活动能力、提高生活质量。骨水泥增强技术的适应证包括脊柱转移瘤的病理性骨折（无论是否有疼痛）和即将发生的病理性骨折。对于单纯椎体不稳定或不能耐受开放手术的椎体不稳定患者，经皮椎体增强技术是最佳选择。SINS 适用于评估那些脊柱稳定和潜在不稳定的患者。椎体增强技术的禁忌证包括严重凝血功能障碍和局部或全身感染。椎体后壁破坏和硬膜外肿物形成不再是手术的绝对禁忌证，有研究报道了针对此类患者使用骨水泥增强技术，并发症的发生概率也很低。

椎体成形术是将骨水泥（主要成分是聚甲基丙烯酸甲酯）在透视下持续注入病变椎体。而在椎体后凸成形术中，在注入骨水泥之前，需要将可充气球囊插入椎体，恢复椎体高度和预防后凸畸形。最近有研究通过向椎体内植入永久性的可膨胀金属植入物，如椎体支架和椎体千斤顶，来达到骨折的复位。将骨水泥注入椎体后，可立即稳定椎体，这可能是疼痛缓解的主要机制。尽管骨水泥聚合时产生热量和细胞毒性物质可导致组织和肿瘤细胞的坏死，但其作用较小。疼痛通常在手术后 24 ～ 48 小时迅速缓解，缓解率为 73% ～ 92%。疼痛的缓解程度与骨水泥注入时的浓度、弥散范围和剂量相关。尽管有文献报道椎体成形术对成骨性脊柱转移瘤有效，然而笔者的临床实践发现，成骨性脊柱转移瘤接受椎体成形术的风险远大于获益。

椎体增强技术不能被认为是一种抗癌治疗，它仅仅是一种与标准化抗癌治疗（化疗、靶向治疗或放射治疗）互补的外科治疗手段，可以在抗癌治疗前、治疗中和治疗后与其他抗癌治疗方法结合使用（图 30-5，图 30-6）。考虑到抗癌和稳定的双重需求，有学者在椎体增强技术前行病变椎体的射频消融术。椎体增强技术联合射频消融术理论上效果是叠加的，然而并没有大量的临床数据证明联合治疗的优越性，射频消融并不能代替放射治疗。

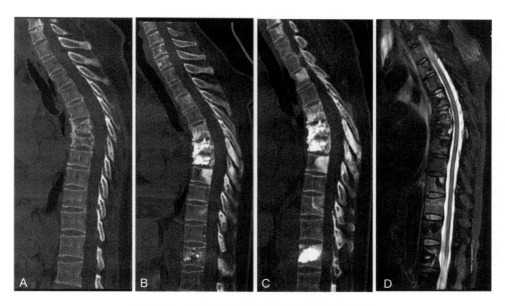

图 30-5　胸椎转移瘤病理性骨折行椎体增强术

患者，女，56 岁，肺癌胸 6、胸 7 椎体转移瘤病理性骨折伴脊柱不稳定，SINS 15 分，行胸 6、胸 7 椎体骨水泥增强术及三维适形放疗，随访过程中脊柱重获稳定，局部疼痛消失，未出现神经压迫。A. 术前 CT 矢状位片显示胸 6、胸 7 椎体转移瘤病理性骨折后凸畸形；B、C. 胸 6、胸 7 椎体骨水泥增强术后 6 个月及 9 个月 CT 矢状位片；D. 胸 6、胸 7 椎体骨水泥增强术后 12 个月 MRI T_2WI 矢状位片

椎体刚度和强度的增加与注入的骨水泥体积成比例（体积效应），但注入的骨水泥越多，骨水泥外渗的风险也越大。骨水泥渗入椎静脉、椎旁软组织和椎间盘是最常见的并发症。通常是由于椎体皮质缺损、骨水泥浓度过稀以及操作不慎所致，但大部分无明显症状。比较罕见的危险并发症包括骨水泥渗入肺动脉引起肺动脉栓塞和渗入椎管且突破后纵韧带。

（二）减压手术或经皮椎弓根内固定术

当转移造成低级别硬膜外脊髓压迫时，手术、放射治疗甚至靶向治疗、化疗等全身内科治疗都被证明是有效的；然而非手术治疗不能稳定椎体，无法同时解决硬膜外脊髓压迫和椎体塌陷造成病理性骨折等脊柱稳定性的问题。当转移同时造成脊柱力学结构发生改变时，通常伴随严重的机械性疼痛、活动障碍和（或）神经功能损害，此时椎管减压结合内固定手术是首选的治疗方法（图 30-7）。减压手术的入路通常与脊柱转移病灶的位置相关。无论采取何种入路，手术适应证主要包括放疗不敏感和系统全身治疗不敏感肿瘤、因椎体碎块或脊柱畸形导致的神经压迫症状、脊柱不稳定 SINS ≥ 13 分、对非手术治疗方案无效的顽固性机械性疼痛及放射治疗失败。手术的目的主要是通过椎管环形减压改善和维持脊髓神经功能，通过内固定稳定脊柱、缓解疼痛。及时的开放手术可明显改善患者的神经症状。然而，由于脊柱的解剖结构，几乎所有病例都无法真正做到根治性肿瘤切除。因此，总体预后良好的患者应早期接受术后放疗，以实现持久的局部肿瘤控制。脊柱转移瘤局部和全身手术并发症的发生率为 20% ~ 48%，包括伤口裂开或感染、肺炎、深静脉血栓、内固定失败等，其中伤口裂开或感染是最常见的并发症。开放手术后较长的术后恢复期，可能中断肿瘤患者的系统内科治疗，影响整体治疗效果。尽管有各种脊柱转移瘤预后预测评分系统，如修正后的 Tokuhashi 评分系统和 Tomita 评分系统，然而，脊柱转移瘤患者的生存期最主要预后预测指标是原发肿瘤的组织学类型及对系统内科治疗和放疗的敏感性。对于生存期小于 3 个月的患者，应避免实施有侵入性和高风险的开放手术。

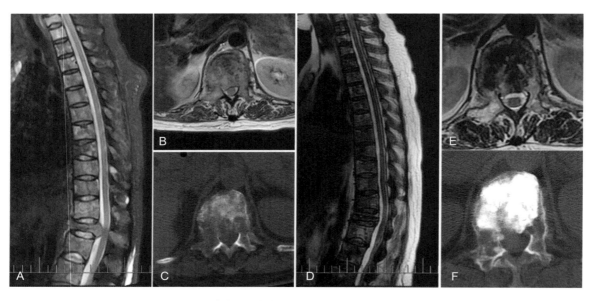

图 30-6　乳腺癌脊柱转移瘤 ESCC2 级行椎体增强术

患者，女，49 岁，乳腺癌多发脊柱转移瘤胸 12 椎体病理性骨折伴硬膜外脊髓压迫，内分泌治疗的同时行经皮椎体增强术，随访过程脊柱重获稳定，局部疼痛消失，ESCC 从 2 级降至 1A 级。A. 术前 MRI 抑脂 T$_2$WI 矢状位片显示多发性脊柱转移瘤胸 12 椎体病理性骨折伴硬膜外脊髓压迫；B. 术前 MRI T$_2$WI 横断位片显示胸 12 椎体及椎弓根肿瘤转移伴硬膜外脊髓压迫 ESCC 2 级；C. 术前 CT 横断位片显示椎体及椎弓根内存在溶骨性病灶，椎体后壁不完整；D. 术后 1 年 MRI 抑脂 T$_2$WI 矢状位片显示胸 12 椎体骨水泥增强术后硬膜囊无压迫；E. 术后 1 年 MRI T$_2$WI 横断位片显示椎体骨水泥增强术后改变，硬膜囊无压迫，ESCC 1A 级；F. 术后 1 年 CT 横断位片显示椎体内骨水泥弥散分布，椎弓根内溶骨性病变成骨性修复

　　为了减少开放手术的出血和创伤，近年来，脊柱外科产生了许多新的微创外科技术，包括经皮椎弓根螺钉技术和联合小切口减压的经皮椎弓根螺钉技术（图 30-8），这些微创脊柱手术比开放手术有更少的并发症。脊柱的稳定性可通过联合椎体骨水泥增强技术的经皮椎弓根螺钉内固定技术来实现，主要的优势是在不增加切口并发症风险的情况下，稳定脊柱后尽可能快地接续术后辅助性放疗。对那些有硬膜外脊髓压迫且有减压适应证和脊柱不稳定的患者，近年来流行的小切口分离手术环形减压联合经皮椎弓根螺钉技术被证明是一种安全、有效的选择。

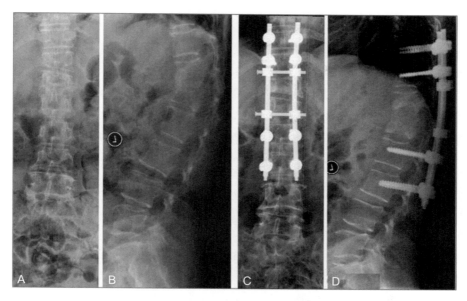

图 30-7　胸腰段脊柱转移瘤行后路椎管环形减压内固定术

患者，男，62 岁，肺癌胸 12、腰 1 椎体转移瘤病理性骨折伴硬膜外脊髓压迫，SINS 15 分，行后路肿瘤部分切除椎管环形减压内固定术后脊柱重获稳定，神经症状获得改善。A、B. 术前 X 线片提示胸 12、腰 1 椎体转移瘤病理性骨折伴胸腰段后凸畸形；C、D. 行后路肿瘤部分切除椎管环形减压内固定术后 X 线片

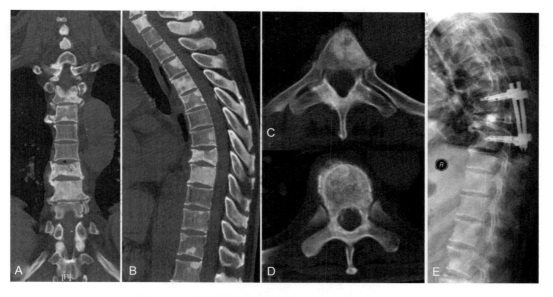

图 30-8　胸椎转移瘤行后路椎管环形减压内固定术

患者，男，59 岁，肝癌多发脊柱转移瘤伴胸 8 椎体病理性骨折脊柱潜在不稳定，SINS 12 分，行胸 8 椎体骨水泥增强术 + 经皮椎弓根螺钉内固定术后脊柱重获稳定。A ～ D. 术前 CT 冠状位、矢状位及横断位片显示多发性脊柱转移瘤伴胸 8 椎体病理性骨折，胸椎后凸畸形；E. 胸 8 椎体骨水泥增强术结合经皮椎弓根螺钉内固定术后 X 线片

（三）立体定向放疗

不同于骨水泥增强技术和开放或微创内固定技术，放射治疗不能够达到稳定脊柱、恢复和维持椎体高度和力线的目的，不能够单独用于脊柱转移瘤不稳定或潜在不稳定患者椎体机械性疼痛的治疗。然而，肿瘤的治疗一定需要包括肿瘤学家、脊柱外科专家、放射治疗专家、诊断和介入放射学家及疼痛专家等多学科专家参与。只有通过多学科团队协作的综合治疗，才能使脊柱转移瘤脊柱不稳定患者的病情得到中长期控制，降低局部复发率、改善患者功能状态和整体预后（图 30-9）。

传统外放射治疗（conventional external beam radiation therapy，cEBRT）已被广泛地应用于脊柱转移瘤患者的疼痛控制，但是疼痛缓解程度并不一致，据报道只有 0 ～ 20% 患者的疼痛可以得到完全缓解，大部分患者疼痛只能暂时缓解，并且部分肿瘤对传统外放射治疗不敏感。近年来，随着肿瘤治疗的进步，脊柱转移瘤患者的生存期不断延长。为了获得脊柱转移瘤的长期局部控制，有必要为患者选择更高级有效的放射治疗模式。

立体定向体部放疗简称立体定向放疗，包括分次立体定向放射治疗（fractioned stereotactic radiation therapy，FSRT）、立体定向放射外科（stereotactic radiosurgery，SRS）如射波刀（Cyber knife），对突入椎管内硬膜外的，甚至对已经与脊髓相接触的肿瘤边缘也能达到有效的生物治疗剂量。这样就有效地克服了肿瘤放射抵抗的问题，同时使放疗的安全性获得了较大程度的提高。肿瘤局部的放射消融剂量通常为 16 ～ 24Gy 或 30 ～ 40Gy，分 1 ～ 5 次进行。立体定向放疗保证了肿瘤组织受到最大照射剂量，而在正常组织的辐射量急剧下降，因此放射性损伤的并发症较为罕见。研究发现，51% 的脊柱转移瘤患者在接受立体定向放疗开始治疗后的 7 天疼痛显著缓解，54% 的患者 1 年内疼痛完全缓解，且获得了令人满意的无局部肿瘤进展的生存期，同时无晚期放射性脊髓病的发生。研究发现，接受过立体定向放疗的患者发生椎体病理性骨折的风险高达 39%，而常规放射治疗不足 5%。Al-Omair 等通过活检研究证实，放射性骨坏死是诱导椎体病理性骨折发生的潜在机制，大多数（65%）患者在接受立体定向放疗开始的 4 个月内出现椎体病理性骨折。该研究提示，辐照本身可能是椎体压缩性骨折的独立危险因素，治疗剂量 ≥ 20Gy/f 时更应谨慎。对放疗前病椎尚未发生病理性骨折或已发生潜在骨折的脊柱转移瘤患者，可以预防性行椎体增强手术。

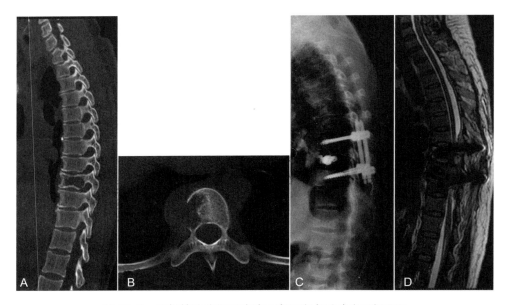

图 30-9 胸椎转移瘤行后路减压内固定术后肿瘤局部进展

患者，女，34 岁，乳腺癌胸 8 转移瘤脊柱潜在不稳定行胸 8 椎体成形术 + 后路经皮椎弓根螺钉内固定术，术后未接受放射治疗，6 个月后肿瘤局部进展，形成椎管内硬膜外压迫，患者出现不全瘫。A、B. CT 矢状位及横断位片显示胸 8 椎体溶骨性破坏 ≥ 30% 合并右侧肋椎关节破坏；C. 行胸 8 椎体成形术结合后路经皮微创椎弓根螺钉内固定术后 X 线侧位片；D. 术后 6 个月 MRI T$_2$WI 矢状位片显示肿瘤向椎管内侵犯，形成严重硬膜外压迫

2011 年，美国放射治疗及肿瘤学会（American Society for Therapeutic Radiology and Oncology，ASTRO）发表了立体定向放疗的循证医学指南。立体定向放疗的适应证：脊柱转移瘤转移病灶较少、

已行手术治疗、先前接受过放射治疗及接受立体定向放疗临床试验的患者，所有患者预期生存期应大于 3 个月。立体定向放疗的主要排除标准：脊柱转移瘤存在机械性不稳定和高级别的硬膜外脊髓压迫（ESCC 2 ～ 3 级）。综上所述，脊柱立体定向放疗被认为是一种非常安全、有效的治疗方法，可被应用于经过筛选的已获得稳定的和（或）合并低级别硬膜外脊髓压迫的脊柱转移瘤患者。

六、总结

系统性肿瘤内科治疗（化疗、靶向治疗、内分泌治疗等）和放疗虽然可以改善脊柱转移瘤患者疼痛症状、缓解压迫，但是对于脊柱机械性不稳定，稳定性手术仍然是唯一的治疗选择。深入了解脊柱转移瘤不稳定机制，明确肿瘤患者脊柱不稳的危险因素，对已经出现和（或）即将出现脊柱不稳的脊柱转移瘤患者进行预防性外科干预，可以降低病理性骨折的风险，显著提高患者的生活质量。SINS 是诊断转移瘤引起的脊柱潜在不稳定或不稳定的有效工具，可以帮助多学科团队治疗脊柱转移瘤时进行沟通，是目前最受推崇的评估系统，得分 ≥ 7 分的患者建议进行外科会诊和手术评估。由于脊柱外科技术的革新，可以为患者提供包括骨水泥增强技术和多种微创内固定技术。然而，必须强调的是单纯的稳定手术并不能控制肿瘤进展。如果没有可靠敏感的靶向药物、内分泌治疗等系统内科治疗，脊柱稳定手术后联合术后早期放射治疗，仍然是脊柱转移瘤局部长期控制的重要治疗模式。

第31章　颈椎转移瘤的手术治疗

颈椎转移瘤发病率占脊柱转移瘤的 10% ～ 15%。随着转移性肿瘤破坏骨质、侵犯周围软组织（包括血管神经在内）甚至硬膜，临床主要表现为局部疼痛、根性疼痛，以及脊髓或神经根受压导致的神经功能障碍。颈椎转移瘤患者轻者仅出现单纯枕颈部疼痛或不适；严重者疼痛在短时间内迅速进展，严重影响睡眠，甚至导致截瘫，给患者及家庭带来极大痛苦，极大降低了患者的生活质量。颈椎转移瘤的治疗目的是缓解或消除疼痛，解除脊髓神经压迫，从而提高患者的生活质量。虽然，部分颈椎转移瘤单纯通过保守治疗如放疗或化疗、靶向和内分泌治疗及支具治疗，也可取得与外科治疗相似的效果，但非手术治疗周期长，不能在短时间内有效缓解症状。而外科手术仍然是颈椎转移瘤多模式治疗中的极为重要的一环。

一、手术指征与患者选择

颈椎转移瘤的手术指征：①出现脊髓神经压迫的临床表现或症状进行性加重；②颈椎骨结构破坏或椎体塌陷导致的持续性疼痛，非手术治疗不能缓解；③临床症状及影像学提示颈椎失稳；④一部分临床上找不到原发病灶的患者，为取得病理明确诊断也可以考虑手术治疗。而一般情况差、预期寿命＜ 3 个月为开放手术禁忌证。因此，颈椎转移瘤患者应综合考虑以下 4 个方面：①神经功能方面，无论症状还是影像学均提示脊髓明显受压，肢体功能出现障碍，影响患者正常生活；②生物力学方面，患者骨结构破坏、椎体塌陷或颈椎冠状或矢状面畸形，出现颈椎失稳导致的顽固性或阵发性颈痛；③肿瘤学方面，肿瘤病理类型对放疗、化疗，以及靶向、内分泌治疗等非手术治疗不敏感，辅助治疗后肿瘤负荷无明显改变；④解剖学方面，转移瘤病灶的位置是脊柱不稳定最重要的评价因素，病灶累及脊柱交界区（如枕颈交界区、颈胸交界区）的稳定性比移动椎（颈椎）的稳定性更差。需要注意的是，枕颈关节的稳定主要依靠韧带维持，而转移瘤一般不侵犯韧带等软组织结构。因此，颈胸段转移瘤的稳定性一般比枕颈段转移瘤差。

临床医生在进行手术患者选择时必须注意：年龄、病史、既往治疗、一般健康状况、预期生存期和治疗意愿等，并且明确手术获益是否大于风险及有无非手术替代方法。其中，最重要的是评估患者的预期生存期。患者预期生存期小于 8 ～ 12 周通常更倾向于接受非手术治疗，预期生存期大于 6 个月可以推荐手术治疗。同时，原发肿瘤的组织学特性对于手术患者的选择至关重要，因为它不但是影响生存期的最显著因素，而且决定了非手术治疗的敏感性。Rao 等发现所有转移性颈椎肿瘤的平均生存期仅为 14.7 个月。颈椎转移瘤的手术治疗需要在患者状况恶化之前，合理选择手术方式，明确风险因素，降低术后并发症发生率。

二、手术方式

脊柱肿瘤的手术可以分为根治性切除手术和姑息性减压手术。颈椎转移往往发生在恶性肿瘤晚期，因此以姑息性手术为主。手术的主要目的是神经减压、恢复和改善神经功能、稳定脊柱、缓解疼痛和（或）获取病理组织。根据解剖学和生物力学特点，颈椎可分为上颈椎（颈 1，颈 2）、下颈椎（颈 3～颈 6）和颈胸段（颈 7，胸 1，颈 7～胸 1 椎间盘）3 个部分。下颈椎是最常见的转移部位，而上颈椎转移较少见。

（一）全脊椎切除手术

全脊椎切除切除手术又包括肿瘤分块切除和肿瘤整块切除手术。全脊椎切除主要用于脊柱原发性肿瘤，随着对其临床应用的不断深入，不少学者将其应用于脊柱转移瘤。当脊柱转移病灶为单发转移，Tomita 评分≤ 5 分且患者一般情况能够耐受肿瘤切除手术时可考虑转移瘤切除手术；而对于单一椎体转移、PET/CT 提示无其他内脏转移，一般情况可耐受手术且预期生存期超过 6 个月的患者，可考虑行整块切除手术。全脊椎切除的具体手术策略应该依据脊柱肿瘤的 WBB 分期和脊柱转移瘤的 Tomita 分型确定，目前认为全脊椎切除应用于脊柱转移瘤需具备以下条件：①有脊髓压迫症状或顽固性疼痛；②原发性肿瘤已被根治性切除，但是排除肺癌；③患者预期寿命＞ 6 个月；④孤立性脊柱转移瘤，并且转移灶不超过邻近的两个椎体范围；⑤不合并其他重要脏器的转移；⑥脊柱病灶尚未侵犯硬膜囊、主动脉、下腔静脉等重要组织；⑦患者耐受性好。周非非等认为一期前后路联合入路脊柱转移瘤病灶切除、植骨融合内固定术，适用于 Tomita 分型的 3～5 型（1、2、6 型为其相对适应证，但不适用于 7 型）、预期生存时间＞ 2 年且一般状态能够耐受手术及麻醉的患者。Chi 等强调了全脊椎切除的风险，认为达到足够边界的部分切除更适宜于脊柱转移瘤，且颈椎转移瘤的全脊椎切除术在多数情况下需要"牺牲"椎动脉。目前，分离减压手术联合立体定向放疗已逐渐取代了全脊椎切除手术，目前全脊椎切除术已较少被推荐。

（二）姑息性减压重建手术

1. 颅颈交界区

（1）临床表现：约 0.5% 的脊柱转移瘤位于颅颈交界区（craniovertebral junction，CVJ），且常发生在颈 2 椎体 / 齿状突、颈 1～颈 2 关节突或枕骨髁。疼痛是 CVJ 转移瘤患者最常见的症状，可分为局灶性疼痛或机械性疼痛。局灶性颈痛被描述为脊柱特定节段的疼痛或僵硬，通常在夜间加重。机械性颈痛的特点是颈椎运动时疼痛加重。肿瘤直接压迫颈 2 神经根或肿瘤破坏寰枢关节引起局部炎症或压迫颈 2 神经根，可导致枕神经性疼痛。枕神经痛被描述为一种从上颈部向枕下和耳后头皮区传导的尖锐性刺痛，颈部的屈伸活动会加重症状。

CVJ 脊柱转移瘤很少引起脊髓直接受压导致该节段硬膜外脊髓压迫症的症状 / 体征。部分原因是颈 1 和颈 2 节段的椎管相对宽大；此外粗壮的十字韧带也能防止椎体肿瘤向后压迫脊髓。当出现脊髓压迫症时，通常是由肿瘤较大或肿瘤通过枕骨大孔延伸所致。寰枢交界区的转移性骨破坏也可导致节段不稳定和半脱位，从而导致脊髓损伤。低位脑神经功能障碍可能是由于肿瘤压迫延髓、脊髓副神经，极少数情况下压迫舌下神经。副神经是颈胸交接区脊柱转移瘤最常累及的脑神经。副神经损伤表现为斜方肌 / 胸锁乳突肌支配的转头或耸肩无力，患者可能会出现由肌肉张力障碍导致的疼痛性斜颈。由迷走神经或舌咽神经引起的吞咽功能障碍不常见，但在可 CVJ 脊柱转移瘤颅内延伸时出现。

（2）入路与显露：虽然上颈椎转移瘤罕见，但是治疗相对复杂。CVJ 脊柱转移通常不会引起转移性硬膜外脊髓压迫。当肿瘤确实引起高级别硬膜外脊髓压迫及临床表现时，手术减压可能是必要的。骨折半脱位超过 5mm 或者骨折半脱位超过 3.5mm 合并 11° 成角畸形被定义为明显的骨折半脱位。明显骨折半脱位且出现机械性颈部疼痛的患者也应考虑手术治疗。轻微骨折半脱位而脊柱力线正常的患者适宜接受常规外照射或者立体定向放疗。上颈椎的手术入路有前方入路、后方入路和前后联合入路 3 种。因颈 1、颈 2 的椎管宽大，转移早期较少出现神经功能障碍，且经口入路或高位后咽部入路的前路手术并发症发生率高，手术以后路椎板切除减压术和（或）枕颈融合术等稳定手术为主，必要时行后外侧入路的分离手术以实现对腹侧转移瘤造成的硬膜外脊髓压迫进行减压。后路逐层切开显露后，首先行颈 1 和颈 2 椎板切除，然后确定颈 1～颈 2 小关节和颈 2 神经根。切除一个或两个颈 2 神经根对显露腹侧肿瘤有很大的帮助。由于颈 2 神经根是纯感觉根，切除后可导致单侧枕下头皮发麻，但通常是可以接受的。只有极少数患者会因为颈 2 神经根切除而发生术后枕神经痛。

（3）术前造影栓塞：后路切除 CVJ 转移瘤的风险之一是对邻近椎动脉的损伤，特别是当肿瘤向外侧延伸时。术前椎动脉造影对降低手术风险至关重要。确定椎动脉走行及其与周围骨骼及肿瘤的解剖关系，不仅对肿瘤切除特别重要，而且有助于确定内固定方案。如果椎动脉被肿瘤包裹，可以合理地留下残余病变，并在术后辅助放疗。对于计划切除的富血供转移瘤，术前栓塞可以减少术中出血量。如果肿瘤动脉来自椎动脉的主要分支，那么造影后更应注意确定侧支血管和小脑后下动脉的位置。错误的后循环血管栓塞可导致脑干或小脑梗死，引起严重的神经功能障碍。

（4）不稳定与后路枕颈固定融合：对于临床或影像学显示与转移性脊柱肿瘤不稳定相关或手术损伤寰枢椎造成医院性不稳定的患者，建议行后路稳定手术。临床不稳定可定义为脊柱丧失在生理负荷下维持无机械性疼痛、进行性神经功能缺损或脊柱畸形加重的能力。影像学不稳定显示寰枢椎半脱位、齿突成角、旋转半脱位和枕寰/寰枢椎关节突复合体破坏。

后路枕颈固定融合术适用于严重颈枕部机械性疼痛、经非手术治疗无效（硬颈托制动、口服镇痛药或放疗及内科系统治疗）或存在病理性骨折的患者（图 31-1）。研究者提出若患者的脊柱力线正常、上颈椎半脱位可以复位，则单纯上颈椎后路固定可以实现持久稳定，如颈 1～颈 2 或颈 1～颈 3 后路固定；如果为不可复位性半脱位，则采用枕颈部固定融合术。术中显露枕骨及颈 1～颈 5 相应椎板及关节突关节，选择钉板或钉棒系统固定枕骨和颈椎侧块（一般固定至病椎远端 3 个节段）。CVJ 转移瘤的手术治疗可以明显缓解颈枕部机械性疼痛，维持脊柱力学平衡（图 31-2），对改善患者的生活质量具有重要意义。

在孤立的颈 1 或颈 2 转移的情况下，枕颈固定融合手术优于寰枢椎固定手术。这主要是因为脊柱转移疾病的发展不可预测，以及担心后期转移瘤累及邻近区域导致短节段固定的失效，而需要额外的再次手术。即使影像学上没有明显的不稳定，有学者也建议对机械性颈部疼痛的患者采用后路固定。

（5）临床疗效：SOSG 的一篇 meta 分析显示，20 篇文献共 134 例患者中 99 例采用手术治疗，其中前方入路 16 例（16.1%）、后方入路 74 例（74.7%）、前后联合入路 9 例（9.1%）。Fourney 等采用后路枕-颈经椎弓根或侧块螺钉固定治疗 19 例寰枢椎转移瘤患者，术后疼痛明显缓解，且无神经功能障碍等并发症。周非非等报道了对 11 例上颈椎转移瘤患者中的 9 例行后路枕颈固定术，其中 7 例联合 ^{125}I 放射性粒子植入。研究者认为放射性粒子具有较长的半衰期（60.2 天），能释放低能 γ 射线持续照射，放射源集中，组织内效应半径小，提高了靶区的照射剂量且降低了对邻近组织的损伤。

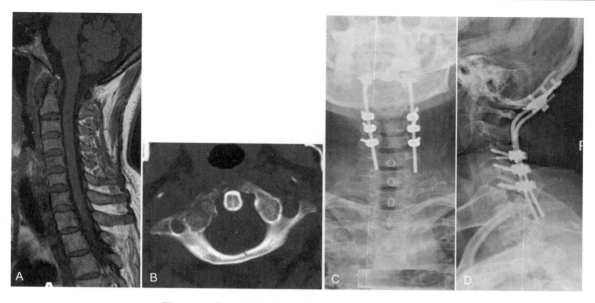

图 31-1　颅颈交界区转移瘤行后路枕颈固定融合术

患者，男，67 岁，肺癌寰椎前弓转移瘤病理性骨折行后路枕颈固定融合术，切口愈合后。A. 术前 MRI T₁WI 矢状位片显示寰椎前弓病变，硬膜囊无压迫；B. 术前 CT 横断位片显示寰椎溶骨性骨破坏伴病理性骨折；C、D. 术后 X 线前后位及侧位片，侧块螺钉固定颈椎 3 个节段，枕颈部脊柱力线维持正常

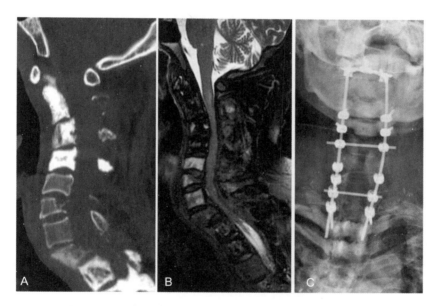

图 31-2　颈椎多发转移瘤行后路减压枕颈胸内固定融合术

患者，女，54 岁，乳腺癌颈椎多发转移瘤不稳定伴颈椎管狭窄硬膜外脊髓压迫症，行颈椎后路椎板切除减压枕颈胸内固定融合术，切口愈合后。A. 术前 CT 矢状位重建片提示颈椎广泛多发转移，成骨性与溶骨性病灶混杂，上颈椎后凸畸形；B. 术前 MRI 抑脂 T₂WI 矢状位片显示颈椎多发转移瘤颈椎管狭窄，上颈椎后凸畸形硬膜外脊髓压迫；C. 术后 X 线前后位片

2. 下颈椎

（1）临床表现：患者可能会出现机械性（轴向）疼痛或生物性（局部）疼痛。机械性疼痛是由不稳定引起，轴向负荷和移动时加重，躺下时减轻。生物性疼痛通常归因于椎体骨膜的牵拉，典型表现为夜间疼痛。颈 2～颈 4 神经根受压引起的神经根性疼痛表现为枕下、耳后或眶后区疼痛。颈 5～颈 8 神经根病可表现为神经根痛、感觉异常、感觉缺陷或受累神经根支配区肌肉乏力。由于颈椎中段椎管直径较小，颈椎中段硬膜外脊髓压迫症比颅颈区更为常见。上肢症状可能表现为精细运动功能的

丧失，如书写或系纽扣。下肢的症状可能包括行走失平衡和步态失稳、肌张力增加、深反射亢进、病理反射阳性。随着压迫的加重，会出现进行性的上肢和下肢无力。直肠和膀胱功能障碍可表现为尿潴留或尿失禁。

（2）入路选择：前、后路手术是为颈椎转移瘤患者进行减压、重建和维持颈椎稳定的主流手术。手术路径的选择主要依赖于颈椎转移瘤的位置。若肿瘤主要在颈椎前柱则一般选择前路手术，若肿瘤主要在颈椎后柱则选择后路手术，前柱与后柱均受累则考虑前后路联合手术。此外，脊髓受压的部位也是手术途径选择的重要因素，例如，MRI 显示脊髓背部受压则宜进行后路手术。Jai Rao 等报道了脊髓背侧受压合并颈 6 椎体受累的病例，仅对患者进行了后路减压内固定手术，患者肿瘤负荷明显减轻，神经功能恢复良好。这个病例通过单一后路手术而不是前后路联合手术获得了最大的手术效益。此手术决策选择的原因是颈 6 椎体受累但没有发生病理性骨折；而姑息性手术的主要目的是缓解症状、预防和控制神经损害，且单一后路手术的风险明显比前后路联合手术低。如果脊髓背侧受压且合并颈 6 椎体病理性骨折，研究者则仍然推荐前后路联合手术。这是因为，颈 6 椎体如果发生严重的病理性骨折，前柱的高度降低。若仅仅进行后路手术，那么脊柱后凸畸形加重的风险将大大增加，进而将导致颈部疼痛等症状的加剧。后路稳定手术应被认为是对前路稳定手术的补充，尤其是对于需要两个以上椎体节段重建融合和大于 15° 后凸畸形的前路手术患者。

选择前后路手术路径除了考虑转移瘤的位置外，还应该综合其他因素。例如，对于未经其他方法治疗的椎体病灶，在确定切除平面时需依据颈椎前路标准入路。然而，如果患者在术前已行放疗，此时需要头颈外科医师的参与共同制订手术入路。因为，食管损伤和吞咽困难是颈椎前路手术常见的并发症，头颈部放疗会增加上述严重并发症的发生率。这也说明在选择手术途径时，在考虑手术获益的同时，必须考虑手术风险。

（3）前路手术：在下颈椎，肿瘤转移至椎体最为常见。机械性不稳定在影像学上可表现为椎体塌陷和矢状位畸形；椎体爆裂性骨折扩展到关节突关节时，也是不稳定的一种表现。颈椎前路手术是下颈椎转移性疾病最常用的手术方式，前路手术可以直接解除肿瘤或骨块对脊髓的压迫，同时重建和稳定脊柱。下颈椎前路手术主要为肿瘤椎体次全切除椎间植骨融合内固定术（图 31-3），采用标准 Smith-Robinson 入路，除病椎外后纵韧带也被切除作为减压的一部分。颈椎对于预期寿命超过 6 个月的患者，自体髂骨移植通常是首选，而对于广泛转移和预期寿命有限的患者，使用 PMMA 进行椎体间重建是一种有效的选择。近年来流行的可扩张椎间融合器的优点是易于使用、适应性好、生物力学强度和稳定性高，同时具有进一步恢复高度和矫正后凸畸形的能力。颈椎前路钢板的使用已经被证明可以为这些结构提供额外的支持，并减少结构失败。前路手术前明确转移瘤病灶的组织学类型是有必要的。因为，肾细胞癌、甲状腺癌转移瘤的血供丰富，术前血管栓塞可以有效降低术中出血；栓塞前血管造影可以明确血管分布及来源，预防解剖变异，有利于术前栓塞的进行。Heidecke 等对 62 例颈椎转移瘤患者使用颈椎前入路进行外科治疗。随访 1.5 年，融合率达 96.8%，5 例出现声带麻痹，3 例早期出现内固定失败，1 年存活率为 58%，2 年存活率为 21%，研究者认为使用颈椎前入路治疗颈椎转移瘤是一种可以被接受的选择。

然而，颈椎转移瘤前路手术存在缺陷：①椎体经瘤切除术中出血多，如果前路手术前行选择性肿瘤血管栓塞，则额外增加风险；②脊柱转移瘤 Tomita 解剖学分型中的 6～7 型，仅前路重建并不稳定；③颈椎前路手术围术期风险大，并发症发生率高；④生存期内肿瘤可能进展，需要再行后路减压或前路翻修手术。

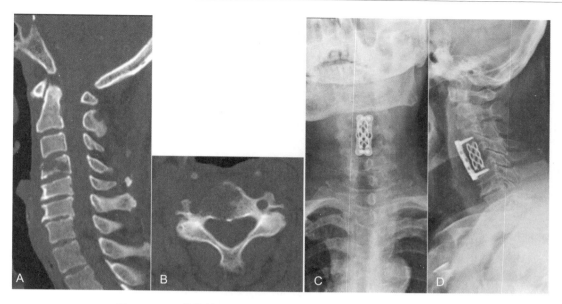

图 31-3　颈椎体转移瘤行前路椎体次全切除植骨融合内固定术

患者，男，51 岁，肺癌颈 4 椎体转移瘤行前路椎体次全切除钛网植骨融合内固定术，切口愈合后调强放疗 30Gy/10f。A. 术前 CT 矢状位重建片显示颈 4 椎体溶骨性骨破坏伴病理性骨折；B. 术前 CT 横断位片显示椎体溶骨性骨破坏严重，椎体周缘骨缺损；C、D. 术后 X 线前后位及侧位片

（4）后路手术：后入路较少单独应用于下颈椎转移瘤，后路手术主要适用于颈枕交界区、颈胸交界区、脊柱后凸畸形明显（图 31-4）、多节段不稳定和（或）合并颈椎管狭窄的颈椎转移瘤患者。单纯颈椎后路椎板切除手术术后颈椎后凸畸形的发生率高。在下颈椎，既往认为后路手术由于椎动脉走行的影响难以完全切除脊髓腹侧的肿瘤组织，仅能通过扩大椎管的容积，间接达到减压的目的，故仅适用于需要单纯间接减压的患者。Eleraky 报道了 8 例通过后路椎弓根（后外侧）入路行颈椎前

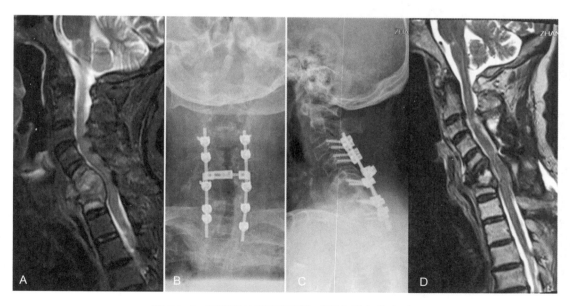

图 31-4　下颈椎转移瘤行后路减压内固定术（1）

患者，男，54 岁，肺癌颈 5、颈 7 椎体转移瘤病理性骨折，SINS 16 分，ESCC 3 级，行后路椎板切除椎管减压内固定术，切口愈合后调强放疗 30Gy/10f。A. 术前 MRI STRI 抑脂矢状位片显示颈 5 至颈 7 椎体病理性骨折后凸畸形伴严重硬膜外脊髓压迫；B、C. 术后 X 线前后位和侧位片显示颈椎力线维持正常，内固定跨病椎上下 2 个节段；D. 综合治疗后 3 个月，MRI 抑脂 T_2WI 矢状位片显示颈 5 至颈 7 椎体转移瘤控制良好，椎管宽敞，脊髓无压迫

方恶性肿瘤（7 例转移性和 1 例脊索瘤）椎体切除术的病例，肿瘤涉及颈 2（5）、颈 3（1）、颈 5（1）和颈 7（1）。6 例行前路重建三柱融合，2 例仅行后路融合。研究者认为在不能选择前路入路或环向入路的情况下，经椎弓根（后外侧）入路行颈椎前方恶性肿瘤的椎体切除是有用的。

近年来，颈椎转移瘤单一后路减压内固定手术逐渐流行。其优势：①间接实现脊髓减压，恢复和保留神经功能；②长节段椎管减压，为生存期内颈椎转移瘤椎管内多部位进展留存空间；③减压范围广，更适合于同时合并颈椎管狭窄、多节段前后柱受累的颈椎转移瘤（图 31-5）；④跳跃性颈胸椎 / 颈腰椎脊柱转移瘤的同期手术（图 31-6，图 31-7）；⑤结合术后放疗和靶向、内分泌等系统内科治疗，可有效控制椎管前方肿瘤，进而实现直接减压；⑥多节段侧块和（或）经椎弓根螺钉内固定效果确切，使脊柱重获稳定，有效矫正畸形，完全控制疼痛；⑦避免了前路经瘤手术，病变椎体放疗靶区勾画简单准确；⑧术中出血少，视野清晰，风险小，并发症低。既往认为，当颈椎三柱均受累、前路椎体次全切除超过 3 个节段时需采用前后联合入路的减压内固定手术，目前单一后路减压内固定手术也适用于经过选择的此类患者。

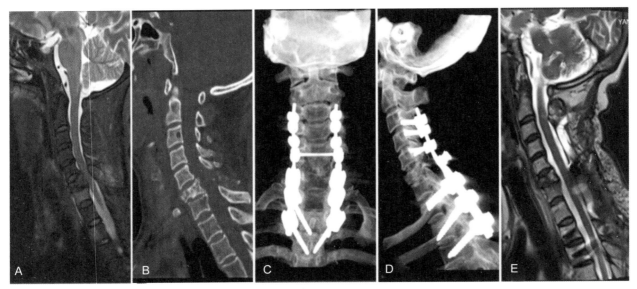

图 31-5　下颈椎转移瘤行后路减压内固定术（2）

患者，女，56 岁，肺癌颈 6、颈 7 椎体转移瘤，颈 6 椎体病理性骨折伴颈椎管狭窄。SINS 14 分，ESCC 3 级，行颈椎后路椎板切除椎管减压内固定术，切口愈合后调强放疗 30Gy/10f。A. 术前 MRI 抑脂 T_2WI 矢状位片显示颈 6、颈 7 椎体转移瘤颈 6 椎体病理性骨折硬膜外脊髓压迫伴颈椎管狭窄；B. 术前 CT 矢状位重建片显示颈 6 椎体病理性骨折；C、D. 术后 X 线前后位和侧位片显示颈椎力线维持正常，内固定跨病椎上下 3 个节段；E. 综合治疗后 3 个月，MRI 抑脂 T_2WI 矢状位片显示颈 6、颈 7 椎体转移瘤控制良好，颈椎管宽敞，脊髓无压迫

当计划从后路行下颈椎内固定时，选择使用坚固内固定装置至关重要。侧块螺钉 - 杆状结构最受欢迎，可以实现充分的关节融合。在高度不稳的病例中，减压前应先放置单侧钉棒固定。一旦减压足够，建议将侧块去皮质且植入同种异体骨松质以帮助融合。侧块螺钉在颈 3～颈 6 节段稳定性通常是令人满意的，然而，由于颈 7 侧块很小，所以通常推荐在颈 7 使用椎弓根螺钉。术前 CT 扫描需仔细评估骨质情况和侧块解剖，以规划需要包含在固定区域椎体的节段和数量。

（5）前后路联合手术：所有病例都应考虑采用后路增强前路减压术。在前路减压和融合术的同时辅助后路手术的适应证包括多节段疾病、脊髓环周硬膜外转移且引起背侧脊髓压迫或破坏、转移性后凸畸形及术中需要切除多个椎体。

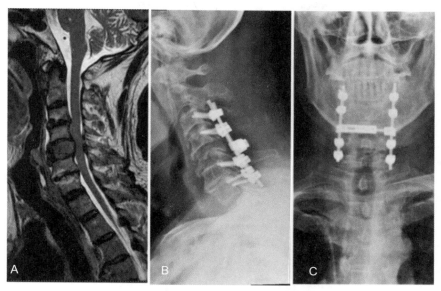

图 31-6　颈椎转移瘤行后路减压内固定术

患者，男，54 岁，肺癌颈 5 椎体转移瘤病理性骨折伴硬膜外脊髓压迫。ESCC 3 级，行颈椎后路椎管减压内固定术，切口愈合后调强放疗 30Gy/10f。A. 术前 MRI 抑脂 T_2WI 矢状位片提示颈 5 椎体病理性骨折合并硬膜外脊髓压迫；B、C. 术后 X 线前后位和侧位片显示颈椎力线维持正常

3. 颈胸交界处

（1）解剖特点：颈胸交界处（CTJ）是脊柱中一个独特的区域。严格来说，CTJ 只包括颈 7 椎体、胸 1 椎体，以及位于这两个椎体之间的椎间盘及相关韧带（图 31-8）。然而，涉及胸 2 和胸 3 椎体的病变在通过前路进入时通常面临类似的困难，且 CTJ 的融合通常涉及胸 2 或胸 3 椎体，因此，CTJ 可定义为涉及颈 7 ~ 胸 3 椎体的区域。CTJ 转移瘤处较 CVJ 的脊柱转移瘤更为常见。颈胸段为颈椎前凸向胸椎后凸过渡的区域，容易并发脊柱转移瘤所有的严重并发症，如剧烈疼痛、严重机械性不稳定、进行性后凸畸形及硬膜外脊髓压迫等。此外，颈胸段不同于枕颈区，神经功能障碍的发生率也相对较高。同时，低位颈椎脊髓血液供应的解剖学特点使其容易发生缺血性损伤，因此 CTJ 脊髓的手术耐受性较差。

（2）入路选择：大多数转移病灶位于椎体前部，并向后方延伸。因此，一般情况下，下颈椎区域的椎体次全切除术仍采用前方入路。单节段椎体切除术合并前柱重建不需要额外的后路固定，但对于骨质量差和（或）需要矫正畸形的病例，应考虑辅助后路固定。对于多节段椎体切除术的患者应考虑后路内固定。对于某些转移性多节段病变、既往放疗、吞咽困难、气管和食管牵拉困难的病例，需要采用单纯后方入路手术。上胸椎椎体切除术可采用单纯前方入路、单纯后方入路或前后方联合入路。既往文献倾向于对 CTJ 转移瘤行前路直接减压和重建。然而，CTJ 前路手术术野狭窄，扩大术野的方法主要有胸骨切开入路及锁骨切除入路等，但损伤较大，操作烦琐。考虑到脊柱前路受到心脏、大血管、食管、气管、迷走神经、喉返神经、膈神经和胸导管的限制。近年来，随着脊柱后路内固定器械和技术的发展，对于胸 2 ~ 胸 5 节段，强烈建议采用后外侧入路，如经椎弓根入路、肋横切除或侧方腔外入路进行胸椎椎体切除术和（或）分离手术。后外入路避免了前路手术的并发症，并且不需要入路外科医生。Placantonakis 等对 90 例 CTJ 的转移性肿瘤行单纯后路治疗，84% 的患者成功经后外侧入路完成前柱重建。颈 6、颈 7 及上胸椎宜采用经椎弓根螺钉固定，术前对螺钉角度、直径与长度进行准确的测量。

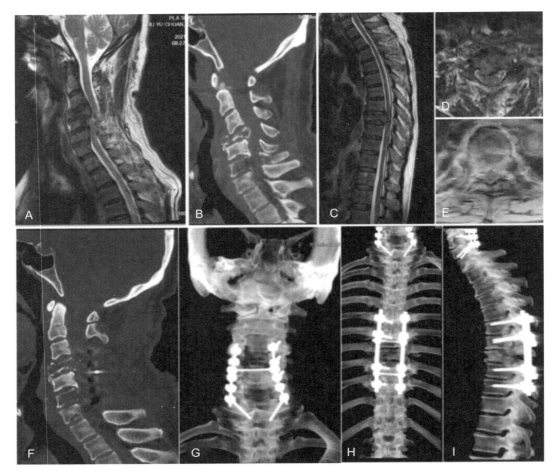

图 31-7 跳跃性颈胸椎转移瘤行一期后期后路减压内固定术

患者，男，64 岁，跳跃性颈胸椎转移瘤硬膜外脊髓压迫症伴不全瘫，颈椎 SINS 16 分，ESCC 3 级，行一期颈 5、颈 7 椎体转移瘤椎板切除椎管减压内固定术 + 胸 8 椎体转移瘤肿瘤部分切除椎管环形减压内固定术，切口愈合后调强放疗。A. 术前 MRI T₂WI 矢状位片显示颈 5、颈 7 椎体转移瘤伴颈 5 椎体病理性骨折颈椎半脱位硬膜外脊髓压迫；B. 术前 CT 矢状位片提示颈 5、颈 7 椎体溶骨性骨破坏伴颈 5 病理性骨折半脱位；C. 术前 MRI T₂WI 横断位片提示颈 5、胸 8 椎体转移瘤伴硬膜外脊髓压迫；D、E. 术前 MRI T₂WI 冠状位片提示颈 5 椎体转移瘤伴硬膜外脊髓压迫；F. 术后 CT 矢状位片提示颈 5 椎体转移瘤病理性骨折脱位已复位，颈 3 至颈 7 椎板切除，颈椎力线维持正常；G. 术后颈椎 CT 冠状位片；H、I. 术后胸椎 CT 冠状位及矢状位片

（三）椎体成形术

经皮椎体成形术是最早运用于脊椎骨质疏松压缩性骨折的微创手术，在胸腰椎转移瘤中可以获得 90% 的疼痛缓解，且对软组织损伤小，康复速度快。颈椎转移瘤开放手术虽然效果确切，但创伤大，风险高；而放射治疗虽然控制肿瘤效果良好，但不能加强病变椎体的稳定性，病变椎体有进一步发生压缩性骨折、脊髓压迫等风险。椎体成形术治疗颈椎转移瘤被认为可加强病变椎体的稳定性，防止其发生压缩性骨折，并且创伤小，镇痛效果快。

张广泉等运用前外侧入路经皮椎体成形术治疗 12 例下颈椎转移瘤患者，穿刺和骨水泥注射技术成功率 100%，12 例患者疼痛均得到明显缓解，VAS 术前为（7.6+1.5）分，术后 1 天为（2.8+1.2）分，术后 3 个月为（1.8+1.1）分，与术前比较差异均有统计学意义（P < 0.01）。汪建华等在 CT 引导下使用椎体成形术治疗 17 例颈椎转移瘤患者，术后 VAS 评分与 Frankle 分级较术前均有显著改善，无临床症状的骨水泥渗漏发生率为 35.3%。随访 3 ～ 17 个月，82.4% 的颈椎转移病灶稳定。Blondel 等对 6 名溶骨性颈椎转移瘤患者（无神经受压症状）行椎体成形术，术后颈部 VAS 平均评分显著降低，

骨水泥外漏 2 例，无临床症状。平均 6 个月随访期间所有患者神经功能正常，颈部疼痛缓解，颈椎运动功能无缺失。蒋国强等报道了 1 例经皮椎体成形术治疗枢椎转移瘤，术中无骨水泥渗漏；术后患者疼痛症状明显缓解，颈部可自由活动，术后第 2 天可下床行走；术后 4 个月复查，患者颈部疼痛症状消失，无并发症发生。

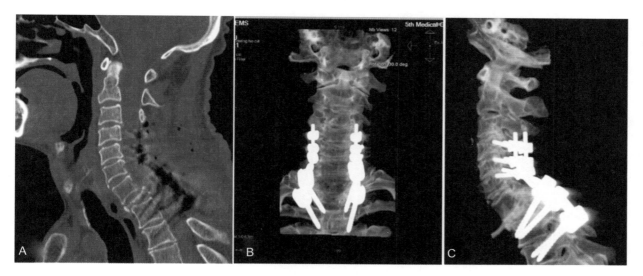

图 31-8 颈胸段脊柱转移瘤行后路环形减压内固定术

患者，男，64 岁，肺癌胸 1 椎体转移瘤病理性骨折伴不全瘫，行胸 1 椎体转移瘤肿瘤部分切除椎管环形减压内固定术，切口愈合后行调强放疗。A. 术后 CT 矢状位片提示颈胸段骨折脱位已复位，脊柱力线维持正常，颈 3 至胸 1 椎板切除减压；B、C. 术后 CT 三维重建冠状位和矢状位片

综上所述，前外侧入路的颈椎椎体成形术在技术上可行（图 31-9），初始报道的临床结果也较为令人满意。为了预防椎体塌陷、畸形加重和神经功能紊乱的损害，椎体成形术是那些不能耐受常规手术颈椎转移瘤患者的一种很好的选择。然而，与胸腰椎转移瘤相比，颈椎转移瘤前外侧入路经皮椎体成形术，穿刺风险高且骨水泥渗漏率及风险仍相对较高（图 31-10，图 31-11）。有学者报道了全身麻醉下颈椎转移瘤前路开窗病灶刮除骨水泥椎体增强术，认为安全性更好。

三、手术联合放疗

Patchell 等对 101 名转移性硬膜外脊髓受压患者（50 名患者手术联合放疗，51 名患者仅接受放疗）随机分组进行试验，证实手术减压联合放疗组（3Gy×10 次）优效于单纯放疗组。手术联合放疗组术后行走率显著高于单纯放疗（84% vs 57%，$P=0.001$），手术联合放疗组患者的美国脊柱损伤协会（ASIS）肌肉力量评分和 Frankel 评分改善率、神经功能维持率及生存率均比单纯放疗组高，差异有统计学意义。该试验颈椎转移瘤病例 13 例（5 例在单纯放疗组，8 例在手术联合放疗组）。首先，值得主要注意的是试验中并没有颈椎转移瘤亚组的分析数据。Patchell 试验的排除标准：脊髓多处受压、高度放疗敏感肿瘤和偏瘫 > 1 天的患者。Patchell 试验的局限性还包括行走状态的定义。其次，虽然生存期有统计学意义（100 天 vs 126 天，$P < 0.03$），但是 26 天区别的临床价值和意义并不明确。最后，选择在脊柱稳定及神经功能完整的患者中进行放疗前手术治疗不一定是妥当的。因此，手术联合放疗（图 31-12）优效性的临床试验分析和临床意义（尤其对颈椎转移瘤患者亚组的分析）仍需继续探索。

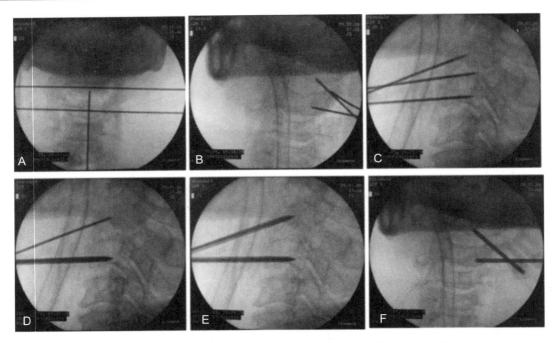

图 31-9　颈椎转移瘤行前外侧入路颈 2、颈 3 椎体转移瘤成形术

患者，男，53 岁，肺癌颈椎多发转移瘤，局部麻醉下行前外侧入路颈 2、颈 3 椎体转移瘤成形。A. 透视定位；B、C. 透视下前外侧入路单侧导针穿刺；D ～ F 透视下经导针穿入套管针

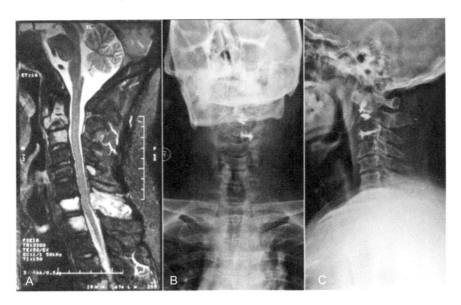

图 31-10　颈 2、颈 3 椎体转移瘤行前外侧入路椎体成形术

患者，男，53 岁，肺癌颈 2、颈 3、颈 7、胸 1 多发脊柱转移瘤，颈 2 椎体病理性骨折全身麻醉下行前外侧入路颈 2、颈 3 椎体成形。A. 术前 MRI 抑脂 T_2WI 矢状位片显示颈 2、颈 3、颈 7、胸 1 椎体及颈 7 后外侧结构骨转移，颈 2 椎体病理性骨折；B、C. 术后前后位和侧位 X 线片显示骨水泥在颈 2、颈 3 椎体左侧分布，颈 3 椎体骨水泥向椎体后方渗漏呈条索状

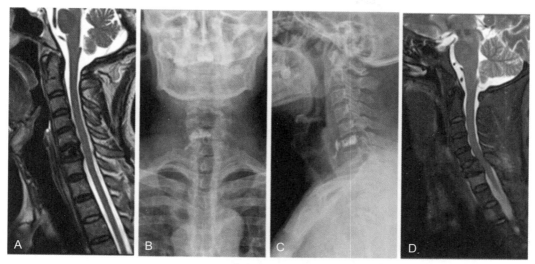

图 31-11　颈 6 椎体转移瘤行前外侧入路椎体成形术

患者，男，54 岁，肺癌颈 6 椎体转移瘤行前外侧入路颈 6 椎体成形术。A. 术前 MRI T_2WI 矢状位片示颈 6 椎体骨转移伴病理性骨折；B、C. 术后前后位和侧位 X 线片显示骨水泥在颈 6 椎体右侧分布，骨水泥向椎体右前方渗漏呈条索状；D. 术后 17 个月术前 MRI 抑脂 T_2WI 矢状位片提示颈 6、颈 7 椎体及颈 6 椎板骨转移进展，相应节段硬膜外脊髓发生压迫

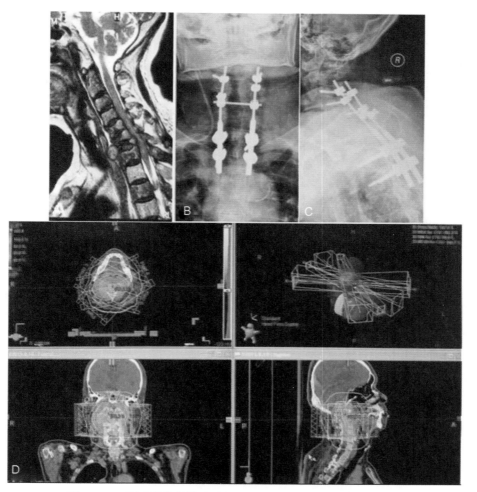

图 31-12　颈胸段椎体转移瘤行后路减压内固定术联合术后放疗

患者，女，59 岁，乳腺癌颈 7、胸 1 椎体转移瘤病理性骨折硬膜外脊髓压迫伴不全瘫，ESCC 3 级，行后路椎板减压内固定术，切口愈合后结合局部三维适形放疗 30Gy/f。A. 术前 MRI T_2WI 矢状位片显示颈 7、胸 1 椎体转移瘤病理性骨折硬膜外脊髓压迫，伴颈椎后凸畸形颈椎管狭窄；B、C. 术后、前后位和侧位 X 线片；D. 颈椎三维适形放疗剂量图

脊柱转移瘤放射治疗的反应性因原发肿瘤的类型而异，前列腺和乳腺肿瘤通常比肾脏和肺部肿瘤对放射治疗更敏感。近年来，脊柱立体定向放疗在控制局部肿瘤复发的疗效上被认为与整块切除术相当，且并发症的发生率显著降低，因此多数情况下被视为局部治疗的更好选择（图31-13）。Zeng等对56个颈椎节段进行立体定向放疗，平均随访时间为14.4个月，立体定向放疗剂量为24Gy/2f。1年和2年的局部控制率分别为94.5%和92.7%。无1例放疗后椎体压缩性骨折及放射性脊髓病发生。目前推荐颈椎转移瘤姑息性手术后2～3周常规进行局部放疗，对于有手术禁忌证的患者，硬颈托外固定和（或）halo支架外固定辅助放射治疗也是一种临床较为实用的选择。对于部分接受靶向治疗或内分泌治疗的患者，治疗过程中甚至可以出现溶骨性病灶的修复和椎体的再稳定。

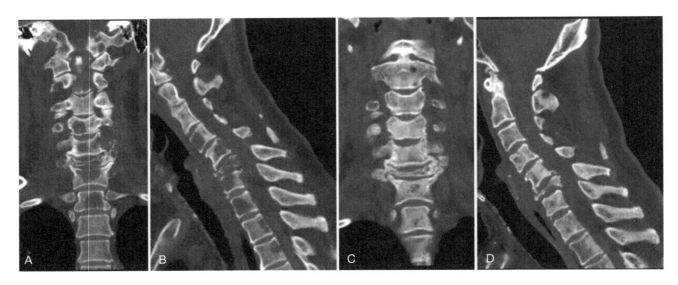

图31-13 颈胸段椎体转移瘤行全身靶向药物治疗及局部调强放疗

患者，男，70岁，肺癌颈4、颈5、颈6、颈7、胸1椎体转移瘤伴颈6椎体病理性骨折，ESCC 2级，SINS 13分，患者因严重心房颤动伴心室长间歇，开放性手术风险大，行硬颈托固定＋全身靶向药物治疗及局部调强放疗，疼痛及神经压迫症状继续减轻。A、B. 术前CT冠状位矢状位片显示颈4、颈5、颈6、颈7、胸1椎体广泛溶骨性骨破坏，颈6椎体病理性骨折伴后凸畸形；C、D. 行全身靶向药物治疗及局部调强放疗2.5个月后CT冠状位矢状位片显示，溶骨性病灶部分修复，颈椎后凸畸形明显改善

四、手术预后

颈椎转移瘤手术前后疼痛VAS得分差异大多有统计学意义，手术后症状改善总体令人满意。多项研究结果显示，手术治疗能很好地降低颈椎转移瘤患者VAS得分，也能显著改善患者神经功能（Frankel分级）和体力状态（KPS评分）。虽然，手术治疗只是颈椎转移瘤综合治疗方案中的一部分。然而，手术的重要价值在于能迅速缓解临床症状，显著提高患者生活质量，为脊柱转移瘤患者接受全身系统治疗创造和改善条件。周非非、姜亮等对2000～2009年住院治疗的51例颈椎转移瘤进行回顾性分析，将颈椎按照解剖特点分为上颈椎及下颈椎和颈胸段两个不同的解剖节段，探讨颈椎转移瘤不同解剖节段外科治疗的效果和术式选择策略。结果发现，与保守治疗组（11例）相比，外科治疗组（24例）患者颈痛症状和生活质量获得显著改善（$P < 0.05$），治疗后中位生存时间外科治疗组显著高于保守治疗组（$P < 0.05$）。研究者认为外科治疗能够有效地缓解颈椎转移瘤患者的疼痛症状、维持或改善神经功能、提高生活质量，并有利于患者接受全身化疗等其他系统治疗。

术前神经功能受损持续时间及神经损害的程度被认为是影响颈椎转移瘤手术疗效的因素之一。郭卫等认为肢体功能减退到晚期瘫痪的时间是术后神经功能恢复的最重要因素，肢体功能在 48 小时内（约 25%）减退到晚期瘫痪的患者预后更差，在 10 天左右者预后中等，超过 1 个月（约 10%）者预后较好。因此，早期发现肢体运动减退并进行手术干预，对于维持和改善神经功能意义重大。陈华江等对 48 例颈椎转移瘤患者的多项特征进行 Cox 模型分析发现：原发肿瘤类型、术后化疗、内脏转移情况、术后放疗、术前 KPS 评分和骨转移情况是影响预后的主要因素。虽然多种手术方式适用于颈椎转移瘤，但手术方式对患者的预后生存并无影响。

五、术后并发症

（一）伤口感染

手术伤口相关并发症（感染或裂开）是脊柱转移瘤开放手术术后最常见的并发症，发生率约为 9.5%。与高并发症风险相关的术前因素包括年龄较大（特别是年龄大于 65 岁）、转移瘤涉及 3 个或 3 个以上相邻节段、神经功能差和手术区域的放疗史。伤口感染的其他危险因素：合并糖尿病、同一区域的既往手术、复杂的伤口闭合、输血和多个手术团队轮流手术。术前氯己定溶液泡澡在减少患者体表菌群方面优效于普通肥皂泡澡。术者手术中接触脊柱移植物前应常规更换手套，脊柱伤口缝合前往伤口内涂洒万古霉素能有效地预防伤口感染。

（二）脑脊液漏

任何颈椎手术都有可能发生脑脊液漏并发症，颈椎肿瘤手术风险更高。因为减压常需要广泛行椎体或椎板切除；术前放疗使肿瘤与硬膜之间发生粘连，界限模糊；肿瘤侵犯硬膜后修复硬膜困难。因此，对于术前已经接受过放疗或者有肿瘤侵犯硬膜囊证据的患者，术后应该延长切口引流时间。

（三）假关节

假关节主要见于颈胸结合区和枕颈结合区。手术后常规放疗可抑制骨质融合从而增加假关节形成的风险。在枕颈结合区，自体髂骨移植可以预防假关节的发生。值得注意的是，髂嵴处的自体骨也可能发生骨转移，因此移植前需对骨盆进行详细的影像学检查。

（四）椎动脉损伤与食管损伤

一般情况下，颈椎手术期间控制血压和结扎能很好地控制椎动脉出血。任何颈椎肿瘤病例一般血管的剪切均可行，但是没有计划地胡乱结扎这些被剪切的血管有造成患者休克的风险。为防止椎动脉解剖变异，常规椎动脉造影是有必要的。食管损伤主要见于颈椎前路手术，术前放疗会增加食管损伤的风险。这种情况，可以请头颈外科医师协助颈椎前路的显露，分离食管；一旦发生意外，可协助修复食管。

（五）神经损伤

减压或内固定过程中的神经损伤是手术的一个重大风险。当有明显硬膜外脊髓压迫时，这种风险增加。术中可采用体感诱发电位（SSEP）、运动诱发电位（MEP）、肌电图（EMG）等神经监测手段进行监测，避免神经损伤。一项对 152 例连续的硬膜外脊柱疾病患者进行的多模式神经监测，发现术中信号改变的特异性高。2 例术后出现损害的患者，1 例有一过性 MEP 改变，1 例术中无信号改变。

六、总结

个体化医疗是医学的发展方向，同样也是颈椎转移瘤治疗方案制订的原则。根据肿瘤病理及综合各类评分系统预测患者生存期；根据患者生存期及临床特征决定手术等治疗方法；依据肿瘤位置及综合其他因素明确治疗流程和手术入路（图31-14）。选择合适的患者应用适宜的治疗模式是成功治疗的核心，以改善患者症状和提高生活质量为目的的颈椎转移瘤手术治疗预后总体令人满意。未来更多颈椎转移瘤亚组的临床研究将会提供更加明晰的疗效评估，为制订治疗决策和计划提供更有意义的参考。

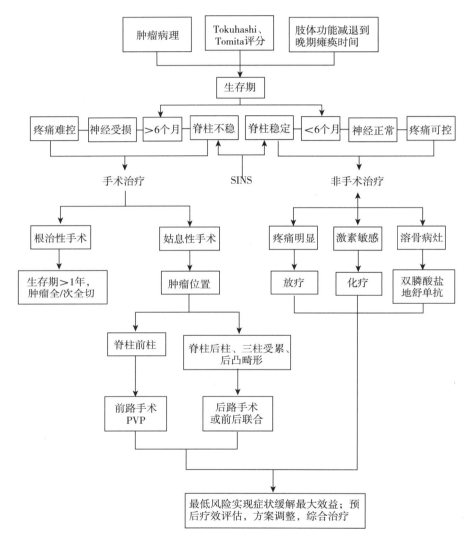

图 31-14　颈椎转移瘤治疗流程

第32章 胸腰椎转移瘤常用手术入路与操作

脊柱转移瘤手术治疗包括解除压迫（髓外和髓内）的减压术和脊柱稳定和重建术。肿瘤切除或神经减压的手术影响因素很多，包括受累的脊柱节段、肿瘤的位置和组织学特征。由于大多数脊柱转移性病变发生在椎体，前路手术仍在被探索用于肿瘤切除、神经减压和脊柱稳定。另外，改良的经椎弓根入路、经肋横突入路、经胸腔外入路可以从后路绕过脊髓神经，到达椎体后方。而同时采用前后路联合的手术方法治疗脊柱肿瘤则更为激进。通常脊柱内固定适用于影像学或临床症状提示脊柱存在不稳定/潜在性不稳定（例如，机械性疼痛）或减压术导致的医源性不稳定（例如，小关节或者后方张力带的断裂）的患者。脊柱转移瘤患者如果接受外科治疗，术后效益必须大于围术期风险。经皮骨水泥强化技术包括椎体成形术（VP）、后凸成形术（KP）、Sky后凸成形术、Shield囊袋后凸成形术（SKP）等，可以稳定骨折椎体，缓解机械性疼痛，并且能最大限度地减少组织损伤。

一、前方入路胸椎椎体次全切除重建术

（一）适应证

1. 单节段或2个节段椎体病理性骨折导致骨性或肿瘤后移压迫椎管的脊柱转移瘤。

2. 可通过与椎板切除术或后外侧入路联合完成的巨大肿瘤前后路切除及环形融合。

3. 中段胸椎（胸4～胸10）采用标准开胸手术，低位胸椎（胸11～胸12）采用胸腹联合入路。

（二）手术入路与操作

1. 胸4～胸6节段行右侧胸廓切开入路，胸7～胸12行左侧胸廓切开入路。

2. 患者取侧卧位，固定在可透视的手术台上。

3. 切口应位于目标间隙或椎体上方约2个间隙高度水平，沿相应肋骨做长10～15cm的手术切口。切口向头侧延伸至近端肋角处，向尾侧延伸至远端肋骨尖。

4. 沿切口分离背阔肌，锐性分离前锯肌显露肋骨。

5. 沿肋骨切开壁胸膜进入胸腔，并轻轻向内侧牵拉肺部，切除肋骨，保护肋骨下缘沟内的血管、神经束。

6. 在肋骨之间放入肋骨撑开器，显露胸椎侧面。

7. 如果目标节段位于胸腰椎交界处（沿第10、11肋，显露胸12～腰2），应从膈下进入腹膜后间隙。当看到膈上、下面后，使用电凝在其边缘内侧2cm沿胸壁分离膈肌并用多点缝线固定。沿内侧分离至膈脚时，使用电刀将其与脊柱附着点离断。随后术者安置肋骨撑开器，显露胸12、腰1、腰2椎体侧面。

8. 在椎体前方的胸膜做纵向切口，在椎体表面以平行的方式在节段血管上、下骨面环形显露出

节段血管，夹闭并结扎节段血管，继续分离节段血管到椎体的中段。

9. 对目标椎体上、下节段侧面行骨膜下剥离。向前，椎体显露至少要到达前正中线。向后，至少要显露椎弓根侧面。

10. 使用脑膜剥离子感触椎间孔的位置。胸11近端的节段需要切除覆盖在椎间隙表面的肋头，胸12远端的节段需要向后方牵拉腰大肌。

11. 用刀片将纤维环从侧方切至前正中，用骨膜剥离器将椎间盘从终板上剥离下来，用刮匙或咬骨钳切除椎体上、下方的椎间盘。

12. 用骨刀行中线的病变椎体次全切，可以使用骨刀或磨钻做扩大的椎体次全切，继续用咬骨钳和磨钻将椎体切除。

13. 随后即可对椎管进行减压。首先用咬骨钳切除同侧椎弓根，显露椎管外侧缘进行前方椎管减压。使用5mm球头磨钻将椎管内骨折碎片打磨菲薄，使用长柄刮匙将骨折块或肿瘤组织从硬膜上刮下，推至前方骨腔内，随后使用刮匙与髓核钳取除。术者操作必须迅速，并使用止血纱、明胶海绵与双极电凝止血，保持术野清晰。与上位椎间盘后方纤维环粘连的骨折块，必须使用锐性分离。后纵韧带的保留或切除取决于减压的需要。对于突入椎体后方的骨折块，应首先取出对侧椎管（视野深部）的骨块，以防减压后膨出的硬膜囊阻挡剩余骨折块的取出。

14. 硬膜向前方截骨腔内膨起说明减压较为彻底，用探子从椎管内可触及对侧椎弓根说明减压较为充分。

15. 先用刮匙去除终板软骨，再用磨钻去除骨皮质。

16. 若存在畸形，此时可以对畸形进行矫正复位。

17. 使用卡尺测量椎间距离，把长短合适的椎间融合器或移植骨块植入其内。通过植骨结构本身的稳定即可维持脊柱畸形的复位状态。预期寿命＜1年或骨质不佳或需要进行局部放疗预计愈合能力低的患者，可采用PMMA骨水泥行脊柱前柱重建。

18. 磨钻去除侧方终板上的突起和肋头，在锁紧前路内固定之前应对植骨结构进行加压，但加压力度不宜过大。

19. 彻底止血，反复冲洗切口，留置胸腔引流管。

20. 如有需要可先修补膈肌，可使用连续缝合也可使用单纯间断缝合。肋间对合应使用不可吸收的粗缝线，逐层缝合前锯肌、背阔肌及皮肤。

二、前方入路下腰椎椎体次全切除重建术

（一）适应证

1. 单节段椎体病理性骨折导致骨性或肿瘤后移压迫椎管的脊柱转移瘤。

2. 可通过与椎板切除术或后外侧入路联合完成的巨大肿瘤前后路切除及环形融合。

（二）手术入路与操作

1. 患者取半侧卧位，身体背侧与水平面成45°，背向术者。也可以使患者取仰卧位，然后将手术床水平倾斜45°，背离术者，该体位可以避免牵拉腰大肌。

2. 通常选择左侧入路。由于主动脉在左侧，主动脉易于触摸，所以常规脊柱融合的显露也多在左侧。自第12肋后1/2处向腹直肌做斜切口，止于腹直肌外缘、脐与耻骨联合连线中点处。

3. 切开皮下脂肪，显露腹外斜肌腱膜，沿肌纤维方向切开腹外斜肌，腹外斜肌肌纤维和切口同方向。腹外斜肌在脐水平以下很少有肌纤维（除少数肌肉发达的患者）。

4. 垂直于腹内斜肌肌纤维方向分开。

5. 同样沿皮肤切口方向切开腹内斜肌下是腹横肌，显露腹膜外间隙。

6. 用手指沿腹膜外脂肪和腰大肌筋膜之间行钝性分离。轻柔地剥离腹膜腔及内容物连同表面的输尿管一起拉开并牵向内侧。根据手术需要显露左下或右上象限。以腹腔拉钩将腹腔内容物拉向右上象限。此时，附着于腹膜的输尿管一同被牵开。

7. 辨认腰大肌筋膜，则沿腰大肌表面向内侧达椎体的前外侧面。生殖股神经位于腰大肌的前内侧面，与筋膜相连。易于辨认，手术时应予以保留。

8. 辨认并结扎腰椎的节段动静脉，以便使主动脉和腔静脉离开椎体，显露椎体前方。要确保这些腰椎节段血管不是贴近主动脉切断。

9. 胸腔切口撑开器自动撑开后，可以良好地显露切口近端与远端。使用胸腔切口撑开器可以良好地显露术野头侧和尾侧。将一根针插入受累椎体，摄 X 线片定位。如果仍然不能较好地显露病变椎体，那么可以切断背阔肌甚至是腰方肌继续向后剥离。

10. 交感链位于椎体的外侧面，腰大肌的最内侧面。如果椎体前方的组织清理彻底，可以清楚地辨认交感链。

三、胸椎后路椎板切除术 + 关节突关节切除入路

（一）适应证

1. 没有后路全椎骨整块切除术指征的脊柱转移瘤背侧硬膜外脊髓压迫症。

2. 椎板内病变组织的切除或活检。

（二）手术入路与操作

1. 患者取俯卧位。后正中切口，剥离椎旁肌肉，手术显露的范围应包括病椎的整个椎板 / 横突尖。如需辅助后路固定，切口长度至少应显露到病变上、下各 1 ～ 2 个节段。

2. 使用磨钻和咬骨钳在目标椎体上进行完整的椎板切除术，椎板切除范围可以按需要扩大。包括切除受累椎体椎板、上位椎体的下 1/2 椎板或硬膜外肿瘤相邻正常硬膜上方的部分椎板。下关节突通常与相连的部分椎板一起切除。

3. 用磨钻或咬骨钳切除覆盖在椎弓根上面的上关节突，上关节突通常与黄韧带的垂直束一起切除，充分去除黄韧带的外侧部分和上关节突关节的内侧部分，可以充分显露相应椎弓根的内侧部分。

四、胸椎侧后方入路椎体次全切除重建术

（一）适应证

胸椎侧后方入路方式很多，包括经椎弓根入路手术、肋横突切除入路、显露下胸椎的外侧腔外入路、显露上胸椎及颈胸交界的肩胛旁胸膜外入路，这些术式的适应证常重叠。包括没有后路全椎骨整块切除术指征的脊柱转移瘤腹侧硬膜外脊髓压迫症，腹侧椎管或椎体内病变组织的切除或活检。

尽管经椎弓根入路对椎管中线的显露有限，但这种入路可斜行进入硬膜囊及椎间盘的前外侧。

肋横突切除入路在不进入胸腔的前提下可显露一侧脊柱后柱结构、椎体侧方、椎管前方。与经椎弓根入路相比，经肋横突切除入路更靠外侧，进行脊髓减压、椎体次全切除更简单易行。外侧腔外入路是从胸椎侧后方进入，在不进入腹腔或胸腔的前提下可以显露下胸椎椎体的外侧和前外侧，可提供更广泛的椎体腹侧面显露，便于在前方及后方进行椎体的切除、融合、内固定等操作。但是由于肩胛带的存在，外侧腔外入路并不能对颈胸交界处及上胸椎的前外侧进行显露，而此区域侧前方的显露可使用肩胛旁胸膜外侧入路。

（二）经椎弓根入路

1. 患者取俯卧位。后正中切口，剥离椎旁肌肉，手术显露的范围应包括病椎的整个椎板 / 横突尖和肋椎关节。切口长度至少应显露到病变上、下各两个节段。

2. 使用磨钻和咬骨钳在目标椎体上进行完整的椎板切除术，以确定硬脊膜和出口神经根，椎板切除范围可以按需要扩大。用磨钻或者咬骨钳切除覆盖在椎弓根上面的关节突。

3. 切除横突和椎弓根的外侧壁可以使手术视野更宽。磨钻切除椎弓根中央的骨松质，到达椎体后壁后，用咬骨钳切除椎弓根内侧壁，将椎弓根切除至与椎体平齐。显露出神经根、硬膜囊和椎体。

4. 使用刮匙和咬骨钳将椎体内肿瘤切除。如果肿瘤已经侵犯椎体后方皮质，使用反向刮匙将骨块和肿瘤与后方硬膜囊分离后，推至椎体侧前方的骨腔内并刮除。后纵韧带的保留或切除取决于减压的需要。使用弯头剥离子探查硬膜前方确认减压是否充分。在不牵拉硬膜囊的情况下，通过椎弓根切除术完成椎体和硬膜囊前方肿瘤的切除。

5. 双侧经椎弓根入路可进行双侧减压，并可进行椎体次全切除。

6. 如需植入后路内固定物，先前的软组织显露程度足以满足这种要求。

7. 如果行椎间融合手术，椎弓根钉在减压前放置，纵棒和横连在减压后放置。

8. 椎体间填充物（如自体骨、新鲜或冷冻的同种异体骨和 PMMA 骨水泥）应完全地插入剩余的健康椎体之间。然而，如果需要行椎体次全切除术，则需要考虑更广泛的显露（有时候必须切断神经根）从而进行前柱的重建。

（三）肋横突切除入路

1. 患者取俯卧位，沿后正中切口依次显露，骨膜下分离包括竖脊肌、横突棘肌在内的深部椎旁肌肉组织直至显露肋横突关节。必要时可行棘突旁筋膜和肌肉的横行切开，进而可在肋横突关节侧方进行操作。或者可选用切口中点距中线 6cm、切口两端距中线 3cm 的弧形旁正中切口，以直接显露棘突旁肌肉的外侧缘，再将棘突旁肌肉向内侧牵拉。

2. 可以进行广泛的椎板切除术，显露椎管的边界，包括椎弓根和椎间孔。

3. 将横突切除，显露和切开肋横突关节。

4. 使用锋利的骨膜剥离子对肋骨前方进行骨膜下分离，从肋骨上环形去除骨膜，确认在肋骨下缘走行的神经血管束，避免损伤位于肋弓正下方的胸膜。

5. 使用肋骨剪在肋骨后凸角处或在肋横突关节远端 2 ～ 6cm 处切断肋骨，肋骨切除的长度和数量取决于减压和重建的需要。切除肋骨头显露出相同节段的椎体及相连头侧椎体的下部分。一般来说仅将 1 或 2 根肋骨切除 2 ～ 4cm 就可以进入两个椎体的外侧面。

6. 使用骨钳提起肋骨，在直视下分离肋骨的前表面，以避免损伤胸膜。在肋椎关节处，肋头依靠坚韧的韧带组织与椎体相连，从椎体直接撕脱肋头时常导致出血，因此常采用咬骨钳从肋椎关节处咬除肋骨头。

7. 切除肋骨后即可看到椎间孔走行处的神经血管束。向内侧分离神经，识别在椎间孔中的硬膜袖和前后硬膜。为了获得足够的减压或重建的通路，有时候必须切断神经根。

8. 当进行外侧椎间孔切开或椎体切除时，通常会遇到根动脉并常予以结扎。由于这些血管可能对脊髓的血供有重要的作用，所以必须在结扎前考虑到脊髓缺血的可能。

9. 分离横突基底部，沿椎弓根分离至椎体。可延展的牵开器可以进一步帮助保护胸膜前移，进一步的骨膜下剥离可显露大部分椎体和外侧纤维环。

10. 使用刮匙和咬骨钳将椎体内肿瘤切除。如果需要进行广泛的椎体肿瘤切除，或者需要放置椎间融合器，则可能需要进行额外的一根或两根肋骨切除。安全放置大的椎间植骨或融合器可能需要双侧肋骨切除术。

11. 神经根或根动脉的切断应该在神经孔外侧进行，并在切断面的近端和远端打结。

12. 使用骨刀和磨钻仔细而又迅速地进行病变椎弓根及椎体的切除，以避免严重失血。在处理椎间盘时，后外侧纤维环被切开，上下终板被刮除。

13. 如果拟切除多根肋骨和大部分椎体，应临时行对侧的椎弓根钉棒固定，以避免由医源性不稳定性导致脊髓损伤。

14. 手术完成后，灌洗创面，并进行 Valsalva 动作检查隐匿性胸膜破损，如果发现胸膜破损并无法缝补，在术中或术后放置胸腔引流管。

（四）外侧腔外入路

1. 患者取 3/4 半俯卧位，也可以取俯卧位，将手术床倾斜直至视线良好。

2. 以病变节段为中心，从后正中线向侧方做一 8 ～ 10cm 长的"曲棍球杆"形切口。

3. 在胸背筋膜表面做"T"形切口，将皮瓣从胸背筋膜表面分离并翻转，显露其下的竖脊肌，从外侧至内侧分离竖脊肌并将其与底面的肋骨和肋间肌表面分离。

4. 用肋骨剥离子保护肋骨下方的神经血管束，以骨膜下剥离的方式将 1 ～ 3 根肋骨内侧 6 ～ 10cm 游离出来，将胸膜与肋骨分离，使用肋骨剪剪断远端肋骨。

5. 咬除横突，分离肋横突关节。如果分离肋椎关节较为困难，可以先切除肋骨，再分离肋头。

6. 对于单个椎体的显露，必须切除上方和下方 2 根肋骨。

7. 跟踪肋间神经血管束到硬膜囊，确定椎间孔入口及上方和下方的椎弓根。

8. 可选择结扎切断肋间神经，将肋间神经的远端和近端结扎。

9. 在结扎根动脉时应先用血管夹夹闭 10 ～ 15 分钟，以确定结扎此动脉是否对脊髓有很大的影响。

10. 显露椎弓根后，使用磨钻或咬骨钳去除椎弓根，显露出椎体的侧壁。

11. 使用磨钻去除椎体前部，在椎体前面、侧面和后面留下薄薄的一层外壳。然后，去除椎体后侧骨块和肿瘤以减压脊髓，继续切除骨质到达对侧椎弓根。也可先用磨钻先在压迫脊髓的骨性或软组织的前方椎体制成一骨槽，随后使用反向刮匙将压迫物推至椎体凹槽内，达到减压目的。

12. 如果不需要椎管减压，建议保持后纵韧带完整，以保护硬脊膜。

13. 使用髓核钳和刮匙去除上下椎间盘及终板，继而进行椎间融合及植入内固定物。

14. 彻底止血，逐层关闭切口。除非有胸膜的破裂，一般无须留置胸腔引流管。

（五）肩胛旁胸膜外入路

1. 患者取 3/4 半俯卧位，也可以取俯卧位，将手术床倾斜直至视线良好。

2. 自病变节段上 3 位椎体的棘突至病变节段下 3 位椎体的棘突做皮肤切口，切口向术侧肩胛线弧形偏移。

3. 切口要深至筋膜层，在棘突处切开深筋膜、锐性分离以显露斜方肌。

4. 以骨膜下剥离的方式从棘突附着处分离斜方肌、菱形肌、夹肌，并显露肌肉边缘，避免损伤棘间韧带。

5. 显露肩胛区肌肉与背部肌肉之间疏松的结缔组织，并使用手指钝性分离。随后将皮肤连同斜方肌、菱形肌作为肌肉皮瓣翻向肩胛骨内缘。

6. 切除斜方肌下部肌纤维有助于肌肉皮瓣的翻转，但要注意保护切缘以便于在闭合切口时缝合。

7. 在移动斜方肌与菱形肌时肩胛骨内缘向外侧滑落，这样可为上方胸廓后方及椎体结构的显露提供足够的空间。

8. 将背部的竖脊肌完全从棘突及后柱骨性结构上剥离，充分显露后柱结构。

9. 显露椎体需要切除该水平的肋骨及下位肋骨。

10. 与外侧胸腔外入路一样，从后侧去除自肋角外侧至肋横突、肋椎关节的 2～3 根肋骨。

11. 肋间肌肉及血管神经束以骨膜下剥离的方式从肋骨面分离。

12. 切除肋横突、肋椎韧带，游离肋头及肋颈。

13. 游离血管神经束并切除肋间肌肉，切除肋间静脉。

14. 沿肋间动脉与肋间神经寻找椎间孔，临时结扎肋间动脉及肋间神经，去除节段血管前应先夹闭判断。

15. 在椎体面寻找交感干与后侧肋间血管，切断交通支，以骨膜下游离的方法向前外侧游离交感干，显露椎体、椎弓根、椎间孔。

16. 在背根神经节近端结扎并连同神经节一起切除该神经。

17. 使用磨钻、咬骨钳切除横突、椎板、椎弓根以显露硬膜侧后方。

18. 使用磨钻、刮匙、咬骨钳进行椎体切除及硬膜充分减压。

19. 可使用多种方法进行前柱重建，如果需要可同时使用后柱固定系统。

20. 关闭切口前用生理盐水将术区填满，观察是否有漏气点，如有漏气点应留置胸腔引流管。仔细止血后逐层关闭切口。

五、胸椎后路全椎骨整块切除术

（一）适应证
未扩散或侵及邻近脏器的孤立性脊柱转移病，与腔静脉或主动脉没有或仅有轻度粘连，且原发肿瘤已得到或可得到成功治疗，患者的预期生存期超过 12 个月。

（二）手术入路与操作
1. 患者取俯卧位。沿棘突做后正中切口，切口起止于病变上下各 3 个节段。

2. 从棘突和椎板表面剥离椎旁肌，向两侧牵开。如果患者在术前曾行后侧活检，应予以保肢手术相似的方式切除活检通道。

3. 显露关节突关节，解剖出横突的下表面。

4. 受累节段和下一节段的肋骨在肋横突关节外 3～4cm 处截断，将胸膜从椎体上钝性分离。

5. 截断病变椎骨近端相邻椎骨的下关节突和棘突，显露病变椎骨的上关节突。

6. 切断和去除附着于病变椎骨峡部下方的软组织，然后将 C 形 T-saw 线锯导向器由头向尾侧从椎间孔穿出，导向器的尖端要始终沿着病变椎骨椎板和椎弓根的内侧皮质推入。

7. 在病变椎骨峡部下缘神经根管的出口处找到导向器尖端。然后，将线锯穿入导向器的孔，在维持线锯一定的张力下取出导向器。将线锯两端夹住，在保持线距拉紧的同时，将线锯置于上关节突和横突的下方，并环绕到椎弓根底部。

8. 如果需要切除 2 或 3 个椎骨，则将 T-saw 线锯插入细的聚乙烯导管，然后从椎板下穿出。

9. 反复拉动线锯，将双侧椎弓根锯断，整个后侧结构（包括棘突、上下关节突、横突及椎弓）即被整块切除。对侧椎弓根重复此过程。

10. 另一种情况，如果一侧的椎弓根和相关的骨复合体（横突、关节突关节、肋骨头）已被肿瘤侵犯，截骨术可通过同侧椎板代替椎弓根来完成。

11. 用骨蜡封闭椎弓根断面以减少出血和肿瘤细胞的污染。

12. 行后侧的临时固定。如果只切除一节椎骨，一般建议远近端各固定两个节段。如果切除两节或三节椎骨，则远近端必须各固定两个以上的节段。

13. 沿椎体周围行钝性分离，找到双侧沿神经根走行的节段动脉脊髓分支（根动脉）后，将其结扎切断。节段动脉位于椎弓根断面的外侧。

14. 在胸段脊柱，可切断一侧的神经根，其后椎体即从该侧取出。为避免神经根撕脱性损伤，可以牺牲相应的双侧神经根。

15. 沿胸膜与椎体之间的界面进行钝性分离。通常用一个弯形的脊柱挡板可以很容易地将椎体侧方分离出来。然后将节段动脉从椎体表面分离。

16. 继续沿椎体两侧向前方分离，用手指或挡板将主动脉与椎体前面分开。术者的手指在椎体前方会师之后，用从小到大不同型号的挡板扩大分离的范围。最后，将一对最大号的挡板放在椎体前方以隔开病变椎体周围组织和器官。

17. 先用针头确定椎间盘的位置，然后用骨刀沿着计划截骨线凿出一个沟，在拟截除的椎骨远近处将线锯穿入。

18. 用脊髓分离器将脊髓与周围的静脉丛及韧带组织分开，置入脊髓保护器。

19. 用线锯将前后纵韧带及前柱锯断。

20. 检查椎体活动度，将已被游离的椎体沿脊髓表面小心地旋转取出，避免损伤脊髓。

21. 在两端的椎体上各做出一个骨槽，然后将植骨块（可选用自体骨、新鲜或冷冻异体骨、钛网、可扩张椎间融合器）可靠地插入两端椎体的骨槽内。

22. 透视下确认椎间植骨块的位置良好后，调整后侧内固定对前侧植骨块进行适度加压。

23. 如果切除 2 个或 3 个椎骨，则建议在前侧植骨块和后侧连杆之间使用连接装置。

24. 彻底止血，逐层关闭切口。

六、胸椎侧后方入路肿瘤分离手术

（一）适应证

实体恶性肿瘤脊柱转移，硬膜外脊髓压迫 ESCC 分级为高级别。

（二）手术入路与操作

1. 患者取俯卧位，选择后正中皮肤切口。

2. 使用单极电凝从棘突和椎板表面剥离椎旁肌，向两侧牵开，显露脊柱后方结构。

3. 完成脊柱后路椎弓根螺钉内固定。通常行长节段固定，包括病变上下各 2 个节段。

4. 如果需要椎管后方减压，首先使用磨钻和咬骨钳在目标椎骨上进行广泛的椎板切除术，椎板切除范围包括硬膜外肿瘤相邻正常硬膜上方的部分椎板。自正常硬膜囊起从硬脊膜上小心剥离后及侧方的肿瘤组织。

5. 通过经椎弓根入路或肋横突切除入路建立椎管前方病变椎体腹侧双通道。术中可采用磨钻将骨性结构磨除，切除约 20% 的后方受累椎体即可建立椎管前方间隙。

6. 采用肌腱剪切断 Hoffman 韧带和后纵韧带，然后以分离硬脊膜前方结构，从硬脊膜上小心剥离前方肿瘤组织。采用 Woodson 剥离器或反向刮匙将已分离的硬膜外肿瘤推向已建立的椎管前方间隙，使其远离硬膜囊。

7. 减压后硬膜外肿瘤与脊髓之间的距离 > 3mm 或 > 5mm 可为后期接受立体定向放疗的患者提供较佳的预后。如果行肿瘤椎体的部分切除，可以将骨水泥注入剩余的前方椎体，从而实现前柱支撑。

8. 彻底止血，逐层关闭切口。

七、髓内肿瘤手术治疗

（一）适应证

1. 孤立性髓内转移病灶，没有并发颅脑转移。

2. 对化疗、分子靶向治疗或放疗不敏感，或非手术治疗无效。

（二）手术入路与操作

1. 以病变为中心后正中切口，可适当向上、下延长。

2. 从棘突和椎板表面剥离椎旁肌，向两侧牵开。椎板切除范围应能充分显露出肿瘤的实体部分。

3. 一般采用椎板切除术或椎板切开术。椎板切除术只适合 1 ~ 2 个节段或胸椎节段的显露，椎板切开术则适合长节段的显露，尤其是颈部或颈胸交界处的年轻患者。

4. 可以不使用手术显微镜直接切开硬脊膜，但不切开蛛网膜，通过简单的缝线悬吊牵引硬脊膜可以获得充分显露。

5. 观察到脊髓表面情况，轻柔地触碰感觉其硬度，确认实质区和囊性区。高倍显微镜下确认背正中沟，以及在它上面走行的非常迂曲的脊髓后静脉。

6. 有时背正中沟要靠血管向中线汇聚的方向来确认，或通过辨认和相连病灶上、下方正常脊髓的中线来确认中线。

7. 原则上采用中线手术入路通过分离脊髓背柱打开蛛网膜，切开蛛网膜尽可能使用显微手术器械。

8. 软脊膜缝线牵引改善了手术的显露，减少了重复剥离可能造成的严重脊髓损伤。可以使用 6-0 缝线，无张力地、将中线处的软膜和硬膜牵引在一起，而不是用重力进行悬吊。

9. 当病变局限于脊髓的一个背柱，将垂直走行于脊髓背柱表面大小不等的血管游离至两侧，显露后沟，尽量少破坏桥接两柱之间的小血管，尽量保留沟联合区。

10. 小心牵拉脊髓，在肿瘤的上、下方轻柔地、渐渐地打开，直到显露瘤体的全长，找到肿瘤与正常组织的界面。如果存在囊肿，采用同样方法显露。

11. 脊髓切开必须显露瘤体的两端，确认囊肿壁，但不应显露太多。

12. 用手术钳和剪刀进行瘤体组织冷冻活检取材，在继续手术之前仔细止血。

13. 将超声吸引器的吸力和振动力设置到一个适当的低水平后，用超声吸引器减小肿瘤体积。

14. 严格止血后，开始剥离肿瘤，一般从容易分离的一侧进行，让肿瘤界面清楚地露出来。如果肿瘤有一个囊壁或不易碎，可以钳夹瘤体。最后全部完整地切除肿瘤。

15. 检查瘤床的囊肿壁，当所见到的囊肿壁薄，透过囊壁能看到正常的脊髓组织，手术就可以终止。如果囊肿壁很厚，就要考虑它是瘤内囊肿，应该沿肿瘤将它切除。术中病理组织学检查也可以帮助医生做出决定。

16. 如果能完整切除肿瘤，将不会再出血。很少需要在肿瘤外区域电凝止血。

17. 肿瘤切除后，松开软脊膜牵引，在无张力的情况下闭合脊髓背柱。只要有可能，使用 6-0 缝线做软脊膜缝合。蛛网膜如果在术中被保留，也可以部分重建。

18. 无张力密封式关闭硬膜。如果需要，用筋膜或冻干硬膜做硬膜成形术。

19. 无论是否使用内固定，椎板切开术后，应将切除的骨块回植原处，但要特别注意避免压迫脊髓。

20. 筋膜下或皮下放置非负压的引流管。

八、椎体增强术

（一）适应证和禁忌证

脊柱转移瘤椎体增强技术的手术适应证：①脊柱转移瘤椎体破坏导致疼痛，对常规治疗无效。②椎体转移引起病理性骨折或即将发生的病理性骨折。③有开放手术禁忌证或拒绝接受开放手术的椎体转移瘤伴脊髓压迫症患者。④作为椎体次全切除减压重建手术和开放或经皮椎弓根螺钉内固定手术的一部分。

脊柱转移瘤椎体增强技术的手术禁忌证包括绝对禁忌证和相对禁忌证。绝对禁忌证：①局部炎症；②严重的凝血功能障碍；③心脑肺功能严重障碍或多器官衰竭；④已知对骨水泥过敏；⑤术中不能遵医嘱安置和保持体位；⑥严重的全身感染。相对禁忌证：①硬膜囊受压，包括突出的骨折块和（或）转移瘤向后进入椎管压迫硬膜囊；②椎体严重塌陷（高度丢失超过 75%）和（或）椎体严重不稳定；③伴发其他脏器的感染；④没有症状或通过药物治疗可以缓解疼痛的椎体转移瘤；⑤根性症状较轴性疼痛更为严重；⑥体质极度虚弱，不能俯卧 30 ~ 90 分钟；⑦预期生存期＜ 3 个月；⑧椎体发生广泛溶骨性破坏，椎体周壁或者椎弓根周壁缺损，特别是椎体后壁发生缺损者；⑨成骨性脊柱转移瘤或经内科治疗后成骨化的脊柱转移瘤；⑩椎体纵裂性骨折，椎体后壁不稳定者。

相对禁忌证应根据患者的条件、顺应性及术者的手术能力灵活掌握。已有椎体增强技术用于具有相对禁忌证的患者并取得良好疗效的报道。椎体病理性骨折所致不稳定引起的根性疼痛适用于椎体成形术。对于无脊髓压迫症状的椎体后壁骨折或转移瘤向后进入椎管压迫硬膜囊，在严密影像学监视下仔细操作，不应视为绝对禁忌。此外，有不可逆神经损害的脊柱转移瘤脊髓压迫症患者也可接受椎体增强手术姑息性治疗轴性疼痛。相反，对于成骨性脊柱转移瘤的椎体增强手术需要特别慎重，术前必须完善 CT 检查，充分进行椎体和椎弓根骨密度、手术风险、成本效益及可替代方案的评估。

（二）手术入路与操作

1. 患者取俯卧位。

2. 行局部穿刺路径和骨膜下的浸润麻醉。

3. 经椎弓根入路，一般选取胸椎椎弓根投影的外上象限或腰椎椎弓根投影的外侧进针，穿刺针向尾侧并向内侧倾斜。

4. 当前后位透视穿刺针针尖位于椎弓根影的中线时，侧位透视穿刺针针尖应抵达椎弓根影前后径的 1/2。当前后位透视穿刺针针尖位于椎弓根影的内侧时，侧位透视穿刺针应达椎弓根椎体交界处。当前后位单侧入路穿刺针尖抵达椎体中线时，侧位透视穿刺针针尖抵应达椎体前 2/3。

5. 如果椎体病变的病因尚不明确，此时可取一部分组织行病理活检。

6. 根据椎弓根与椎体中轴线的夹角或位置，术中应在正侧位透视的控制下调整穿刺针的方向或选择侧开口推杆针，使骨水泥尽可能均匀地分布在椎体的前 2/3 或溶骨性转移灶内。

7. 也可以考虑经椎弓根外侧入路单侧穿刺注入骨水泥。

8. 不建议填充整个椎体溶骨性病变的空腔，因为有可能将肿瘤向后推移到椎管内，引起或加重神经功能损害。

9. 对于穿刺过程中出血较多的病例，建议使用骨水泥封堵椎弓根穿刺道。

10. 对于上胸椎病变，采用 CT 监控辅助技术可以精准地引导穿刺和注入骨水泥。

11. 球囊后凸成形术是首先通过可膨胀球囊扩张椎体，球囊移除后，再将骨水泥推注至空腔。

九、总结

目前，后路环形减压内固定作为治疗胸腰椎转移瘤硬膜外脊髓压迫症首选的手术方式，既可以实现椎管环形减压，又能够维持脊柱稳定性；结合术后常规放疗或立体定向放疗（如分离手术结合术后立体定向放疗的 Hybrid 治疗）可实现肿瘤的长期控制。与此同时，越来越多的微创技术，如椎体增强技术、射频消融技术、激光间质热消融技术、微波消融技术和冷冻消融技术等已开始应用于胸椎转移瘤的治疗。

第 33 章　脊柱转移瘤手术的主要并发症

2005 年的一项前瞻性随机对照研究发现，脊柱转移瘤减压内固定术结合术后放疗的效果要明显优于单纯放疗。目前减压分离内固定术结合术后放疗已成为脊柱转移瘤脊髓压迫症患者的优先治疗方案。外科手术在脊柱转移瘤治疗中的作用日益凸显的同时，脊柱转移瘤外科手术的并发症也越来越受到关注。手术并发症明显延长了患者术后康复和接受肿瘤全身治疗的时间，降低了患者生活质量，甚至使患者术后生存期明显缩短。来自美国的研究数据显示，接受手术治疗的脊柱转移瘤患者，术后并发症的增加导致住院时间平均延长 7 天，住院费用增加超过 20 000 美元；与无并发症的患者相比，这些患者的住院费用要高出 2 倍。显然，脊柱转移瘤的术后并发症也加重了患者和医疗系统的负担。

最近研究表明，脊柱转移瘤患者手术并发症发生率高达 15% ～ 35.5%，其中 18% 的病例至少接受了二次手术。2013 年，一项共纳入 2000 ～ 2004 年及 2006 ～ 2010 年美国非联邦医院的全国住院患者样本（NIS）中的 7404 例脊柱转移瘤手术病例的研究结果发现，脊柱手术并发症包括尿路感染、肺炎、败血症、脑膜炎、心肺疾病、尿 / 肾异常、胃肠道疾病、静脉血栓、压疮及伤口问题等。术后并发症以尿路感染、肺炎、败血症等感染性并发症最为常见。脊柱转移瘤手术并发症依据发生的时间节点可以分为术中并发症及术后并发症。

一、术中并发症

脊柱转移瘤术中并发症主要包括脊髓神经损伤、脑脊液漏、血管损伤及周围器官损伤等。术中并发症的发生与手术时机与方式，肿瘤形态、位置、大小与血供，以及手术者经验与能力等诸多因素相关。

（一）脊髓神经损伤

神经系统并发症是脊柱手术最常见的并发症之一，其发病率为 0.6% ～ 14.5%。脊髓损伤可导致暂时性或永久性神经功能损伤，如截瘫、偏瘫、单瘫、轻瘫、神经根病变和感觉丧失等。尽管任何椎体节段的手术均存在脊髓和神经根损伤的风险，但颈椎和胸椎节段手术及广泛性手术（如整块切除术）出现神经系统并发症的风险相对较高。术中脊髓损伤的产生往往与手术方式过于激进、肿瘤与硬膜囊分界不清、肿瘤出血严重、固定减压时的振荡、术中拉钩的牵拉、椎弓根螺钉的位置不佳及手术者的经验与能力等因素相关。除术中神经组织的直接损伤外，Adamkiewicz 动脉损伤或闭塞及意外结扎也可能导致脊髓缺血和截瘫。脊柱转移瘤患者发生神经系统并发症的其他原因还包括术中大量失血及脊髓长期受压变形后出现的血压反射性下降等。神经损伤、硬脊膜损伤、硬膜外血肿是椎体增强手术不常见的并发症，术中或术后患者出现不同程度的神经功能障碍。此类并发症与所强化的目标椎体及椎弓根过硬、术者穿刺技术欠佳、术中透视效果差、患者依从和配合度差相关。

围术期多项措施可降低神经功能恶化的风险。术前，患者若已经出现明显的脊髓受压症状，则推荐使用大剂量糖皮质激素治疗以减轻脊髓水肿。术前的肿瘤血管造影栓塞可以明显减少富血供肿瘤的术中出血，可保障手术安全顺利地进行；且能识别前根动脉（图33-1）。术中，若患者术前已有脊髓损伤，则不建议控制性降压，避免脊髓低灌注，建议术中维持动脉压在80～90mmHg。尤其要重视麻醉后搬运体位时有加重脊髓损伤的可能。同时，必须合理掌握椎管减压与椎弓根固定的时机，熟练掌握经后外侧入路减压重建的手术操作。对于硬膜外转移瘤侵犯严重且脊髓已被反应性纤维包膜包裹的病例，术中需自正常硬膜囊部位开始采用神经探钩谨慎彻底剥离硬膜外反应性纤维包膜，以达到彻底脊髓减压和预防术后肿瘤复发的目的。对于脊髓减压手术，术中可以监测体感诱发电位和运动诱发电位，尤其对于存在神经根压迫的患者还需监测非诱发肌电图。体感诱发电位和非诱发肌电图通常用于腰椎肿瘤手术，而运动诱发电位则用于颈椎和胸椎手术。手术前获得神经电生理信号基线，术中信号应不偏离该基线。一旦出现偏离基线并下降的情况，手术者应考虑是否存在机械性压迫，并尽可能采取措施立刻去除压迫因素。此外，术中可考虑加用一次糖皮质激素，以增加脊髓血流灌注、减轻水肿。术后，若仍存在可疑脊髓损伤，则仍需大剂量糖皮质激素治疗。一般情况下，药物开始使用负荷剂量，而后使用维持剂量。考虑到脊柱转移瘤的手术本质上属于姑息性的，因此当术中发现颈神经根压迫，无须切除神经根。同样也没有必要为了优化手术通道而牺牲腰神经根。但在胸椎手术中（胸1除外），患者通常对胸神经根牺牲耐受良好，术后不会出现显著的功能缺陷。术中为了进入腹侧胸椎管，通常需要结扎胸神经根。同时需要注意，远端胸神经根结扎可能导致腹部假性疝。

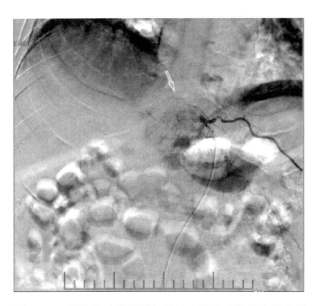

图33-1　脊髓前动脉显影与拟栓塞的肿瘤滋养血管共蒂

患者，男，69岁，肾癌胸11椎体转移瘤行肿瘤供血动脉造影。造影显示左侧第11肋间动脉管径增粗，远端分支走行迂曲，胸11椎体及肿瘤染色明显，脊髓前动脉显影，与拟栓塞的左第11肋间动脉及肿瘤滋养血管共蒂。最大的前根动脉与脊髓前动脉形成特征性的"发夹形曲线"

成骨性脊柱转移瘤、部分接受过双膦酸盐、地舒单抗及分子靶向药物治疗后的脊柱转移瘤的患者成骨明显，为椎体增强术的相对禁忌证。椎体增强术穿刺过程中如果出现神经损害等临床表现，应立刻调整穿刺方向。一旦确诊，首先积极行止血、脱水、激素等治疗。

（二）脑脊液漏

接受脊柱手术的患者，脑脊液漏的总体发生率为 2.1% ～ 3.06%。转移灶可与硬脊膜紧密粘连；在这种情况下，术中肿瘤切除很容易导致硬脊膜撕裂，其发病率为 2% ～ 16%。脊柱手术位于既往放疗区域、硬膜外纤维化、粘连和硬脊膜变薄均会显著增加脑脊液漏的风险。脑脊液漏不仅会影响伤口愈合，造成伤口深部感染，还会造成硬膜内肿瘤种植，扩散肿瘤。术中首先应尽量避免，但如果发生硬脊膜破裂，首选一期缝合硬脊膜。如果破裂处太大不能一期缝合，可以使用硬脊膜补片或者高分子组织密封膜覆盖，但这种补片或高分子组织密封膜覆盖通常并不可靠。如果硬脊膜撕裂位于腹侧且不易修复，建议采用 Gore-Tex 吊带对硬膜囊周围进行缝合。若无法修补硬脊膜破裂，应留置腰大池引流或切口引流数天至十数天，同时严密缝合肌层和深筋膜层，以降低破损部位的流体静压，消除死腔，保证切口的顺利愈合和修复。如果硬脊膜周围存在死腔，脑脊液漏就不容易愈合。但应避免使用负压吸引，以防渗漏扩大、过度引流或者发生硬膜下血肿、颅腔积气甚至脑疝等其他不良事件。同时，不可过早拔出引流，否则脑脊液会渗漏出肌层和深筋膜层，在皮下形成脑脊液囊肿，甚至导致切口不愈合和切口深部感染。筋膜水密缝合也可用于预防蛛网膜下皮肤瘘管形成。此外，应让患者平躺 24 小时，如果术中有胸腔引流管则不应有负压吸引。值得注意的是，经过放疗的组织对脑脊液的吸收能力受损，因此即使是少量脑脊液漏出也容易对伤口愈合造成影响。保证硬脊膜周围有足够的软组织覆盖、肌层和深筋膜的严密缝合、切口拆线前的脑脊液持续引流是处理脑脊液漏最重要的三大原则（图 33-2）。对于伤口愈合困难的患者，可以请整形外科进行一期缝合。

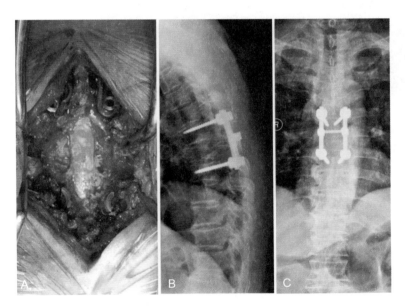

图 33-2　胸椎转移瘤减压内固定术后发生迟发性脑脊液漏

患者，男，56 岁，肺癌胸 7 椎体转移瘤引起脊髓压迫症，术中行胸 7 椎体肿瘤部分切除椎管环形减压内固定术，术前 1 周接受局部放疗 Dt12Gy/4f。术中观察到硬膜囊弹性差、无光泽，术后发生迟发性脑脊液漏，切口愈合后皮下形成脑脊液囊肿。A. 行胸 7 椎体肿瘤部分切除椎管环形减压内固定术中；B、C. 术后 X 线片

（三）血管损伤和术中大量出血

脊柱外科术中动脉和静脉血管损伤的总体发生率为 0.02% ～ 6.6%。不同手术方式和椎体节段的血管损伤风险不尽相同。静脉血管损伤是腰椎前路显露最常见的并发症，发生率为 2% ～ 15%。

肿瘤病变也可导致解剖结构异常，使术中血管损伤风险增加。对于颈椎的转移瘤，肿瘤可能会包绕椎动脉，这极大地增加了手术难度及术中大出血的风险。一旦椎动脉破裂，将可能危及患者生命。后路术中出血过多通常是由节段动脉和肋骨下方的血管束出血、刮除肿瘤时急速失血、硬膜外静脉丛渗血和手术时间延长所致。脊柱转移瘤椎体整块切除时术中显露切除节段的节段动脉十分重要。该动脉通常位于椎弓根外侧。应仔细辨认节段动脉的脊髓支并进行结扎。恶性肿瘤尤其是富血供肿瘤，如肾癌、甲状腺癌和神经内分泌肿瘤转移至脊柱，常导致转移瘤部位血供丰富，这是转移瘤患者术中出血量大的重要原因，一旦损伤肿瘤供血动脉将导致大出血的可能性。选择性肿瘤动脉血管栓塞可有效降低术中计划或非计划经瘤操作引起的出血，且两个或三个节段的血管栓塞比仅栓塞受累节段的单节段血管更能有效地减少术中出血（图33-3）。术中建议切皮前给予冲击剂量氨甲环酸10 ～ 20mg/kg，根据情况术中以 1mg/（kg·h）的速度持续泵入，能有效减少术中出血，并不增加血栓风险。此外，有报道称脊椎整块切除术似乎与大血管损伤密切相关，与一期手术相比，分期手术出现血管并发症的风险更低。

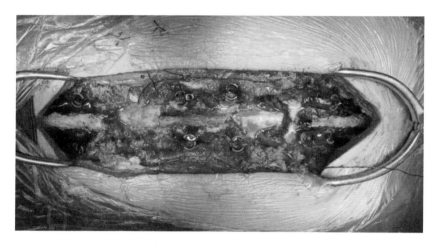

图 33-3　动脉栓塞后多发脊柱转移瘤行减压内固定术

患者，男，63 岁，前列腺癌胸腰椎多发脊柱转移瘤伴胸 10、腰 1、腰 2 椎体转移瘤硬膜外脊髓压迫症。DSA 下行第 9、第 10 双侧肋间动脉腰 1 双侧节段动脉栓塞术后，行腰 1、腰 2、腰 5 椎体成形术 + 后路胸 10、腰 1、腰 2 椎体肿瘤部分切除椎管环形减压内固定术，术中切口出血少，视野清晰

在颈椎手术中，椎动脉损伤的发生率高达 6.4%。颈动脉或椎骨解剖结构异常是血管损伤常见的风险因素。可靠的解剖标志如钩突可能因肿瘤浸润而被破坏，这可能影响术中外科医生对中线的感知，从而使椎动脉面临更高的损伤风险。转移灶可能累及椎动脉，如果决定切除椎动脉，首先要进行球囊闭塞试验，以确保患者能够耐受单侧椎动脉供血。虽然意外结扎此类血管可以控制术中出血，但会显著增加患者围术期脑卒中的风险。如果术前担心椎动脉因肿瘤累及或解剖结构异常而面临被损伤的高风险或计划牺牲血管，均建议行术前血管造影。血管造影不仅可以准确描述动脉走行，还有助于识别肿瘤侧支循环。如果存在病理性肿瘤血管，可行术前栓塞进行闭塞。在胸段，为了方便椎体的环形显露，可结扎切断胸 1 以下的神经根。双侧节段动脉自走行于椎体左前方的主动脉发出钝性分离椎体周围的胸膜和髂腰肌时需特别注意，避免损伤节段动脉。为了避免血管壁撕裂至主动脉，可钳夹并结扎节段动脉。向头尾侧继续分离椎体与周围结构，直至椎体可被整块取出。为了保护椎体周围重要结构，可以使用有弹性的大拉钩将椎体隔离。当怀疑肿瘤累及大血管、节段动脉和胸腹

部内脏器官时，需首先行前路分离手术，然后经后路整块切除肿瘤。如果是边缘切除或者是经瘤切除手术，应熟练掌握止血纱、明胶海绵棉片"三明治"压迫止血法。Ragel 等将胸腔镜手术与开胸胸椎切除术进行比较时，发现胸腔镜手术患者的输血需求在统计学上显著减少。然而，尽管胸腔镜手术的出血量显著减少，但出血仍不可避免。胸腔镜的学习曲线长，经验不丰富者或者手术时间延长均会增加出血风险。对于涉及低位腰椎的腹膜后入路手术，需考虑到主动脉在腰 4 水平分成双侧髂总动脉。为显露腰 3 ～腰 4，可能需要血管外科医生来对大血管进行松解。

当存在严重或持续性术后低血压和（或）贫血时，提示存在隐匿性血管损伤；在这种情况下，建议采取 CT 和 CT 血管造影进行检查。

（四）周围器官损伤

硬膜外肿瘤切除手术可能会损伤毗邻结构。例如，肿瘤生长引起的位置靠近脊柱的周围器官解剖关系异常，以及放疗对消化道的损伤和放疗后瘢痕都是导致术中胃肠道损伤的风险因素。脊柱各区域转移瘤的手术切除入路不同，常见的手术并发症也有所不同。颈椎前外侧入路术后水肿可压迫气管和食管，术中可行气管切开，经皮内镜下胃造瘘术或鼻胃管 / 营养管置管，可为围术期喉头水肿的患者提供呼吸和营养支持。对于术前放疗的患者应给予特别关注，因为食管放疗后组织损害和瘢痕形成会显著增加并发症风险。肺部转移导致肺功能受限是胸廓切开术的相对禁忌证。经胸入路手术并发症包括肺炎、气道阻塞、肺不张、气胸、胸腔积液和血胸等。在老年患者中，这些并发症的发病风险大幅提高，术前有必要仔细评估患者的肺功能。腹膜后入路术中需注意避免进入肾周脂肪或腰大肌后空间。误入这两处区域的原因多为将其误认为腰方肌和腰大肌前的间隔层。注意保护输尿管和生殖股神经，避免过度牵拉。胸腹联合入路术中应避免误入腹腔，如果发生，则应闭合或扩大切口，以防形成切口疝而至肠绞窄。除了经胸入路所具有的风险之外，胸腹联合入路有损伤脾肾和输尿管的风险（图 33-4）。

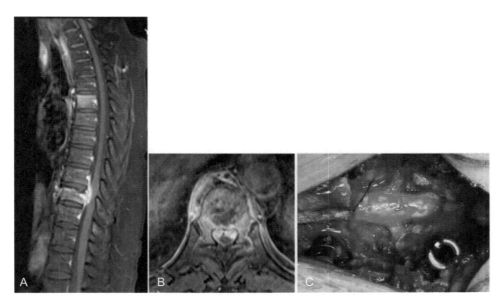

图 33-4　胸 10 椎体转移瘤行后路环形减压内固定术

患者，女，61 岁，食管癌胸 5 和胸 10 椎体转移瘤、胸 10 椎体病理性骨折伴硬膜外脊髓压迫症，术中行后路胸 10 椎体肿瘤部分切除椎管环形减压内固定术。患者手术前 1 个月有食管癌放疗史，术后喉头严重水肿疼痛不能进食水，鼻营养管置管营养支持 2 个月后营养管拔除恢复自主进食。A、B. 术前 MRI T_2WI 矢状位及横断位片提示胸 5 和胸 10 椎体转移瘤、胸 10 椎体病理性骨折伴硬膜外脊髓压迫；C. 术中行后路胸 10 椎体肿瘤部分切除椎管环形减压内固定术中

术中降低这些风险的措施：理解脊柱的周围器官解剖位置在病理状态下的改变，采用特定措施保护邻近结构（如放置输尿管支架或术前行血管栓塞），尽量减少跨多腔隙的手术（如从胸膜外入路处理胸椎病变，而不采用经胸腔入路）。通过向胸腔灌入生理盐水检查气泡，评估是否有肺泡破裂漏气。手术完成时，可放置两根胸腔引流管：下胸腔引流管应置于纵隔后角引流出血，而另一根引流管应置于肺尖附近引流漏出的气体。术前应计划好术中出现邻近器官医源性损伤时的应对策略。损伤一旦出现，应立即请专科医生进行处理。手术医生必须对靠近脊柱周围器官的局部解剖结构有比较透彻的理解，对于病理状态下的解剖结构改变，术中必须显露充分，理清局部解剖结构后才能进行下一步操作。由于肿瘤的生长形态难以预测，手术医生应确保所有结构清楚地显露并得到良好保护，这样在面对意想不到的并发症时才能游刃有余。手术医生也应注意科学合理使用拉钩和电刀等手术器械，术中充分止血并保证灌注良好避免软组织失活。对于病情复杂、手术困难的患者，术前尽可能制订周全细致而又简单的手术方案，这将会在提高这类手术的成功率的前提下降低并发症发生率。

（五）心血管事件和脑卒中

心肌梗死、心搏骤停、心律失常和脑卒中是任何脊柱手术中都可能发生的并发症。据报道，接受脊柱手术的转移瘤患者，心血管事件的总体发生率可达1.9%。尽管不常见，但此类并发症是患者高死亡率的重要原因。为了预防这些并发症，术者与心血管医生以及麻醉师之间的沟通就显得至关重要，以便术中有效控制血流动力学、止血和复苏。研究人员调查发现，脊柱手术后心肌梗死的发生率为1%～2%，平均诊断时间为术后2天。从病理生理学角度来讲，患者俯卧位会改变正常的血流动力学，使心功能不良的患者易发生心肌梗死。此外，心肌损伤会对患者造成长期影响，甚至在术后数月至数年出现心源性死亡。脑卒中同样是一种较为罕见但死亡率高的不良事件；据报道，接受脊柱手术的转移瘤患者，术中脑卒中的发生率为0.014%～0.20%，术后为0.7%。围术期脑卒中存在多种独立风险因素，包括高龄、术前6个月内心肌梗死病史、肾衰竭、心房颤动、脑卒中病史、吸烟史及颈椎手术导致的医源性椎动脉和颈动脉损伤等。在前路手术中，自动牵开器可使血管横截面积减小14%。为了减少这种影响，术中需要轻揉操作并反复调整牵开器。医源性椎动脉损伤也可能导致3%～4%的患者出现神经功能障碍。

二、术后并发症

脊柱转移瘤术后并发症主要包括内固定失败、手术切口感染、脊柱不稳定、假关节形成及其他系统性并发症等。术后并发症的发生多与患者一般情况、自身合并症及肿瘤治疗的相关措施等相关。

（一）肺部和呼吸道并发症

脊柱转移瘤患者术后内科系统性并发症中，肺部感染发生率为0.71%～11.90%，平均为3.98%，发生率仅次于谵妄。研究发现老年组脊柱转移瘤患者肺部感染、胸腔积液、肺脓肿和完全性肺不张等呼吸系统并发症明显高于年轻组。肿瘤患者尤其是肺癌患者术前常合并肺炎、恶性胸腔积液、肺不张等肺部疾病，甚至合并多器官衰竭及恶病质。老年患者呼吸肌张力降低、支气管上皮纤毛运动和肺泡弹性降低、咳嗽反应迟钝，营养状况下降，机体对手术及麻醉药的耐受性差；且通常合并慢性阻塞性肺部疾病、术前肺部感染、心脑血管疾病、糖尿病、低蛋白血症等，机体的免疫功能明显降低。肿瘤患者常需要应用激素、放化疗及靶向药物治疗，造成机体免疫力下降、脏器损伤。肿瘤患者治疗周期长，住院时间长、与患者及医务人员接触多，增加了医院内感染的发生机会。

脊柱转移瘤接受开放手术全身麻醉的患者，麻醉气管插管机械性破坏上呼吸道正常防御屏障，导致细菌进入下呼吸道，易引起肺部感染；麻醉药和镇痛药抑制了患者的咳嗽反射，如果气管插管的时间延长，细菌在下呼吸道快速繁殖，容易在更短的潜伏期内发生感染（图 33-5）。胸椎转移瘤手术本身所导致的创伤及术后长时间手术切口疼痛，使膈肌运动减弱，再加上术后患者平卧体位，均可在一定程度上减少肺通气量，也可产生肺部感染；为减轻手术切口疼痛，患者呼吸变浅加快，换气量降低，潮气量减少，又因惧怕疼痛而不敢咳嗽或咳嗽无力，使分泌物在气道进一步集聚，引起肺部感染。

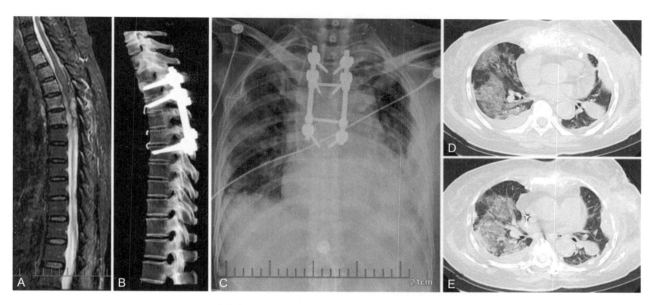

图 33-5　脊柱转移瘤减压内固定术后于 ICU 诱发肺部严重感染

患者，女，63 岁，乳腺癌合并结肠癌胸 2 至胸 7 多发性转移瘤伴胸 5、胸 6 节段硬膜外脊髓压迫症，脊髓损伤 Frankle 分级 A 级，术前选择性动脉栓塞后急诊行后路胸 5、胸 6 椎体肿瘤部分切除椎管环形减压内固定术，术后双下肢肌力 IV 级。术后因 ICU 气管插管拔管较迟诱发肺部感染，术后 3 周因肺部严重感染去世。A. 术前 MRI T_2WI 矢状位片显示胸 2 至胸 7 多发性转移瘤胸 5、胸 6 硬膜外脊髓压迫，相应节段脊髓水肿；B. 行后路胸 5、胸 6 椎体肿瘤部分切除椎管环形减压内固定术 CT 矢状位片；C. 术后 2 周床边胸片提示双肺炎症，右肺实变；D、E. 术后 2 周胸部 CT 显示双肺严重渗出性改变伴实变、双侧胸腔积液

围术期提高机体免疫力，加强肺部护理，减少手术和麻醉时间，控制液体量，控制疼痛，积极治疗肺炎是减少术后肺不张、肺炎发生率的重要方法。

（二）切口感染

手术切口感染是脊柱转移瘤最常见的严重手术并发症之一，可明显延长患者住院时间，增加住院费用，甚至需要再次手术。研究表明，脊柱转移瘤患者术后手术切口感染率为 4.5% ～ 8.4%。切口感染是脊柱转移瘤最常见的再手术原因。有研究报道，159 名患者中有 22 名（13.8%）因伤口裂开或伤口感染而需要再次手术。在大多数情况下，伤口感染发生在患者出院后，通常见于颈椎前路手术术后 13 天和腰椎后路手术术后 17 天。如果患者伤口没有完全愈合，则不能进行局部放疗或全身化疗，这将直接影响患者后续治疗的信心与效果，也直接影响患者术后的生存期与生活质量。

脊柱转移瘤手术区域感染的危险因素：基础疾病、营养不良、放疗后组织损伤、术前神经功能缺损、翻修手术、后路手术、化疗和糖皮质激素免疫抑制、吸烟、糖尿病、外周血管疾病及长期卧床等。既往研究认为亚低温可以保护神经系统，但近期研究发现，在脊柱手术期间亚低温可能导致手术部位的感染风险增加。术前放疗通常被认为是手术切口感染的危险因素，有研究发现，手术并发症在

术前放疗患者组为12%，在术前无放疗患者组为1%。最理想的治疗方式是先进行一段时间抗肿瘤治疗再择期进行手术治疗，但实践中出现脊髓神经损害的患者多为高危切口感染者，而需紧急行手术治疗。例如，糖皮质激素作为一种神经保护剂仍需大剂量应用于有症状的脊髓压迫症患者。因此，每一位脊柱转移瘤手术患者都应作为高危切口感染者来对待（图33-6）。

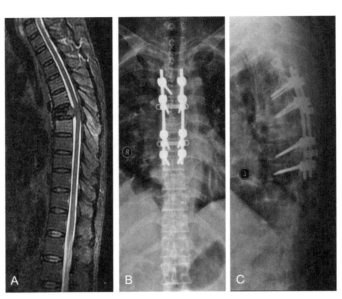

图33-6　脊柱转移瘤术后放疗过早导致切口裂开继发深部感染

患者，男，61岁，直肠癌胸7椎体转移瘤病理性骨折伴脊髓压迫症，行后路胸7椎体肿瘤部分切除椎管环形减压内固定术，患者手术前1个月已有胸椎转移瘤放疗史，术后2周行胸7椎体转移瘤射波刀立体定向放疗后切口裂开继发深部感染。经3次感染切口清创缝合负压吸引治疗后，切口逐渐愈合。术后2个月因肠梗阻、呼吸衰竭等并发症去世。A. 术前MRI提示胸7椎体转移瘤病理性骨折伴脊髓压迫；B、C.行后路胸7椎体肿瘤部分切除椎管环形减压内固定术后X线片

　　针对上述危险因素，可以预防脊柱转移瘤手术区域感染的主要措施：①治疗基础疾病，改善营养不良，必要时间断性输注人血白蛋白，维持和提升血清白蛋白水平；②围术期抗生素的运用，必要时及时应用高级别抗生素；③术后建议侧卧，避免对后路切口及周围组织的长时间压迫；④放置深筋膜下引流管，以减少死腔预防血液积聚；⑤延长术后脑脊液漏患者切口引流管的拔除时间，可以在切口拆线前2天拔除；⑥对于术前接受过放疗的患者，适当延长拆线时间，以确保切口全层愈合；⑦注意监测实验室感染及生化指标，包括三大常规、血沉、超敏C反应蛋白、降钙素原、肝肾功能、尿细菌培养等；⑧保证术后大便通畅，对于发生尿路感染的患者，必须早期使用敏感抗生素积极治疗。

　　此外，考虑到脊柱转移瘤患者伤口愈合比较慢，术中应选用吸收时间较长的缝线或者是永久性不可吸收缝合线如倒刺线，进行肌层和深筋膜的严密缝合，以预防术后手术缝线吸收断裂导致手术切口裂开感染。适当延长手术切口，避免术中对皮肤和肌肉的长时间牵拉。皮肤皮下尽可能少使用单极电刀和电凝。术中反复使用大量温盐水冲洗切口，整个手术团队勤换双层手套的外层手套。目前还没有关于术前放疗或术后放疗最优时机的指南。一般情况下，患者术后3周，才能进行化疗或局部放疗，条件是必须切口完全全层愈合。需要注意的是，对于处于免疫抑制状态的患者，切口深部感染后可能不会表现出强烈的免疫应激反应，所以部分患者虽然没有出现脓液或实验室检查指标异常，但也可能存在感染。

（三）泌尿系统和胃肠道并发症

　　对于接受脊柱手术的转移瘤患者，急性肾衰竭和尿路感染的发生率分别为1.1%～2.5%和

7% ～ 21.5%。尿路感染是一种轻微的并发症，通常无明显的临床症状。而肾衰竭可能对患者造成长期影响，即使患者出院时肾功能完全恢复，10 年内死亡风险仍会增加 20%。

此外，脊柱转移瘤术后胃肠道出血、麻痹性肠梗阻和小肠梗阻的发生率＜ 1%。麻痹性肠梗阻通常在术后 3 天出现，多与脊柱节段和手术入路有关。腰椎是最常发生肠梗阻的手术节段，尤其是联合入路手术的发生率最高，其次是前路手术和后路手术。麻痹性肠梗阻可能导致患者出现明显不适和活动减少，继而导致住院时间延长和费用增加。因此，当患者诊断为麻痹性肠梗阻时，应避免使用阿片类镇痛药，并积极进行胃肠减压。

（四）深静脉血栓形成和肺栓塞

回顾性研究表明，脊柱转移瘤患者术后深静脉血栓形成和肺栓塞的发生率为 2% ～ 5.6%，高于成人脊柱畸形手术报道的发生率（＜ 2%）。鉴于脊柱转移瘤患者的血液常处于高凝状态，脊柱外科医生需要警惕血栓栓塞事件。脊柱手术时间一般较长且患者需保持俯卧位，术中常使用序贯充气加压装置，临床上应该对该类患者进行有针对性的术前和术后超声检查。对于神经功能恶化而失去活动能力的患者，应积极考虑下肢多普勒超声以尽早发现深静脉血栓，并通过放置血管内滤器和药物抗凝治疗。若怀疑患者发生肺栓塞，应在完善相关检查的同时尽快开展治疗。值得注意的是，脊柱手术的高度复杂性也决定了抗凝治疗的特殊性，目前尚无指南明确指出脊柱手术的标准抗凝方案，有关抗凝药物剂量和抗凝时间的临床问题仍存在争议。

（五）局部肿瘤复发与进展

在生存期内实现肿瘤的局部控制是脊柱转移瘤手术的主要目标之一。脊柱转移瘤整块切除术可提供较高的局部控制率和生存率，术后局部复发率极低，国外 7 篇 10 例以上病例报道中，累计 122 例患者中仅 3 例（2%）复发。然而，这类手术难度高，对于脊柱转移瘤患者而言，整块切除的并发症和致死率不可忽视，即便是有经验的医院，整块切除术后并发症发生率也高达 35%。多学科团队协作模式有助于预防脊柱转移瘤手术后局部进展和复发。Gasbarrini 在制订脊柱转移瘤治疗策略的时候，将肿瘤的化疗、放疗、激素治疗、免疫治疗的敏感性作为重要的参考依据。只有当转移瘤对化疗和药物治疗不敏感时，放疗和药物治疗难以有效控制肿瘤时才推荐行整块切除术。与整块切除术相比，经瘤刮除脊髓周围肿瘤以达到椎管环形减压的刮除术创伤小，联合术后放疗也可实现对局部肿瘤有效控制。然而"分离手术"联合传统的常规体外放疗，术后局部复发率仍较高。1988 年，Klekamp 和 Samii 报道接受手术减压的 101 例脊柱转移瘤患者的局部肿瘤控制情况，其中 60% 术后接受了 cEBRT。整体复发率 6 个月为 58%、1 年为 69%、4 年为 96%。多元回归分析显示，术前独立活动状态、原发肿瘤对放疗敏感、颈椎转移瘤、手术完整切除、受影响的椎体数量少及择期手术是局部转移复发率低的独立预测因素。2006 年，Bilsky 等根据常规放疗后的影像学发现，一年内多达 70% 的患者局部肿瘤进展。

立体定向放疗技术的出现解决了多数转移瘤对放疗技术敏感性欠佳的问题。即使对传统放疗敏感性差的一些肿瘤，立体定向放疗在肿瘤控制上也可以有较好的疗效。纪念斯隆 – 凯特琳癌症中心（MSKCC）报道了 186 例 MESCC 患者接受了"分离手术"后辅助立体定向放疗，放疗后一年总体进展率为 16%（24 ～ 30Gy/3f 组为 4%；24Gy/1f 组为 9%；15 ～ 36Gy/5 ～ 6f 组为 22%）。

化疗同样被认为有加强脊柱转移瘤局部控制、提高患者生存率的作用。但除乳腺癌外，化疗对脊柱转移瘤作用并不像在原发尤因肉瘤和骨肉瘤那样重要。在过去的 10 余年中，基因检测技术和靶向药物治疗的发展极大地提高了脊柱转移瘤靶向治疗的疗效。整体而言，虽然各种治疗方案中靶向治疗方案种类繁多，但对于需要行外科手术的脊柱转移瘤患者，靶向药物结合放疗可以更加有效地预防减压术后肿瘤的局部复发（图33-7，图33-8）。

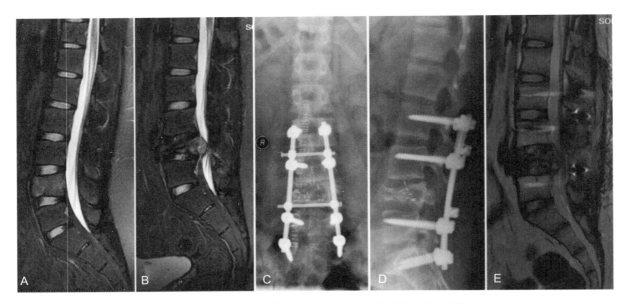

图 33-7 骨肉瘤脊柱转移瘤减压内固定术后肿瘤局部复发

患者，男，18岁，右侧股骨远端骨肉瘤，行右股骨远端肿瘤切除和人工膝关节假体置换，术后并发腰4椎体转移瘤。腰椎行局部三维适行放疗（Dt48Gy/16f），术中行后路腰4椎体肿瘤部分切除椎管环形减压和放射性粒子植入内固定，术后腰4椎体转移瘤局部复发，脊髓压迫再次出现。A. 腰椎MRI矢状位片提示腰4椎体转移瘤；B. 腰椎放疗后7个月，MRI矢状位片提示腰4椎体转移瘤伴病理性骨折和脊髓压迫；C、D. 行腰4椎体转移瘤后路肿瘤部分切除椎管环形减压放射性粒子植入内固定的术后X线正侧位片；E. 术后2个月，腰椎MRI矢状位片提示腰4椎体转移瘤局部复发，脊髓压迫再次出现

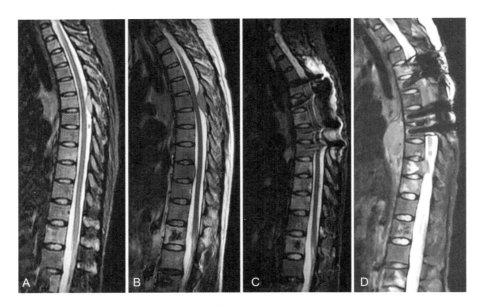

图 33-8 胸椎转移瘤减压术后肿瘤局部扩散和进展

患者，女，28岁，肺腺癌胸6和腰1椎体转移瘤伴胸6节段椎管内硬膜外脊髓压迫症，腰1椎体成形术后1个月行胸6椎体转移瘤硬膜外脊髓压迫后路肿瘤部分切除椎管环形减压内固定，术中出血较多，术后局部未行放疗。术后6个月，椎管内硬膜外肿瘤局部扩散和进展，神经功能进一步恶化。A. MRI T_2WI 矢状位片提示胸6椎管内硬膜外脊髓压迫，腰1椎体高信号；B. 腰1椎体成形术后1个月，MRI T_2WI 矢状位片提示胸6椎体椎管内硬膜外脊髓压迫范围增大；C. 减压内固定术后1个月，MRI T_2WI 矢状位片提示胸6椎体椎管内硬膜外肿瘤消失，局部仍有软组织肿胀影；D. 减压内固定术后6个月，MRI T_2WI 矢状位片提示胸6椎体椎管内硬膜外、胸7、胸8椎体前方肿瘤局部扩散和进展

（六）内固定失败

内固定失败是脊柱转移瘤手术后严重并发症。随着肿瘤患者生存期的延长，内固定失败更为常见。脊柱肿瘤手术与其他脊柱手术出现的内固定相关并发症类似；包括螺钉错位、固定不稳定和连接棒断裂等，其总体发生率为 0.3% ~ 5%。肿瘤患者骨质融合区域的异常生物学可能会扰乱骨质形成，全身化疗或局部放疗也会对骨质形成产生影响。由于肿瘤侵蚀骨质及减压手术中的骨切除，当骨质融合缓慢或者不太可能融合时，人体大部分的力仍然继续内固定器械承担，最终可能导致固定失败。有文献报道，脊柱转移瘤患者术后内固定失败需要再次手术的发生率为 1.9% ~ 3.1%。手术区域术前放疗、骨质疏松、椎体肿瘤侵蚀、胸壁切除及超过 6 个节段的脊柱手术均是内固定失败的危险因素。此时应增加固定节段的数量以分担载荷、通过添加聚甲基丙烯酸甲酯（PMMA）强化椎体，以及选用直径更大的螺钉以增加抗拔除力。

Kumar 等首先将脊柱转移瘤内固定失败按时间分为早期（＜ 3 个月）或晚期（＞ 3 个月），然后根据失败后是否有症状进行进一步细分。出现内固定松动和椎弓根螺钉所在椎体病理性骨折需及时预警，可通过对病理性骨折椎体行椎体成形术、骨水泥增强椎弓根螺钉固定（图 33-9）、增大椎弓根螺钉直径、延长内固定到骨与软组织活性更强的区域（如放疗范围外的区域）等方法来处理。行翻修手术后伤口和骨的愈合都将是很大的问题，为避免情况进一步恶化，应该尽量避免对这些患者进行再次翻修手术，大多数无症状患者一般不需要处理。

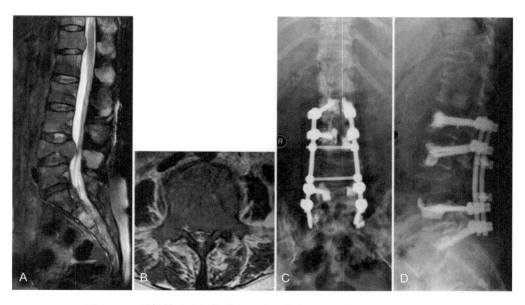

图 33-9　腰椎转移瘤行椎管环形减压骨水泥增强椎弓根钉内固定术

患者，男，54 岁，乳腺癌胸腰椎多发脊柱转移瘤、腰 4 椎体病理性骨折伴硬膜外脊髓压迫症，行后路腰 4 椎体肿瘤部分切除椎管环形减压骨水泥增强椎弓根钉内固定术。A、B. 术前 MRI 矢状位及横断位片提示胸腰椎多发脊柱转移瘤伴腰 4 椎体病理性骨折硬膜外脊髓压迫；C、D. 行后路腰 4 椎体肿瘤部分切除椎管环形减压骨水泥增强椎弓根钉内固定术后 X 线正侧位片

（七）脊柱不稳定和假关节形成

脊柱转移瘤患者常因肿瘤侵蚀骨质或切除减压而出现脊柱不稳定，通过恢复或者重建脊柱稳定性，可帮助患者控制疼痛并进行早期康复恢复锻炼。因肿瘤侵蚀程度不一，某些脊柱转移瘤患者仅需要单纯稳定性手术，就可以减轻病理性骨折引起的疼痛，然而对脊柱转移瘤脊髓压迫症患者，则需行椎管环形减压术。椎管环形减压预示着需要切除维持脊柱稳定的大部分结构，包括椎体后部、

椎板、横突及关节突关节等，因此必须在此基础上进行有效与广泛的重建。目前，临床医生针对脊柱转移瘤患者使用的是为脊柱退行性病变、畸形和创伤手术设计的内固定材料和器械。然而，脊柱转移瘤患者常因化疗、糖皮质激素药物的普遍使用及其他抗肿瘤治疗而出现术后骨性融合困难假关节形成的现象。因此，在患者内固定选择及脊柱重建材料方面，应建立专门指南，以进一步增强脊柱稳定性重建的有效性。此外，肿瘤患者术后骨科随访及内科治疗方案的制订与疗效评估均离不开肿瘤部位定期复查磁共振。术后生存期越长，复查磁共振的次数应越多。因此，脊柱重建术中需要减少可能产生金属伪影材料的运用。钛笼虽安全简易，但是在磁共振成像中可形成大量伪影，因此优先推荐聚甲基丙烯酸甲酯（PMMA）、聚醚醚酮树脂或者骨移植方法进行重建，同时减少重要部分横向连接器的使用。此外，患者可能由骨质不佳导致内固定不可靠，此时内固定钉的选择宁多勿少、宁长勿短，以确保脊柱获得更为可靠的稳定性。

（八）硬膜外血肿

症状性脊柱硬膜外血肿较为少见，其发生率为 0.3% ～ 5%，但该并发症是术后最紧急和最危险的并发症之一，可能导致患者出现永久性的神经损伤。事实上，症状性硬膜外血肿可能在术后 4 ～ 5 天后出现，也有报道称持续失血会导致患者在术后 2 周出现硬膜外血肿。术后硬膜外血肿形成的风险因素：一种或多种内科合并症、Frankel A ～ C 级、高血压、术后引流不畅、使用非甾体抗炎药、体重指数高、术中使用明胶海绵覆盖硬脊膜、饮酒、多节段手术、高龄、Rh 阳性血型和术前凝血障碍等。

（九）患者体位和麻醉并发症

脊柱手术中，术后视觉丧失（失明）是最罕见和最可怕的并发症之一，由低血压缺血、直接眼眶压迫、眼眶水肿伴小动脉或静脉受损或这些因素共同导致。通过头低足高位、避免直接压迫眼眶、限制手术时长、避免低血压缺血及限制晶体液的使用来预防该并发症的发生。

术后周围神经病变是脊柱手术的罕见并发症，发生率为 0.03% ～ 0.1%。尺神经最常受累（28%），其次是臂丛神经（20%）和正中神经（4%）。损伤原因通常是多因素的，不能完全归因于直接压迫。术后周围神经病变的风险因素包括既往高血压、糖尿病、高龄和吸烟史。考虑到神经外科和骨科手术可能会采取复杂的体位，此类手术已被确定为神经损伤的独立风险因素。因此，建议术中监测体感诱发电位和运动诱发电位的变化，并选择合适的手术体位和垫料。

长时间的外科手术可能会导致压疮。手术时间超过 3 小时和病态肥胖的患者术后发生压疮的风险增加。目前临床上已经采用了多种方法来预防压疮，包括选择合适的手术体位，在乳房下、男性生殖器、骨性突起、浅表神经（尺神经、腓浅神经）和腋窝处辅以合适垫料。

术中麻醉因素和术后从麻醉中苏醒都可能引起恶心和呕吐。一般情况下舌损伤并不常见，并且现代气道管理技术仅会引起轻微的插管创伤。但俯卧位时，舌可在切牙间突出。静脉和淋巴流出受阻，以及牙齿的机械 / 咬伤会导致舌肿胀。重度舌水肿的患者需要行气管切开术。头部抬高 / 头高足低位有助于减轻眼眶、口腔、舌和咽水肿。麻醉的标准流程应包括谨慎放置咬合保护装置，并反复检查口腔、颊及眼睛。

（十）其他损伤

1. 食管损伤　在颈椎肿瘤手术中，食管损伤的发生率相对较低。接受颈椎椎体次全切术的患者，该并发症的发生率为 1.6%，多节段椎体次全切术则略高。对于颈椎转移瘤，放射性瘢痕可显著增加食管撕裂的风险。术中需要头颈外科医生协助分离食管与脊柱，一旦遇到问题，也可以在第一时间提供直接修复。在锐性手术解剖过程中，不适当地放置牵开器刀片、创伤性气管插管或钝性或穿透性创伤均可能导致食管损伤。脊柱内固定器械导致食管穿孔的主要危险区域是颈段食管的环咽区，位于 Lannier 三角。该区域与颈 5～颈 6 水平的咽缩肌和环咽肌相邻，食管后段黏膜仅被一层薄筋膜覆盖，因此更容易由内固定器械或椎体前骨赘造成损伤。延迟穿孔的原因可以是未被识别的早期损伤或继发于内固定器械的晚期损伤（接骨板侵蚀或螺钉移位）。当术中发现直接食管损伤，建议采用可吸收缝线进行直接修复。随后放置鼻胃管、引流管并逐层闭合伤口。食管损伤的患者应接受广谱抗生素治疗、持续吸痰和经鼻胃管肠内营养。鼻饲持续约 10 天，当钡剂造影显示无外渗及内镜检查未见缺损时，则开始经口肠内营养。如果在手术显露过程中发现食管损伤，应放弃椎间盘切除 / 椎体次全切除，并在食管完全愈合后开展延期手术。

2. 气道损伤　颈椎手术可能导致气道阻塞。伤口血肿一般出现在术后 12 小时内，甲状腺上动脉的结扎、凝血障碍、麻醉苏醒后血压升高导致的术中动静脉出血控制不充分，或拔管时 Valsalva 咳嗽效应导致的静脉压升高都会引起血肿形成。而超过 72 小时发生的气道阻塞通常提示脓肿形成、脑脊液漏或内固定失败。拔管后 1 小时内发生的气道阻塞主要与残留麻醉药导致的神经肌肉阻滞或通气不足有关。而引起气道阻塞最常见的原因是咽部和椎前软组织水肿，通常在术后 12～72 小时出现。手术伤口内的血肿会导致头部静脉引流不畅，从而出现气道水肿。

3. 吞咽困难和发声困难　颈椎前路手术可导致食管和喉神经损伤，从而引起吞咽困难和（或）发声困难。术后早期出现吞咽困难的发生率可高达 57%，而仅有少数病例会出现发声困难。直接手术操作（神经切断术、神经失用症和去神经支配）或软组织肿胀都可以导致相关神经的损伤。喉上神经、咽丛（颈 2～颈 5 节段）、舌下神经（颈 3 节段以上）和喉返神经（颈 5 节段以下）的损伤均可以导致吞咽困难。吞咽困难也可以是继发于脊柱不稳定和胸颈交界脊柱后凸的晚期并发症。发声困难主要继发于喉返神经损伤，发生率为 2.5%，也可由声带直接压迫引起。目前已经有一些技术应用于颈椎手术，如放置牵开器期间进行气管插管套囊放气和充气；但目前尚未证实这些技术可以有效避免喉返神经损伤。

三、总结

虽然外科手术已成为脊柱转移瘤综合治疗中的重要一环，然而与其他疾病相比脊柱转移瘤患者的手术并发症危害更为严重，且直接影响到后续肿瘤多学科团队协作的序贯治疗。因此必须详细评估脊柱转移瘤手术的潜在获益与手术相关并发症的所有潜在风险，综合平衡后做出慎重抉择。脊柱转移瘤手术并发症依据发生的时间节点分为术中并发症与术后并发症。术中并发症的发生主要与肿瘤和正常组织分界不清、手术操作经验等因素相关。手术者术前应充分了解肿瘤形态与局部解剖关系，制订详尽的手术计划。术后并发症的发生与患者一般情况、合并症及肿瘤相关治疗情况等诸多因素相关。围术期，手术者应提前采取措施尽可能改善或避免引起术中、术后并发症的相关危险因素。脊柱肿瘤内固定不同于一般脊柱手术的内固定，未来的研究应着重于提高与改善脊柱肿瘤内固定的稳定性和抗拔除能力。只有最大限度减少脊柱转移瘤手术并发症，才能真正提高脊柱转移瘤患者的生活质量和延长生存期，为患者带来最大福祉。

第34章 脊柱转移瘤手术并发症的风险因素

近年来因肿瘤患者治疗方案的改进及生存期的延长，脊柱转移瘤发生率呈现增加趋势。脊柱转移瘤的治疗涉及多学科协作，包括疼痛管理、放疗、化疗、椎体增强微创手术，以及减压分离与整块切除等开放手术。目前，外科手术在脊柱转移瘤患者治疗中的作用越发凸显。虽然，外科手术稳定脊柱、即刻镇痛、促进神经恢复、控制肿瘤等的疗效满意，然而脊柱转移瘤外科手术并发症并不少见，文献报道发生率为 5.30% ~ 76.20%，平均发生率为 26.87%，再次手术率为 10.70%，合并两种或以上并发症发生率为 19.62%。手术并发症会明显增加脊柱转移瘤患者的医疗费用，降低患者生活质量，影响术后肿瘤内科序贯治疗，甚至明显缩短患者术后生存期。术前注意富血供肿瘤血管栓塞、抗血管内皮生成的靶向药给药的限制，以及肺部感染和贫血等全身性危险因素的控制，有助于减少并发症的发生。同样，术中辅助措施，如氨甲环酸的使用、骨水泥增强、保持人体体温及术中神经生理监测可以减轻手术和内固定相关并发症。

脊柱转移瘤手术并发症按照发生部位可分为手术局部并发症和内科系统性并发症。手术局部并发症包括手术切口感染、手术切口裂开、脑脊液漏及内固定失败等；内科系统性并发症包括术后谵妄、肺炎、深静脉栓塞、脓毒血症及压疮等。将脊柱转移瘤手术并发症风险因素同样划分为局部并发症风险因素及内科系统性并发症风险因素。此外，随着微创治疗技术的兴起，目前部分脊柱转移瘤患者接受骨水泥椎体增强术，该手术也有其特殊并发症。

一、手术局部并发症风险因素

脊柱转移瘤患者可能发生的手术局部并发症主要包括硬膜囊损伤、神经根损伤、神经功能恶化、手术切口感染 / 裂开、内固定失败及局部血肿等。

（一）手术切口感染风险因素

手术切口感染是较为常见的脊柱转移瘤围术期并发症之一。有研究报道，脊柱转移瘤患者手术切口感染 / 裂开的发生率为 3.51% ~ 20.00%，平均为 10.22%，在手术局部并发症中，发生率位居第一。虽然有研究表明脊柱转移瘤手术切口感染不影响功能预后，但是患者住院时间延长、再次手术率增加，生存期明显缩短。诸多因素与脊柱转移瘤手术切口感染相关。Olsen 等发现肿瘤手术本身是手术切口感染的独立危险因素，肿瘤手术发生感染的概率是非肿瘤手术的 6.2 倍。与其他类型脊柱手术相比，脊柱转移瘤手术的伤口感染率更高。研究表明，硬膜囊撕裂、再次手术、糖尿病、手术时间大于 4 小时、失血量高于 3000ml、术前蛋白缺乏、围术期皮质类固醇治疗及外周血淋巴细胞 < 1000 个 /mm 均为手术切口深部感染发生的风险因素。然而，Kumar 等研究指出，可吸收的皮肤缝合材料、高龄、低淋巴细胞计数和围术期应用皮质类固醇并不影响手术切口感染。外周淋巴细胞计数、围术期皮质类

固醇的运用是否影响脊柱转移瘤手术切口感染需要大样本数据进一步验证。Sugita 等指出术后第 1 天白细胞计数大于 $9.6 \times 10^3/ml$，术后第 7 天白细胞计数大于 $6.5 \times 10^3/ml$ 或术后第 7 天 C 反应蛋白水平大于 5.0mg/dl 等血液检测参数可以预测脊柱转移瘤术后手术切口感染。术前放疗通常被认为是手术切口不愈合 / 感染的重要危险因素。Demura 等研究发现，静脉注射前列腺素 E_1 可以显著降低术前接受放射治疗患者的手术切口感染发生率。前列腺素 E_1 组患者手术切口感染发生率为 4.5%，对照组则为 31.8%。术中适当延长切口及微创操作、大量生理盐水的反复冲洗、自动拉钩使用时间的控制及关闭切口前切口内应用万古霉素，可以降低术后伤口感染的风险。

（二）硬膜囊损伤风险因素

脊髓硬膜囊的损伤主要为医源性损伤。据统计，术中硬膜囊撕裂发生率为 0 ～ 16.00%，平均为 8.37%。Williams 等研究分析了 108 478 例脊柱手术病例，结果表明，医源性硬膜囊损伤与术后新发神经功能缺失显著相关，医源性硬膜囊损伤发生率为 1.60%，以老年患者更为常见，再次手术发生率高于初次手术。此外，颈椎脊髓硬膜囊损伤发生率低于胸椎或腰椎。另有研究指出，脊柱转移瘤术中硬膜囊损伤多发生在术前接受过放疗的患者，术前放疗间隔＞ 12 个月，总剂量＞ 40Gy 是术中硬膜囊损伤的风险因素。这主要是因为术前放疗会造成硬膜外纤维化、粘连和硬膜变薄，进而更容易出现术中硬膜囊损伤。

（三）内固定失败风险因素

内固定失败主要指钉棒折断、椎弓根螺钉拔出、椎板下钩失败、钛笼移位和移植物材料移位等。有研究报道，脊柱转移瘤患者术后内固定失败概率为 0 ～ 2.83%，平均为 1.52%。内固定失败后翻修手术的发生率为 1.9% ～ 3.1%。内固定失败的风险因素主要包括手术区域术前放疗、正矢状面失平衡、胸壁切除病史及手术超过 6 个脊柱节段。局部放疗会对骨质形成产生影响，减压术后骨质融合缓慢或者无法融合时，大部分的力仍然继续由内固定器械承担，进而导致内固定失败。Amankulor 等回顾性分析了 318 例脊柱转移瘤手术患者，内固定失败率为 2.8%，植入物失败包括断棒和椎弓根螺钉拔出。胸壁切除病史及超过 6 个脊柱节段的手术为内固定失败风险因素。尽管没有统计学意义，与男性相比女性的内固定失败风险更高。固定椎体的数目和长度由几个因素决定，包括需要减压节段的连续性、数量与内固定节段的椎体骨质质量。在许多病例，减压节段附近椎体的肿瘤浸润和破坏需要对更远的椎体进行固定。长节段内固定的失败概率虽然增加，但内固定失败的患者比例仍然比较小。Park 等回顾性分析了 136 例脊柱转移瘤手术患者发现，螺钉移位或拔出 5 例，螺钉或杆断裂 3 例，钛笼移位 1 例。其中，因内固定失败需要再次手术的患者仅为 3 例（2.1%），多数病例为无症状性内固定移位。2/3 的内固定相关并发症发生在术后 6 个月，平均术后 1 年。该研究没有对内固定失败的风险因素进行分析。Kumar 等将脊柱转移瘤患者内固定失败依据时间分为早于 3 个月的早期内固定失败和晚于 3 个月的晚期内固定失败。研究者指出，大多数无症状患者一般不需要处理，应该避免对这些患者进行再次手术，以避免情况进一步恶化。

（四）神经功能恶化风险因素

据统计，脊柱转移瘤患者手术后神经功能恶化发生率为 0 ～ 10.00%，平均发生率为 4.32%。依据术后神经功能恶化程度分为严重神经功能缺损和轻度神经功能缺损，严重神经功能缺损的平均发生率为 2.36%，轻度神经功能缺损的发生率为 4.39%。轻度神经功能缺损为神经根损伤导致的疼痛及感觉减退。严重神经功能缺损主要是因为术中直接脊髓损伤、广泛节段性动脉结扎及术中止血不确切导致术后血肿压迫脊髓，或术后肿瘤局部的复发或进展（图 34-1）。目前，有关原发性肿瘤类型、手术入路、术前神经状态和压迫位置对术后神经功能恶化的影响尚无报道。术中可使用体感和运动诱发电位来监测手术中的脊髓功能。对于不稳定的病理性骨折，可以在患者俯卧位之前获得神经监测数据。虽然没有足够的证据，但是术中或术后出现神经功能恶化仍推荐使用糖皮质激素疗法。

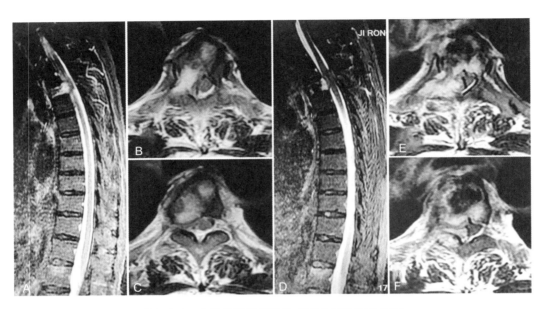

图 34-1 胸椎体转移瘤椎体成形术后发生不全瘫

患者，男，55 岁，肺癌胸 5 椎体转移瘤合并左侧椎弓根转移，ESCC 1c 级，肌力 5 级。行胸 5 椎体转移瘤椎体成形术，3 周后发生不全瘫，ESCC 进展为 2 级，肌力下降至 3 级。A. MRI T_2WI 矢状位片显示胸 5 椎体溶骨性病变；B、C. MRI T_2WI 横断位片显示胸 5 椎体及右侧椎弓根受累，硬膜囊受压；D ～ F. 术后 3 周 MRI T_2WI 矢状位及横断位片显示肿瘤侵入椎管，脊髓受压

（五）气道受损风险因素

颈椎手术可能导致气道受损这种极度危险的并发症，其病理生理机制主要是进行性气道阻塞而不是直接气道塌陷。颈椎转移瘤患者术后气道受损的重要预测因素：手术相关因素（＞3 个颈椎节段的前路显露、颈 2 ～颈 4 的前路显露、失血量＞300ml、手术时间＞5 小时和前后路联合手术）、患者相关因素（病态肥胖、阻塞性睡眠呼吸暂停或肺部疾病、颈椎病和既往前路颈椎手术史）、麻醉因素（次优气道可视化、多次插管和光纤插管协助）和医疗机构因素（缺乏重症监护室）。

对于上述患者和出血体质的患者，应考虑在重症监护室监测 24 ～ 72 小时，同时延迟 / 不延迟气管插管的拔管。当患者存在术后气道受损的其他风险因素时，延迟拔管的标准应更低。气道损伤治疗的基本原则是通过插管、血肿清除和控制持续性出血来保持气道通畅，同时应注意气道受损的严重程度。非关键气道轻微或部分受损后，患者气道通畅，无须紧急处理；关键气道受损后，患者气道通畅性几乎完全丧失或完全丧失，会迅速危及生命，需要行床旁紧急救治。

二、内科系统性并发症风险因素

脊柱转移瘤围术期常见的内科系统性并发症很多，包括脑卒中、深静脉栓塞、肺炎、胃肠道出血、肠梗阻、肝衰竭、急性肾衰竭、心血管并发症及谵妄等。

（一）谵妄风险因素

谵妄，即急性脑综合征，表现为意识障碍、性格变化、行为无章、行为没有目的或注意力无法

集中。该并发症通常起病急，病情波动明显。脊柱转移瘤手术患者中，谵妄是最常见的内科系统性并发症，其发生率为 2.83% ~ 20.80%，平均为 11.21%。Murakami 等回顾性分析了基于 Tomita 手术策略的 193 例脊柱转移瘤患者，围术期谵妄在 32 例老年患者中发生 4 例（12.5%）；在 161 例非老年患者中仅发生 2 例（1.2%）。该研究表明，老年患者谵妄的发生率明显高于年轻患者。另有研究表明，脊柱手术中年龄大（≥ 65 岁）、有酗酒 / 吸毒史、抑郁、精神障碍病史、神经功能障碍、功能障碍性贫血、血脂 / 电解质紊乱和体重减轻是术后谵妄发生的独立风险因素。总体而言，合并症较严重的老年女性，发生谵妄概率更大。谵妄的发生与住院时间延长、住院费用和死亡率增加相关。临床医生需充分认识谵妄发生的危险因素并及时诊断，以减轻对患者的不良影响。

（二）肺部感染风险因素

脊柱转移瘤患者术后内科系统性并发症中，肺部感染发生率为 0.71% ~ 11.90%，平均为 3.98%，发生率仅次于谵妄。Murakami 等回顾性分析了 32 例脊柱转移瘤老年（年龄＞ 70 岁）和 161 例非老年患者的围术期并发症。老年患者中围术期肺部感染并发症 6 例（18.8%）；非老年患者中，肺部感染并发症 4 例（2.5%）。老年组脊柱转移瘤患者呼吸系统并发症发生率明显高于年轻组。老年患者呼吸肌张力降低、支气管上皮纤毛运动和肺泡弹性降低、咳嗽反应迟钝，营养状况下降，机体对手术及麻醉药的耐受性差；且通常合并慢性阻塞性肺疾病、术前肺部感染、心脑血管疾病、糖尿病、低蛋白血症等，机体的免疫功能明显降低。肿瘤患者尤其是肺癌患者术前常合并肺炎、恶性胸腔积液、肺不张等肺部疾病，甚至合并多器官衰竭及恶病质。肿瘤患者常需要应用激素、放化疗及靶向药物治疗，造成机体免疫力下降、脏器损伤（图 34-2）。肿瘤患者治疗周期长，住院时间长、与患者及医务人员接触多，增加了医院内感染的发生机会。脊柱转移瘤接受开放手术全身麻醉的患者，麻醉气管插管机械性破坏上呼吸道正常防御屏障，导致细菌进入下呼吸道，易引起肺部感染；麻醉药和

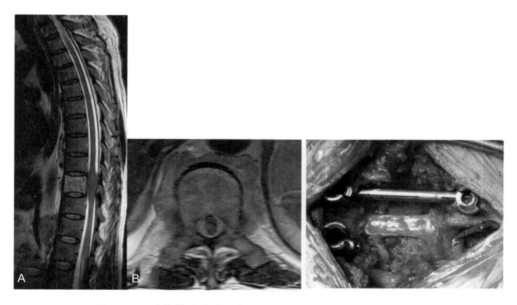

图 34-2　胸椎转移瘤减压内固定术后 3 周并发肺部严重感染

患者，男，65 岁，肝癌胸 11 椎体病理性骨折伴脊髓压迫症，ESCC 3 级，双下肢肌力 1 级，急诊行胸 11 椎体成形术 + 后路胸 11 椎体肿瘤部分切除椎管环形减压内固定术，术后双下肢肌力恢复至 4 级。手术后 3 周患者因肺部严重感染去世。A. 术前 MRI T$_2$WI 矢状位片显示胸 11 椎体病理性骨折伴硬膜外脊髓压迫，相应节段脊髓水肿增粗；B. 术前 MRI T$_2$WI 横断位片显示胸 11 椎体转移瘤病理性骨折，肿瘤向椎管内外侵犯，脊髓被包裹严重受压；C. 小切口肿瘤部分切除椎管环形减压内固定术中，包围脊髓的纤维包膜已被完全切除

镇痛药抑制了患者的咳嗽反射，如果手术的时间延长，细菌在下呼吸道快速繁殖，容易在更短的潜伏期内发生感染。胸椎脊柱转移瘤手术本身所导致的创伤及术后长时间手术切口疼痛，使膈肌运动减弱，再加上术后患者平卧体位，均可在一定程度上减少肺通气量，也可产生肺部感染；为减轻手术切口疼痛，患者呼吸变浅加快，换气量降低，潮气量减少，又因惧怕疼痛而不敢咳嗽或咳嗽无力，使分泌物在气道进一步集聚，引起肺部感染。

（三）静脉栓塞风险因素

静脉栓塞为静脉中血液黏稠度过高而引起的静脉堵塞，脊柱转移瘤患者围术期静脉栓塞发生率为0.94%～4.00%，平均为2.36%。Groot等回顾性分析了637例脊柱转移瘤手术患者，发现72例（11%）有症状性静脉血栓，38例（6%）发展为肺栓塞，其中8例（1.3%）死亡，40例（6%）深静脉血栓。在控制了相关的混杂变量，包括年龄、Charlson共病指数、内脏转移和化疗后，较长手术时间为症状性静脉血栓增加的独立风险因素。此外，症状性静脉血栓患者的术后1年生存率更低。因此，术前充分制订手术计划，术中尽可能缩短手术时间，对预防脊柱转移瘤术后静脉血栓的发生具有一定意义。此外，筛查术前血栓状态可为脊柱转移瘤患者早期血栓干预和风险分层提供依据。Zacharia从232例脊柱转移瘤手术患者中术前筛查出深静脉血栓22例（9.48%）。进一步研究发现，不能行走、深静脉血栓既往病史、较短的部分凝血活酶时间和较低的血红蛋白水平是该类患者发生深静脉血栓的危险因素。接受脊柱转移手术的患者围术期深静脉血栓发生风险较高，术前应进行有针对性的超声筛查，高危患者术中不常规应用止血药氨甲环酸，以降低这一人群症状性静脉血栓的术后发病率和死亡率。

三、经皮椎体成形术并发症风险因素

脊柱转移瘤最常见的微创手术为椎体成形术，可明显改善患者疼痛症状、预防病理性骨折的发生及脊柱畸形。脊柱转移瘤椎体成形术并发症主要为骨水泥渗漏，引起的相应症状包括疼痛增加、神经根性病变、脊髓受压、感染和肺栓塞。根据骨水泥渗漏的部位可以分为血管渗漏和皮质外渗漏。研究表明，超过50%的患者可出现骨水泥渗漏，然而95%以上的骨水泥渗漏患者不产生任何临床症状，无须特别干预。一项综述表明，椎体成形术在恶性肿瘤患者中发生严重并发症的概率为2%～11.5%。Corcos等分析了56例脊柱转移瘤患者，81个椎体接受骨水泥增强术，骨水泥渗漏发生率为53%，其中血管渗漏为25%，皮质外漏为32%。原发肿瘤部位为肺部、溶骨性病灶、椎体塌陷、骨水泥调拌时间延长与骨水泥血管渗漏降低相关。邻近上椎间盘内骨水泥渗漏与上终板皮质破坏相关。既往治疗史是骨水泥皮质外漏的保护性因素，成骨性硬化椎体和椎体塌陷是骨水泥皮质外渗漏的危险因素。此外，骨水泥的注入量与骨折严重程度均与骨水泥渗漏相关。发生骨水泥渗漏的胸椎椎体平均骨水泥注入量为3.8ml，无骨水泥渗漏的胸椎椎体平均骨水泥注入量为3.0ml。骨折塌陷程度越严重，骨水泥渗漏风险越高。椎管内渗漏是椎体成形术最严重的并发症。研究者指出为预防该并发症的发生，侧位片上穿刺针穿过椎体的后部皮质之前，前后位上穿刺针应不要跨越椎弓根内侧边界，良好的图像监测质量和清晰的骨水泥显示有助于预防并发症的发生。椎体纵裂性骨折是经皮椎体成形术中和术后早期发生脊髓压迫的危险因素（图34-3）。合并椎弓根溶骨性转移、局部反复穿刺、术中出血较多、术后及早接受靶向治疗和局部放疗，是椎体成形术术后局部复发和转移的危险因素。

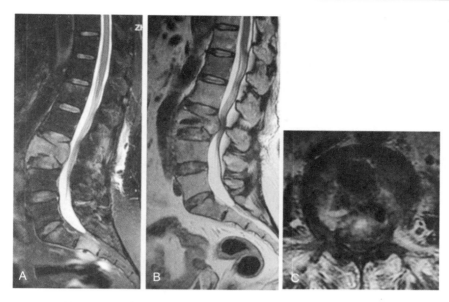

图 34-3　腰椎转移瘤椎体成形术导致椎体后壁骨块向后移位

患者，男，65 岁，肺癌腰 3 椎体转移瘤纵裂性骨折经皮椎体成形术后患者出现严重下肢神经压迫症状。A. MRI 抑脂 T_2WI 矢状位片显示腰 3 椎体纵裂性病理性骨折；B. 术后 MRI T_2WI 矢状位片显示椎体后部骨折块推入向后移位，压迫脊髓；C. MRI 抑脂 T_2WI 横断位片显示椎体后壁骨折块向后移位，脊髓严重受压

四、其他风险因素

上述内容已基本阐述到影响术中与术后并发症的各种风险因素，其他可能影响脊柱转移瘤并发症发生率的因素还包括患者的年龄、术中输血、脊柱转移位置和手术方式。一项纳入 1266 例脊柱转移瘤患者的国际多中心研究发现，年龄的增长与并发症发生率的增加呈现正相关：年龄大于 80 岁，并发症发生率为 33.3%；年龄 70～80 岁，并发症发生率为 23.9%；年龄小于 70 岁，并发症发生率为 17.9%。输血也与脊柱转移瘤患者手术并发症发生有关，包括心血管疾病、神经系统疾病、呼吸系统疾病、肾脏疾病、感染、血液系统疾病及电解质紊乱等。一项单中心研究发现，接受输血的患者发生术后并发症的概率是没有接受输血患者的 2.27 倍，每增加 1 个单位的输血，发生术后并发症的优势比增加 1.24。输血患者术后感染率是未输血患者的 3.58 倍，每增加 1 个单位的输血，感染率增加 1.24 倍。因此围术期应采取严格的血液管理措施，以减少输血的不良影响。但是，输血并不影响脊柱转移瘤患者的术后总存活率或者无疾病生存率。

美国外科医师学会国家外科质量改进计划数据库研究表明：颈部转移的位置与肺部并发症的发生风险高度相关，胸部肿瘤与输血风险高度相关，而腰骶椎肿瘤围术期死亡率、肺部并发症和脓毒症的发生风险相对较低。此外，有研究报道，手术方式也是脊柱转移瘤手术并发症的风险因素，肺部并发症最有可能发生在接受脊柱稳定手术的患者中，而感染或神经系统并发症则在接受单纯减压的患者中更为多见，椎体切除术术后并发症发生率显著高于锥板切除术（尤其是术后肺部并发症），常规手术的并发症发生率显著高于微创手术。

五、总结

脊柱转移瘤手术并发症发生率较高，极大地影响了患者治疗效果与预后。每一种手术并发症都有其风险因素，了解与掌控各种并发症风险因素对脊柱转移瘤手术并发症的预防具有重要意义。多学科协作会诊有助于预防手术并发症。每个位患者都应该根据具体情况进行全面术前评估，以确定最优预防措施和治疗策略。未来的研究应更加注重大样本前瞻性研究，以明确风险因素与并发症的关联性强度，寻找关键危险因素，并探索可控制措施。未来也应进一步推进血管介入、肿瘤内科、放疗科、外科、麻醉科等多学科协作会诊，共同制订此类患者的综合治疗措施，以让患者获得最大益处、最小伤害。

第 35 章　脊柱转移瘤多学科团队协作诊疗

脊柱转移瘤为恶性肿瘤转移至脊柱，发生率为 2.5% ～ 20%，是恶性肿瘤晚期的严重并发症。随着医疗技术发展，癌症患者生存期逐步延长，脊柱转移瘤发生率也随之上升。肿瘤转移至脊柱可造成脊柱病理性骨折，严重者发生硬膜外脊髓压迫。患者表现为腰背部疼痛、肢体和（或）大小便功能障碍，严重影响患者生活质量。脊柱转移瘤的诊疗涉及放射与超声学、病理学、肿瘤外科学、肿瘤内科学、肿瘤放疗学、肿瘤介入学、疼痛学、肿瘤外科康复及心理学等多学科团队（multiple disciplinary team，MDT）协作，治疗手段包括放射治疗、系统性内科治疗、外科手术及肿瘤介入治疗等，治疗目的主要是局部控制肿瘤、恢复和维持神经功能、稳定脊柱、缓解疼痛、提高患者生活质量（图 35-1）。

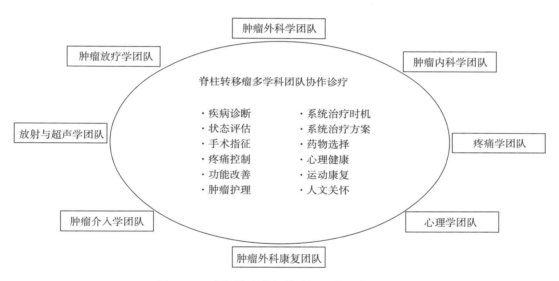

图 35-1　脊柱转移瘤多学科团队协作诊疗模式

目前多数国内医院肿瘤住院患者的会诊制度仍是由相关专科科室医生独自会诊并出具意见。这种方式形式上经过了多个相关科室的会诊，但是各专科建议独立，不同科室的医生之间缺乏互动沟通的平台，因此该制度存在相当大的弊端。随着各专科在肿瘤治疗上的迅速发展，新的治疗药物和治疗手段不断出现，从客观上造成了学科间的技术壁垒和专业偏见。临床工作中，肿瘤患者首诊专科 "唯我独尊" 的状态屡见不鲜，甚至因不同专科间的利益而出现争夺患者现象。MDT 协作源于 20 世纪 90 年代，由美国的医疗专家组率先提出。MDT 要求针对某个患者，通过定期各相关专科专家会诊的形式，提出适合患者目前病情的最佳治疗方案，继而由主管该患者的学科单独或多学科联合严格执行该治疗方案（图 35-2）。MDT 机制是落实整合治疗理念的最佳方式，在欧美医院其已成为肿瘤治疗的规范模式，国内目前已在积极推广。

国外研究表明，MDT 模式在脊柱转移瘤诊疗过程中扮演着越来越重要的角色，应用于脊柱转移瘤患者已获得满意效果。MDT 会议是实践 MDT 协作的基本日常工作形式,需要相关多学科成员例行、定期共同出席,在会议上明确患者诊断、建立患者诊疗流程及治疗方案,并根据治疗结果获取反馈信息。MDT 有利于打破专业隔阂,为不同专业人员的资源整合与相互学习提供了良机。不同领域和学科医生通过 MDT 平台深度交流合作并共同进步。骨科医生执行的外科手术治疗在 MDT 中具有极其重要的作用,早期发现和选择合适的手术患者是保障患者预后良好的重要前提条件,同时脊柱转移瘤患者围术期诊断治疗顺利进行离不开其他科室的联合协作。肿瘤血管术前的介入栓塞可减少富血供肿瘤的出血,增加手术的可行性和安全性。术后放疗及肿瘤内科系统性治疗有助于控制肿瘤局部和全身进展。心理治疗也应贯穿脊柱转移瘤患者的整个治疗过程。

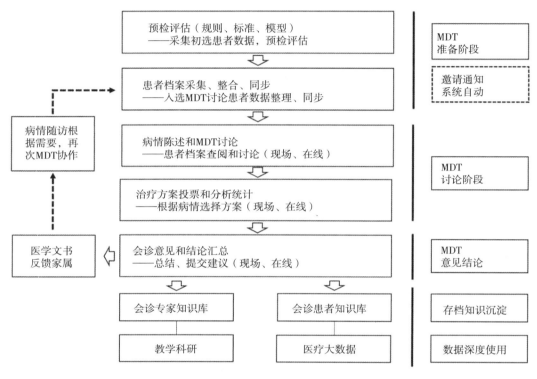

图 35-2 MDT 平台运行流程图

一、放射与超声学团队

放射学在脊柱转移瘤的诊断中具有重要作用。根据患者影像学检查可以明确肿瘤病灶的位置、范围和大小,临床医生在影像学协助下进行病灶活检有利于明确肿瘤来源及肿瘤分期。目前,运用影像学协助诊断肿瘤的手段诸多,主要包括 X 线片、CT、骨扫描、PET 及 MRI。其中,X 线检查是一种快速、方便且廉价的影像学检查。CT 则具有更高的灵敏性和特异性,在检测骨小梁和骨皮质破坏、软组织受侵犯程度及神经血管结构受累方面均远优于 X 线检查。Snyder 等研究表明,预测乳腺癌脊柱转移患者骨折方面,CT 比 X 线具有更高的敏感性和特异性。骨扫描是评估骨代谢活性的有效手段。^{99m}Tc 骨扫描通过聚集于成骨活动增强和血流增多区域,可以可靠地识别成骨性转移病灶,是诊断全身骨转移瘤首选的影像学方法。F-FDG-PET 具有更高的空间分辨率和灵敏度。葡萄糖是人体细胞(包括肿瘤细胞)能量的主要来源之一,恶性肿瘤细胞代谢活性非常高,掠夺性地摄取体内的营养,用放射性核素标记的葡萄糖作为显像剂（即 ^{18}F–FDG）注射到体内可使其在肿瘤、急性炎症等病变组织中浓聚，因为恶性肿瘤、急性炎症摄取的葡萄糖远远高于其他正常组织，从而病变部位在图像中呈现出一个明亮的点（图 35-3）。PET 在诊断溶骨性转移方面优于骨扫描，是筛查全身骨转移最有效的方法。MRI 有助于明确脊柱转移瘤软组织受累情况，这对诊断脊柱转移瘤脊髓受压或髓内转移具有重要作用。据报道，MRI 诊断脊髓受压敏感性可以达到 100%。此外，MRI 在骨扫描检查到代谢性骨反应之前就可以显示出肿瘤早期血行播散到骨髓的影像。理想状态下，脊柱转移瘤的 MRI检查应获得整个脊柱的图像，以确保不会漏诊小的病灶。当不能进行广泛脊柱成像时，应选择与感觉水平或神经根病相对应的脊柱区域。对于不能接受 MRI 检查的患者，CT 脊髓造影是另一种选择。CT无脊髓造影或 X 线片可以显示肿瘤骨质浸润或椎体塌陷，但对发现脊髓受压并不敏感。

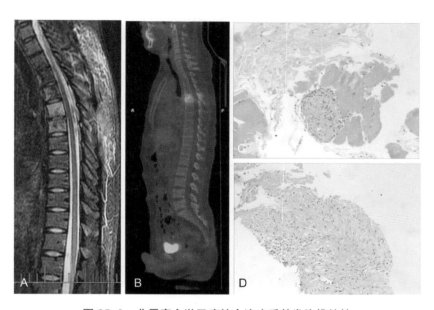

图 35-3　非霍奇金淋巴瘤综合治疗后并发胸椎结核

A.MRI T$_2$WI 矢状位片提示胸 4 至胸 6 椎体信号异常伴周围软组织水肿；B.PET/CT 提示胸 5、胸 6 椎骨代谢活性增高；C. 胸 6 椎旁软组织穿刺活检普通病理切片染色提示慢性及肉芽肿性炎；D. 胸 6 椎体穿刺活检普通病理切片染色提示骨间纤维组织增生伴肉芽肿性炎及干酪样坏死，特殊染色提示坏死组织中散在抗酸杆菌，符合结核病征象

二、肿瘤放疗学团队

脊柱转移瘤患者应尽早接受肿瘤放疗学专家评估。放疗能有效缓解疼痛，控制疾病进展，缩小和消除病灶，与手术联合，可以形成更多的治疗模式，为患者创造更多的机会。放疗种类多样，目前临床上运用于脊柱转移瘤的放疗方法主要包括传统外放射治疗（cEBRT）及立体定向放疗（SRT）。前者主要包括三维适形放疗（three dimensional conformal radiotherapy，3D–CRT）（图 35-4）和调强放疗（intensity modulated RT，IMRT）。50%～80% 接受 EBRT 的患者可获得显著的疼痛缓解，高达 30% 的患者实现了近乎完全的疼痛缓解。SRT 聚焦定向在转移瘤部位可提供高剂量照射，而在非转移瘤部位的照射剂量较低，陡峭的剂量梯度可以有效避免邻近软组织及神经结构等重要危险器官的损伤。因此，理论上SRT 相关毒性并发症更少。放射剂量选择方面，两项随机对照试验表明，20Gy/5f 与 8～10Gy/f 治疗脊柱转移瘤的疗效相当。然而，一项前瞻性非随机试验及 meta 分析研究表明，长时间多次放疗的分割方案能提供更好的局部控制。放疗分割的选择可因转移性疾病的严重程度及患者预期生存期而异。对于

预期寿命较短的患者，典型的治疗方案是 8Gy 单次姑息放射治疗；如果患者预期生存时间较长，则使用多次放疗和更高的分次剂量，研究表明总剂量为 30 ～ 40Gy 可提供长期的肿瘤控制。

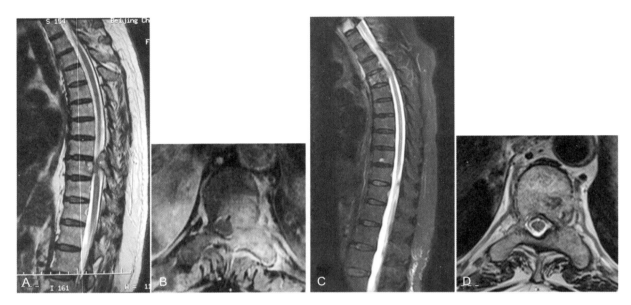

图 35-4　胸椎体转移瘤系统内科治疗联合放疗

患者，男，62 岁，肺癌胸 9 椎体转移瘤合并硬膜外脊髓压迫症，系统内科治疗及 30Gy/10f 三维适形放疗后 9 年，胸 9 脊椎转移治愈，新发颈 7、胸 4 椎体转移瘤伴胸 4 病理性骨折。A、B. MRI T$_2$WI 矢状位与横断位片提示胸 9 椎体转移瘤伴相应节段椎管内左后方脊髓压迫，ESCC 2 级；C. 治疗后 9 年 MRI 抑脂 T$_2$WI 矢状位片提示胸 9 椎体信号正常，相应节段硬膜外脊髓压迫消失，颈 7、胸 4 椎体转移瘤伴胸 4 椎体病理性骨折；D. MRI T$_2$WI 横断位片提示胸 9 椎体节段椎管内硬膜外脊髓压迫消失

三、肿瘤外科学团队

外科手术在脊柱转移瘤患者治疗中的作用越发凸显，尤其是肿瘤介入栓塞专业和麻醉专业的发展促进了外科医生能够进行更广泛、更复杂的脊柱转移瘤手术。脊柱转移瘤手术的主要目的包括局部控制肿瘤、缓解和控制疼痛、稳定脊柱、保留乃至恢复脊髓神经功能。外科手术仍然是脊柱转移瘤脊髓压迫或者存在明显溶骨性病变患者的标准治疗方法，早期减压手术有利于患者脊髓神经功能恢复。此外，脊柱转移瘤患者可能需要手术来提供组织学诊断。

脊柱转移瘤手术适应证依据肿瘤病理学分期、脊髓神经压迫程度、脊柱稳定性、脊柱转移瘤数量、患者对肿瘤内科系统治疗和放疗的敏感性和可行性而决定。一般认为，患者预期生存期大于 3 个月即可从开放手术中获益。目前，临床上常用的脊柱转移瘤生存期评分系统包括 Tomita 评分系统及改良的 Tokuhashi 评分系统，然而上述评分系统都忽略了肿瘤系统内科治疗和放疗的价值。Gasbarrini 等在制订脊柱转移瘤治疗策略时，将肿瘤对靶向治疗、放疗、化疗、激素治疗、免疫治疗的敏感性作为重要的参考依据。SOSG 研发了 SINS 并获得验证，可以帮助外科医生评估脊柱稳定性情况，评分大于 7 分和 12 分分别为潜在不稳定和不稳定。该评分具有较高的敏感性和特异性，已在临床广泛使用，可有效协助外科医生进行手术决策。

脊柱转移瘤外科手术方法较多，按照手术入路可以分为前路手术、后路手术及前后路联合手术。前路手术更常用于颈椎，因颈椎需要使用支撑结构来抵抗脊柱前柱存在的压缩力。前入路也可用在希望实现脊椎整块切除的特定病例。按照手术目的分类，则可以分为单纯椎板切除减压术、椎体肿瘤部分切除椎管环形减压术（图 35-5）及全脊椎整块切除术。单纯椎板切除减压术，手术医生需要切除相应节段椎板和（或）关节突，以达后路脊髓减压的目的，然而前方的肿瘤并未切除。单纯椎板和（或）关节突切除减压可能损害脊柱稳定性，随后的放射治疗也会进一步加剧软组织损伤，导致肌病及脊柱晚期后凸畸形。为避免上述情况的发生，需要在脊髓减压的同时放置内固定以维持脊柱稳定性，预防晚期脊柱畸形的发生。椎体肿瘤部分切除椎管环形减压术在脊髓后方解除压迫的同时，可以将椎体后半部分切除并重建，以达到椎管环形减压彻底解除神经压迫的目的。全脊椎整块切除技术为将发生孤立性转移的脊椎完整切除后重建，该手术方式较为激进，手术适应证较窄，不适合多发脊柱转移患者。当肿瘤突破后纵韧带并环绕脊髓形成肿瘤包膜时，必须实施经瘤边缘切除。2005 年，Patchell 等一项里程碑式前瞻性随机对照研究指出，实体恶性肿瘤转移性脊髓压迫症减压手术结合术后放疗的效果明显优于单纯放疗，为脊柱转移瘤脊髓压迫症减压手术的优势提供了最有利

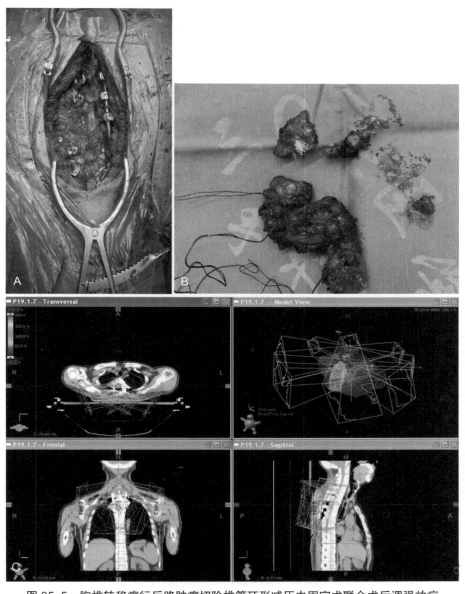

图 35-5　胸椎转移瘤行后路肿瘤切除椎管环形减压内固定术联合术后调强放疗

患者，男，59 岁，肝癌胸 2 椎体转移瘤硬膜外脊髓压迫伴肿瘤向右侧椎旁胸膜外生长，MDT 模式行选择性右锁骨下动脉肿瘤供血动脉分支造影栓塞术后，行后路肿瘤切除椎管环形减压内固定术，术后局部行调强放疗，Dt30Gy/10f，联合行 GENON 方案化疗 6 次。A、B. 胸椎后路肿瘤切除椎管环形减压内固定术中；C. 胸椎转移瘤局部调强放疗剂量分布图

的证据。Klimo 等运用 meta 分析得出结论，手术是脊柱转移瘤硬膜外脊髓压迫症患者的主要治疗方法，放射治疗为辅助治疗。减压内固定术结合术后放疗为大多数脊柱转移瘤患者优先选择的治疗方案。根据这些证据和专家意见，美国脊柱肿瘤研究组建议对由实体恶性肿瘤导致的高级别脊髓压迫患者进行手术减压，然后进行放射治疗。

椎体增强技术包括椎体成形术和椎体后凸成形术，为脊柱转移瘤常用的微创手术方法，主要用于溶骨性脊柱转移瘤，手术的主要目的是缓解疼痛、稳定脊柱、阻止椎体塌陷。椎体增强技术运用于脊柱转移瘤效果满意，患者 VAS、ODI 及 KPS 得分均可得到明显改善。有文献报道该方法应用于颈椎转移瘤同样有效。脊柱转移瘤脊髓压迫为该类微创手术的相对禁忌证。

然而，脊柱转移瘤患者无论是行全脊椎整块切除术还是减压手术，均可出现严重的术中、术后早期和晚期并发症，包括术中大出血、脑脊液漏、手术切口感染、手术切口裂开、深静脉栓塞、肺炎、肺栓塞及内固定失败等。微创手术患者也可能面临骨水泥渗漏及局部扩散和进展的风险。开放手术后 2 ～ 3 周切口愈合良好，无流液、伤口裂开迹象即可开始局部放疗和全身系统性肿瘤内科治疗。对于骨水泥成形术患者，一般手术后 1 周内即可开展后续治疗。及时进行序贯多学科治疗对于肿瘤局部控制及肿瘤全身进展的预防有重要意义，因此脊柱转移瘤患者更需严控手术并发症的发生。

脊柱转移瘤患者治疗后定期复查具有重要意义，外科手术后应联合肿瘤内科、放射科医生共同对脊柱转移瘤患者进行随访并提供治疗。患者一旦出现疼痛复发或神经功能减退，需要立即进行影像学检查。手术医生必须对脊柱转移瘤术后患者进行定期随访，以确认脊柱转移瘤术后有无新发或复发并进行早期干预。临床上可根据肿瘤的组织学特点和具体治疗方案设定随访时间间隔，一般情况下，患者需要每 2 ～ 3 个月进行一次手术部位的影像学检查。研究发现脊柱转移瘤患者术后 6 个月内复发率高达 60%，术后 1 年内复发率为 70%（图 35-6）。

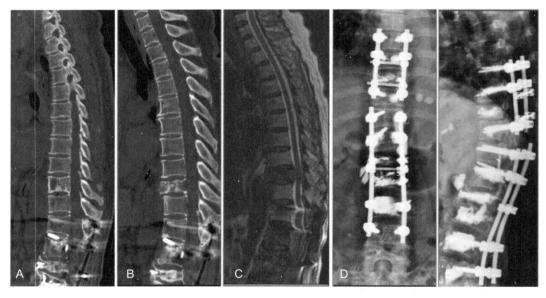

图 35-6 胸椎转移瘤行后路减压内固定术联合椎体成形术

患者，女，59 岁，乳腺癌腰 1 椎体转移瘤硬膜外脊髓压迫症术后再发胸 9 椎体转移瘤硬膜外脊髓压迫症，行胸椎后路肿瘤部分切除椎管环形减压内固定术联合胸 9 椎体成形术。A. 腰 1 椎体转移瘤硬膜外脊髓压迫症术后 36 个月，CT 矢状位片提示胸 9 椎体发生溶骨性破坏；B. 腰 1 椎体转移瘤硬膜外脊髓压迫症术后 53 个月，CT 矢状位片提示胸 9 椎体病理性骨折；C. 腰 1 椎体转移瘤硬膜外脊髓压迫症术后 53 个月，MRI T_2WI 矢状位片提示胸 9 椎体病理性，相应节段硬膜外脊髓压迫；D、E. 腰 1 椎体转移瘤硬膜外脊髓压迫症术后 53 个月，胸 9 椎体成形术胸椎后路肿瘤部分切除椎管环形减压内固定术后正侧位片

四、肿瘤内科学团队

脊柱转移瘤患者的系统性内科治疗需要肿瘤内科医生作为主要执行者。主要治疗手段包括应用地舒单抗、双膦酸盐、分子靶向药物，内分泌治疗，化疗，免疫治疗，应用镇痛药及糖皮质激素等。其中，分子靶向药物多运用于肺癌、肾癌；内分泌治疗多运用于乳腺癌和前列腺癌。地舒单抗为骨转移瘤特异性靶向药，临床应用逐渐普及。双膦酸盐、镇痛药及糖皮质激素已在临床广泛应用。

（一）应用地舒单抗

地舒单抗是 RANKL 全人源单克隆抗体，已被 FDA 及国家药品监督管理局批准应用于抑制破骨细胞介导的实体瘤骨转移及多发性骨髓瘤引起的骨相关事件。2018 年，一项随机双盲试验研究表明地舒单抗在延迟首次骨相关事件发生方面优于唑来膦酸，且地舒单抗组骨转换标志物水平下降更为明显；同时，两组患者的总生存率、疾病进展、不良事件和严重不良事件发生率均相似。唑来膦酸副作用主要为肾不良事件及急性时相反应，而低钙血症在地舒单抗组更常见。2019 年，一项 meta 分析随机对照试验表明，地舒单抗与双膦酸盐在预防脊柱转移瘤脊髓压迫方面疗效相当。

（二）应用双膦酸盐

双膦酸盐主要作用机制是抑制破骨细胞活性及降低破骨细胞存活率。双膦酸盐可以减少和延迟骨骼相关事件发生率，能显著改善患者骨骼疼痛，并提高患者生活质量。双膦酸盐能有效降低骨转移瘤患者骨折、放疗需求及高钙血症风险，但是对脊髓压迫发生率及生存期无明显影响。口服双膦酸盐疗效不如静脉注射有效。双膦酸盐主要并发症包括恶心、肾功能损害和颌骨坏死。

（三）应用分子靶向药物

近 10 年来，伴随着药学和生命科学研究的飞速进展，恶性肿瘤细胞内的信号转导、细胞凋亡的诱导、血管生成及细胞与胞外基质的相互作用等各种基本过程正逐渐被阐明。以一些与肿瘤细胞分化增殖相关的细胞信号转导通路的关键酶（蛋白酪氨酸激酶、芳香化酶、拓扑异构酶等）作为药物筛选靶点，选择性作用于特定靶位的高效、低毒、特异性强的新型抗肿瘤药即分子靶向药和抗体靶向药，已成为当今抗肿瘤药研发的重要方向。分子靶向治疗在肺癌、肾癌骨转移瘤治疗中比较常用。非小细胞肺癌骨转移患者接受分子靶向治疗能在明显改善患者生存期的同时可促进溶骨性骨转移病灶的修复（图 35-7，图 35-8）。肾癌对放化疗不敏感，分子靶向治疗已成为肾癌骨转移患者的重要治疗手段。虽然分子靶向药物治疗肾癌骨转移具有一定效果，但大多数患者会在 9～12 个月后会出现疾病进展。有研究者指出肾癌骨转移患者在应用分子靶向药物治疗的同时，针对有二次手术适应证的骨转移病灶可再次评估并进行局部治疗，包括完全切除和脊柱固定，可明显改善患者的生存期和生活质量。

（四）内分泌治疗

乳腺癌和前列腺癌依据对激素治疗的是否敏感分为激素依赖性和激素抵抗性。内分泌治疗是激素依赖性乳腺癌和前列腺癌脊柱转移瘤患者的主要治疗手段（图 35-9，图 35-10）。研究表明，内分泌治疗能有效延长激素受体阳性的乳腺癌单纯骨转移患者的生存时间。内分泌治疗辅助放疗可以让中、高危进展期前列腺癌患者获得良好预后，该观点在研究者中已达成共识。也有研究者指出，运用内分泌治疗联合减瘤性前列腺切除术治疗前列腺癌寡量骨转移患者比单纯内分泌治疗更为安全有效，能明显改善患者的生活质量和短期预后，但其远期疗效仍需大样本长期随访观察。值得注意的是，内分泌治疗也会引起骨质丢失，从而加速引发骨相关事件，降低患者生活质量，增加患者死亡风险。双膦酸盐类药物作为重要的骨保护剂，可以为内分泌治疗提供一定保障。

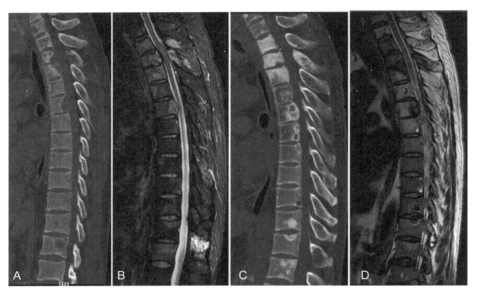

图 35-7　肺腺癌脊柱转移瘤行靶向药物治疗联合局部三维适形放疗

患者，男，44 岁，肺腺癌多发脊柱转移瘤伴胸 3、胸 6 椎体转移瘤硬膜外脊髓压迫症，吉非替尼靶向药物治疗联合局部三维适形放疗。A.CT 矢状位片提示多发胸椎转移瘤伴溶骨性破坏；B.MRI 抑脂 T_2WI 矢状位片提示多发胸椎转移瘤伴胸 3、胸 6 节段硬膜外脊髓压迫；C. 治疗 5 个月后，CT 矢状位片提示胸椎多个溶骨性破坏转移瘤病灶出现成骨性修复；D. 治疗 5 个月后，MRI 抑脂 T_2WI 矢状位片提示胸 3 节段硬膜外脊髓压迫消失，胸 6 节段硬膜外脊髓压迫减轻

（五）应用糖皮质激素

糖皮质激素治疗脊柱转移瘤的主要作用是镇痛及保护神经功能。糖皮质激素具有抗炎、减轻脊髓水肿作用，从而具备镇痛效果，并能延缓神经功能下降。目前，糖皮质激素在脊柱转移瘤脊髓压迫症患者中的最佳剂量尚不明确。大剂量地塞米松（96mg 静脉注射，连续 3 天，然后逐渐减少）能明显提高脊柱转移瘤脊髓压迫症患者 3 个月和 6 个月行走功能。11% 的患者出现了激素不良反应，主要包括低躁狂、精神病或胃溃疡穿孔。另外，一项研究表明，大剂量地塞米松方案（96mg 静脉注射，连续 3 天，然后逐渐减少）与中剂量地塞米松方案（16mg 静脉注射，连续 3 天，然后逐渐减少）相比，患者 1 个月的神经功能预后并没有显著差异。一项系统性文献回顾提示，根据现有的证据，最初 10 mg 地塞米松静脉注射然后 16mg/d 维持量与 100mg 静脉注射和 96mg/d 维持量相比，前者患者发生的激素相关并发症更少。另有研究者指出，地塞米松磁性纳米粒子的定位局部应用研发可望明显减轻激素全身副作用。治疗脊柱转移瘤脊髓压迫症患者的最佳地塞米松剂量目前仍需要大样本前瞻性临床试验验证。

（六）化疗

化疗主要作为辅助治疗手段，运用于化疗敏感性肿瘤。一般情况下，淋巴瘤、多发性骨髓瘤（图 35-11）、尤因肉瘤对早期化疗高度敏感，乳腺癌、甲状腺癌和小细胞肺癌（图 35-12）通常对化疗敏感，而胃肠道癌、肺鳞状细胞癌和肾细胞癌的敏感性较差。化疗药物的全身性副作用明显，副作用主要包括疼痛、胃肠道异常、血液系统紊乱、免疫抑制及生物－心理－社会后遗症等。化疗通常安排在脊柱转移瘤手术后进行。化疗的靶向性差，对脊柱转移瘤治疗效果远不如靶向药物治疗明显。因此，在肿瘤术后的局部控制方面，化疗不能代替放疗。

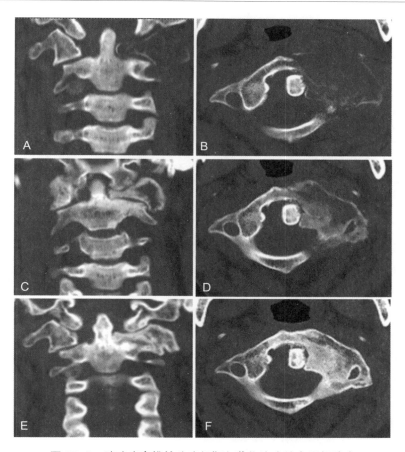

图 35-8　肺腺癌寰椎转移瘤行靶向药物治疗结合局部放疗

患者，女，46 岁，肺腺癌寰椎右侧侧块溶骨性骨转移瘤埃克替尼靶向药物治疗结合局部调强放疗 1 年临床症状消失。A、B. CT 冠状位及横断位片提示寰椎右侧侧块溶骨性破坏伴寰枢关节半脱位；C、D. 治疗后 3 个月寰椎右侧侧块溶骨性病灶出现成骨性修复；E、F. 治疗后 12 个月寰椎右侧侧块溶骨性病灶继续成骨性修复，寰椎右侧侧块轻度塌陷，寰枢关节半脱位复位

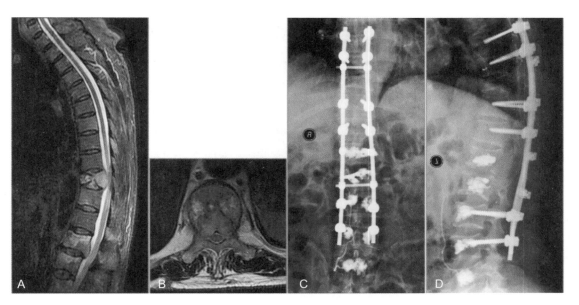

图 35-9　前列腺癌脊柱转移瘤减压内固定术后行内分泌治疗

患者，男，65 岁，前列腺癌术后胸腰椎多发脊柱转移瘤病理性骨折伴胸 10、腰 1、腰 2 椎体转移瘤硬膜外脊髓压迫症。行腰 1、腰 2、腰 5 椎体成形术结合后路胸 10、腰 1、腰 2 椎体肿瘤部分切除椎管环形减压内固定术。术后接受比卡鲁胺片、醋酸戈舍瑞林缓释植入剂皮下注射内分泌治疗，肿瘤控制良好。A、B. MRI T_2WI 矢状位及横断位片提示多发胸椎转移瘤伴胸 10、腰 1 椎体病理性骨折，胸 10 节段硬膜外脊髓压迫 ESCC 2 级；C、D. 术后 X 线正侧位片

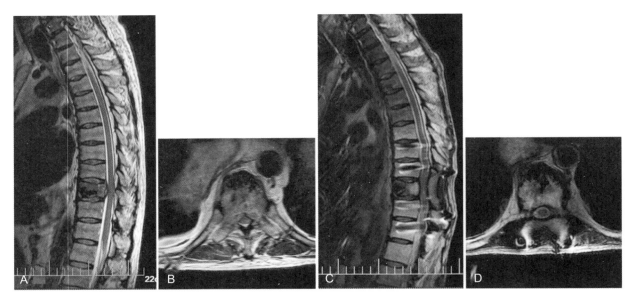

图 35-10　乳腺癌脊柱转移瘤减压内固定术后行内分泌治疗和局部放疗

患者，男，65 岁，乳腺癌胸腰椎多发脊柱转移瘤伴胸 10 椎体病理性骨折硬膜外脊髓压迫症。行胸 10 椎体肿瘤部分切除椎管环形减压内固定术，术后接受帕博西尼、依西美坦、亮丙瑞林内分泌治疗及局部放疗，肿瘤控制良好。A、B.MRI T_2WI 矢状位及横断位片提示胸 10 椎体病理性骨折硬膜外脊髓压迫 ESCC 2 级；C、D. 术后 MRI T_2WI 矢状位及横断位片提示胸 10 椎体节段硬膜外脊髓压迫消失

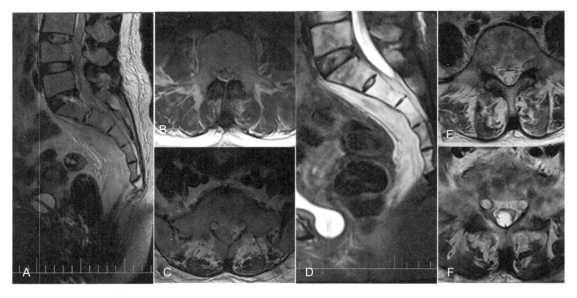

图 35-11　多发性骨髓瘤椎管内肿瘤浸润化疗后临床症状及影像学明显改善

患者，女，54 岁，多发性骨髓瘤腰 4 椎体病理性骨折伴腰骶段椎管内肿瘤浸润。腰骶部疼痛，右足背跖屈无力，行走困难，二便功能障碍。行腰 4 椎体成形术后，腰骶部疼痛消失；经血液科 1 个疗程 10 天化疗，椎管内占位完全消失，患者下肢肌力及二便功能完全恢复。A ～ C.MRI T_2WI 矢状位及横断位片显示，腰 4 椎体病理性骨折，腰骶段椎管内肿瘤压迫马尾神经；D ～ F. MRI T_2WI 矢状位及横断位片显示腰骶段椎管内肿瘤完全消失，马尾神经根无压迫

（七）应用镇痛药

WHO 已推荐癌症镇痛药物三阶梯使用法，其中阿片类药物为中、强镇痛药。阿片类药物可以口服及静脉注射，尤其对于中度或重度疼痛的患者往往需要持续静脉注射阿片类药物。患者出现骨相关事件则需要更多的镇痛药物。大多数脊柱转移瘤患者需要阿片类药物来镇痛，而阿片类药物耐受

患者可能需要更高的剂量。阿片类药物一般需长期使用，因此常推荐使用控释剂型阿片类药物。临床上肿瘤患者镇痛，阿片类药物通常与辅助镇痛药联合使用。神经性疼痛辅助剂还包括皮质类固醇、抗惊厥药物及三环类抗抑郁药。抗癫痫药物是最常用的治疗神经性疼痛的药物，主要机制是通过影响中枢神经和周围神经系统的不同离子通道和受体，阻断神经递质的传递而发挥作用。抗癫痫药物以普瑞巴林和加巴喷丁为代表，它们能提供比安慰剂更好的疼痛控制效果。

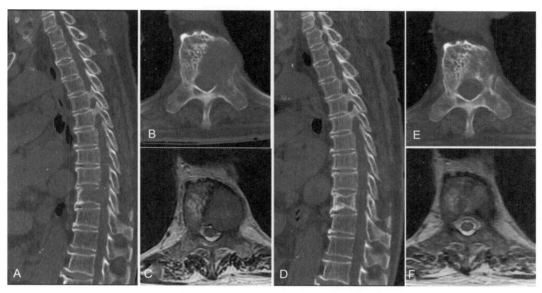

图 35-12　小细胞肺癌胸椎转移瘤化疗后临床症状及影像学明显改善

患者，男，70 岁，小细胞肺癌胸 10 椎体转移瘤硬膜外脊髓压迫症伴脊柱不稳定，经依托泊苷联合洛铂化疗 2 个周期后，临床症状及影像学表现短暂性改善。A、B. CT 矢状位及横断位位片提示胸 10 椎体溶骨性改变＞50%，且破坏右侧椎弓根及右侧肋椎关节；C. MRI T_2WI 横断位位片提示胸 10 椎体呈均匀高信号，胸 10 椎体转移瘤向椎管内侵犯，ESCC1c 级；D、E. 化疗 2 个周期后 CT 矢状位及横断位位片提示胸 10 椎体溶骨病灶出现明显的成骨改变，右侧椎弓根及右侧肋椎关节成骨后修复；F. 化疗 2 个周期后 MRI T_2WI 横断位位片提示胸 10 椎体节段向椎管内侵犯的转移瘤完全消失

五、肿瘤介入学团队

肿瘤介入团队可以对脊柱转移瘤手术患者进行术前栓塞。术前栓塞是一项重要的脊柱转移瘤手术辅助手段，指的是动脉导管通过股动脉行选择性腹腔动脉、相应节段椎体节段动脉造影，了解各动脉分支及走行情况，实质期可见肿瘤染色，判断肿瘤供血动脉与脊髓供血动脉的关系。在血管造影后，可行选择性肿瘤动脉的栓塞，阻止肿瘤血供，从而减轻术中肿瘤出血。研究表明，脊柱转移瘤脊髓压迫症患者术前栓塞可明显减少术中出血和围术期输血。脊柱肿瘤栓塞术最具灾难性的并发症是脊髓卒中及脑卒中，如果肿瘤供血动脉起源于参与脊髓动脉供血的同一或相邻根动脉，栓塞可能有一定风险。术前栓塞推荐应用于富血供肿瘤，如肾细胞癌（图 35-13）、肝细胞癌、黑色素瘤等；对于低血供肿瘤，术前栓塞术中出血量的控制并不明显。

六、心理学团队

心理学团队在脊柱转移瘤治疗过程中同样也扮演着不可替代的作用。脊柱转移瘤作为癌症晚期阶段，患者心理状态不稳定。高达 50% 的脊柱转移瘤患者在确诊之后会经历各种心理障碍，通常可出现焦虑、抑郁、适应障碍和丧失自信心。研究表明，在骨转移瘤患者中，预后差的肿瘤类型和病理性骨折与焦虑相关；单身和病理性骨折与抑郁相关。对即将发生病理性骨折脊柱转移瘤患者的手术治疗有利于改善患者的心理状态。研究表明通过心理学团队及早评估和介入对疾病的控制和改善效果明显，对癌症患者进行心理疏导和药物治疗能有效提高患者生活质量，甚至改善患者生存预后。

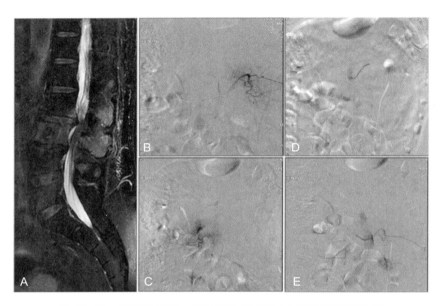

图 35-13　肾细胞癌腰 3 椎体转移瘤减压内固定前行动脉栓塞

患者，男，58 岁，肾细胞癌腰 3 椎体转移微创椎体成形术后 2 年椎体转移瘤进展为硬膜外脊髓压迫症，行后路腰 3 椎体肿瘤环形部分切除椎管减压内固定，术前肿瘤介入科行选择性动脉栓塞术。A. MRI T_2WI 矢状位片提示腰 3 脊椎转移瘤伴硬膜外脊髓压迫；B、C. DSA 下将微导管在微导丝引导下超选择性插至双侧腰 3 动脉肿瘤供血节段动脉分支，造影实质期可见双侧腰 3 节段动脉管径增粗，远端分支及走行迂曲，肿瘤染色；D、E. 用明胶海绵颗粒 20m1 进行双侧腰 3 节段动脉肿瘤供血分支的栓塞，栓塞后肿瘤染色消失

七、总结

MDT 协作是一种医疗资源整合的社会活动：整合医生团体和患者的目标，在准确评估患者状态的前提下，端正各方心态，确定恰当的治疗目标；整合各种医疗智力、技术资源，把各方专家的意见、医疗技术整合为切合患者实际需求的序贯治疗方案；整合医院的工作流程和制度，深化 MDT 理念，使 MDT 工作得到制度保障，得到持续发展的空间。脊柱转移瘤患者的治疗需要一套系统、严谨的 MDT 方案，最终旨在提高患者生活质量。脊柱转移瘤 MDT 涉及肿瘤外科学、肿瘤内科学、肿瘤放疗学、疼痛学、肿瘤介入学、中医学、康复学、护理学及心理学等诸多学科团队。骨科医生执行的外科手术治疗在整个团队中具有极其重要的作用。选择合适的手术患者是保障患者预后良好的重要条件。只有手术益处大于手术风险，并且患者可以在术后一定时间内恢复并维持一定的生活质量，多学科序贯治疗方案才能顺利进行，手术的价值和作用才能得以显现。术前介入栓塞可减少术中出血保证手术顺利进行。术后放疗有助于控制肿瘤局部进展，靶向药物和化疗有利于肿瘤患者长期无进展生存，镇痛及心理治疗应贯穿整个治疗过程。同时脊柱转移瘤硬膜外脊髓压迫症患者围术期康复离不开中药和针灸的治疗。未来的研究除了需要集中解决目前尚待解决的一些难题外，如糖皮质激素的最佳使用剂量、放疗个体化方案制订等问题，还应更多地关注中西医结合模式在脊柱转移瘤 MDT 协作模式中作用的探索，以保证多个科室之间合作更为紧密，最终更好地造福脊柱转移瘤患者。

参考文献

Alghamdi M, Sahgal A, Soliman H, et al, 2019. Postoperative stereotactic body radiotherapy for spinal metastases and the impact of epidural disease grade. Neurosurgery, 85（6）:E1111-E1118.

Anderanik T, Jennings JW, 2020. Percutaneous interventional techniques for treatment of spinal metastases. Semin Intervent Radiol, 37（2）:192-198.

Autrusseau PA, Cazzato RL, De Marini P, et al, 2021. Pain relief and local tumour control following percutaneous image-guided cryoablation for spine metastasis:a 12-year single-centre experience. Clin Radiol, 76（9）:674-680.

Barzilai O, Bilsky MH, Laufer I, 2020. The role of minimal access surgery in the treatment of spinal metastatic tumors. Global Spine J, 10（2 suppl）:79S-87S.

Barzilai O, Laufer I, Robin A, et al, 2019. Hybrid therapy for metastatic epidural spinal cord compression: Technique for separation surgery and spine radiosurgery. Oper Neurosurg （Hagerstown）, 16（3）:310-318.

Barzilai O, Robin AM, O'Toole JE, et al, 2020. Minimally invasive surgery strategies: Changing the treatment of spine tumors. Neurosurg Clin N Am, 31（2）:201-209.

Bastos DCA, Vega RA, Traylor JI, et al, 2020. Spinal laser interstitial thermal therapy:single-center experience and outcomes in the first 120 cases. J Neurosurg Spine, 34（3）:1-10.

Benhabib H, Meirovich H, David E. 2021, Evolving role of minimally invasive techniques in the management of symptomatic bone metastases. Curr Opin Support Palliat Care, 15（2）:91-98.

Blakaj DM, Palmer JD, Dibs K, et al, 2021. Postoperative stereotactic body radiotherapy for spinal metastasis and predictors of local control. Neurosurgery, 88（5）:1021-1027.

Cazzato RL, Jennings JW, Autrusseau PA, et al, 2022. Percutaneous image-guided cryoablation of spinal metastases:over 10-year experience in two academic centers. Eur Radiol, 32（6）:4137-4146.

Cellini F, Manfrida S, Gambacorta MA, et al, 2021. Stereotactic body radiotherapy for painfulspinal metastases. Lancet Oncol, 22（9）:e384.

Clézardin P, Coleman R, Puppo M, et al, 2021. Bone metastasis:mechanisms, therapies, and biomarkers. Physiol Rev, 101（3）:797-855.

Cofano F, Di Perna G, Marengo N, et al, 2020. Transpedicular 3D endoscope-assisted thoracic corpectomy for separation surgery in spinal metastases:feasibility of the technique and preliminary results of a promising experience. Neurosurg Rev,43（1）:351-360.

Colangeli S, Capanna R, Bandiera S, et al, 2020. Is minimally-invasive spinal surgery a reliable treatment option in symptomatic spinal metastasis?. Eur Rev Med Pharmacol Sci, 24（12）:6526-6532.

Coleman RE, Croucher PI, Padhani AR, et al, 2020. Bone metastases. Nat Rev Dis Primers, 6（1）:83.

Cui Y, Lei M, Pan Y, et al, 2020. Scoring algorithms for predicting survival prognosis in patients with metastatic spinal disease: The current status and future directions. Clin Spine Surg, 33（8）:296-306.

de Almeida Bastos DC, Everson RG, de Oliveira Santos BF, et al, 2020. A comparison of spinal laser interstitial thermotherapy with open surgery for metastatic thoracic epidural spinal cord compression. Journal of neurosurgery Spine, 32（5）: 1-9.

Di Perna G , Cofano F, Mantovani C, et al, 2020. Separation surgery for metastatic epidural spinal cord compression:A qualitative review. J Bone Oncol, 25（1）:100320.

Ehret F, Senger C, Kufeld M, et al, 2021. Image-guided robotic radiosurgery for the management of intramedullary spinal cord metastases-a multicenter experience. Cancers（Basel）, 13（2）:297.

Fares J, Fares MY, Khachfe HH, et al, 2020. Molecular principles of metastasis:a hallmark of cancer revisited. Signal Transduct Target Ther, 5（1）:28.

Filippiadis D, Kelekis A, 2021. Percutaneous bipolar radiofrequency ablation for spine metastatic lesions. Eur J Orthop Surg Traumatol, 31（8）:1603-1610.

Furlan JC, Wilson JR, Massicotte EM, et al, 2022. Recent advances and new discoveries in the pipeline of the treatment of primary spinal tumors and spinal metastases:a scoping review of registered clinical studies from 2000 to 2020. Neuro Oncol, 24（1）:1-13.

Gazzeri R, Telera S, Galarza M, et al, 2021. Surgical treatment of intramedullary spinal cord metastases:functional outcome and complications-a multicenter study. Neurosurg Rev, 44（6）:3267-3275.

Gibbs WN, Nael K, Doshi AH, et al, 2019. Spine oncology imaging and intervention. Radiol Clin North Am, 57（2）:377-395.

Gong Y, Hu J, Jiang L, et al, 2021. What predicts the prognosis of spinal metastases in separation surgery procedures?. World Neurosurg, 146:714-723.

Hochheuser C, Windt LJ, Kunze NY, et al, 2021. Mesenchymal stromal cells in neuroblastoma:Exploring crosstalk and therapeutic implications. Stem Cells Dev, 30（2）:59-78.

Hu JX, Gong YN, Jiang XD, et al, 2020. Local tumor control for metastatic epidural spinal cord compression following separation surgery with adjuvant CyberKnife stereotactic radiotherapy or image-guided intensity-modulated radiotherapy. World Neurosurg, 141:76-85.

Huang JF, Shen J, Li X, et al, 2020. Incidence of patients with bone metastases at diagnosis of solid tumors in adults:a large population-based study. Ann Transl Med, 8（7）:482.

Hussain I, Goldberg JL, Carnevale JA, et al, 2022. Hybrid therapy （surgery and radiosurgery）for the treatment of renal cell carcinoma spinal metastases. Neurosurgery, 90（2）:199-206.

Igoumenou VG, Mavrogenis AF, Angelini A, et al, 2020. Complications of spine surgery for metastasis. Eur J Orthop Surg Traumatol, 30（1）:37-56.

Ito K, Sugita S, Nakajima Y, et al, 2021. Electron beam intraoperative radiotherapy for metastatic epidural spinal cord compression:a prospective observational study. Clin Exp Metastasis, 38（2）:219-225.

Ito K, Sugita S, Nakajima Y, et al, 2022. Phase 2 clinical trial of separation surgery followed by stereotactic body radiation therapy for metastatic epidural spinal cord compression. Int J Radiat Oncol Biol Phys, 112（1）:106-113.

Kalimuthu LM, Ora M, Gambhir S, 2020. Recurrent renal carcinoma with solitary intramedullary spinal cord metastasis. Indian J Nucl Med, 35（4）:358-359.

Kieser DC, Parker J, Reynolds J, 2021. En bloc resection of isolated spinal metastasis: A systematic review update. Clin Spine Surg, 34（3）:103-106.

Kumar N, Madhu S, Bohra H, et al, 2020. Is there an optimal timing between radiotherapy and surgery to reduce wound complications in metastatic spine disease? A systematic review. Eur Spine J, 29（12）:3080-3115.

Kurisunkal V, Gulia A, Gupta S, 2020. Principles of management of spine metastasis. Indian J Orthop, 54（2）:181-193.

Laufer I, Bilsky MH, 2019. Advances in the treatment of metastatic spine tumors:the future is not what it used to be. J Neurosurg Spine, 30（3）:299-307.

Liang Y, Zhang H, Song X, et al, 2020. Metastatic heterogeneity of breast cancer:Molecular mechanism and potential therapeutic targets. Semin Cancer Biol, 60:14-27.

Liu M, Lu L, Liu Q, et al, 2020. FDG PET/CT in disseminated intracranial and intramedullary spinal cord tuberculomas. Clin Nucl Med, 46（3）:266-269.

Liu S, Zhou X, Song A, et al, 2020. Treatment strategy and prognostic analysis of spinal metastases from thymomas:A retrospective study from a single center. Clin Neurol Neurosurg, 196:106056.

Liu X, Zhou X, Shi X, et al, 2020. Efficacy Analysis of separation surgery combined with SBRT for spinal metastases-a long-term follow-up study based on patients with spinal metastatic tumor in a single-center. Orthop Surg, 12（2）:404-420.

Long Y, Yi W, Yang D, 2020. Advances in vertebral augmentation systems for osteoporotic vertebral compression fractures. Pain Res Manag, 2020:3947368.

Ma J, Tullius T, Ha T, 2019. Update on Preoperative Embolization of Bone Metastases. Semin Intervent Radiol, 36（3）:241-248.

Manan A, Rizvi S, Kondlapudi J, 2021. Intramedullary spinal cord metastasis as initial presentation of malignant melanoma: A unique Case report and role of contrast vs non-contrast MRI in its diagnosis. Cureus, 13（11）:e19731.

Maseda M, Uei H, Nakahashi M, et al, 2019. Neurological outcome of treatment for patients with impending paralysis due to epidural spinal cord compression by metastatic spinal tumor. J Orthop Surg Res, 14（1）:291.

Matsumoto H, Shimokawa N, Sato H, et al, 2021. Intramedullary spinal cord metastasis of gastric cancer. J Craniovertebr Junction Spine, 12（1）:77-80.

Meynard P, Seguineau A, Laumonerie P, et al, 2020. Surgical management of proximal femoral metastasis:Fixation or hip replacement? A 309 case series. Orthop Traumatol Surg Res, 106（6）:1013-1023.

Migliorini F, Maffulli N, Trivellas A, et al, 2020. Bone metastases:a comprehensive review of the literature. Mol Biol Rep, 47（8）:6337-6345.

Morgen SS, Hansen LV, Karbo T, et al, 2020. Minimal access vs. open spine surgery in patients with metastatic spinal cord compression - a one - center randomized controlled trial. Anticancer Res, 40（10）:5673-5678.

Oki N, Seki H, Sakurai T, et al, 2022. Intramedullary spinal cord metastasis to the cauda equina in a patient with HER2-positive metastatic breast cancer:A case report. Breast Dis, 41（1）:155-161.

Orenday-Barraza JM, Cavagnaro MJ, Avila MJ, 2022. 10-Year trends in the surgical management of patients with spinal metastases:A scoping review. World Neurosurg, 157:170-186.

Patnaik S, Turner J, Inaparthy P, et al, 2020. Metastatic spinal cord compression. Br J Hosp Med（Lond）, 81（4）:1-10.

Pennington Z, Ehresman J, Cottrill E, et al, 2020. To operate, or not to operate? Narrative review of the role of survival predictors in patient selection for operative management of patients with metastatic spine disease. J Neurosurg Spine, 34（1）:135-149.

Pennington Z, Ehresman J, Szerlip NJ, et al, 2021. Hybrid therapy for metastatic disease. Clin Spine Surg, 34（10）:369-376.

Porras JL, Pennington Z, Hung B, et al, 2021. Radiotherapy and surgical advances in the treatment of metastatic spine tumors:A narrative review. World Neurosurg, 151:147-154.

Pranata R, Lim MA, Vania R, et al, 2021. Minimal invasive surgery instrumented fusion versus conventional open surgical instrumented fusion for the treatment of spinal metastases:A systematic review and meta-analysis. World Neurosurg, 148:e264-e274.

Rossi L, Longhitano C, Kola F, et al, 2020. State of art and advances on the treatment of bone metastases from breast cancer:a concise review. Chin Clin Oncol, 9（2）:18.

Rothrock R, Pennington Z, Ehresman J, et al, 2020. Hybrid therapy for spinal metastases. Neurosurg Clin N Am, 31（2）:191-200.

Saadeh YS, Elswick CM, Fateh JA, et al, 2019. Analysis of outcomes between traditional open versus mini-open approach in surgical treatment of spinal metastasis. World Neurosurg, 130:e467-e474.

Sagoo NS, Haider AS, Ozair A, et al, 2022. Percutaneous image-guided cryoablation of spinal metastases:A systematic review. J Clin Neurosci, 96:120-126.

Sahel OA, Bazine A, Nabih SO, et al, 2020. Unsuspected intramedullary spinal cord metastasis detected by FDG PET/CT. Indian J Nucl Med, 35（4）:353-354.

Sahgal A, Myrehaug SD, Siva S, et al, 2021. Stereotactic body radiotherapy versus conventional external beam radiotherapy in patients with painful spinal metastases:an open-label, multicentre, randomised, controlled, phase 2/3 trial. Lancet Oncol, 22（7）:1023-1033.

Sciubba DM, Pennington Z, Colman MW, et al, 2021. Spinal metastases 2021:A review of the current state of the art and future directions. Spine J, 21（9）:1414-1429.

Serak J, Vanni S, Levi AD, 2019. The extreme lateral approach for treatment of thoracic and lumbar vertebral body metastases. J Neurosurg Sci, 63（4）:473-478.

Silva A, Yurac R, Guiroy A, et al, 2021. Low implant failure rate of percutaneous fixation for spinal metastases:A multicenter retrospective study. World Neurosurg, 148:627-634.

Sorensen ST, Kirkegaard AO, Carreon L, et al, 2019. Vertebroplasty or kyphoplasty as palliative treatment for cancer-related vertebral compression fractures:a systematic review. Spine J, 19（6）:1067-1075.

Telfeian AE, Oyelese A, Fridley J, et al, 2020. Endoscopic surgical treatment for symptomatic spinal metastases in long-term cancer survivors. J Spine Surg, 6（2）:372-382.

Tomasian A, Jennings JW, 2020. Vertebral metastases:minimally invasive percutaneous thermal ablation. Tech Vasc Interv Radiol, 23（4）:100699.

Tonneau M, Mouttet-Audouard R, Tinier FL, et al, 2021. Stereotactic body radiotherapy for intramedullary metastases:a retrospective series at the Oscar Lambret center and a systematic review. BMC Cancer, 21（1）:1168.

Trungu S, Ricciardi L, Forcato S, et al, 2021. Anterior corpectomy and plating with carbon-PEEK instrumentation for cervical spinal metastases:clinical and radiological outcomes. J Clin Med, 10（24）:5910.

Truong VT, Al-Shakfa F, Phan P, et al, 2021. Does the region of the spine involved with metastatic tumor affect outcomes of surgical treatments?. World Neurosurg, 156:139-151.

Vega RA, Ghia AJ, Tatsui CE, 2020. Percutaneous hybrid therapy for spinal metastatic disease: Laser interstitial thermal therapy and spinal stereotactic radiosurgery. Neurosurg Clin N Am, 31（2）:211-219.

Vega RA, Traylor JI, Habib A, et al, 2020. Minimally invasive separation surgery for metastases in the vertebral column: A technical report. Oper Neurosurg（Hagerstown）, 18（6）:606-613.

Wagner A, Haag E, Joerger AK, et al, 2021. Cement-augmented carbon fiber-reinforced pedicle screw instrumentation for spinal metastases: safety and efficacy. World Neurosurg, 154:536-546.

Wewel JT, O'Toole JE, 2020. Epidemiology of spinal cord and column tumors. Neurooncol Pract, 7（Suppl 1）:i5-i9.

Winkler J, Abisoye-Ogunniyan A, Metcalf KJ, et al, 2020. Concepts of extracellular matrix remodelling in tumour progression and metastasis. Nat Commun, 11（1）:5120.

Wu L, Wang L, Yang J, et al, 2022. Clinical features, treatments, and prognosis of intramedullary spinal cord metastases from lung cancer:A case series and systematic review. Neurospine, 19（1）:65-76.

Yahanda AT, Buchowski JM, Wegner AM, 2019. Treatment, complications, and outcomes of metastatic disease of the spine:from Patchell to PROMIS. Ann Transl Med, 7（10）:216.

Yang C, Pan H, Shen L, 2020. Pan-cancer analyses reveal prognostic value of osteomimicry across 20 solid cancer types. Front Mol Biosci, 7:576269.

Yevich S, Chen S, Metaui Z, et al, 2021. Radiofrequency ablation of spine metastases:A clinical and technical approach. Semin Musculoskelet Radiol, 25（6）:795-804.

Younsi A, Riemann L, Ishak B, et al, 2021. Feasibility of salvage decompressive surgery for pending paralysis due to metastatic spinal cord compression. Clin Neurol Neurosurg, 202:106509.

Zhang HR, Li JK, Yang XG, et al, 2020. Conventional radiotherapy and stereotactic radiosurgery in the management of metastatic spine disease. Technol Cancer Res Treat, 19:1533033820945798.

Zhang W, Bado IL, Hu J, et al, 2021. The bone microenvironment invigorates metastatic seeds for further dissemination. Cell, 184（9）:2471-2486.

Zhu X, Lu J, Xu H, et al, 2021. A comparative study between minimally invasive spine surgery and traditional open surgery for patients with spinal metastasis. Spine（Phila Pa 1976）, 46（1）:62-68.